의료서비스마케팅

의료서비스마케팅

보문각

• 표지그림 : Complex-Simple, 바실리 칸딘스키, 1939년 作.

• 저자소개

문상식 • 한양여자대학교 교수

최만규 • 고려대학교 교수

정용식 • 가톨릭관동대학교 교수

김경환 • 대구가톨릭대학교 교수

심길호 • 연성대학교 교수

이원일 • 대전보건대학교 교수

의료서비스마케팅

제2판발행 2020년 3월 05일
초판발행 2014년 6월 26일

지은이 문상식 · 최만규 · 정용식 · 김경환 · 심길호 · 이원일

펴낸이 이호동

발행처 보문각

블로그 http://bomungak.blog.me/

e-mail bomungak@naver.com

주소 서울시 서초구 바우뫼로7길 8

등록번호 302-2003-00085

전화 02) 468-0457

팩스 02) 468-0458

값 27,000원

ISBN 978-89-6220-391-2 93510

머리말

언제부터인가 의료기관에서 마케팅이라는 용어가 낯설지 않게 되었다. 이는 한마디로 의료기관도 무한경쟁시대에 돌입했음을 의미한다. 이러한 경쟁에서 생존하기 위해서는 정확한 소비자의 욕구를 파악하고 고객을 만족시켜야 할 것이다. 아직까지는 의료기관에서 마케팅을 본격적으로 취급하기에는 국민적 정서가 그렇게 우호적이지는 않지만 향후 마케팅에 의한 경영은 불가피하게 확대될 것으로 보인다.

주로 경영학과 등에서 많이 다루어지는 마케팅 분야를 보건학 분야로 접목시켜 기술하다보니 근본적인 한계가 있을 수밖에 없다. 서비스 분야 중에서도 의료서비스 분야는 좀 더 독특한 특성을 가지고 있다. 이는 의료서비스가 소비자보다는 공급자위주의 시장, 제3자 지불자에 의한 간접지불형태, 수요예측의 어려움, 의료서비스 기대와 실제성과의 차이가 큰 점 등을 들 수 있다. 이러한 점들은 보건의료시장에서 마케팅 분야를 적용하는데 더욱 큰 어려움을 주고 있다. 따라서 본 교재에서 부족한 부분은 향후 적극적으로 보완해 가도록 노력하겠다.

저자는 십수 년간의 마케팅 분야를 강의해 오면서 시중에 넘쳐나는 마케팅 교재 중 보건의료분야에 적합한 마케팅 교재를 찾는 것이 쉬운 일이 아니었다. 따라서 학생들에게 가르쳤던 강의내용과 시중의 교재, 외국원서, 그리고 인터넷 등을 통해 사례를 수집하면서 학생들에게 쉽게 전달하고자 본 교재를 집필하게 되었다. 일반마케팅 분야의 내용을 보건의료분야에서 곧바로 적용하는 것이 쉬운 일은 아니었지만 다행히도 학문적 선배의 교재를 참고하여 기본적인 틀을 갖출 수 있었다. 그리고 독자들이 보다 쉽게 이해하도록 노력하였으며 본문의 내용을 좀 더 시사적인 관점에서 파악하도록 내용다지기 분야를 삽입하였다. 또한 기술하는데 있어 같은 내용의 용어를 중복적으로 기술하기보다는 그때그때 적합한 용어를 선택하였다. 따라서 다양한 용어들을 사용함에 있어 유사한 용어는 같은 의미로 이해해 주길 바란다. 예를 들면 상품/제품(약간의 차이는 있지만), 고객/소비자/외부고객, 종업원/직원/내부고객, 조직/기업/회사/의료기관/병원/서비스 제공자 등이 그것이다.

먼저 본 교재의 내용을 3부로 나누었다. 제1부에는 의료서비스에 대한 이해, 의료서비스마케팅에 대한 이해, 의료소비자 구매행동, 의료서비스의 STP전략에 대해 기술하였다. 그리고 제2부에는 마케팅믹스의 7P를 각 장으로 기술하였다. 의료서비스 상품관리, 의료서비스 가격관리, 의료서비스 유통관리, 의료서비스 촉진관리, 의료서비스 사람관리, 의료서비스 물리적 증거관리, 의료서비스 프로세스관리를 기술하였다. 그리고 제3부에는 의료서비스 마케팅의 주요전략을 기술하였는데 이러한 내용에는 고객관계 유지전략, 의료서비스 브랜드관리, 의료서비스 수요공급 관리를 기술하였다.

본 교재를 출간함에 있어 떨리는 마음이 앞선다. 하지만 강의를 듣는 학생뿐만 아니라 일선 의료기관의 실무자들에게 조금이나마 보탬이 되었으면 하고 바랄뿐이다. 앞으로 많은 조언과 충고를 아끼지 않았으면 감사하겠다. 마지막으로 본 교재의 완성을 위해 온갖 지원을 다해준 보문각 이호동 사장님과 직원들에게 진심으로 감사드린다.

대표 저자 문상식

Contents

도표목차

Contents

의료서비스마케팅

Medical Service Marketing

I PART

의료서비스마케팅의 기초

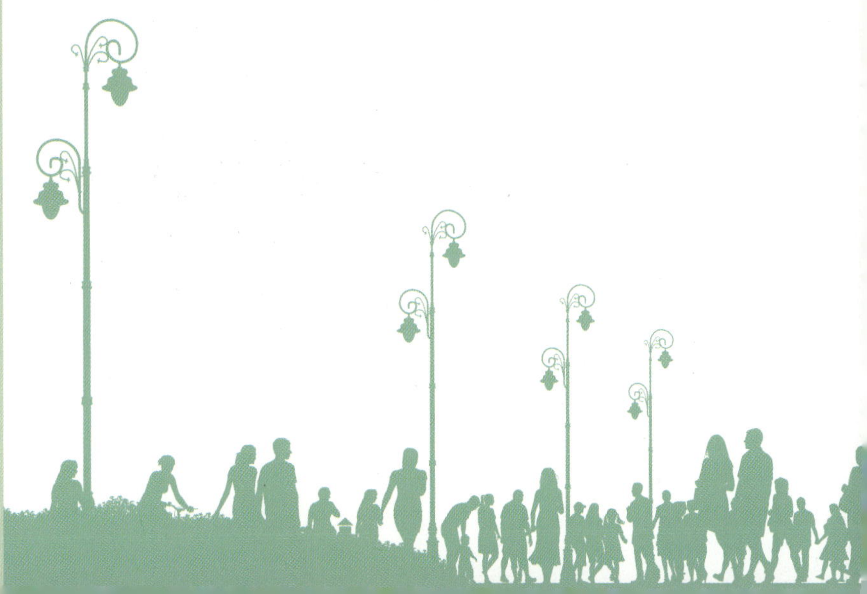

기억하는가

최승자

기억하는가
우리가 만났던 그날
환희처럼 슬픔처럼
오래 큰물 내리던 그날
네가 전화하지 않았으므로
나는 잠을 이루지 못 했다
네가 다시는 전화하지 않았으므로
나는 평생을 뒤척였다

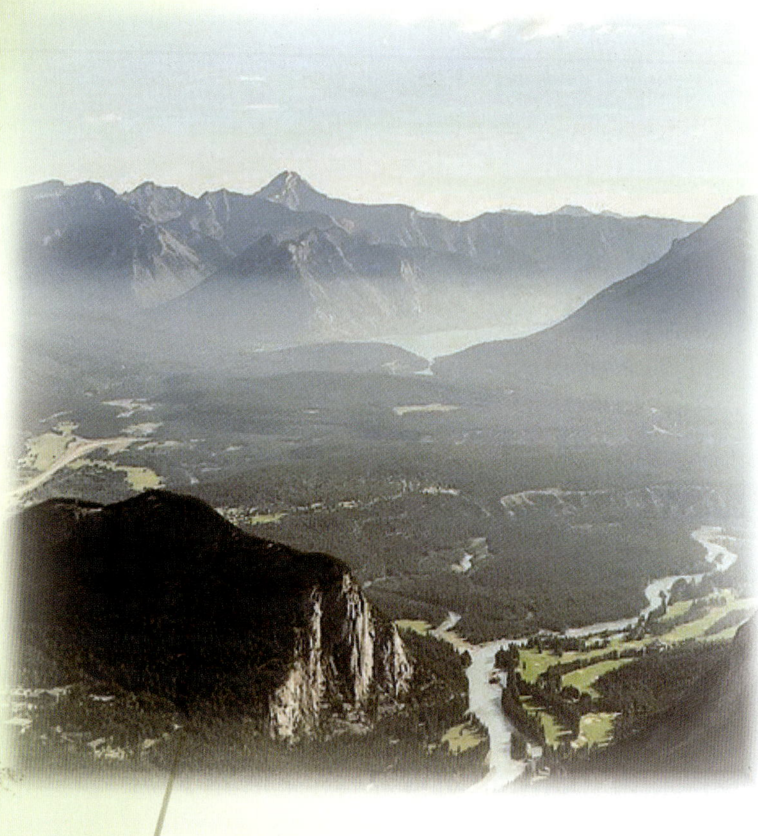

제1장

의료서비스에 대한 이해

Medical Service Marketing

Medical Service Marketing

I 서비스의 개념

1. 서비스의 정의

1) 서비스의 정의

서비스(service)에 대한 어원은 노예라는 의미의 라틴어 'servus'에서 비롯되어 '사람에게 시중을 들다'라는 의미의 'servant', 'servitude', 'servile'이라는 영어를 파생시켰다. 이와 같이 초기의 서비스는 남에게 시중을 드는 노예와 같은 일로 간주하였고, 이후 일상적인 봉사나 무료라는 의미로 사용하게 되었다.

우리는 흔히 '이 병원은 병도 잘 고치지만 서비스가 참 좋아', '이 식당은 서비스가 엉망이야'라는 소리를 자주 한다. 이처럼 서비스란 단어는 우리의 일상대화에 등장하는 익숙한 용어가 된지 오래되었다. 하지만 서비스란 용어가 오해를 낳기도 하는데 서비스를 단순히 '공짜'나 '덤'이라고 생각하는 경향이 강하게 되었다. 따라서 서비스에 대한 정확한 정의를 살펴보는 것이 서비스를 올바르게 이해하는 것이다. 일반적으로 사용되는 서비스라는 용어는 다음과 같다.

① 서비스는 봉사 및 무료를 의미한다. 이 정의는 가장 전통적인 것으로 오늘날에도 널리 사용되고 있다. 예를 들어 '저 종업원은 환자를 위한 서비스 정신이 남다르다'라고 할 때는 봉사를 의미하고, '우리 식당에서는 개업 10주년을 맞이하여 소주 1병을 서비스로 드려요'라고 할 때는 무료를 의미한다.

② 서비스는 제품을 판매하기 위한 수단이다. 이는 제품을 판매하기 위한 부수적인 수단을 의미한다. 예를 들어 '본 제품은 1년간 무상서비스를 받을 수 있다'라는 말은 제품을 판매하기 위한 A/S를 의미한다.

③ 서비스는 종업원의 태도나 행위를 의미한다. '저 종업원은 항상 웃는 얼굴로 서비스를 참 잘한다'라는 말은 종업원의 태도나 행동을 나타내는 것이다.

서비스에 대한 정의는 많은 학자들에 의해 다양한 정의를 내리고 있다. 미국마케팅협회(AMA)는 서비스를 정의하길 '판매목적으로 제공되거나 혹은 제품판매와 연계해 제공되는 모든 활동, 편익, 만족'으로 정의하고 있다. 코틀러(Kotler)는 서비스는 본질적으로 제품과 다르기 때문에 제품과 구분하기 위한 정의로 서비스를 '고객에게 제공되는 행위 혹은 편익으로 본질적으로 무형이며 따라서 소유할 수 없다. 서비스의 생산은 유형적 제품과 연관될 수도 있고 안될 수도 있다'라고 하였다.

따라서 서비스에 대한 정의를 정확히 내린다는 것은 어려운 일이라는 것을 알 수 있다. 이러한 정의에 대한 제한에도 불구하고 서비스를 정의하자면 '서비스는 무형으로서 사람들의 욕구를 충족시키기 위해서 인간 또는 설비와의 상호작용에 의해서 제공되는 것'으로 정의할 수 있다.

2) 의료서비스의 정의

의료서비스는 질병의 예방, 치료, 관리와 의료진 및 보건의료인력에 의해 제공되는 서비스를 통해 신체적, 정신적 안녕상태를 보존하는 것으로 예방적 의료서비스와 치료적 의료서비스로 구분할 수 있다. 의료소비자는 근본적으로 의사의 전문적 진료행위 및 병원의 전반적인 서비스를 구매하게 되는데 일반적인 상품구매와는 달리 병원의 시설, 규모, 의료장비, 의사의 전문적 서비스 등 보다 구체적이고 다양한 구매행태를 가지며 소비자는 최적의 구매결정을 위한 정보탐색에 많은 노력을 기울이게 된다.

즉 의료서비스는 의료인이 주체가 되어 환자를 진찰하고 그 증세에 따라 적절한 투약이나 조치로써 치료하는 행위와 이를 위해 수반되는 직·간접의 모든 서비스를 의미한다고 할 수 있다.

3) 서비스의 구성요소

일반적으로 소비자에게 주어지는 제공물은 다음과 같이 구분할 수 있다.

① 순수유형재 : 비누, 치약과 같이 어떤 서비스도 제품에 부가되지 않는 제공물
② 서비스 수반 유형재 : 컴퓨터와 같이 유형적인 부분이 주가 되고 서비스는 단지 소비자의 관심을 끌기 위해서 혹은 부수적인 효과를 거두기 위해 사용되는 제공물
③ 약간의 제품과 서비스를 수반하는 서비스 : 비행기 1등석과 같이 서비스가 대부

분을 차지하는 제공물

④ 순수서비스 : 심리치료와 같이 서비스만이 제공되는 것

위와 같은 네 가지 유형의 제공물 중 서비스 수반 유형재와 제품수반 서비스는 다음 그림과 같이 물리적 제품, 서비스 제품, 서비스 환경 그리고 서비스 전달이라는 네 가지 요소로 구성되며 이 모든 것은 고객의 욕구를 충족시키기 위해 관리되어져야 하는 것들이다.

도표 1-1

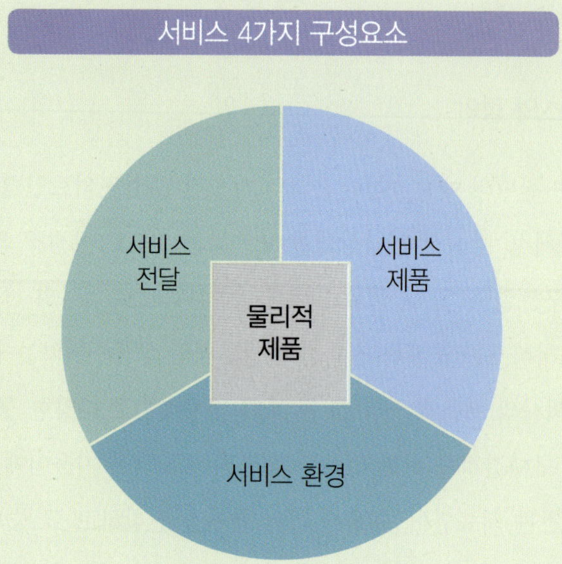

먼저 물리적 제품이란 유형의 물리적 실체로서 조직체가 고객에게 전달하는 모든 것을 말하는데 주택, 자동차, 컴퓨터, 서적, 비누 같은 유형물 등이 그 예이다. 둘째, 서비스 제품이란 일련의 사건의 흐름으로서 고객에 의해 구매되어지는 핵심적인 서비스를 말한다. 세 번째는 서비스 환경인데 이것은 서비스를 둘러싸고 있는 물리적 배경(환경)을 말한다. 예컨대 병원진료를 보러 갔을 때 병원 안이 깨끗하고 진료실이 아늑한 분위기가 연출된다면 환자의 입장에서 훨씬 편안한 진료를 받을 수 있을 것이다. 마지막으로 서비스 전달은 고객이 서비스를 구매할 때 실제로 일어나는 것을 의미한다. 즉 서비

스 제품이 이론상 서비스가 어떻게 전달되어야만 하는 가를 규정하는 것인 반면, 서비스 전달은 실제적인 실행과정에서 서비스가 어떻게 전달되어야만 하는가를 규정하는 것이다. 예를 들면 패스트푸드 식당의 경우 당초 서비스 설계도상으로는 10초 이내에 고객을 반갑게 맞이하고 주문을 받게끔 되어 있지만, 실제 서비스 전달과정에서는 종업원의 잡담 등으로 인해 이를 계획대로 실행하지 못할 수도 있다는 것이다.

다음 도표 1-2는 몇 개 업종별로 네 가지 구성요소로 살펴본 것인데 예를 들어 대학의 경우 특정학문 분야에 대한 교육, 직업알선과 같이 주로 무형적 편익을 제공하며, 유형적 제공물로는 졸업식이나 졸업장 같이 상징적 가치를 가지는 것만을 제공한다. 여기에서 대학의 질은 물리적 시설로 구성되어 있는 서비스 환경에 의해 향상되기도 하고 하락하기도 한다.

도표 1-2

업종별 구성요소

업종	물리적 제품	서비스제품	서비스 환경	서비스 전달
자동차 생산업체	자동차	A/S보증, 할부	전시장, 부지	시운전, 수리시간, 상담
호텔	샴푸, 음식	심부름, 셔틀버스운행, 모닝콜	객실, 수영장, 로비	프론트 업무수행, 객실청소, 신속한 룸서비스
대학교	졸업증서	전공과목, 직업소개	교실, 기숙사, 운동장	가르침, 관리업무, 취업인터뷰
소매상점	상품	신용판매, 상품목록표	디스플레이, 조명, 음악	치밀성, 신속성, 박식함

자료 : 이상환 등(2013)

2. 서비스의 중요성

제조업중심의 전통적 마케팅에서 벗어나 서비스에 대한 마케팅과 서비스를 중시하는 경영적 사고를 도입하여 운영하는 데는 서비스에 대한 중요성이 자리 잡고 있다. 서비스에 대한 중요성은 크게 서비스 중심의 경제화, 서비스 산업의 경쟁심화, 제조업체의 서비스 비중 증대 등에서 비롯되었다고 볼 수 있다.

1) 서비스 중심의 경제화

어떤 학자는 경제발전과 함께 산업 간의 소득격차가 원인이 되어 1차 산업(농업, 어업)에서 2차 산업(광업, 공업)으로, 2차 산업에서 3차 산업(서비스업)으로 노동력이 이동한다고 주장하였다. 이미 선진국에서는 국내총생산(gross domestic product, GDP)중에서 서비스 부문이 차지하는 비율이 65~80%에 이르고 있다.

우리나라의 경우 서비스산업의 GDP 대비 비중은 2018년 기준 60.7%수준으로서 이는 OECD 평균 75.2%(2016년)에는 못 미치는 수치이나 과거와 비교하여 경제의 서비스화가 상당히 진전되었음을 보여주고 있다.

이와 같이 서비스경제화란 일반적으로 경제가 발전함에 따라 생산 · 고용 · 소비 등 경제에서 서비스산업이 차지하는 비중이 증가하는 현상을 의미하며, 가치창출의 원인이 제품에서 무형의 서비스재로 옮겨지는 현상을 말한다.

도표 1-3

경제발전에 따른 고용구조의 변화

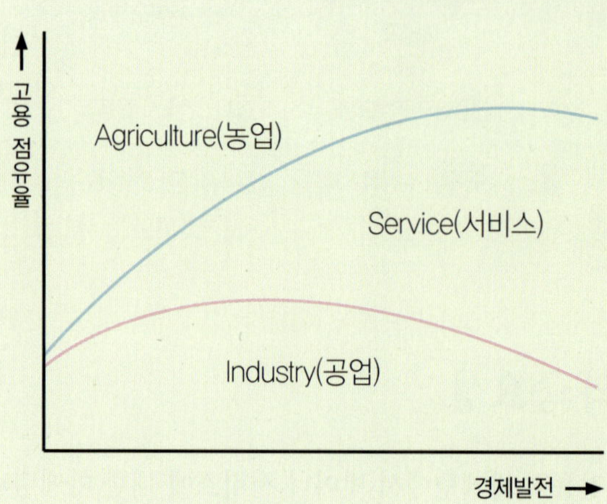

미국의 경우 2016년 서비스 부문은 총고용인구와 국내총생산의 거의 80%를 차지하고 있으며 미국 노동자의 80.9%가 서비스산업에 종사하고 있다. 즉 절대다수가 서비스산업에 종사하고 있으며, 특히 건강관리(healthcare)와 정보기술 전문서비스에 종사하는 노동자가 많은 비중을 차지하고 있다.

전 세계경제에서 서비스산업이 계속 증가하고 있는 것은 선진국뿐만 아니라 신흥개발도상국에서도 나타나고 있다. 서비스부문의 엄청난 성장과 경제적 공헌도로 인해 서비스부문의 이슈와 도전은 최근 높은 관심을 불러일으키고 있다. 내용다지기 1-1

도표 1-4

서비스산업의 GDP 비중과 고용 비중

〈서비스 산업 GDP 비중〉 (%)

국가	2010	2013	2016
영국	79.2	78.8	80.2
미국	78.4	77.9	79.9
프랑스	78.6	78.5	79.2
OECD 평균	73.7	73.7	75.2
스페인	71.4	73.9	74.1
이탈리아	73.7	74.0	73.8
일본	70.4	71.8	70.0
독일	69.1	68.9	68.9
한국	59.3	59.3	59.1
중국	44.1	46.7	51.6

주 : 1) 부가가치 기준
2) 일본, 미국은 2015년 기준
자료: World Bank, 한국은행

〈서비스 산업 고용 비중〉 (%)

국가	2010	2013	2016
미국	81.2	81.0	80.9
영국	79.7	80.3	80.5
프랑스	75.0	75.8	77.1
스페인	72.8	76.0	76.2
OECD 평균	72.3	72.9	73.6
일본	70.8	71.7	72.6
독일	70.0	70.8	71.3
한국	67.8	68.8	69.9
이탈리아	67.6	69.4	70.0

주: 전체 고용 대비 비중
자료: OECD, 한국은행

내용다지기 1-1

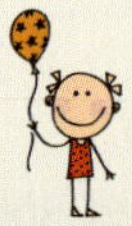

의료서비스 산업화를 위한 '싱가포르 전략'

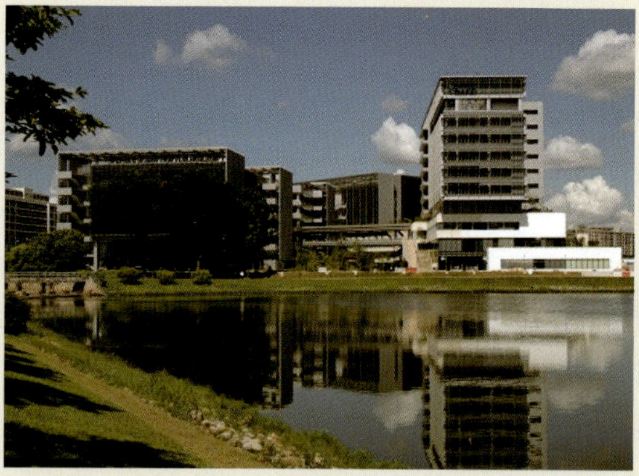

싱가포르는 의료서비스 산업을 차세대 성장 동력으로 지목했다. 연간 해외환자 100만 명을 유치해 의료수익을 내고, 거기다 'medicine+tourism'을 붙여서 연간 15억$ 이상의 부가가치를 만들겠다는 것이다. 이 수익은 자국민의 의료복지에 투입되고, 동시에 1만3000개 이상의 일자리가 창출될 것으로 예측한다. 문제는 서울특별시만한 크기에 인구가 500만 명 밖에 안 되는 도시국가에서 해외환자 100만 명을 담당할 의료 인력을 어떻게 확보하는가이다. 전 국민을 의사와 간호사로 만들어도 부족할 것이고 다양한 해외환자들을 위한 언어 문제도 그럴 것이다. 싱가포르는 의사 면허를 개방하기로 결정했다. 단, 세계 최고 160개 의과대학 졸업생에 한해서다. 선정 기준은 싱가포르 정부와 의사회가 자체적으로 정했다. 한 마디로 싱가포르가 일방적으로 평가하고 선정한 것이다. 이때 흥미로운 부분은, 평가 대상이 병원이 아닌 대학이었다는 점이다. 지정된 160개 의과대학의 졸업생들은 싱가포르 병원에서 독립적인 진료가 가능하다. 물론 당장 혼자 개업하는 것은 어렵다. 싱가포르 의사면허 제도는 3단계로 구성되어 있는데, 독자적인 개업이 가능한 3등급 면허를 취득하기 위해서는 몇 년 동안의 추가과정이 필요하다. 세계 160개 의대 중에는 우리나라 3개 의대가 포함되어 있다. 그 대학들 중에는 싱가포르 정부 요원을 초청해서 의사인력 진출에 대해 소개를 받은 바 있다. 졸업한 개원의 까지 참석해 경청하는 모습에서, 우리나라의 어려운 의료 현실을 보기도 하고 한편으로는 우리 의사들도 국제무대에서 경쟁할 수 있다는 자신감을 발견하기도 했다. 또한 그 160개 대학들과 나란히 어깨를 겨뤘다는 자부심도 느낄 수 있었다. 해당 대학은 현재 본과 4학년 자유실습 교과과정에서 싱가포르 연수를 선택할 수 있다. 일부 졸업생은 전공의 연수나 취업을 시작하였는데, 그 경우는 싱가포르에서 모든 비용을 댄다. 자교 졸업생의 싱가포르 진출을 추천하는 이유는, 그 나라의 의료실력이 우리보다 뛰어나거나 의료시장이 커서가 아니다. 싱가포르는 과거 영연방(Common Wealth)에 속했던 국가다. 싱가포르 면허와 수련경력은 영연방 국가들과 유럽 시장으로 진출하는데 포털 역할을 할 것이라고 기대하기 때문이다. 서비스 교역에서 인력의 왕래는 1995년 세계무역기구(WTO)가 규정한 GATS 협정에서 'mode 4'에 해당한다. 의료서비스 교역에서는 면허 문제가 장벽이었는데, 싱가포르 의사면허 개방은 우리에게 기회로 활용될 수 있다. 싱가포르는 의료산업화에서 서비스에 집중하는 롤 모델을 보여주고 있다. 의약품이나 의료기기 국산화보다는 완제품을 사서 해외환자 진료수익의 부가가치를 창출하겠다는 것이다. 만일 싱가포르가 조그마한 자국 의료시장의 틀 속에서 싱가포르 의사들의 이익만을 보호하며 의료복지 논리에만 빠져있었다면, 이처럼 과감한 인력시장 개방은 불가능했을 것이다. 싱가포르, 서비스와 교역으로 성장하는 나라로, 보고 있자면 과거 실크로드 시대에 번성했던 사마르칸트가 떠오른다. 싱가포르는 현대판 실크로드의 핵심역할을 잘해내고 있다. 지식과 금융의 카라반들이 모이는 오아시스 환경이랄까. 외국에 나가보면 대한민국 의료가 얼마나 편하고, 한국의사들 솜씨가 얼마나 훌륭한지 알게 된다. 요즘은 미국의 한인의사회도 모국의 의료수준을 인정하고 한국 의사의 실력을 한수 알아준다. 국민소득 2만$와 4만$의 차이는 의료서비스 산업화 전략에서도 발견된다. 말레이반도 끝에 자리 잡은 인구 500만 도시국가 싱가포르의 의료산업화 국가전략을 통해, 한반도 끝에 자리 잡은 인구 5000만 대한민국의 의료산업화 국가전략을 유추해 볼 필요가 있다.

서비스 경제가 성장하는 배경을 여러 가지가 있는데 이를 8가지로 요약하여 정리하면 도표 1-5와 같다.

도표 1-5

서비스경제의 성장 배경

유 형	내 용
• 소비자 욕구의 다양화 및 고급화	– 라이프스타일의 다양화 및 고급화 서비스 – 여가, 여행, 레저서비스
• 정보기술의 발달	– 첨단 정보기술의 발달에 따른 신서비스의 등장 – 전자상거래, 웹디자이너, 핸드폰 컬러링 서비스
• 생산활동에서 서비스의 필요성 증대	– 기업이 전문서비스에 대한 지출확대 – 컨설팅, 자문, 시장조사, 정보처리
• 제조기업의 부가서비스 증대	– 기업의 경쟁력을 제고시키기 위한 지원 서비스 – 제품에 배달, 보수 및 유지, 고객훈련, 컨설팅 서비스 부가
• 여성의 사회참여 확대	– 사회참여의 확대에 따른 서비스의 확대 – 외식업, 놀이방, 가사보조원 서비스, 세탁서비스
• 삶의 복잡화	– 삶의 복잡화에 따른 문제해결 지원서비스 – 결혼상담소, 법률, 세무, 의료, 여행마스터 서비스
• 제품의 복잡화 증가	– 첨단 기술에 의한 복잡한 제품의 증가로 직접수리가 불가능 – 교육, 유지, 수선 및 수리서비스
• 새로운 서비스의 등장	– 새로운 형태의 서비스 – 24시간 복사서비스, ATM 등장, 대행업체 등

자료 : 박종원 외(2009) 일부 수정

2) 서비스 산업의 경쟁심화

서비스 산업에 대한 규제가 완화되고 전문서비스 분야에서 서비스 제공자들 간의 경쟁이 치열해짐에 따라 서비스마케터는 경쟁우위를 창출하고 차별화를 추구하기 위한 방안으로 서비스 경영을 필요로 하게 되었다.

항공, 금융, 통신 등에 대한 정부규제가 점진적으로 완화됨에 따라 서비스 기업들은 그 동안 정부에 의해 통제되었던 마케팅의사결정을 스스로 내릴 수 있게 되었다. 예컨대 정부에 의해 엄격하게 통제되었던 요금, 항로, 여행사 수수료 등을 자율적으로 결정할 수 있게 된 것이다.

한편, 의사, 변호사, 회계사 등 전문서비스 제공자들은 전문적 지식에 의해 사업을 수행해 왔고, 고객중심적 사고나 마케팅 접근에 대해 부정적 반응을 보였다. 그러나 전문 서비스 시장에 많은 수의 서비스 제공자들이 진입해 경쟁이 치열해짐에 따라 경쟁자와 차별화하기 위한 방법으로 서비스경영을 도입할 필요성을 갖게 되었다. 이에 따라 전문 서비스 제공자들은 고객욕구의 이해, 높은 품질의 서비스 개발 및 제공, 차별적인 경쟁 포지션 구축 등과 같은 주요 서비스 마케팅 개념들을 도입하고 있다. 내용다지기 1-2

3) 제조업체의 서비스 비중 증대

제조업체는 제조중심의 사업만으로는 더 이상 지속적인 성장과 수익을 실현하는데 한계가 있고, 우수한 제품을 제공하는 것만으로 지속적 경쟁우위를 달성할 수 없음을 인식하게 되었다. 이에 따라 자동차, 컴퓨터 등의 제조기업들은 새로운 수익창출 서비

내용다지기 1-2

대한민국, 세계가 인정한 '올해의 의료관광 국가'

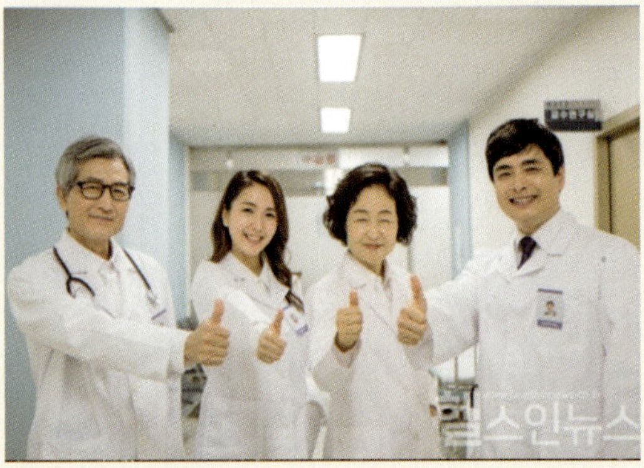

한국보건산업진흥원은 독일 베를린에서 열린 글로벌 의료관광 콘퍼런스 'IMTJ Medical Travel Summit 2019'에서 '올해의 의료관광 목적지' 대상과 함께, '우수 의료관광 웹사이트' 상을 수상했다고 밝혔다. 이 행사는 IMTJ(International Medical Travel Journal)가 주최하는 글로벌 의료관광 콘퍼런스다. 진흥원은 미국 Mayo Clinic 및 Cleveland Clinic, 인도 Apollo Clinic, 말레이시아 의료관광청(MHTC) 등 40개국 250여명의 기관들과 함께 참가해 글로벌 의료관광 시장의 새로운 이슈에 대해 토론하고, 해외환자 유치를 위한 전략에 대해 발표하며 전 세계에 한국의료를 알렸다. 또한 한 해 동안 의료관광 분야에서 우수한 성과를 이룬 국가 또는 기관을 시상하는 'IMTJ 시상식(Medical Travel Awards)'에서 진흥원은 의료관광 우수 국가에 시상하는 '올해의 의료관광 목적지(Health and Medical Tourism : Destination of Year)' 부문 2년 연속 대상을 수상했다. 또 해외환자들에게 한국의 의료관광 정보를 제공하는 'Visit Medical Korea' 웹사이트로 '우수 의료관광 웹사이트(Best Medical Travel Website)' 부문에서도 수상하는 쾌거를 이뤘다. IMTJ 심사위원단은 "한국은 의료기술의 혁신, 인프라 개선, 국제사회 기여 등 경쟁력 강화를 통해 타 국가와 차별화되며, 국제 수준에 맞는 질 높은 의료서비스를 제공하고 있다"고 평가했다. 이어 "이러한 노력들로 지난해 38만명의 해외환자 유치와 더불어 한국의료를 경험한 해외환자들에게 높은 만족도를 얻으며 매력적인 의료관광 목적지로 자리매김 했다"고 덧붙였다. 진흥원 관계자는 "해외환자의 안전성과 편의성을 높이기 위한 정부의 정책적 지원과 해외환자 유치 기관의 노력으로 세계적인 의료관광 목적지로서 인정을 받을 수 있었다"며 "해외환자 유치에서 나아가, 글로벌 의료관광 선도 국가로서 상생과 나눔의 가치를 국제사회에 지속적으로 전파할 계획"이라고 밝혔다.

스영역들을 개발하고 높은 품질의 고객서비스를 제공하는 등 서비스중심 사업으로 변모하고 있다. 예를 들어 컴퓨터 하드웨어는 제품이지만 소프트웨어와 A/S 등의 지원서비스가 없으면 무용지물이 된다. 또한 제품을 판매촉진하기 위하여 마일리지 및 부가서비스 등 다양한 서비스기법이 운용되기도 한다. 따라서 서비스업과 제조업 간에는 영역의 경계가 모호해지고 있으며 상호보완적인 관계에서 발전하고 있음을 알 수 있다.

제조업체가 서비스 비중을 획기적으로 늘린 대표적인 사례로 GE를 들 수 있는데, 1990년대 중반 GE의 전 회장 잭 웰치(Jack Welch)는 A/S, 금융서비스, 방송, 경영컨설팅, 의료 및 공공서비스 등의 서비스 부문으로 사업영역을 확대함으로써 GE의 기업성장을 가속화시켰다. 그 결과 전통적으로 제조업체라는 인식이 강한 GE는 매출의 상당 부분을 GE캐피탈, NBC유니버셜 등 서비스 부문에서 창출하게 되었다.

3. 서비스의 유형

서비스를 분류하는 것은 서비스제품에 대한 유사점과 차이점을 이해하고 서비스경영 및 마케팅전략을 수립하는데 도움이 된다. 서비스의 유형 분류는 1964년 Judd에 의해 시도된 후 많은 학자들에 의해 연구가 이루어져 왔다. 그 중 Lovelock은 서비스가 갖는 다양한 특성에 기초하여 서비스제품들을 여러 가지로 분류하였다. 이 중 두 가지만 살펴보면 ① 서비스를 제공받는 대상이 누구인가?(사람 대 사물)와 서비스 행위의 유·무형적 성격을 기준으로 서비스를 분류하는 경우, ② 고객과의 관계에 기반을 두고 서비스를 분류하는 것으로서 서비스전달의 성격(지속적 서비스 전달과 간헐적 서비스 전달)과 고객회원제 유무를 기준으로 분류한 경우이다. 이 두 가지를 살펴보면 다음과 같다.

1) 서비스행위의 성격에 의한 분류

이는 서비스 행위의 직접적인 대상과 서비스 행위가 어느 정도의 유형적인 요소를 필요로 하는가에 따라 분류하는 것이다. 즉 서비스를 제공받는 직접적인 대상이 사람인가 사물인가에 따라 분류하고, 서비스 수행 시 유형적인 도구가 어느 정도 필요한가에 따라 분류하는 방법이다.

도표 1-6

서비스 제공대상과 서비스행위의 성격에 의한 분류

		서비스의 직접적인 대상	
		사람	사물
서비스 행위의 성격	유형적 행위	• 사람의 신체에 대한 서비스 • 승객운송, 의료, 호텔, 미용실, 물리치료, 헬스클럽, 레스토랑, 이발소	• 제품이나 소유물에 대한 서비스 • 화물운송, 수리 및 보수, 창고보관업, 소매업, 세탁소, 주유소
	무형적 행위	• 사람의 정신에 대한 서비스 • 광고, 예술 및 오락, 방송, 경영컨설팅, 교육, 정보서비스, 공연 · 심리치료 · 종교 · 음성전화	• 무형자산에 대한 서비스(전문서비스) • 회계, 은행, 자료처리, 보험, 법률서비스, 조사, 증권투자

서비스를 제공받는 궁극적인 대상은 사람이다. 그러나 화물운송이나 장비수리, 금융서비스 등은 서비스 활동의 직접적인 대상은 사람이 아니라 사물이다. 반면 의료서비스, 호텔, 교육, 방송 등은 직접적인 서비스 대상도 사람이고, 그에 따른 궁극적인 서비스 수혜자도 사람이다. 이와 같이 서비스의 직접적인 대상이 사람이냐 사물이냐에 따라 분류할 수 있다. 따라서 의료서비스의 경우에는 고객이 서비스 대상이면서 수혜자이기 때문에 고객과의 관계가 더욱 중요하다.

또한 의료, 운송, 호텔, 세탁소 등과 같은 서비스는 실행 시에 유형적인 도구를 필요로 한다. 반면 광고나 교육, 법률 및 금융서비스는 상대적으로 적은 유형적 도구를 필요로 한다. 이와 같이 서비스를 제공함에 있어 유형적인 도구를 어느 정도 필요로 하느냐에 따라 분류할 수 있다. 유형적인 도구를 필요로 하는 의료서비스의 경우, 고객들은 건물이나 시설, 장비 등의 유형적인 도구가 잘 갖추어져 있어야 질 높은 서비스를 받을 수 있다고 생각하는 경향이 있다. 그러나 방송이나 교육 등은 시설이나 장비보다는 서비스 그 자체를 바탕으로 서비스 질을 평가한다. 그러나 이러한 구분은 명확하고 절대적인 기준이 없기 때문에 상대적인 기준을 사용하여 분류하여야 한다.

2) 고객과의 관계에 따른 분류

서비스 제공자와 고객 간의 관계정도에 따라 분류할 수 있다. 예를 들면, 은행이나 통신서비스, 콘도회원 등은 서비스 제공자와 고객과의 관계가 회원과 같은 비교적 강한 관계로 엮어져 있다. 그러나 흔히 공공재로 불리는 라디오 방송이나 경찰서비스, 우편서비스 등은 서비스 제공기관과 고객 간에 공식적인 밀접한 관계가 없다.

일반적으로 고객을 회원으로 가지고 있는 서비스 기업은 현재 고객들이 누구인지, 또 그들이 제공되는 서비스를 어떻게 이용하고 있는지 등에 대하여 파악할 수 있으며, 고객에 대한 기록이나 정보를 시장세분화 및 마케팅활동에 효과적으로 활용할 수 있다. 예를 들면, 현재고객의 신분이나 주소, 구매 및 커뮤니케이션 정보를 알 수 있으므로 직접우편, 전화, 인적판매 등을 이용한 판촉활동이 가능하다.

또한 서비스 제공의 지속성 정도에 따라 분류해 볼 수 있다. 예를 들면, 신용카드, 전화가입, 헬스클럽 등은 서비스 수혜자가 회원과 같은 장기적인 관계를 맺고 지속적으로 받는 서비스이다. 또한 공공재로 불리는 대부분의 서비스, 예를 들면 방송과 경찰, 무료고속도로 등도 이러한 지속적인 서비스에 속한다. 반면, 운송서비스, 식당, 영화관 등에서 이루어지는 서비스와 연극이나 콘도회원, 정기승차권과 같은 서비스는 간헐적인 거래에 속하는 서비스이다. 이러한 간헐적인 서비스로는 고객의 성격이나 소비목적 등에 대한 정보를 얻기가 쉽지 않다.

의료서비스는 대형병원의 경우에는 회원관계로 지속적인 서비스를 제공하는 것이 원칙이나 일반 중소병원의 경우에는 공식적인 관계가 제대로 형성되지 않고 간헐적인 서비스만을 제공하는 경우가 많다.

도표 1-7

서비스 제공자와 고객 간의 관계에 의한 분류

		서비스 제공자와 고객 간의 관계 유형	
		회원관계	공식적 관계없음
서비스 제공 유형	지속적 제공	• 보험, 케이블TV, 전화가입, 대학재학, 은행, 헬스클럽, 신용카드, 대형병원	• 라디오방송, 경찰, 등대, 무료고속도로
	간헐적 제공	• 장거리전화, 연극회원권, 지하철정기승차권, 콘도회원	• 렌트카, 유료고속도로, 공중전화, 대중교통, 영화관, 우편서비스, 레스토랑

Ⅱ 의료서비스의 특성

1. 일반적 특성

의료서비스를 포함한 일반적인 서비스의 대표적인 특성, 즉 4대 특징으로는 무형성(intangibility), 비분리성(inseparability) / 생산과 소비의 동시성(simultaneity), 이질성(heterogeneity) / 가변성(variability), 소멸성(perishability)의 4가지가 있다.

1) 무형성(intangibility)

무형성은 서비스의 특성 중 가장 대표적인 특성이라고 할 수 있다. 이는 구매 전 보거나 만지거나 냄새를 맡을 수 있는 유형적 특성이 결여되어 있어서 실체를 객관적으로 느낄 수 없다는 의미이다. 이는 상품의 질을 평가하기가 어렵다는 것을 의미한다. 자동차나 가전제품과 같이 유형적인 형태를 가지고 있는 제조품의 경우에는 소비자가 눈으로 보고 실제로 작동해봄으로써 그 제품의 품질을 평가할 수 있다. 그러나 의료서비스제공자가 환자나 그 가족을 위해 수행하는 수술, 진단, 검사, 치료 등의 행위가 있다면, 환자가 장비나 입원실과 같은 서비스의 일부인 유형적인 요소를 보거나 만질 수는 있을지라도 실제서비스는 보거나 만질 수 있는 것이 아니다. 사실 의료를 비롯한 많은 서비스는 소비자가 이해하기가 쉽지 않다. 비록 절개, 붕대감기, 통증과 같은 서비스의 유형적 증거가 꽤 분명할지라도 심지어는 진단이나 수술이 환자에게 행해진 뒤에도 수행된 서비스를 완전히 이해하지 못할 수 있다. 이러한 무형적 특성은 서비스기업이 극복해야 할 주요과제이다.

의료기관도 무형성의 특성으로 인해 발생하는 문제점(예: 서비스 저장 불가능, 진열곤란, 커뮤니케이션 애로 등)을 극복하기 위해 다양한 방법을 통해 유형성을 제공하고 있다. 병원의 시설과 분위기, 의료진의 복장, 병원의 로고, 실내디자인, 직원의 고객응대, 콜센터 운영, 의료서비스 구매자의 긍정적 구전(word of mouth) 활용 등이 대표적이라고 할 수 있다.

무형성이 제공물의 서비스 여부를 결정하는 주요 요소인 것은 사실이지만 극소수의 제품만이 순수하게 무형적이거나 완전히 유형적인 것도 사실이다. 그렇지만 서비스는 제품에 비해 '보다 무형적'이며 제품은 서비스에 비해 '보다 유형적'인 경향이 있다. 의료기관이 서비스 업종이지만 병실, 의료장비와 같은 유형적인 요소도 지니고 있다. 반면 제조업으로 분류되는 자동차산업은 A/S와 같은 많은 무형적인 요소를 제공하고 있다. 도표 1-8에 나타난 유형성 스펙트럼(tangibility spectrum)은 이러한 연속성 개념을 반영하고 있다. 즉 완전히 무형적이거나 완전히 유형적인 제품이나 서비스는 존재하지 않는다는 점이다. 따라서 일반적으로 서비스는 제공물의 특성이 주로 무형적인 요소로 이루어져 있을 때를 말한다.

도표 1-8

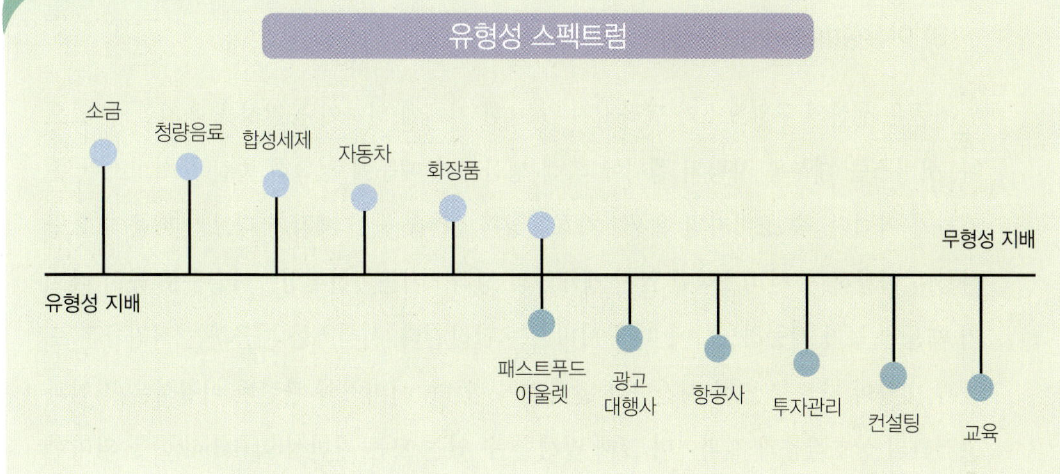

2) 비분리성(inseparability)

대부분의 재화는 먼저 생산되고 그 다음 판매되고 소비되는 순서를 거친다. 반면 서비스는 먼저 판매되고 다음으로 생산과 소비가 동시에 이루어진다. 생산과 소비가 동시에 이루어지므로 이 둘을 분리하기 어렵다. 예를 들어 내과의사는 환자의 이야기를 듣고, 증상의 원인을 파악한 다음 처방을 내리며(생산), 환자는 증상을 설명하고 의사의 치료를 받는다(소비). 그러므로 유형 제품과는 달리 서비스의 경우에는 소비가 발생될 때 서비스 제공자가 그 자리에 존재해야 한다.

유형제품은 소비자가 원하는 시간과 장소에 상품을 공급하기 위해서 수송 · 저장과 같은 유통기능이 중요하다. 그러나 무형적 특성의 서비스는 재고로 유지될 수 없으므로 수송과 저장이 별로 중요하지 않다. 서비스유통에서 중요한 것은 고객의 면전에서 서비스 제공자가 직접 제공하는 서비스의 질이며 이는 고객의 반복구매에 큰 영향을 미친다. 의료서비스도 마찬가지로 제공되는 순간과 동시에 소비되어져야 하기 때문에 서비스의 품질은 서비스제공자의 능력뿐만 아니라 서비스제공자와 고객과의 상호작용의 질에 따라 상당히 달라질 수 있다. 따라서 의료기관들은 이러한 비분리성에 따른 문제점을 해결하기 위해 능력과 지식을 갖춘 숙련된 의료진과 직원이 필요하다. 이를 위해 의료서비스를 제공하는 의료진과 직원들의 선발 및 교육에 심혈을 기울여야 한다.

3) 이질성(heterogeneity)

제품은 생산의 투입요소가 달라지지 않는 한 기계에 의하여 동질성을 유지할 수 있으나, 서비스는 대부분 사람의 행위에 의해 생산되기 때문에 정확히 똑같은 서비스란 존재하기 어렵다. 즉 소비자의 욕구 · 기호 · 성격 · 관습 등이 제각기 다르기 때문에 요구사항이 다양하며, 서비스직원 역시 개개인의 성격 · 기분 · 친절성 · 기술수준 등이 다르기 때문에 누가 제공하느냐에 따라 서비스는 달라진다. 서비스를 제공하는 직원들은 오늘과 내일이 다르고 또한 시간마다 달라질 수 있다. 서비스와 관련된 이질성은 직원과 고객과의 상호작용의 결과이며 그때 발생할 수 있는 모든 가변성(variability)을 의미한다. 예를 들어 의사가 같은 날 두 명의 환자에게 진료를 한다면 환자의 질병상태, 환자의 의료서비스 욕구, 개성에 따라 또는 의사가 상쾌한 아침에 진료를 했는지 아니면 피곤한 퇴근시간 무렵에 했는지에 따라 환자의 서비스경험은 달라질 수 있다. 이러한 문제점을 극복하기 위해서는 전문 의료진에 대한 원내교육을 강화하고 서비스 프로세스를 체계화하고 정해 놓은 규칙에 맞게끔 모든 서비스가 이루어지도록 표준화하여 외적 요인에 의한 영향을 최소화하도록 해야 한다.

4) 소멸성(perishability)

제품은 당일 판매가 되지 않으면 재고로 보관하여 다음 날 반복판매가 가능하고, 판매 시에는 소유권이 이전되지만 서비스는 추후 사용할 목적으로 보관 또는 저장을 할 수 없으며, 시간과 함께 자동 소멸되어 반복사용이나 소유권 이전이 안된다. 예를 들어 호텔의 객실이나 항공기의 좌석은 당일 판매되지 않으며 소멸되므로 재고를 저장하여 판매할 수 없으며, 소비자는 객실이나 좌석을 소유하는 것이 아니라 단지 편익을 누릴 뿐 소유권의 이전이 안된다.

또한 서비스의 소멸성은 수요 · 공급관리와 서비스 가격 운용 면에서도 어려움이 따른다. 예를 들어 호텔의 객실이나 항공사의 좌석의 경우 정상가격을 유지하고자 할 경우 모두 채울 수 없으므로 가격을 사전에 적절히 할인하여 판매하는 등의 기술적인 노력이 요구된다. 그리고 서비스는 소멸성으로 인하여 구매 후 반품이 안된다. 예를 들어 병원의 진료서비스나 여행서비스를 받은 다음 마음에 들지 않는다고 반품할 수 없다. 이러한 소멸성 때문에 서비스는 수요와 공급 간에 균형과 조화를 이루기가 어렵다. 따라서 의료기관은 의료수요와 공급에 대한 정확한 예측을 바탕으로 수요공급의 균형과 조화를 이루어야 한다. 이를 위해 체계화된 예약시스템을 잘 활용하여 의료수요를 재고로 보관할 수 있어 서비스의 소멸성으로 인한 진료손실을 최소화할 수 있다. 또한 환자들이 오는 시간과 그 시간을 피해서 오는 환자들을 대상으로 서비스를 차별화하는 것도 의료서비스의 수요와 공급을 조절할 수 있는 방법이 될 수 있다.

도표 1-9는 위에서 살펴본 서비스의 4가지 특성 및 문제점과 이를 극복하기 위한 대응방안을 요약하여 정리한 것이다.

도표 1-9

서비스특성에 따른 특징 및 문제점과 대응방안

특성	특징 및 문제점	대응방안
무형성 (intangibility)	- 저장이 불가능 - 추상적이며 만질 수 없음 - 특허를 통한 서비스 보호 불가능 - 진열 및 커뮤니케이션 불가능 - 서비스 가치파악 및 평가의 애로	- 유형적 단서 강조(의료시설 및 장비, 종사자의 복장 및 태도) - 구전 마케팅 전개 - 강력한 병원이미지 창출 - 대 고객 접촉빈도 제고 - 구매 후에도 커뮤니케이션 강화
비분리성 (inseparability)	- 생산과 소비가 동시에 일어남 - 서비스 생산에 소비자가 참여 - 집중화된 대규모생산 곤란 - 소유권 이전이 불가능, 향유만 가능	- 종업원 선발 및 교육에 비중을 둠 - 서비스 제공자의 표준화 강화 - 세심한 고객관리 필요
이질성 (heterogeneity)	- 서비스는 비표준적이며 가변적 - 서비스의 표준화 및 품질통제가 곤란함	- 서비스 표준의 설계 및 수행 - 사전 패키지 서비스 제공 - 서비스의 맞춤화 시행
소멸성 (perishability)	- 저장, 수송 및 재판매 불가능 - 사용하지 않으면 사라짐 - 수요 및 공급의 균형이 중요	- 수요와 공급 간의 균형과 조화 - 비수기의 수요변동에 대한 대비

2. 서비스의 확장된 특징

한편 이러한 서비스의 4대 특징을 좀 더 세분화해 보면 다음과 같은 12개의 특징으로 나누어 볼 수 있다. 물론 모든 서비스가 이러한 특징 전부를 갖고 있는 것은 아니지만 어느 정도의 범위에서 이러한 서비스의 특징 중 적어도 몇 개를 가지고 있다.

(1) 서비스는 무형적 산출물을 생산한다.

변호사가 정식으로 사건을 수임 받아 소송업무를 수행하기 전에 행하는 법률자문이나 인권상담은 전형적인 무형적 서비스이다. 변호사는 단지 자신의 법률적 지식이나 경험을 기초로 조언하고 상담해줄 뿐 그 어떤 유형적 재화를 제공하지 않는다. 교사의 경우 수업 중에 시청각교재를 사용하여 학습효과를 높일 수는 있지만 근본적으로 무형의

도표 1-10

서비스의 확장된 특징

1. 서비스는 무형적 산출물을 생산한다.
2. 서비스는 가변적이며 비표준적인 산출물을 생산한다.
3. 서비스는 소멸한다. 즉 서비스는 재고상태로 보관할 수 없으며, 생산과 동시에 소비된다.
4. 서비스는 수행과정에서 고도의 고객접촉이 일어난다.
5. 서비스 전달과정에 고객이 참여한다.
6. 기술이나 기능이 고객에게 직접 판매된다.
7. 서비스는 대량생산이 불가능하다.
8. 서비스 수행에 있어서 고도의 개인적 판단이 개입한다.
9. 서비스 기업은 노동집약형 산업이다.
10. 분산된 시설물이 고객주위에 배치된다.
11. 서비스의 좋고 나쁨에 대한 판단은 주관적이다.
12. 품질통제는 서비스 수행과정에 대한 통제로 제한된다.

지식을 생산하고 전달한다. 하지만 100% 무형적 서비스만 제공하는 경우는 거의 없다.

(2) 서비스는 가변적이며 비표준적인 산출물을 생산한다.

경기장을 직접 찾는 관중들이 재미와 흥분을 기대하는 프로야구의 경우, 경기 당일 선수들의 컨디션, 구장상태, 심판의 경기운영 그리고 상대팀의 대응 등에 따라 재미있을 수도 그렇지 않을 수도 있다. 즉 프로야구라는 스포츠 서비스는 지극히 가변적이며 동시에 표준적 재미, 표준적 흥미 등과 같은 표준설정이 불가능한 동시에 무의미하다.

(3) 서비스는 소멸한다.

시간의 흐름을 붙잡아 둘 수는 없다. 서비스는 시간의 흐름과 함께 소멸된다. 특정 날짜의 호텔객실, 주말에 몰리는 신혼여행자들을 실어 나르기 위해 평일의 제주도행 비행기의 빈 좌석을 저장해 놓을 수는 없는 일이다.

(4) 서비스는 수행과정에서 고도의 고객접촉이 일어난다.

서비스를 생산하고 분배하는 전 과정을 통해 지속적인 고객접촉이 일어나는데, 접촉의 정도는 서비스의 유형에 따라 달라진다. 고객과의 접촉정도를 서비스 범주별로 살펴보면 도표 1-11과 같다.

도표 1-11

서비스 범주별 고객과의 접촉정도

접촉 정도	서비스의 예
지속적인 물리적 접촉	이 · 미용, 여행사를 통한 장기 해외여행
지속적인 커뮤니케이션 접촉	전화상담, 홈뱅킹
산발적인 물리적 접촉	경영컨설팅, 성형외과, 고급레스토랑
산발적인 커뮤니케이션 접촉	법률자문, 공공기관 문의, 홈쇼핑
서비스 시작과 종료 전 물리적 접촉	맞춤 양복점, 세탁소
서비스 시작과 종료 전 커뮤니케이션 접촉	전화를 통한 주식거래

(5) 서비스 전달과정에 고객이 참여한다.

은행에서는 은행원과 접촉하지 않고 고객이 직접 현금카드를 이용하여 입출금함으로써 은행서비스 전달과정에 참여한다. 그런데 이러한 고객의 서비스 참여의 정도는 특정 서비스의 종류나 특징에 따라 달라진다. 즉 언제든지 참여가 가능한 서비스가 있는 반면, 그렇지 않은 서비스가 있고 또 회원이나 가입자에게만 참여가 허용되는 서비스가 있는가 하면 비가입자도 참여할 수 있는 서비스가 있는데, 이러한 고객참여의 정도와 형태를 알아보면 도표 1-12와 같다.

도표 1-12

고객참여의 정도와 형태

서비스 전달의 특징	서비스 조직과 고객 간의 관계 형태	
	회원(가입자) 관계	비공식 관계
지속적인 서비스 전달	보험, 은행, 일반전화, 대학	라디오 방송국, 경찰서, 등대, 고속도로
비지속적 서비스 전달	장거리전화, 여행사의 패키지 여행, 회원제 레스토랑	렌트카, 우편서비스, 영화관, 레스토랑

자료 : 이상환 등(2013)

(6) 기술이나 기능이 고객에게 직접 판매된다.

인테리어 시공, 이 · 미용, 보일러 설치, 가전제품 수리 등의 경우 소비자들은 기술자 혹은 전문가의 기능, 즉 기술 그 자체를 구매하게 된다. 물론 인테리어 공사 시 자신이 직접 설계해 시공할 수도 있고, 자녀들의 머리 손질을 부모가 직접 해줄 수도 있지만 기능적 정교성 때문에 전문기능인이 생산해 내는 결과물과는 질에 있어서 차이가 날 수밖에 없다.

(7) 서비스는 대량생산이 불가능하다.

서비스에 대한 각 고객들의 요구사항이 천차만별이기 때문에 서비스의 대량생산은 불가능하며 동시에 대량생산된 서비스는 그 존재가치가 없다. 5명의 손님이 라면 한 그릇을 먹는데도 얼큰한 맛을 원하는 사람, 쫄깃한 면발을 원하는 사람, 충분히 익은 면을 원하는 사람 등 다양하다. 그러나 언제나 대량생산이 불가능한 것은 아니다. 현재 신용카드 회사는 동질의 대량서비스를 제공하고 있다.

(8) 서비스 수행에 있어서 고도의 개인적, 주관적 판단이 개입한다.

다양한 고객의 요구사항을 충족시켜 주기 위해서 개별 서비스 제공자 혹은 종업원들은 자신의 개인적, 주관적 판단에 따라 서비스 수준을 정하고 실행하여야 한다. 그러나 패스트푸드 레스토랑이나 은행의 무인 입출금기의 경우 서비스 수행직원의 주관적 판단이 개입될 여지는 거의 없다. 이러한 주관적 판단의 개입 여부는 서비스의 개별화 정

도표 1-13

주관적 판단행사 정도 여부와 서비스의 개별화 정도에 따른 분류

고객욕구 충족을 위한 주관적 판단의 행사 정도	서비스의 개별화 정도	
	높음	낮음
높음	법률서비스, 병 · 의원, 건축설계, 부동산 중개업, 교육(가정교사에 의한)	교육(대규모 정규학교), 주민 질병예방프로그램
낮음	전화서비스, 호텔서비스, 고급레스토랑	대중교통수단, 일상적인 가정기구 수리, 패스트푸드 레스토랑, 영화관, 스포츠 관람

자료 : 이상환 등(2013)

도와 관련이 있는데, 정규 학교교육 서비스의 경우 고도의 개인적 판단을 요하지만 각각의 학생 모두에게 적합하게 개별화되지는 않는다(도표1-13).

(9) 서비스 기업은 노동집약형 산업이다.

서비스 산업은 자본집약형이라기 보다는 노동집약적 산업이라고 많은 사람들이 생각하고 있다. 물론 그런 면도 있지만 언제나 그런 것은 아니다. 치과나 미장원 같은 서비스의 경우 많은 자본을 들여 자동화, 기계화를 실행한다 할지라도 그것에는 한계가 있다. 여전히 이와 같은 종류의 서비스에는 인간의 노동과 전문가의 기술이나 기능이 중심이 될 수밖에 없다. 반면 교육, 은행과 같은 서비스의 경우에는 점차 노동집약 형태에서 자본집약 형태로, 즉 자동화나 무인화의 길로 나아가고 있다. 한편 서비스 기업을 사람중심 대 자본(설비)중심으로 구분해 보면 도표 1-14와 같다.

도표 1-14

사람중심 대 자본중심에 의한 서비스 구분

장비(설비)중심의 정도	사람중심의 정도		
	높음	중간	낮음
높음	최고급 호텔, 병원	항공사, 렌트카	지하철 무인입출금기
중간	치과, 연극, 대학	새마을금고	영화관
낮음	경영컨설팅, 대기업 전담은행	세무사무소	라디오 청취

자료 : 이상환 등(2013)

(10) 분산된 시설물이 고객주위에 배치된다.

이것은 서비스 조직체의 입지와 관련이 있다. 일반적으로 대 고객서비스 업체는 소비자 가까이에 위치해야 하고, 반대로 제조업체는 원재료산지 등에 입지해야만 한다고 여겨졌기 때문이다. 그 결과 서비스업체는 소규모로 세분화되어 지리적으로 고객주위에 포진하게 되었고, 제조업체는 고객과 어느 정도의 거리를 두고 위치하게 된 것이다.

은행, 세탁소, 소매상점과 같이 고객과의 물리적 접촉이 중요한 경우 고객접근성이나 편리한 교통이 입지선정에 중요한 요인으로 작용한다. 반면 전화 혹은 우편으로 업무를 수행하는 카탈로그 판매상, 우편주문 소매상, 은행의 일부 온라인 업무 등은 고객과 일정한 거리를 유지해도 무방할 수 있다.

(11) 서비스의 좋고 나쁨에 대한 판단은 주관적이다.

교수의 강의, 의사의 치료, 식당종업원의 접대와 같이 지극히 주관적일 수밖에 없는 것들의 적합성 혹은 효과성은 어떻게 측정되어야만 하는가? 이의 좋고 나쁨을 공정히 판단할 수 있는 객관적인 방법이 존재하는가? 물리적 제품의 품질평가가 무형적 서비스의 평가보다 훨씬 더 용이하다. 즉 자동차의 품질, 성능, 승차감 등의 측정이 자동차 기사의 운전기술 평가보다 훨씬 더 용이하다는 것이다.

(12) 품질통제는 서비스 수행과정에 대한 통제로 제한된다.

유형적 제품생산의 경우, 제조공정상의 통제와 최종 생산물에 대한 샘플검사라는 두 가지 형태로 품질통제를 할 수 있다. 즉 제조 전 과정을 통해 중량과 치수를 측정하고, 완제품에 대해서도 엄격한 검사를 할 수 있다.

그러나 서비스의 경우 서비스 생산자에 의해 불량품이 제거되기 전에 서비스가 전달되어 버린다. 극단적인 예로서 성형외과 의사가 환자의 특정부위에 대한 수술을 한 후 결과가 성공적인지 아닌지는 붕대를 풀어보아야만 알 수 있게 된다. 즉 의사는 서비스 수행 중에만 통제가 가능하며, 수술이 끝난 후의 통제는 재수술 이외에는 대안이 없다.

3. 의료서비스의 전문적 특성

의료서비스는 앞에서 언급한 무형성, 비분리성, 이질성, 소멸성이라는 특성 외에 전문적 지식이나 면허를 취득한 전문가만이 행할 수 있는 전문서비스로서의 특성을 가지고 있다.

(1) 무형성이 매우 높고 신뢰품질로 평가받는다.

의료서비스의 질은 공급자인 의료인이 평가하는 질과 환자가 인지하는 질로 구분된다. 공급자 중심의 질이란 진단명의 정확성, 의료기술 등 주로 의학적인 기술적 질을 의미하는 반면, 환자가 인지하는 질은 제공된 의료서비스가 환자의 기대에 얼마나 부응하는지를 나타내는 기능적인 질을 의미한다. 일반적으로 환자는 기능적인 질에 대해서는 평가가 용이한 반면 공급자 중심의 질은 현실적으로 평가하는 것이 어렵기 때문에 전반적인 의료서비스의 질을 평가하기가 어렵다.

(2) 환자보다는 의사 위주인 공급자 중심의 구매결정과정으로 이루어진다.

의료서비스 구매는 최초 의료기관 및 의사선택은 소비자인 환자에 의해 주도적으로 결정되지만, 의료진 결정 이후의 병리학적인 검사(예 : 혈액검사, 엑스레이 검사 등)와 치료과정상의 각종 진단 및 처치, 치료일정, 수술여부, 퇴원 후 통원치료 등 대부분의 의료서비스 진행과정상의 구매결정은 의사가 주도권을 가지고 진행한다.

(3) 제3자 지불자에 의한 간접지불의 형태를 가지며 간접비용이 많이 발생한다.

다른 서비스와 달리 의료서비스는 일부 제한적인 비급여서비스를 제외하고는 많은 의료서비스의 비용지불이 환자 본인뿐만 아니라 건강보험에서 일정부분을 지불하게 된다. 또한 의료서비스를 이용할 경우 의료서비스에 대한 직접비용 이외에 고객들이 의료서비스 이용과 관련하여 정신적, 육체적, 그리고 시간비용을 부담한다. 의료서비스의 경우 다른 서비스에 비해 상대적으로 많은 간접비용이 발생하는데 이는 실제 진료에 소요되는 시간 대비 대기시간이 많고 서비스 자체가 정신적, 육체적 고통이 크기 때문이다.

(4) 의료서비스에 대한 수요는 예측이 어렵다.

의료서비스는 매년 정기적으로 신체검사 등 몇 가지를 제외하고는 수요자체를 예측하기 곤란하다. 이는 의료서비스가 통상적인 진료 외에 유행성 질환 등으로 수요가 발생하는 경우가 많으며, 질병발생과 관련한 개개인의 변수가 너무 많기 때문이다.

(5) 의료서비스는 기대와 실제성과의 불일치가 더욱 크다.

의료서비스는 환자의 신체적 상태에 따라 의사의 정확한 판단이 요구되며 획일화된 치료보다는 개인별로 별도의 치료가 이루어져야 하기 때문에, 실제 성과에 대한 지각은 의사와 환자 간의 상호관계에 따라 다르게 나타난다. 또한 의료서비스의 전달과정은 의사뿐만 아니라 간호사, 의료기사 등과 같은 많은 서비스제공자들과 관련되어 이루어지게 된다.

(6) 개인적 관여가 매우 높다는 점에서 매우 독특한 서비스로 분류된다.

높은 신뢰품질의 속성을 갖고 비용을 보험회사가 지불한다는 측면에서 의료서비스와 유사한 것으로 판단되는 자동차정비 서비스와는 달리, 의료서비스는 사람의 신체에 직접 시행되어 잘못될 경우 생명과 직결되거나 문제가 심각해질 수 있어 개인적 관여(personal involvement)가 매우 높은 독특한 서비스로 분류된다. 내용다지기 1-3

내용다지기 1-3

세브란스병원, NCSI 병원부문 9년 연속 1위

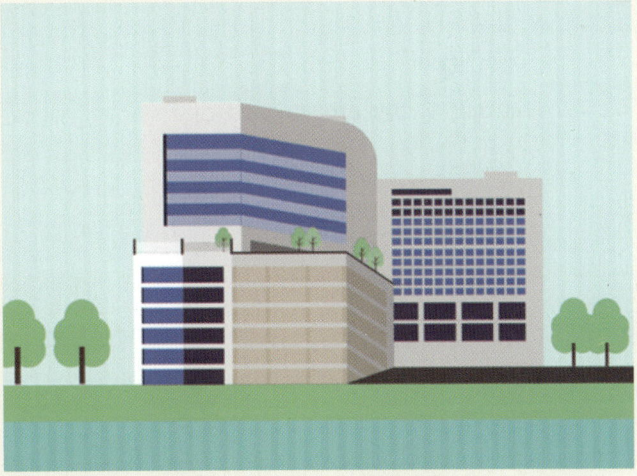

세브란스병원은 환자에게 제공되는 의료서비스를 넘어 환자의 의견을 적극적으로 반영한 참여형 의료서비스를 실현하며 9년 연속 국가고객만족도(NCSI) 1위에 올랐다고 밝혔다. 세브란스병원은 병원이 환자에게 제공하는 다양한 경험을 넘어 환자들이 느끼는 경험을 공유하며 적극적으로 도입해 서비스 품질을 한 단계 높였다. 2019년 올해 ▲안전한 병원(No.1 Safety) ▲최상의 의료질과 서비스 제공(Esteemed) ▲의료를 선도하는 병원(World-class)을 실현하기 위해 'The New Severance'를 운영목표로 선포하며 환자가 실제로 경험하는 것을 기준으로 모든 프로세스를 재점검하고 재설정했다. 세브란스병원은 먼저 환자의 경험을 공유하기 위해 모든 퇴원환자를 대상으로 자체 만족도 조사를 진행했다. 실시간모니터링이 가능한 SMS방식의 시스템을 구축해 조사된 결과는 실시간으로 모든 전문병원과 임상과 병동별과 자료를 공유하면서 고객의 경험을 병원에 반영했다. SMS 방식으로 연간 약 2만4000건의 만족도를 수집함과 동시에 여러 의견을 수집할 수 있는 채널들이 적용되면서 자연스럽게 환자의 이야기를 공감할 수 있는 채널들이 마련됐다. 국내 최초로 실손보험 청구 서비스를 도입한 '마이 세브란스(My Severance)' 앱은 예약을 활성화하기 위해 카카오 아이디 로그인이나 자녀/부모 간편 예약 서비스, 직불결제 방식 등 시스템을 업그레이드했다. 또한 QR코드를 활용한 모바일 VOC(voice of customer) 접수 채널을 환자들이 쉽게 찾을 수 있도록 확대했다. 이렇게 수집된 의견들을 병원 정책에 적극적으로 반영했다. 외래 예약 통합창구를 운영해 환자 편의성을 높였고, CS 교육을 통해 친절도를 높였다. 설명간호사 역할을 강화하고, 외래 방문 후 귀가한 환자를 대상으로 의견을 수렴해 환자의 불편사항을 개선해 나갔다. 세브란스병원 이병석 원장은 "그동안 서비스 개선을 통해 환자 중심의 경험을 제공했다면 이제 환자들의 목소리를 직접 듣고 더 나은 경험을 할 수 있도록 개선해 환자들에게 더 나은 경험을 제공하는 경험 공유시대로 가야 한다"고 말했다. 세브란스병원은 현재 영상이미지를 통한 진단용 AI와 사망 · 중증 질병 예측 AI소프트웨어 개발이 한창이다. 이미 다양한 연구 결과들을 임상에 적용하기 위한 단계에 진입해 있다.

봄 비

이수복

이 비 그치면
내 마음 강나루 긴 언덕에
서러운 풀빛이 짙어 오것다.
푸르른 보리밭길
맑은 하늘에
종달새만 무어라고 지껄이것다.
이 비 그치면
시새워 벙글어질 고운 꽃밭 속
처녀애들 짝하여 새로이 서고
임 앞에 타오르는
향연과 같이
땅에선 또 아지랑이 타오르것다.

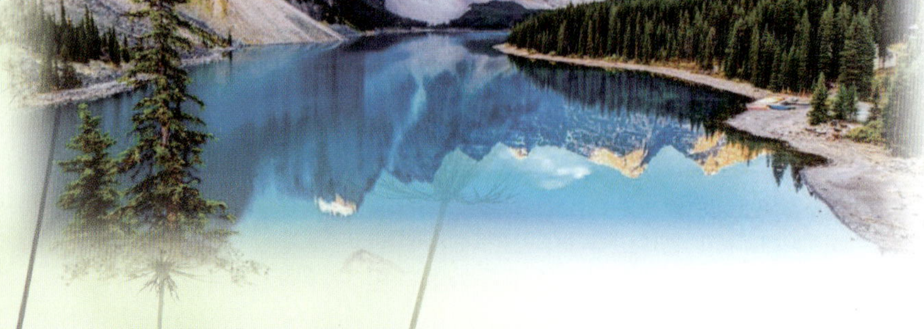

제2장

의료서비스 마케팅에 대한 이해

I 마케팅에 대한 이해

1. 마케팅의 정의

1) 정의

소비자들은 기업에서 생산하는 제품을 구입하여 사용하지만 많은 기업에서 생산하는 제품을 모두 다 구매할 수는 없다. 소비자들의 욕구나 필요에 맞는 제품만을 구입하여 사용하는 것이다. 따라서 기업들은 소비자들에게 자신들이 만든 제품을 보다 더 좋은 이미지로 인식시키고, 보다 더 많은 제품을 판매하려고 노력하게 된다. 이러한 기업들의 노력을 마케팅(marketing)이라고 한다.

과거에는 마케팅을 단순히 생산한 제품을 판매하여 이익을 극대화시킨다는 소극적인 판매의 개념으로만 보았다. 그러나 최근의 마케팅활동은 소비자들의 욕구나 필요를 충족시키기도 하지만 이들의 욕구나 필요를 불러일으키도록 하는 적극적인 개념까지 포함하고 있다. 이러한 마케팅 개념을 단순히 기업 활동뿐만 아니라 정부나 지방자치단체, 병원, 학교 등 여러 분야에서 응용하면서 그 중요성이 더욱 부각되고 있다.

따라서 마케팅이란 생산자와 소비자사이에서 제품과 서비스를 단순히 판매한다기 보다는 교환하는 활동이라 할 수 있다. 좀 더 구체적으로 말하면 표적시장의 고객들과 제품이나 서비스를 교환하면서 고객의 욕구와 기업의 목적을 만족시키기 위해 가격결정, 유통, 촉진 등을 계획하고 실행하는 과정이라고 할 수 있다.

2) 핵심개념

마케팅에 대한 정의는 다양하게 내릴 수 있지만 마케팅의 정의에 포함되어 있는 몇 가지 핵심개념을 이해할 필요가 있다. 이러한 것들로는 소비자의 필요(needs)와 욕구(wants), 소비자의 만족, 교환, 시장 등이 있다.

(1) 소비자의 필요와 욕구, 수요

인간의 필요(needs)는 기본적인 만족의 결핍을 느끼고 있는 상태이다. 인간은 생존하기 위해 의·식·주, 안전, 소속감, 존경 등을 필수적으로 갖추어야 하는데, 이같은 것들이 결핍되었다고 느낄 때 그 사람은 필요를 가지고 있다고 한다. 배가 고플 때 무엇인가 먹어야 하겠다, 아픈 곳을 치료받아야 하겠다면 이는 필요(needs)를 가지고 있다고 볼 수 있다.

욕구(wants)는 필요(needs)가 구체적인 상표로 표출된 것을 말한다. 즉 소비자가 가지고 있는 필요들을 만족시킬 수 있는 구체적인 제품이나 서비스에 대한 바람을 의미한다. 예를 들면 몸이 아플 때 특정한 병원에 가고자 하는 것, 즉 눈은 김안과, 류마티스는 한양대병원, 한방은 경희의료원, 심장은 세종병원 등으로 필요(needs)가 특정한 브랜드로 표출된 것이 바로 욕구(wants)이다.

수요(demands)는 욕구(wants)에 구매력이 보장될 때 바로 이 욕구는 수요가 된다.

도표 2-1

필요, 욕구 및 수요

구분	내용
필요 (Needs)	• 어떤 기본적인 만족이 결핍됨을 느끼는 상태 • 의 · 식 · 주, 안전, 소속감, 존경, 치료 등에 대한 욕구
욕구 (Wants)	• 기본적 니즈를 충족시킬 수 있는 구체적인 것에 대한 바람 • 눈 : 드림성모안과, 한방 : 경희의료원, 암 : 서울대병원
수요 (Demands)	• 제품을 구입할 능력과 의지에 의해서 뒷받침되는 특정 상품에 대한 Wants • 원츠는 구매력이 뒷받침될 때 Demands가 됨

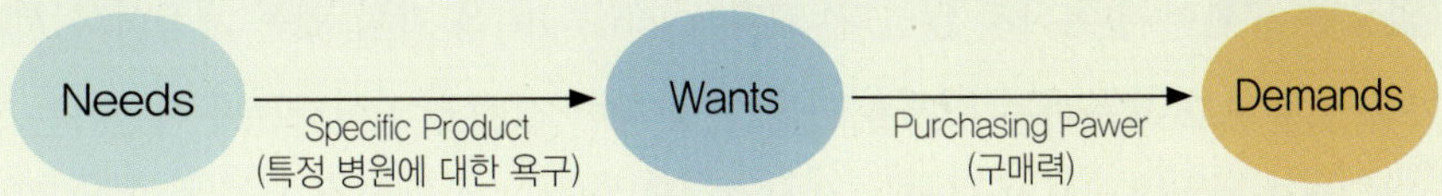
Needs
Specific Product
(특정 병원에 대한 욕구)
Wants
Purchasing Pawer
(구매력)
Demands

류마티스 치료를 위해 병원을 가고자 하여도 비용문제로 인해 병원을 갈 수 없는 상태라면 수요로 이어질 수가 없다. 따라서 마케팅 담당자가 가장 먼저 신경을 써야 하는 부분은 필요가 아니라 이 수요 부분이다.

(2) 상품 또는 제공물

사람은 상품으로 인간의 기본적인 요구사항과 구체적인 욕구를 충족시킨다. 즉 상품이란 이러한 인간의 기본적인 요구사항과 구체적인 욕구를 충족시킬 수 있는 여러 가지 모든 제공물의 하나로 제공물이 상품보다 좀 더 넓은 의미를 가지게 되는데 여기에는 단순히 재화뿐만 아니라 서비스, 경험, 행사, 사람, 장소, 소유권, 조직체, 정보 및 아이디어 등과 같은 것을 모두 포함하게 된다.

(3) 소비자의 만족과 가치

소비자들은 제품이나 서비스를 가지고 그들의 필요와 욕구를 충족시킨다. 예를 들어 갈증을 해소하기 위해 생수, 콜라, 사이다, 과일주스 등 많은 수단을 사용할 수 있다. 소비자들은 이러한 대안들 중 그들의 필요를 가장 잘 만족시켜 줄 수 있다고 생각하는 대안을 선택할 것이다. 그러나 소비자들은 필요나 욕구의 충족이라는 측면뿐만 아니라 어떤 대안을 얻기 위해 지불해야 하는 대가를 동시에 생각한다. 따라서 소비자들이 제품을 선택하는데 있어 지침이 되는 개념은 각 대안이 소비자에게 제공할 수 있는 가치(value)라고 할 수 있다. 대안의 가치는 가격을 고려한 대안의 고객만족 수준이다. 어떤 소비자는 보통 생수보다는 과일주스를 더 선호하지만 과일주스의 경우 생수보다 더 높은 가격을 지불해야만 하기 때문에 생수를 선택하는 경우도 있을 것이다.

(4) 교환

어떤 제품이나 서비스가 소비자의 필요나 욕구를 충족시키고 소비자에게 만족과 가치를 제공한다고 하더라도 그 제품이나 서비스를 제공하는 기업에게도 무엇인가 이득이 없으면 교환이 일어나지 않는다. 교환(exchange)은 가치 있는 제품이나 서비스를 대가를 지불하고 획득하는 행위를 말한다. 교환이 실제로 일어나는가 아닌가는 교환과 관련된 당사자들이 교환의 조건에 동의하느냐 않느냐에 달려있다. 교환이 일어나기 위해서는 교환의 조건이 교환의 당사자들로 하여금 교환 이전보다 더 나은 상태로 만들어 줄 수 있어야 한다.

(5) 시장

시장(market)이란 용어는 구매자와 판매자가 그들의 재화를 교환하려고 모인 장소를 의미한다. 근래에는 시장이 반드시 어떤 특정장소를 지칭하는 개념이라기보다는 어떤 제품이나 서비스의 실제 또는 잠재적 구매자들의 집합(예: 의료시장)을 의미하는 뜻으로 사용하고 있다. 특히 교통과 통신의 발달에 따라 제품이나 서비스를 판매하는 기업은 TV에 광고를 통해 소비자들에게 정보를 전달할 수 있고, 전화나 인터넷을 활용하여 소비자들로부터 주문을 받을 수도 있으며, 제품을 우편을 통해 소비자에게 전달할 수도 있다. 따라서 판매자와 구매자 간에 전혀 물리적인 만남이 없어도 교환이 일어날 수 있다.

2. 마케팅의 중요성

1) 마케팅의 중요성

기업의 경영에서는 물론이려니와 현대사회 전반에 걸쳐 마케팅의 중요성은 지대하다. 세계적으로 매년 수십조 달러에 이르는 제품과 서비스가 생산되는데 이 중 상당부분이 상품개발, 포장, 유통, 광고, 인적판매 등의 마케팅 비용으로 사용된다. 따라서 기업의 입장에서는 이 같은 활동들을 효과적이고 효율적으로 수행하느냐 여부가 시장에서의 성패가 좌우된다.

우리나라도 수백만의 인구가 도 · 소매업, 물류, 방송 · 통신산업, 기타 서비스산업 등 마케팅과 직접 관련이 있는 직업에 종사하고 있다. 또한 광고대행업이나 시장조사업처럼 전적으로 마케팅 활동과 관련된 산업에 종사하는 인구만도 상당수에 이른다.

마케팅은 사람의 생활방식이나 사고방식에도 큰 영향을 미친다. 마케팅은 종종 물질주의를 조장한다거나, 상품의 표면적인 차별화를 통해 자원의 낭비를 초래한다는 비판을 받기도 한다. 그러나 기본적으로 마케팅은 소비자들의 욕구를 반영하여 상품을 만들고, 그들이 지불할 수 있는 가격에 그 상품을 제공하려는 노력이라고 볼 수 있다.

마케팅은 또한 소비자들의 생활의 질을 높여주는 역할을 한다. 예컨대 기업의 마케팅 담당자들은 이동전화나 자동입출금 서비스 등의 새로운 제품이나 서비스를 소비자들이 받아들여 생활의 질을 높일 수 있도록 도와주기도 하며, 지나친 음주나 흡연에 대한 경고문구, 에너지 절약에 관한 메시지 등을 만들어 공익성 캠페인을 벌이기도 한다.

내용다지기 2-1

2) 적용범위

전통적으로 마케팅은 영리를 추구하는 기업에서만 관심을 갖는 대상으로 인식되어 왔으나 최근에는 점차로 그 적용범위가 넓어져 비영리기관을 포함한 거의 모든 조직의 관심대상이 되고 있다.

내용다지기 2-1

"온라인 마케팅, 통합 마케팅 커뮤니케이션이 필요하다"

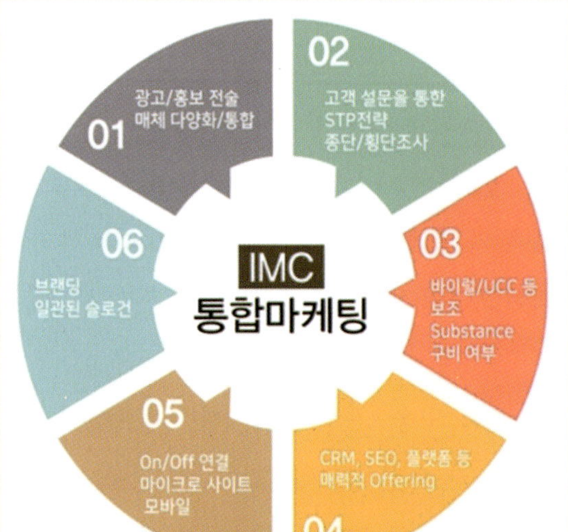

온라인 마케팅에 혁신의 바람이 불고 있다. 온라인 마케팅의 한계를 지적하는 목소리가 여기저기서 나오고 있다. 예전처럼 체험단 , 파워 블로거 몇 명만을 이용하여 홍보하는 방법으로는 그 효과가 해마다 떨어지고 있기 때문이다. 몇몇 대형 포털 사이트의 검색에 의존하던 방법에서 페이스북, 인스타그램 등 소셜미디어(SNS) 마케팅의 비중이 커진 것도 커다란 변화다. 급변하고 치열해진 온라인 광고 시장에서 자신의 상품을 고객에게 긍정적으로 또 지속적으로 알리는 데 광고 대행사의 역할에 방점이 찍히는 것도 이 때문이다. '퍼스트애드'는 바로 이 지점에서 주목받는 광고 대행사다. 퍼스트애드는 국내 온라인 광고 컨설팅 업체로 온라인 광고 솔루션 개발, 운영 등 탄탄한 노하우와 경험을 보유하고 있는 온라인 종합 광고 대행사이다. 퍼스트애드는 국내 주요 언론사와 업무를 제휴하여 광고주에게 가장 적합한 상품을 제공하고, 온라인 마케팅 사업 시장의 변화에 빠르게 대응하는 차별화된 전략과 마케팅으로 여러 광고주로부터 호평을 받고 있다. 특히 퍼스트애드가 강조하는 것은 "통합 마케팅 커뮤니케이션 활동." 퍼스트애드 이광수 대표는 "마케팅 리서치부터 시작해서 STP(시장 세분화, 목표 시장 선정, 포지셔닝)를 감안한 철저한 마케팅 전략을 수립해야 한다"며 "실행에 있어서는 광고/이벤트/CRM/온라인/홍보 등 마케팅/광고/홍보의 제반 요소들이 누락이 없는지 검토하고, 각 요소들이 유기적으로 연계되도록 설계하여, 통합적으로 마케팅을 전개해야 한다"고 강조했다. 이런 통합 마케팅 커뮤니케이션 활동을 통해서 퍼스트애드는 다수의 모바일 캠페인을 비롯한 다양한 광고 상품을 개발하기 위해 꾸준히 노력하면서 광고 시장의 새로운 미래를 열어가고 있다.

(1) 영리기관

우리나라에서는 기업에서조차 마케팅 개념이 도입되기 시작한 것은 그리 오래된 일이 아니다. 광고나 인적판매 등의 활동은 비교적 오래 전부터 있어 왔으나 마케팅활동을 통합적이고 체계적으로 추진하려는 노력은 1980년대에 들어 나타나기 시작했으며, 식음료, 제약산업 등 포장된 비내구재를 생산하는 회사에서 비교적 빠른 속도로 마케팅 개념이 받아들여지기 시작하였다. 최근에는 내구재 및 산업재 생산업체, 서비스업체, 정보기업체들도 마케팅 개념을 적극적으로 도입하고 있다.

(2) 비영리기관

대학이나 병원 등 전통적으로 마케팅에는 별로 관심이 없었던 비영리기관들도 최근 마케팅에 많은 관심을 보이고 있다. 우리나라 병원의 경우를 보면 IMF 위기 이후 경험하게 된 진료비의 상승으로 인한 경영난을 해소하기 위한 방안으로 많은 병원들이 원가절감과 함께 고객만족에 관심을 갖게 되었다. 그러나 우리나라에서 대학이나 병원 등 비영리기관의 마케팅은 아직도 걸음마 단계에 있다고 할 수 있으며 향후 많은 발전이 기대되는 분야이다. 또한 노동조합, 교회, 정부기관 등의 비영리조직들도 환경변화에 적응하기 위한 노력의 일환으로 마케팅 개념을 적극적으로 도입하는 사례가 생겨날 것으로 기대된다.

보건의료서비스 마케팅과 관련하여서는 의료서비스의 특성으로 인해 마케팅에 상당한 제약이 불가피하다. 의료법 등의 관련 규정이나 사회적, 윤리적 기대 또는 요청에 의해 활동하는데 많은 제약을 받게 되어 있기 때문이다. 따라서 영리조직에서의 마케팅과는 달리 비영리조직이 가지고 있는 특성을 활용하여 고객의 욕구와 의료인의 품위가 떨어지지 않아야 함과 동시에 의료인의 윤리관이나 규칙에 어긋나지 않는 마케팅 기법과 과정을 사용해야 한다.

Ⅱ 의료서비스마케팅의 개요

1. 마케팅 개념의 변천

마케팅관리는 표적시장과의 바람직한 교환을 창출하기 위한 과업이라고 할 수 있는데, 이러한 과업을 수행하기 위해서 마케팅관리자는 마케팅활동이나 관리에 필요한 지침이 될 수 있는 이념이나 철학이 필요하다. 이러한 마케팅 관리에 대한 철학은 다음과 같은 5단계 즉, 생산개념, 제품개념, 판매개념, 마케팅개념, 사회적 마케팅개념으로 발전해 왔다.

도표 2-2

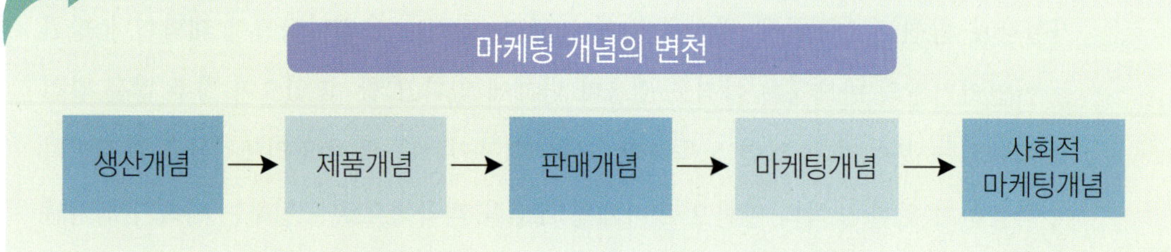

1) 생산개념

생산개념(production concept)은 상품의 수요가 공급을 초과하는 상태에서 상품을 생산하면 그것이 바로 판매로 연결되는 상태를 말한다. 이러한 경우 생산은 곧 판매이자 마케팅이다. 의료서비스의 경우 수요가 공급보다 월등히 많아 진료를 한 번 보기 위해서 몇 시간을 기다려야 하는 경우 굳이 마케팅이 필요 없이 생산만 하면 곧 판매되는 경우라고 볼 수 있다. 생산개념은 산업혁명이 발생되면서 시작되어 19세기말까지 거의 모든 제품들이 수공업을 통해 생산되는 시기에 지배적인 기업경영의 이념이었다. 이 시기에는 대부분의 제품들이 수공업으로 생산되다보니 표준화된 제품들은 거의 없고 가격은 상대적으로 비쌌다. 그리고 제품의 수요가 공급을 초과하였기 때문에 소비자 입장에서는 제품의 정확한 용도나 장점보다는 제품획득이 우선이므로 기업은 생산량 증대에 최대한으로 노력해야 했다. 생산과정에 일부 기계가 되면서부터는 제조원가가 크게 떨어지면서 이로 인해 인하된 제품가격으로 시장에서 급속하게 판매될 수 있었다. 따라서 기업이 성공하기 위한 핵심성공요인은 대량생산능력을 갖추고 생산성을 향상시키는 것이었다.

대중을 위한 자동차 생산이 목표였던 포드(Henry Ford)는 1903년 자동차회사를 만들어 모델A 자동차를 처음 생산하였다. 그 후 1908년 모델T를 만들어 1927년까지 무려 1,500만대를 출시하였다. 1923년까지 포드자동차의 연간 판매대수는 212만대였는데 이는 미국 시장점유율의 57%를 상회하는 것이었다. 이는 가장 효율적인 하나의 모델로서 누구나 탈 수 있는 저렴한 가격의 자동차를 생산해낸다는 포드의 이념은 생산지향적 마케팅사고를 대표하며, 당시의 적은 생산과 많은 수요라는 경제사회적 현실에서는 적절한 개념이었다.

2) 제품개념

제품개념(product concept)은 무조건 좋은 품질의 제품을 만들면 소비자가 이를 필요로 하여 구입할 것이라는 가정을 기반으로 시작하였다. 즉 품질이 마케팅이라는 생각에 최고의 품질을 가진 제품을 만들어 판매하는 것이다.

제품개념이 기업경영에 주요 경영 개념이던 시기에는 경쟁업체수가 점차 늘어남에 따라 시장에는 유사제품들이 많이 쏟아져 나왔기 때문에, 소비자들은 특정제품이나 상표가 경쟁업체의 제품과 비교해서 어떤 특성이 있는지를 알게 되었다. 그래서 소비자들은 제품지식을 갖고 여러 경쟁업체 제품 중에서 비교 · 평가해서 품질이 가장 높은 제품을 선택하였다. 따라서 제품개념에 충실한 기업의 핵심 성공요인은 제품의 품질을 향상시키는 것이었다.

3) 판매개념

판매개념(sales concept)은 시장에서의 경쟁이 치열해지면서 시장상황이 판매자 시장(seller's market)에서 구매자 시장(buyer's market)으로 바뀌면서 생겨난 개념이다. 판매자 시장이란 수요가 공급보다 많은 시장을 말하며, 구매자시장은 공급이 수요를 초과하는 시장을 말한다. 구매자 시장에서 기업은 자사제품의 판매증대를 위해 광고와 판매촉진을 강화하고 영업력 확대를 도모한다. 이런 경향은 경영사고의 주요 초점이 제품에서 판매로 이동되었다는 것을 의미한다. 생산개념이나 제품개념 시기와 달리 제조업체들은 소비자들이 자사의 제품들을 찾게끔 노력하였다. 판매개념은 기업이 중심이 되는 판매자 위주의 개념이므로 생산해 놓은 제품을 어떻게 하면 많이 판매해서 이익을 많이 얻을 수 있을까 하는데 목적을 두고 있을 뿐, 고객의 욕구를 충족시키고 구매 후 만족을 주는 데는 관심이 적었다.

판매개념은 고객들이 반드시 필요하지 않은 제품이나 서비스는 구매를 억제할 것이고, 인적판매나 광고는 고객들에게 구매를 설득시킬 것이라고 가정하고 있다. 이 시기에는 많은 마케팅관리자들이 판매관리자라는 직함을 가지고 있었다. 따라서 판매개념에 충실한 기업의 핵심 성공요인은 강력한 판매지향적인 사고를 갖고 적극적인 판매원 교육과 판매기법을 도입해서 판매활동을 위해 노력을 집중하는 것이었다.

4) 마케팅개념(고객지향적 개념)

마케팅개념(marketing concept)은 고객중심적인 마케팅관리 관점으로, 판매개념이 판매자의 욕구에 초점을 맞추는 판매자중심의 시장(seller's market)과 달리 구매자의 욕구에 초점을 둔 구매자중심(buyer's market)을 전제로 하였다. 이는 기업들이 단지 제품이나 서비스를 생산하고 판매하는 것을 의미하는 것이 아니라, 고객의 욕구를 파악하고 이를 충족시켜 주어야 한다는 것이다. 앞에서 언급한 판매개념은 생산한 제품을 판매와 촉진수단을 통해 기업의 이익을 추구하는데 초점을 둔 반면, 마케팅개념은 제품을 생산하기 전에 먼저 고객의 욕구를 파악하고 이에 부합되는 제품을 생산하여 고객의 욕구를 충족시키는데 초점을 두고 있다. 판매개념과 마케팅개념의 개념적 차이를 살펴보면 도표 2-3과 같다.

따라서 마케팅개념에 충실한 기업의 핵심 성공요인은 기업이 장기적으로 성장하기 위해서는 기업전반에 걸쳐서 고객지향적이어야 한다는 것이다. 이러한 관점에서 볼때 마케팅개념에는 고객지향적(customer orientation), 통합적 마케팅(integrated marketing), 고객만족을 통한 수익창출(profit through customer satisfaction)이라는 의미가 함축되어 있다는 것을 알 수 있다.

그러나 고객중심적 마케팅 사고는 고객에게만 집중한 나머지 기업과 고객 간 교환관계에 직 · 간접적인 영향을 미치는 마케팅 이해관계자(예 : 도매상, 소매상, 대리점 등 유통 관련 집단이나 종사자)를 등한시 한다는 비판을 받는다.

도표 2-3

판매개념과 마케팅개념의 비교

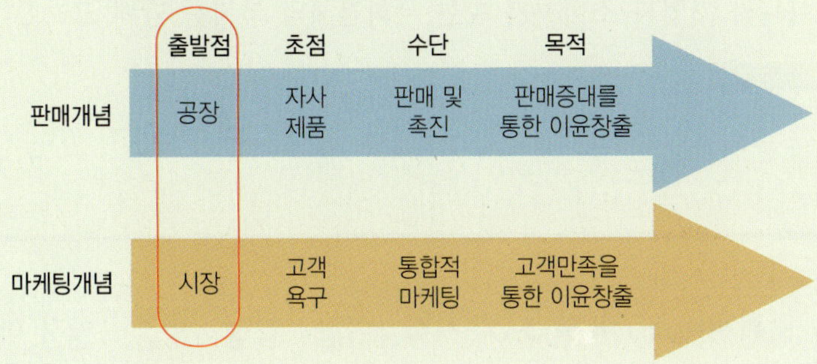

5) 사회적 마케팅개념

사회적 마케팅개념(social marketing concept)은 기업의 이윤을 창출함에 있어 사회전체의 이익을 동시에 고려해야 한다는 개념으로 사회복지와 고객만족 및 기업 목적 실현을 모두 고려하는 것을 말한다. 1980년대 이후 기업의 급격한 대 · 내외적인 환경변화로 인해 새로운 차원으로 출현한 마케팅 개념이다. 최근 들어 그린마케팅(green marketing)이라는 용어가 많이 사용되고 있다. 기업의 사회 · 문화적 환경, 정치 · 경제적 환경변화 뿐만 아니라 지구의 이상기후 변화, 환경오염, 인구증가, 자원부족, 오존층 파괴, 해양오염 등의 환경문제가 주요 관심사로 부각되었다. 앞으로 이러한 복지 분야를 고려하지 않은 경영활동은 존립할 수가 없다. 예를 들면 햄버거와 같이 영양가보다 맛에 치중된 패스트푸드는 너무 많은 광고를 해서는 안된다는 주장도 있고, 세제의 사용을 자제해야 한다는 말도 있다. 또한 의료산업의 경우에도 이윤만을 추구하는 의료행위가 아닌 의료소외계층을 돌보는 다양한 의료봉사활동들을 지향하고 있다. 특히 소득 수준의 향상에 따라 환경에 대한 소비자들의 관심은 점차로 높아지고 있다. 따라서 앞으로의 병원은 사회전체의 장기적인 복지를 생각하는 그린마케팅을 염두에 두고 모든 마케팅활동을 계획하고 추진해야 한다.

앞에서 살펴본 내용들을 요약해 보면 도표 2-4와 같이 마케팅개념은 기업의 이윤추구 뿐만 아니라, 소비자의 욕구를 파악하고 이를 충족시켜 소비자의 만족을 통한 이윤추구가 궁극적인 목적이었다. 그리고 사회적 마케팅개념은 기업의 이윤과 소비자의 만족 뿐만 아니라 기업과 소비자가 속한 사회전체의 복지를 함께 고려했다는 점이 중요하다. 내용다지기 2-2

내용다지기 2-2

병원서비스 '마켓 3.0' 시대, 이성…감성…영혼…환자 마음을 움직여라.

병원	내용
웰튼병원	수술 생중계 서비스 – 수술 전 과정을 대기실 보호자에게 모니터 통해 공개
비에비스 나무병원	당일 입실 대장내시경 – 당일 병실 입실, 내시경 검사, 결과 상담을 원스톱으로 받음
김안과병원 망막병원	층별 다른 색깔 – 층마다 색 달리해 찾기 쉽고, 분위기도 차별화
명지병원	환자공감센터 운영 – 환자들의 경험을 공유하기 위해 직접 환자를 찾아 나섬
제너럴닥터	카페형 공간으로 소통 중시 – 한쪽은 카페, 한쪽은 진료실인 기이한 풍경, 진료 시간도 제약 없음
강남밝은세상안과	비앤빛 갤러리 – 검사센터 한 쪽 무료 갤러리 운영, 상설전시와 기회공연 진행
삼성서울병원 삼성암센터	외모 관리 프로그램 – 항암제로 인한 탈모를 가리기 위해 두건과 가발 · 모자 활용법 알려줌
강북삼성병원	종합건진센터 특화클리닉 – 5명의 명망 있는 의료진이 건진센터에서 유소견자 대상 주 1회 진료

환자를 진료하는 의료진의 능력 중 가장 중요한 것은 정확한 진단과 치료다. 하지만 의료진의 실력 못지않게 환자를 배려하는 서비스도 중요해지고 있다. 환자의 마음을 움직이면 그만큼 질환의 치료도 빠르기 때문이다. 이왕준 관동대 의대 명지병원 의료원장은 "대부분 병원이 시설 면에 있어서는 비슷한 수준이다. 이젠 인사 잘하고 서비스 잘하는 것을 넘어선 감동과 가치가 필요하다"고 말했다. 흔히 서비스 만족을 넘어선 감동과 가치가 있을 경우 '마켓 3.0시대 병

원 서비스'라고 한다. 제품을 개발해 판매만 했던 '마켓 1.0', 고객만족과 함께 제품 차별화로 시장을 공략하는 '마켓2.0'과 달리 '마켓 3.0'은 이성과 감성, 영혼을 지닌 인간의 마음을 사로잡는 스토리로 제품에 가치를 입힌 것. 국내에서 마켓 3.0에 접근하려고 노력하는 병원에 대해 알아봤다.

ㅇ의료진이 찾아가는 환자공감센터 : 명지병원의 환자공감센터는 환자가 병원에서 겪은 다양한 경험을 반영해 환자의 관점에서 시스템과 프로세스, 문화를 바꾼다는 취지로 최근 만들어졌다. '환자 제일주의'를 구현한다는 것. 센터는 환자의 왕래가 가장 많은 본관 1층에 위치해 있다. 불만과 불편 사례를 가지고 찾아오는 환자를 기다리지 않고 직접 환자들을 찾아 경험을 듣는다. 퇴원환자를 대상으로 입원 당시 의료진과 의사소통이 잘됐는지를 평가한다. 또 환자와 그 지역 인사 등 외부 사람들과 직원이 같은 수로 참여하는 공감위원회를 구성해 정기적으로 회의도 갖는다. 이 병원은 환자공감센터에서 얻은 정보를 활용해 △퇴원환자용 쇼핑 카트 비치 △병원 위치 안내용 지도 제작 △병원 전체 와이파이존 설치 △병원 안내표시 대형화 △의료진이 환자에게 '미안하다'고 말하기 운동 등을 새로 만들었다.

ㅇ가족이 안심하도록 수술 장면 생중계 : 수술을 받는 과정은 환자와 가족 모두에게 불안과 긴장의 연속이다. 가족들은 수술실에서 무슨 일이 일어나고 있는지, 환자의 상태는 어떤지를 궁금해하며 마냥 기다릴 수밖에 없다. 웰튼병원은 4년 전부터 수술 전 과정을 가족들에게 공개하는 '수술 생중계 서비스'를 실시하고 있다. 수술실에 설치된 카메라를 통해 보호자들은 인공관절 수술과 관절내시경 수술을 실시간으로 볼 수 있다. 수술실 내 고화질 카메라를 이용한 원격 컨트롤러로 수술 장면을 보호자 대기실 모니터로 보내는 것이다. 특히 관절 내시경 수술을 할 때는 수술실 안과 밖의 모니터를 통해 환자와 보호자 모두에게 수술 전 과정을 설명해준다. 수술의 결과와 앞으로 주의해야 할 점도 덧붙인다. 이를 통해 환자들은 의사에 대한 신뢰감이 쌓이고 불안감도 덜 수 있어 만족도가 높다는 게 병원의 설명이다. 웰튼병원 송상호 원장은 "치료 과정에서 의사와 환자 간의 신뢰는 치료만큼이나 중요하다"면서 "수술의 전 과정이 공개돼 부담도 있지만 환자와 가족에게 믿음과 신뢰를 줄 수 있어 생중계 서비스를 하고 있다"고 말했다.

ㅇ병원차로 아예 모시고 집 앞까지 : 미즈메디병원은 국민건강보험공단 검진을 위한 국민건강검진센터를 오픈하면서 위, 대장 등의 수면내시경을 받는 일반인들에게는 병원에서 제공하는 차로 집까지 데려다주는 '안심귀가서비스'를 실시하고 있다. 수면내시경 검사를 받으면 깨어나더라도 술에 취한 것과 비슷한 상태이기 때문에 운전을 할 경우 사고가 날 가능성이 높다. 여성 환자의 경우에는 여성 직원 1인이 동반 탑승해 집 앞까지 바래다준다. 김지현 국민건강검진센터 소화기내과 과장은 "현재는 고객들의 주 거주지인 강서구, 양천구 지역 주민에 한해 소정의 봉사료를 받고 시행하고 있지만 앞으로 대상 지역을 확대할 계획이다"고 말했다.

최근 필립 코틀러 등은 '마켓 3.0' 시대가 도래했음을 제시했다. 오래전 산업화시대를 제품중심의 시대로 '1.0 시장'으로, 오늘날의 정보화시대를 소비자지향적인 '2.0 시장'으로, 그리고 단순히 고객만족과 이익실현을 넘어 사회적 문제들을 해결하는 가치주도적인 '3.0 시장'이 부상했음을 설명한다. 이제 '사회적 마케팅 컨셉'의 시대가 열리고 있다. 이는 목표시장의 필요와 욕구를 다른 기업이나 제품보다 더 효율적으로 충족시켜줌으로써 장기적으로 개인 소비자와 사회전체의 복지를 함께 증진시키는 마케팅 철학이라고 할 수 있다.

도표 2-4

마케팅 개념과 사회적 마케팅 개념의 추구목표

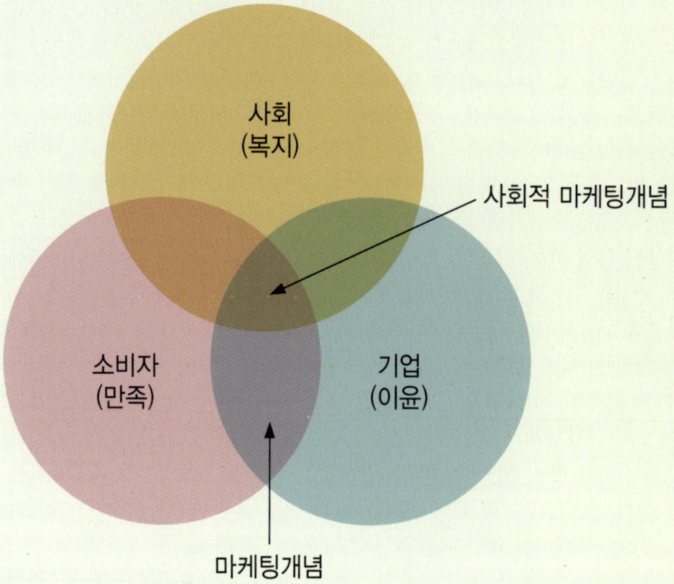

자료 : 박종오 등(2012)

2. 의료서비스 마케팅의 필요성

1) 배경

보건의료분야에서의 마케팅 도입은 1975년 최초로 미국 일리노이주 Evanston시 Evanston병원에서 마케팅담당 임원을 공식적으로 임용한 것이 시초이다. 요즘 들어 의료서비스 마케팅이 미국 내 대부분의 의료기관에서 당연한 것으로 여기지만 당시는 보건의료분야에서의 마케팅은 의료서비스의 공익적, 윤리적 특성상 마케팅왕국인 미국에서조차 그 필요성과 관련하여 많은 논란을 일으키곤 했다. 그 후 1994년 미국 내 의료기관의 운영기준을 인증하는 JCAHO에서 인증기준서상에 9가지의 업무수행개선 측정지침을 내놓았는데 그 중 하나가 고객만족이었다. 이러한 고객만족을 위한 업무개선 등은 결국 의료기관의 마케팅 지향적(marketing oriented), 소비자 대응적(customer responsive) 자세를 유지토록 인식시키는 계기를 마련하게 되었다. 이러한 요인들이 보건의료분야에서의 본격적인 마케팅도입의 배경이 되었다.

우리나라에서의 의료서비스 마케팅에 대한 개념이 도입된 것은 1980년대 초였지만, 실제로는 1990년대 들어서면서 건강에 대한 국민의 관심이 높아짐에 따라 양질의 진료 및 병원환경에 대한 욕구가 증대되고 이에 따른 대기업의 의료계 진출로 대형병원이 건립되면서부터라고 볼 수 있다. 이러한 대형병원의 건립으로 의료기관 간 경쟁이 심화되고 대기업의 경영마인드가 병원경영에 영향을 미치게 되면서 전반적인 의료서비스의 향상이 이루어지게 되었다. 다른 한편으로는 의료기관 간의 경쟁이 심화되어 병원들의 경영수지 악화를 초래하여 결국 병원 스스로 다양한 생존전략을 마련하게끔 만들어 진료서비스 향상을 통한 고객만족운영이 이루어짐으로써 마케팅의 도입이 시작된 것으로도 볼 수 있다.

2) 필요성

의료서비스와 상업적 성격의 마케팅은 서로 양립할 수 없는 것처럼 보이지만 의료기관을 둘러싼 경영환경의 변화는 의료기관에서도 기업에서 사용하고 있는 마케팅 활동을 도입하여야 할 필요성이 강하게 제기되고 있으며 다음과 같은 점을 그 이유로 들 수 있다.

(1) 의료이용자의 수준 향상

의료이용자들의 의료에 대한 높은 기대와 고급화 경향, 그리고 의학지식의 대중화와 권리의식의 향상에 따른 의료이용자들의 능동적인 역할 변화는 의료기관에서도 의료서비스에 대한 고객의 욕구를 파악하여 고객이 원하는 의료서비스를 제공하여야만 고객만족을 이룰 수 있게 되었다. 이와 같이 고객의 욕구를 파악하고 이를 충족시킬 수 있는 서비스를 개발하여 제공하는 것은 마케팅의 가장 기본적인 활동으로 이제는 의료기관에서도 이러한 활동의 필요성이 강하게 대두되고 있다.

(2) 의료기관의 공급확대

의료기관의 수적 증가, 대형 종합병원의 설립으로 인한 의료공급의 과잉현상이 환자들로 하여금 보다 양질의 의료서비스를 제공하는 의료기관을 찾아다니게 하고 있다. 의료기관의 경쟁력은 고객만족을 통하여 형성되므로 고객이 원하는 의료서비스를 제공해야만 고객만족과 경쟁적 우위를 점할 수 있게 된다. 따라서 고객만족과 경쟁적 확보를 위해서는 고객중심의 사고, 즉 마케팅 개념의 도입이 필연적으로 요구되고 있다.

(3) 의료기관의 경영수지 악화

의료기관의 경쟁심화에 따른 경영수지 악화도 한 요인으로 작용하고 있다. 지금까지 의료기관 경영자들은 질보다는 양을 중시하는 관리시스템에 의존하여 수익성 위주의 경영을 등한시하였다. 그러나 현대는 고객의 욕구를 충족시킬 수 있는 가치위주의 질적인 관리시스템이 요구되는 시기로 이를 위해서는 고객에 대한 철저한 분석을 바탕으로 그들이 원하는 의료서비스를 효율적으로 제공하여야 한다.

(4) 의료시장의 글로벌화

마지막으로 갈수록 글로벌화 되어가는 의료시장에서 의료기관의 수익성과 생존을 생각하지 않을 수 없다. 외국인환자의 유치 및 외국시장 진출 등 글로벌 의료기관으로의 도약을 위해서는 고객만족 활동 등과 같은 기본적인 수준에서 벗어나지 못하고 있는 국내의료시장 마케팅 수준을 한 단계 격상시키기 위해서라도 본격적인 마케팅 활동의 도입이 필요하다.

3. 의료서비스마케팅과 제품마케팅의 차이

제품과 서비스간의 근본적인 차이 때문에 서비스마케팅과 제품마케팅 역시 차이가 존재할 수밖에 없다. 이러한 차이점을 제품과 서비스의 특성에 따라 살펴보면 다음과 같다. 하지만 모든 서비스에 이러한 특징을 동일하게 적용할 수는 없다.

1) 대부분의 서비스는 저장되지 않는다.

서비스는 유형적인 물건이 아니라 행위나 성과이기 때문에 재고를 남길 수 없다. 물론 서비스 제공을 위해 필요한 장비, 설비, 인력 등을 준비할 수 있으나 이것은 생산능력이지 상품자체는 아니다. 즉 서비스는 일시적이거나 순간적이며 결국 소멸될 수밖에 없다. 이로 인해 서비스는 그 상품이 생산된 후에는 재고로 저장할 수 없다. 따라서 마케터는 고객들의 수요수준과 서비스 가용능력을 적절히 조화시킬 수 있도록 해야 하며 이를 위해 촉진활동, 예약시스템, 유동적인 가격정책을 활용하여야 한다.

2) 무형적 요소가 가치창출을 지배한다.

서비스수행에서 대부분의 가치를 창출하는 것은 프로세스, 인터넷기반 거래, 서비스를 제공하는 직원의 전문성, 기술 등과 같은 무형의 요소이다. 고객이 이러한 요소를 맛볼 수도, 냄새를 맡을 수도, 만질 수도, 볼 수도, 들을 수도 없게 되면 구매 전에 이러한 중요한 서비스 특징을 평가하기가 어렵다. 따라서 마케터는 서비스 편익을 강조하고, 기업의 장점을 표현하기 위해 물리적인 이미지와 은유를 사용한다. 이러한 물리적 단서와 강력한 브랜드 연상은 서비스를 더욱 유형화할 수 있도록 해준다.

3) 서비스는 가시화하기 어려우며, 이해시키기도 힘들다.

많은 서비스가 상상으로도 그리기 어렵다. 이는 고객이 구매 이전에 미리 서비스 경험을 가시화하기가 어려우며, 자신이 무엇을 얻을 수 있을 것인가를 이해하기 어렵다는 것을 의미한다. 만약 실제로 어떤 서비스를 받을 수 있는지 그림으로 보여준다면 고객은 어떠한 경험을 할 것인가를 사전에 예측하는데 도움을 줄 수 있을 것이다.

4) 고객이 생산과정에 참여한다.

고객은 생산활동에 공동으로 참여한다. 서비스를 수행하는 것은 물리적 시설과 정신적 혹은 육체적 노동의 혼합물이라고 할 수 있는데, 종종 고객들은 패스트푸드 레스토랑이나 빨래방 등에서와 같이 셀프서비스를 수행하거나 병원, 호텔, 미용실 등에서와 같이 서비스제공 종업원들에게 협조함으로써 서비스상품을 창출하는데 관여하게 된다. 그래서 어떤 학자들은 고객이 서비스를 제공하는 직원에 가까운 존재라고 주장하기도 한다.

5) 사람이 서비스 경험의 일부분이다.

제품의 경우는 설비나 기계에 의존하는데, 서비스는 사람에 의존하는 부분이 많고 사람의 기술 등에 의해 그 품질이 결정된다. 고객이 서비스 프로세스에 참여하는 정도가 높아질수록 고객은 서비스 직원들과 접촉할 뿐만 아니라 다른 고객과 부딪히게 된다(출퇴근 시간대의 버스나 지하철). 따라서 특정서비스를 이용하는 고객의 유형에 따라서 그 서비스 경험이 결정되기 때문에 많은 서비스의 경우 사람들이 상품의 일부분이 되는 것이다. 즉 고객이 서비스를 평가할 때 직원들의 업무능력 뿐만 아니라 용모 및 사회적 기술도 보게 된다. 또 고객은 다른 고객들에 대해서 평가를 하게 된다. 예를 들어 병원의 간부급대상 교육의 경우 참여하고 있는 사람들의 유형에 따라서 교육내용이나 프로그램의 질이 크게 달라질 수 있다.

6) 운영상의 투입과 산출이 매우 폭넓게 변동한다.

서비스는 생산과 동시에 실시간으로 바로 고객들에게 전달되고, 생산되는 서비스도 서비스 직원, 서비스를 받는 고객, 서비스 제공시간에 따라 각각의 서비스가 제공되기 때문에 서비스 품질이 천차만별일 수밖에 없고 서비스 품질통제와 표준화가 어렵게 된다. 따라서 표준화된 절차확립, 엄격한 서비스 품질관리, 철저한 직원교육 등이 뒤따라야 한다.

7) 시간요소가 매우 중요하다.

많은 서비스들은 실시간으로 제공된다. 병원, 항공사, 이발소 등의 경우 고객들은 서비스 제공자로부터 서비스를 받기 위해서는 신체적으로 나타나야 한다. 따라서 서비스를 받기 위해 얼마나 오랫동안 기다려야 하는지 자체가 고객들에게는 예민하게 작용하여 시간에 민감하게 반응하게 된다. 따라서 고객들이 서비스를 제공받는데 쓸데없는 시간을 보내지 않도록 신속하게 제공되어야 한다.

8) 유통이 비물리적 경로를 통하여 발생한다.

제조업체는 제품을 공장에서 고객에게 제공하기 위해 직접적인 방법을 통하거나 아니면 도매상이나 소매상과 같은 간접적인 방법과 같은 물리적 유통경로를 필요로 하지만, 서비스산업은 일부나 전부를 전자적 경로와 같은 유통경로를 사용할 수 있다. 예를

도표 2-5

서비스상품의 8가지 차이에 따른 마케팅적 시사점

차이	의미	마케팅관련 주제
대부분의 서비스는 저장되지 않는다.	• 고객이 서비스 구매를 중단하든지, 기다려야 한다.	• 촉진, 탄력적 가격결정, 예약시스템의 활용을 통해 수요를 평준화시키는 것이 필요하다. • 생산용량을 조정하기 위한 운영과정이 필요하다.
무형적 요소가 가치창출을 지배한다.	• 고객은 이러한 요소를 맛볼 수도, 냄새 맡을 수도 만져볼 수도 없다. • 서비스를 평가하기도, 경쟁자와 구별하기도 어렵다.	• 물리적 단서를 강조함으로써 서비스를 유형화하는 것이 필요하다. • 광고와 브랜드전략에서 구체적인 은유와 생생한 이미지 전달이 필수적이다.
서비스는 가시화하기 어려우며, 이해시키기도 힘들다.	• 고객은 높은 수준의 위험과 불확실성을 느낀다.	• 고객이 최선의 선택을 할수 있도록 교육하고, 무엇을 기대해야 하는지 설명하고, 서비스성과를 문서화하여 보증을 할 필요가 있다.
고객이 생산과정에 참여한다.	• 고객이 서비스제공자, 설비, 시설, 시스템과 상호작용한다. • 고객의 낮은 서비스 실행과정에 대한 참여는 생산성을 떨어뜨리고 서비스 경험을 나쁘게 만들며, 편익을 감소시킨다.	• 사용자가 친숙한 설비시설, 그리고 시스템을 개발할 필요가 있다. • 고객이 효과적으로 수행하도록 훈련할 필요가 있다. 즉 고객지원을 제공한다.
사람이 서비스 경험의 일부분이다.	• 서비스제공 직원과 고객의 외모, 태도, 행위가 경험을 형성하며 만족에 영향을 준다.	• 계획된 서비스개념을 강화할 수 있도록 직원을 고용 · 훈련 · 보상한다.
운영상의 투입과 산출이 매우 폭넓게 변동한다.	• 서비스품질, 신뢰성, 일관성을 유지하기가 어려우며, 높은 생산성을 통한 원가절감이 어렵다. • 서비스실패로부터 고객을 보호하기가 어렵다.	• 고객의 기대에 근거하여 품질기준을 정한다. 즉 제품요소를 단순하고, 실패가 없도록 재설계한다. • 좋은 서비스 회복 시스템을 구축한다. • 고객–서비스 제공자 상호작용 시스템을 자동화한다. 즉 고객이 부재중일 때 업무를 실행한다.
시간요소가 매우 중요하다.	• 고객은 시간을 현명하게 사용해야 할 희소자원으로 본다. 즉 대기시간을 싫어하며, 편리한 시간에 서비스 받기를 원한다.	• 서비스전달 속도를 높일 수 있는 방법, 대기시간을 줄일 수 있는 방법을 찾아내고 서비스 기간을 연장한다.
유통이 비물리적 경로를 통하여 발생한다.	• 정보기반의 서비스가 인터넷이나 음성통화와 같은 전자경로를 통하여 전달될 수 있지만 물리적 활동과 관련된 핵심제품이나 일반제품은 그러한 경로를 통하여 전달될 수 없다.	• 사용자중심의 웹사이트를 구축하고, 무비용의 전화접근 시스템을 구축한다. • 모든 정보기반의 서비스요소는 사이트에서 다운로드가 가능하다.

자료 : 김재욱 등 역(2014)

들면 은행의 경우 고객은 금융거래를 위해 은행의 지점, ATM(자동인출기), 전화, 인터넷 등과 같은 다양한 경로를 사용할 수 있다. 많은 정보기반의 서비스는 인터넷에 접근할 수만 있다면 실시간으로 세계의 어느 곳에서나 유통될 수 있다.

4. 의료서비스마케팅의 접근

서비스 마케팅에서는 서비스의 생산과 소비가 동시에 이루어지며, 내부고객인 직원들의 만족이 서비스의 질과 고객만족에 직접적인 영향을 미치므로 서비스를 제공하는 직원들의 중요성이 더욱 강조된다. 따라서 서비스마케팅에서는 도표 2-6과 같이 마케팅활동을 조직과 고객, 그리고 내부고객 간의 삼자관계로 이해하여 전통적인 마케팅인 외부마케팅(external marketing) 이외에 조직과 내부고객 간의 관계에 초점을 둔 내부마케팅(internal marketing), 직원들과 고객 간의 관계에 초점을 둔 상호작용마케팅(interactive marketing)의 관점에서 접근하는 것이 필요하다.

도표 2-6

서비스 마케팅에서의 삼각형

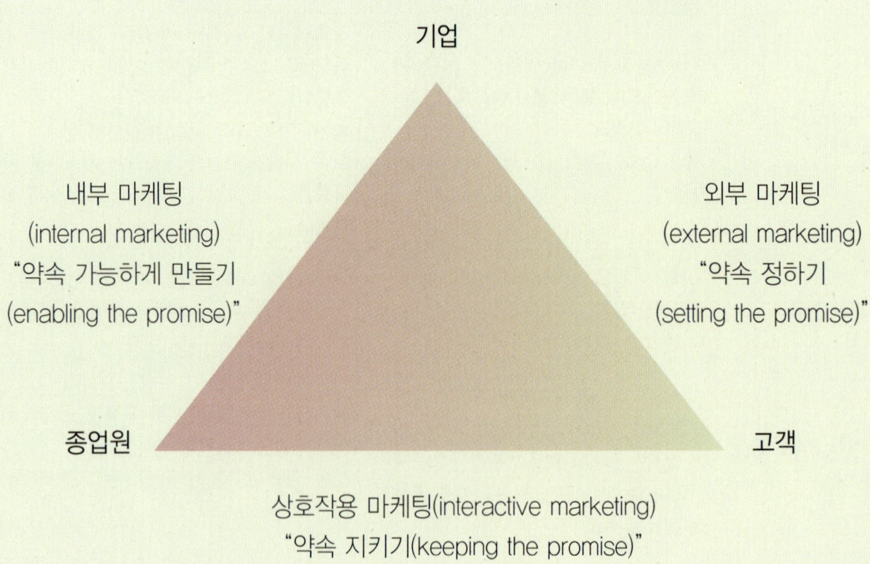

1) 외부마케팅(약속 정하기)

외부마케팅은 기업이 고객에게 제공할 서비스를 준비하고, 가격을 정하고, 분배하고, 촉진하기 위해 행하는 일상적인 업무이다. 외부마케팅을 통해서 서비스기업은 고객들에게 그들이 기대할 수 있고 그 서비스가 어떻게 제공될 것인지에 대해서 약속을 하게 된다. 전통적으로 제조업분야에서는 광고, 판매, 촉진, 홍보활동 등을 통해서 이러한 형태의 마케팅을 활성화시켜 왔다. 그러나 서비스 부문에서는 다른 요인들도 병행되어 고객들에 대한 약속을 커뮤니케이션 해왔다. 예를 들면 서비스 종업원, 시설 디자인이나 인테리어, 그리고 서비스 제공과정 그 자체가 고객의 기대를 설정하는데 도움을 주고 있는 것이다.

2) 내부마케팅(약속가능하게 만들기)

마케팅의 두 번째 형태는 약속 가능하게 만들기를 통해서 발생한다. 즉 내부마케팅은 서비스기업이 고객에게 봉사하기 위해 종업원을 훈련하고 동기를 부여해 일하도록 하는 것을 의미한다. 서비스 종업원들이 약속에 따라서 서비스를 제공하기 위해서는 기술, 능력, 도구, 그리고 동기부여를 각자 갖고 있어야 한다. 다시 말해서 그들은 서비스제공에 관한 한 만반의 준비가 갖추어져 있어야 한다는 것이다. 약속을 설정하기란 쉽다. 그러나 제대로 된 종업원들이 채용되지 않고 훈련도 받지 않으며 적절한 도구 및 내부 시스템이 제공되지 않고 훌륭한 서비스 제공에 대한 보상도 적절하게 이루어지지 않는다면 그 약속은 제대로 지켜질 수가 없는 것이다.

3) 상호작용마케팅(약속 지키기)

상호작용마케팅은 고객을 봉사하는데 있어 구성원들의 기술을 의미한다. 고객은 서비스의 질을 기술적 질(예: 수술이 성공적인가?) 뿐만 아니라 기능적 질(예: 외과의사가 관심을 보이며, 또한 신뢰감을 주는가?)에 의해서도 판단한다. 서비스기업의 직원들이 직접적으로 고객들과 접촉을 하면서 실제 서비스가 제공되기 때문에, 고객의 관점에서 볼 때 상호작용마케팅이 가장 중요한 부분이라고 할 수 있다. 즉 고객과의 약속이 제공되고 전달되는 지점이 바로 이곳이다. 상호작용마케팅은 고객접점마케팅 또는 리얼타임마케팅(real-time marketing)이라고도 한다.

이상 살펴본 바와 같이 마케팅의 삼각형이 의미하는 것은 이 모든 세 부분들 중 어느 한 부분이 없다거나 모든 부분이 열심히 노력하지 않는다면 서비스 마케팅 관리는 불가능하다는 점이다.

III 의료서비스마케팅 관리

1. 서비스마케팅 믹스

일반적으로 마케팅 믹스란 상품(product), 가격(price), 유통(place), 촉진(promotion)의 4P를 의미한다. 이 중에 상품은 상품의 품질, 특징, 옵션, 상표명, 포장, 보증서비스 등을 모두 포함한다. 가격은 가격할인, 정찰제, 신용조건 등을 포함하고, 유통은 유통경로, 범위, 점포위치, 재고수송 등에 관한 내용을 포함한다. 촉진은 광고, 인적판매, 판매촉진, 홍보, 직접마케팅을 말한다. 그러나 최근 들어 서비스산업의 발달과 서비스의 중요성이 새롭게 인식됨에 따라 기존의 4P에 물리적 증거(physical evidence), 인력(people), 과정(process) 등 3P가 추가된 7P가 탄생하게 되었다. 이를 확장된 마케팅 믹스라 칭한다. 7P에 대한 상세한 내용은 5장~11장에서 다루게 된다.

1) 기본적 마케팅 믹스

기본적 마케팅 믹스는 전통적 마케팅 전략으로 고객과 의사소통을 하거나 고객을 만족시키기 위해서 기업이 관리하는 주요 요소를 말하며 상품(product), 가격(price), 유통(place), 촉진(promotion)의 4P로 구성되어 있다.

(1) 상품(product)

서비스 상품은 시장에서 측정한 가격을 가지고 판매되는 무형의 상품으로 정의할 수 있으며 이는 병원마케팅 전략의 핵심이라고 할 수 있다. 만약 서비스 상품이 미흡하다면, 기타 요소들이 아무리 잘 갖추어져 있더라도 고객들에게 의미 있는 가치를 전달할 수 없다. 마케팅믹스의 기획은 표적고객들에게 가치를 제공하고 경쟁병원보다 좀 더 고객들의 욕구를 만족시킬 수 있는 서비스 개념을 도출하는 것으로부터 시작된다. 서비스 상품은 핵심요소와 보조요소로 이루어진다. 핵심요소는 고객의 우선적 욕구를 충족시키는 것을 의미하며(예 : 환자치료), 보조요소는 부가가치 증대를 강화시켜 주는 요소이다(예 : 깨끗한 진료환경).

(2) 가격(price)

가격은 넓게 해석하면 '소비자가 제품이나 서비스를 소유 또는 이용함으로써 얻어지는 편익(benefit)에 대한 여러 가치의 합계'라고 할 수 있다. 이 요소는 고객의 관점만이 아니라 기업(병원)의 관점에서도 설명되어야 한다. 기업의 가격전략은 수익창출의 결정적인 요소이기 때문이다. 이 수익은 서비스를 제공하는데 필요한 원가를 충당하고 이익을 창출하는데 사용된다. 고객의 관점에서 보면 가격이란 서비스를 얻는데 들어가게 되는 시간과 노력 등 여러 가지를 비용으로 인식하게 된다. 따라서 서비스 마케터는 가격을 정할 때 고객의 비금전적인 비용도 고려해야 한다. 가격은 다른 마케팅믹스와는 달리 가장 쉽게 변화시킬 수 있고, 가장 빠른 변화의 결과를 얻을 수 있다. 하지만 의료기관에서는 비급여를 제외하고는 대부분 건강보험수가에 의해 정부의 통제를 받기 때문에 가격전략을 실천하는 데는 한계가 따를 수밖에 없다.

(3) 유통(place)

의료서비스 유통은 의료기관으로부터 의료이용자에게 서비스가 효과적으로 전달될 수 있도록 흐름을 원활하게 하는 활동을 의미한다. 즉 의료서비스를 고객에게 제공하는 것은 언제, 어디서, 어떻게 고객에게 전달할 것인가의 문제로서 전달방법과 경로가 포함된다. 만약 감기에 걸렸을 경우 이용자는 어떠한 것이든 간에 의료서비스의 유통경로를 거치게 된다. 시내에 있는 종합병원 또는 동네에 있는 의원이나 보건소, 아니면 약국이나 한의원 등을 이용할지 결정을 해서 선택하게 된다. 이러한 유통은 유통경로, 유통채널, 판매경로 등으로도 불린다.

또한 서비스에서 시간요소는 매우 중요한 의미를 갖는다, 많은 서비스가 고객이 존재하는 장소에 실시간으로 전달된다. 결과적으로 속도, 시간, 장소의 편의성이 효과적인 서비스 전달을 위해 중요한 결정요소가 되어 왔다. 점차적으로 바쁜 고객은 공급자에게 편리한 시간에 제공하는 서비스보다는 고객에게 편리한 시간에 제공되는 서비스를 기대하게 된다.

(4) 촉진(promotion)

촉진은 고객들에게 자신의 제품을 알리고 고객들이 자사의 제품을 선택하게 하는 마케팅 커뮤니케이션이다. 촉진은 잠재적 고객들에게 자사제품에 대한 정보를 제공하고 우호적인 태도를 가지도록 설득하며 궁극적으로는 자사의 제품을 구매하도록 유도하는데 목적이 있다. 서비스 기업은 기존 고객뿐만 아니라 잠재고객에게도 서비스가 존재한다는 것을 알리고 언제, 어디서 이용이 가능하며 서비스이용을 통해 얻는 혜택이 무엇인지, 어떻게 서비스를 이용하는지를 알려야 한다. 고객을 설득한다는 것은 경쟁브랜드가 아닌 자사의 서비스제품을 구매하고 사용함으로써 만족과 효용을 얻을 수 있음을 고객이 깨닫게 하는 것을 말한다. 이러한 촉진은 주로 ① 광고, ② 판매촉진, ③ 인적판매, ④ 홍보 등 4가지 구성요인으로 구분할 수 있다. 이들에 대한 상세한 내용은 후술한다. 내용다지기 2-3

2) 확장된 마케팅 믹스

병원의 경우 외관 및 내부인테리어는 직원들의 표정, 태도와 더불어 고객들의 해당 병원에 대한 인식에 크게 영향을 주게 된다. 이러한 추가적 변수들의 중요성이 부각되면서 전통적 마케팅믹스 4P 뿐만 아니라 서비스과정상의 세 가지 요소, 즉 서비스 과정(process), 서비스 시설의 물리적 증거(physical evidence), 서비스 인력(people)의 3P가 추가되었다.

(1) 과정(process)

과정, 즉 프로세스는 서비스전달이나 운영시스템을 의미하는 것으로 서비스가 실제로 수행되는 절차나 활동의 메커니즘과 흐름 등을 의미한다. 고객이 경험하게 되는 서비스 전달과정에서 고객은 서비스를 평가하게 된다. 예를 들어 병원진료의 경우 서비스

과정은 일반적으로 '예약 → 주차 → 안내 → 대기 → 진료 → 처방 → 원무과 계산'이라는 과정으로 되어 있으며, 환자는 진료의 전 과정을 경험한 후 그 대가를 지불하는 것이다. 그런데 이러한 일련의 과정이 원활하지 못하거나 미흡한 서비스 과정은 서비스를 느리고 비효율적으로 이끌어가게 되어 고객들로 하여금 시간만 허비한다는 인상을 주어 실망감을 주게 된다. 또한 서비스 현장부서의 직원들의 정상적인 직무를 어렵게 만

내용다지기 2-3

중동 의료관광객, 평균 2300만원 쓰고 50일 체류했다
– 가장 많은 진료비 지불한 중동 의료관광객 약 5억6000만원

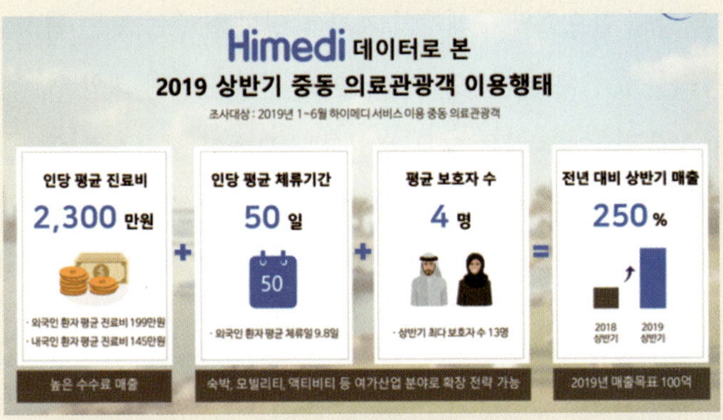
Himedi 데이터로 본
2019 상반기 중동 의료관광객 이용행태
조사대상 : 2019년 1~6월 하이메디 서비스 이용 중동 의료관광객
인당 평균 진료비
2,300 만원
· 외국인 환자 평균 진료비 199만원
· 내국인 환자 평균 진료비 145만원
+
인당 평균 체류기간
50 일
50
· 외국인 환자 평균 체류일 9.8일
+
평균 보호자 수
4 명
· 상반기 최다 보호자 수 13명
=
전년 대비 상반기 매출
250 %
2018 상반기
2019 상반기
높은 수수료 매출
숙박, 모빌리티, 액티비티 등 여가산업 분야로 확장 전략 가능
2019년 매출목표 100억

2019년 상반기 치료를 위해 입국한 중동 의료관광객은 1인당 평균 진료비로 2300만원을 쓰고 4명의 가족이 50일 가량 체류하는 것으로 나타났다. 글로벌 헬스케어 전문기업 하이메디가 올해 1~6월 자사 서비스 이용 중동 의료관광객 이용행태를 공개했다. 하이메디는 온라인에서 중동 의료관광객에게 우수한 국내 병원과 의사를 추천해주고 오프라인에서는 언어, 문화, 종교적인 문제점을 효율적으로 해결하기 위해 통역, 숙박, 교통, 여행 등의 컨시어지 서비스를 공간 중심으로 제공하는 기업이다. 조사 결과 중동 의료관광객의 1인당 평균 진료비는 2300만원으로 나타났다. 이는 지난 2017년 한국보건산업진흥원이 발표한 전체 외국인 환자 1인당 평균 진료비 199만원의 약 12배, 내국인 환자 1인당 평균 진료비 145만원의 약 16배 수준이다. 중동 의료관광객은 대부분 암, 뇌혈관, 척추 등 중증 환자로 종합병원 1인실을 사용해 다른 외국인 및 내국인 환자에 비해 진료비가 상당히 높은 것으로 분석된다. 가장 많은 진료비를 지불한 중동 의료관광객은 약 5억6000만원이었으며 1억 이상의 진료비를 지출한 환자 수는 전체의 5%를 차지했다. 하이메디는 "중동 의료관광객은 고부가가치 산업으로 알려진 의료관광 시장에서 가장 높은 부가가치를 창출하고 있다"며 "연 22조에 달하는 중동 의료관광 시장에서 한국이 더 많은 점유율을 확보할 수 있도록 중동 의료관광 트렌드를 선도해나갈 계획"이라고 밝혔다. 장기 체류, 가족단위 이동 등 중동 의료관광객의 특성상 부수적인 경제 효과도 큰 것으로 나타났다. 올 상반기 하이메디 이용 중동 의료관광객의 평균 체류일이 50일이었으며 통상 4명의 가족과 함께 입국했다. 동반 가족 수가 가장 많은 사례는 본인 포함 13명이었다. 중동 정부송출환자의 경우 해당 정부에서 진료비는 물론 간병인과 동반 가족 비용까지 지원하므로 많은 인원이 함께 이동한다. 이로 인해 진료비 외 호텔, 교통, 관광 등 다른 산업으로의 경제적 파급 효과가 상당하다. 하이메디는 이점에 주목, 기존 컨시어지 서비스를 발판으로 숙박, 모빌리티, 액티비티 등 다양한 여가산업 분야로 순차적으로 진출할 계획이며 연내 중동 무슬림 환자 맞춤형 직영 호텔을 오픈할 예정이다. 중증 위주의 정부송출환자 외 뷰티, 웰니스 의료관광객 시장 점유율 확보를 위해 온라인 영역으로의 진출도 적극 진행 중이다. 2018년 10월부터 인스타그램, 스냅챗, 유튜브 등 SNS 채널을 활용해 세계 최고 수준의 국내 성형외과, 피부과, 치과 등을 홍보, 개인 의료관광객과 연결하고 있다. 월평균 26%의 성장률을 보이고 있으며 성수기인 7~9월 큰 폭의 성장이 기대된다. 하이메디 이정주 대표는 "최근 요기요, 카카오모빌리티, 구글, 야놀자 등 스타트업에서 온라인 서비스 경험이 풍부한 인재들이 빠르게 합류해 글로벌 헬스케어 스타트업으로 성장하고 있다"며 "미국, 독일행을 고려하는 중동의 중증 의료관광객을 타깃 마케팅하고 기술집약형 뷰티 의료 서비스로의 저변을 확대해나가는 동시에 동남아 무슬림 시장으로 빠르게 진입, 2020년 연 매출 800억 달성을 목표로 한다"라고 말했다.

들어 생산성을 떨어뜨리고 서비스 실패의 확률을 높이게 된다.

(2) 물리적 증거 / 환경(physical evidence / environment)

서비스가 전달되고 기업과 고객이 접촉하는 환경을 말한다. 즉 서비스의 제공이나 커뮤니케이션을 용이하게 해주는 유형적 요소이다. 의료서비스의 물리적 증거는 건물의 외양, 내부인테리어, 간판, 화장실, 직원들의 유니폼, 각종 장비, 안내책자, 명함, 보고서 형식, 표식 등 모든 것을 포함한다고 볼 수 있다. 물리적 증거는 소비자가 특별히 서비스의 품질을 판단할 만한 별다른 대리지표가 없을 때 매우 중요한 역할을 하게 된다.

(3) 인력 / 종업원(people)

서비스 전달과정에서 일정한 역할을 함으로써 구매자의 지각에 영향을 주는 모든 행위자를 말한다. 즉 서비스가 제공되는 순간에 존재하는 직원, 고객, 서비스 환경 내의 다른 고객들이 해당된다. 의료서비스제공에 참여하는 모든 행위자는 고객이 서비스에 대해 미리 감을 잡게 하는 단서가 된다, 예를 들면 이들의 복장, 외모, 태도, 그리고 행동

도표 2-7

확장된 마케팅 믹스

기본적 마케팅 믹스 4p	Product	Price	Promotion	Place

확장된 마케팅 믹스 7p	Product	Process	People	Physical Evidence	Price	Promotion	Place
	• 물리적 특성 • 품질 • 보조서비스 • 상품계열 • 브랜드	• 서비스 활동의 흐름(표준화/개별화) • 서비스 제공 단계(단순/복잡) • 고객의 참여 수준	• 직원의 선발, 교육, 동기 부여 • 고객관계 관리	• 시설 • 장비/설비 • 건물 • 직원 복장 • 명함 • 팜플렛 • 계산서 등	• 유연성 • 가격수준 • 거래조건 • 차별화 • 할인	• 인적 판매 • 광고 • 판촉 • 홍보 • DM	• 채널 유형 • 중간상 • 매장위치 • 채널관리

자료 : 이유재(2019)

은 모두 고객의 서비스지각에 영향을 미친다. 특히 전문적인 서비스를 제공하는 경우 서비스제공자 또는 고객접점직원이 바로 서비스라고 할 정도로 매우 중요할 수 있다.

2. 서비스 마케팅 과정

의료기관은 어디로 가야 하는지 또한 그곳에 어떻게 도달할 것인지를 결정하기 위해서 계획을 수립하고 이를 실천하게 되는데 마케팅 활동에서도 마찬가지다. 마케팅 활동에서 우선적으로 의료기관이 어떻게 나아가야 하는지를 결정하기 위해서 시장조사가 이루어져야 한다. 시장분석에는 마케팅환경 분석, 구매자행동 분석, 경쟁구조 분석 등이 뒤따르게 된다. 시장분석이 이루어지고 난 다음에는 수요를 측정하여 시장을 세분화(market segmentation)하게 된다. 세분화된 시장에서 의료기관은 다양한 고객층 가운데 어떠한 고객을 대상으로 할 것인지 구체적인 시장을 결정하게 되는데 이를 표적시장(target market) 선정이라고 한다. 즉 표적시장을 선정하는 것은 서비스를 구매할 만한 고객들이 누구인가를 찾아내는 것을 의미한다. 이에 따라 의료기관은 고객들 가운데 자신에게 가장 유리한 집단을 선택하여 이들을 위주로 마케팅 활동을 해야 한다. 이때 표적시장으로 삼은 세분시장별로 가격정도, 서비스 품질 등 다양한 면에서 어떤 위치를 차지해야 할 것인지, 즉 누구를 주요 고객집단으로 삼을 것인지를 결정해야 하는데 이를 시장 포지셔닝(market positioning)이라 한다.

서비스 상품에 대한 시장성이 확인되고 대략적인 표적시장도 정해지면 이를 기초로 하여 마케팅 믹스(marketing mix)를 개발하게 된다. 마케팅 믹스란 앞에서 언급한 바와 같이 상품(product), 가격(price), 유통(place), 촉진(promotion)을 종합적으로 결정하는 전략을 의미한다. 그런데 서비스는 특성상 기존의 4P외에 인적요소인 종업원(people), 물리적 증거 및 환경(physical evidence & environment), 프로세스(process)의 '3P'를 추가하여 확장되는데 이를 서비스마케팅 믹스의 확장모형이라고 한다.

도표 2-8

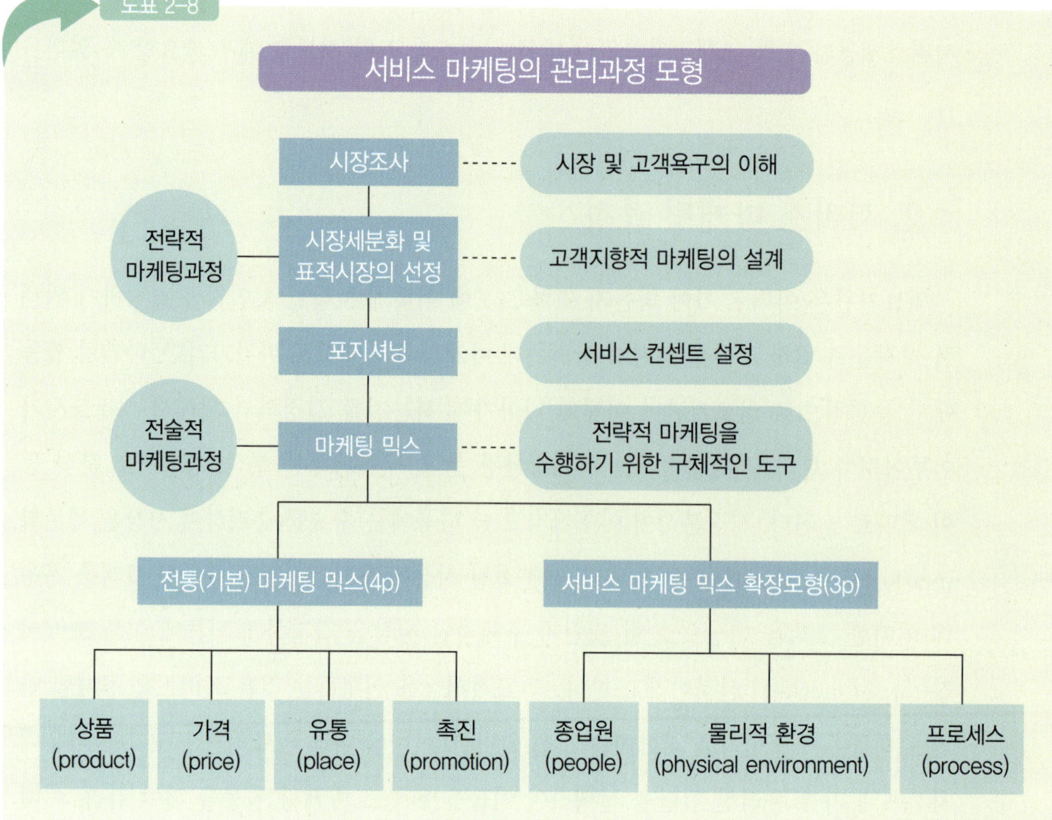
서비스 마케팅의 관리과정 모형
시장조사
시장 및 고객욕구의 이해
전략적 마케팅과정
시장세분화 및 표적시장의 선정
고객지향적 마케팅의 설계
포지셔닝
서비스 컨셉트 설정
전술적 마케팅과정
마케팅 믹스
전략적 마케팅을 수행하기 위한 구체적인 도구
전통(기본) 마케팅 믹스(4p)
서비스 마케팅 믹스 확장모형(3p)
상품 (product)
가격 (price)
유통 (place)
촉진 (promotion)
종업원 (people)
물리적 환경 (physical environment)
프로세스 (process)

의료서비스마케팅

Medical Service Marketing

한 잎의 여자

오규원

나는 한 여자를 사랑했네.
물푸레나무 한 잎같이 쬐그만 여자,
그 한 잎의 여자를 사랑했네.
물푸레나무 그 한 잎의 솜털,
그 한 잎의 마음,
그 한 잎의 영혼,
그 한 잎의 눈,
그리고 바람이 불면 보일 듯 보일 듯한
그 한 잎의 순결과 자유를 사랑했네.

정말로 나는 한 여자를 사랑했네.
여자만을 가진 여자,
여자 아닌 것은 아무것도 안 가진 여자,
여자 아니면 아무것도 아닌 여자,
눈물 같은 여자,
슬픔 같은 여자,
병신 같은 여자,
시집 같은 여자,
그러나 영원히 가질 수 없는 여자,
그래서 불행한 여자.
그러나 영원히 나 혼자 가지는 여자,
물푸레나무 그림자 같은 슬픈 여자.

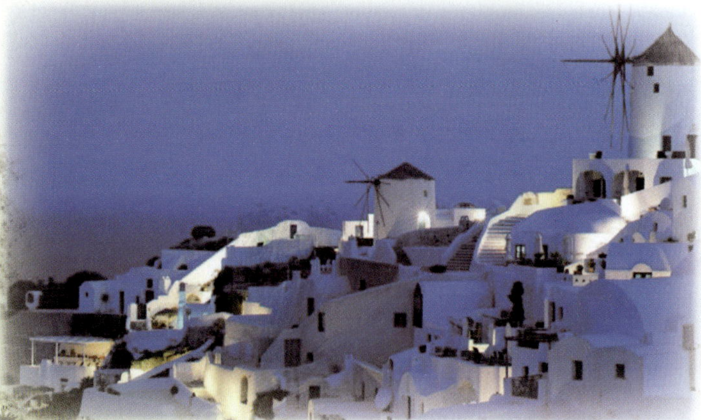

제3장

의료서비스 소비자의 구매행동

Medical Service Marketing

Medical Service Marketing

I 의료소비자의 구매행동

1. 소비자 구매행동의 개념

1) 의의

마케팅전략과 계획을 수립하고 이를 실천에 옮기는 마케팅활동을 수행해 나가는데 있어 가장 기본적으로 선행되어야 할 전제조건은 소비자와 구매자의 행동에 대한 철저한 이해라고 할 수 있다.

소비자는 심리적, 인지적, 환경적 요인에 의하여 그들의 필요와 욕구를 느끼고 인지하고 생각하여 이를 구체적인 행동으로 표현한다. 따라서 소비자행동은 어떠한 특정 개인이 재화나 서비스를 구매할 때 생기는 문제, 즉 언제, 어디서, 무엇을. 어떻게, 누구로부터 구매할 것인가에 대한 인지적 판단과 신체적인 활동으로 정의할 수 있다. 따라서 소비자행동이라는 의미 속에는 상품이나 서비스를 구매하는 외형적 행동뿐만 아니라 그에 선행하는 정신적 의사결정까지 포함되어 있다고 볼 수 있다.

소비자행동을 분석하고 연구해야 하는 이유는 다양한 자극에 대하여 소비자가 어떠한 반응을 보이고 있으며, 어떠한 절차에 의해 상품을 구매하게 되는가를 파악하기 위해서이다. 좀 더 구체적으로 보면 다양한 소비자의 욕구를 찾아내어 이들 욕구를 효과적으로 충족시킬 수 있는 마케팅전략을 계획하고 수행하기 위해서 소비자 행동에 대한 연구가 필요하다. 소비자의 욕구를 파악하고 이를 충족시키는 것은 마케팅의 기본이며, 이를 충족시키기 위해서 소비자행동에 대한 분석으로부터 시작하는 것이다.

2) 의료서비스 소비행동

의료서비스는 공공재적 성격이 강하기 때문에 일반상품의 구매과정과는 다소 차이가 있다. 그러므로 의료서비스에 대한 소비자의 행동을 설명하는데 있어 의료서비스에 적합한 고유한 모형이 필요하게 되었다.

일반상품이나 서비스에 대한 소비자의 구매행동에 대해서는 많은 관심과 연구가 수행되어 왔으나, 왜 소비자가 많은 대안들 중 특정대안을 높게 평가하게 되는지, 그리고 궁극적으로 특정 상품을 구매하게 되는지의 직접적인 과정에 대해서는 아직도 밝혀지지 않은 부분이 많다. 의료서비스의 경우에도 의료서비스의 이용과정을 적절하게 설명하고자 하는 많은 시도들이 있어 왔으나 아직도 밝혀야 할 부분이 많다. 그러나 최근 의료시장에서 소비자의 영향력이 증가함에 따라 이 분야에 대한 관심이 커지고 있다. 특히 건강에 대한 개념이 질병의 진단과 치료뿐만 아니라 현재의 건강상태를 더욱 향상시키려는 건강증진으로 확대되면서 포괄적인 건강행동에 대한 관심이 높아지고 있다.

Kasl과 Cobb은 건강행위를 '자신이 건강하다고 믿는 사람들이 질병을 예방하고, 증상이 없는 단계에서 질병을 찾아내고 예방하기 위하여 취하는 모든 활동'이라고 정의하면서 이와 관련된 행위를 다음과 같이 세 가지로 구분하였다.

① 예방건강행위(preventive health behavior) : 자신이 건강하며 질병 증후나 증상이 없다고 믿는 사람들이 계속 건강하기 위한 목적으로 수행하는 활동이다. 예를 들면 안전벨트를 매고, 오토바이를 탈 때 헬멧을 쓰고, 교통법규를 준수하고 직장에서 안전수칙을 따르는 것 등이 포함된다. 이 외에도 감염성 질환을 예방하기 위한 예방접종, 암 조기발견을 위한 암조기검진(screening)도 여기에 해당한다.

② 질병행위(illness behavior) : 증상이 있을 때 이를 해결하기 위하여 의료기관 등을 방문하고 정확한 진단과 치료방법을 구하는 행위로서 일반적으로 몸이 불편하여 의료기관을 방문하는 대부분의 경우가 여기에 속한다.

③ 환자역할행위(sick role behavior) : 이는 자신이나 다른 사람들에 의해 이미 아프다고 인정된 사람들이 수행하는 행위이다. 즉 이미 진단이 내려진 질병이 있을 때 질병의 악화를 방지하고 회복하기 위한 일련의 행위로서 당뇨병 등으로 진단을 받은 후 당뇨병의 악화와 합병증을 방지하기 위해 통원 치료하는 경우가 해당한다.

전통적인 의료서비스 영역에서는 이러한 행위들 중 질병행위와 환자역할행위를 의료기관 방문과 직접적으로 관련된 행태로 파악하였다. 그러나 최근 건강증진에 대한 관심의 증가와 더불어 이와 관련된 의료서비스들이 늘어남에 따라 예방건강행위도 의료기관 이용과 연결된 개념으로 보고 있다.

이들 행위들은 건강의 단계와 행위의 목적에 따라 구분한 것으로서 각 단계에 따라 소비자의 의료서비스 이용행태가 달라질 수 있다. 질병의 예방이나 조기진단이 목적이 되는 예방건강행위의 경우에 의료기관을 선택하는 전 단계에 해당하는 문제의 인식에 관심을 갖는다(서비스 구매의사결정 과정은 후술한다). 즉 어느 의료기관의 어떤 의사에게서 자궁암 조기진단검사를 받을 것인가를 결정하는 것보다는 이 검사를 할 것인지, 하지 않을 것인지에 대한 의사결정이 더욱 중요할 수 있다. 질병의 예방 단계는 증상이 나타나지 않은 상태이므로 의료서비스 이용의 위급성이 상대적으로 떨어져 서비스이용 여부에 대한 의사결정이 매우 유동적일 수 있기 때문이다. 따라서 예방서비스를 주로 제공하는 의료기관에서는 서비스 이용의 필요성에 대한 정보를 제공하는 등 일차적인 수요를 유발하는데 보다 관심을 가질 필요가 있다.

그러나 질병행위나 환자역할행위 단계에서는 의료이용 의사결정과정에서 좀 더 구체적인 사항에 관심을 갖게 된다. 즉 입원진료가 필요한 의사의 권유를 받은 환자는 '내가 입원해야 하나?'라는 질문보다는 '어느 병원에 입원하는 것이 좋은가?'라는 질문을 하게 된다. 따라서 구매의사결정 후반부에 해당하는 대안의 평가, 의료기관의 선택결정, 이용 후 평가 등을 더욱 중요시하게 된다. 따라서 의료기관의 마케팅담당자는 소비자의 건강욕구 단계에 따른 특성과 소비자들의 의료이용결정과정의 차이점을 명확히 이해하여야 한다.

3) 소비자 행동모형

효과적인 마케팅전략 수립을 위해서는 기업이 제공하는 다양한 마케팅 노력에 대하여 소비자들이 어떻게 반응하고 있는지 알아야 한다. 기업의 마케팅노력에 대한 소비자의 반응은 소비자가 속한 사회문화적 요인과 개인의 내면적 요인 등에 영향을 받아서 이루어지기 때문에 소비자행동에 대한 연구는 심리학, 사회학, 그리고 문화인류학 분야의 연구 성과를 중심으로 1950년대 이래 주로 행동과학적 접근방법을 이용하여 꾸준히 이루어져 왔다.

행동과학적 접근방법은 주로 기업이 제공하고 있는 마케팅 자극물에 대하여 소비자의 물리적 반응이 어떠한 과정을 거쳐서 나타나며 이러한 반응에 영향을 미치는 요소들이 무엇인가를 조사하는데 중점을 두고 있다. 소비자행동은 정치, 경제, 사회, 문화, 기술 등 여러 가지 환경요인들 뿐만 아니라 기업이 사용하는 마케팅활동을 통해 전달되는 다양한 자극과 소비자의 개인적, 심리적 요인들에 의해 나타나는 소비자 반응의 결과이다. 이러한 접근방법이 도표 3-1에 제시되어 있는 소비자행동의 자극-반응모델(stimulus-response model)이다.

도표 3-1

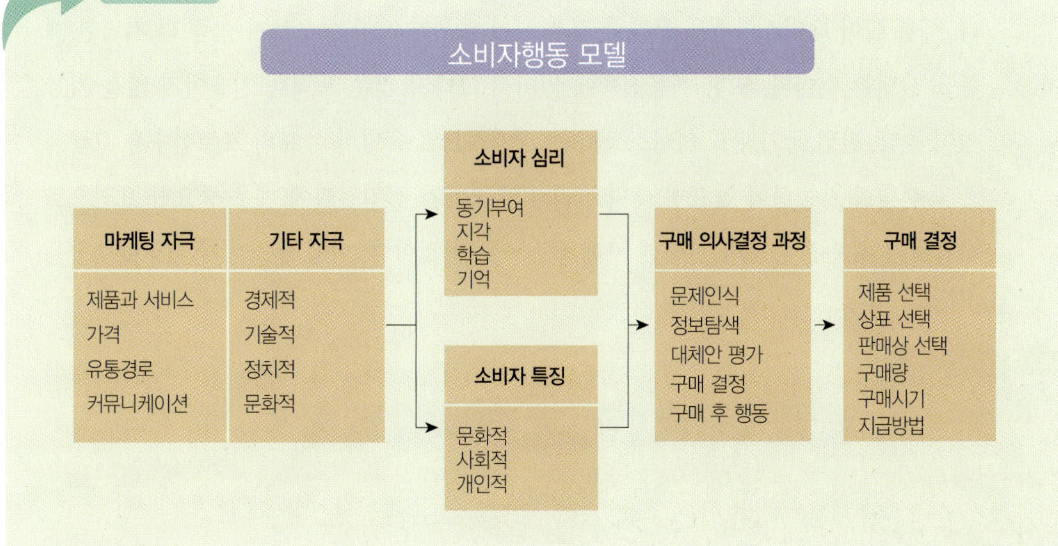

자료 : 윤훈현 역(2012)

도표에서 볼 수 있는 바와 같이 마케팅 자극물이나 환경적 자극이 소비자 의식으로 들어간다. 심리적 과정은 의사결정 과정 및 구매결정으로 유도되기 위해 특별한 소비자 특징과 결합된다. 마케팅 기업의 과업은 외적인 마케팅 자극의 유입과 구매자의 최종적인 구매의사결정 사이에 있는 소비자의 의식 내에서 일어나는 것, 즉 무엇이 일어나는지 이해하는 것이다. 4가지 중요한 심리적 과정인 동기부여, 지각, 학습 및 기억은 여러 마케팅 자극에 대한 소비자의 반응에 기본적으로 영향을 준다.

2. 소비자 구매행동 유형

소비자들은 일상생활에서 여러 가지 상품이나 서비스를 구매하는데, 이때 각각의 상품구매 시 소비자의 구매행동은 다양한 양상을 띠게 된다. 비교적 빈번하게 구매하는 비누, 세제 등의 구매와 한번 구매하면 수년간 사용하는 자동차, 가구, TV 등과 같은 상품 구매 시 소비자들은 매우 다른 구매행동을 보인다. 또한 같은 제품에 대하여도 각 소비자들이 처해있는 상황, 소비자 특성 등에 따라 구매행동에 있어서 차이를 보일 수 있다. 예를 들어 테니스라켓을 구매할 경우 이제 배우기 시작한 초보자는 좀 더 저렴한 제품을 선택할 것이며, 또한 제품선택에 있어서 그다지 많은 노력을 기울이지 않을 가능성이 높다. 반면 국가대표 테니스 선수는 세계적으로 유명한 상표의 프로선수용 고급제품을 선택할 가능성이 높으며 테니스 라켓의 구매가 경기결과에 매우 중요한 요인으로 작용하기 때문에 상당히 신중한 구매행동을 보일 것이다. 이렇게 소비자의 구매행동은

도표 3-2

소비자 구매행동 유형

저 ← 소비자 관여도 → 고

소비자 구매의사 결정과정의 특성	일상적 의사결정	제한적 의사결정	포괄적 의사결정
대안의 수	한개	소수 몇 개	많음
정보탐색	내적	주로 내적	내적, 외적
비 용	낮음	중간	높음
탐색시간	짧음	중간	높음

자료: 박종오 등(2012)

제품의 성격 및 제품에 대한 소비자의 관여도에 따라 다양한 양상을 보이게 된다. 관여도(involvement)는 상품이나 서비스에 대한 소비자의 구매행동시 관찰되는 관심의 강도를 말한다. 한 개인에게 있어서 관여의 정도는 대상에 따라 다르며, 한 대상에 대한 관여도는 개인에 따라 다르고 또한 한 대상에 대한 개인의 관여도는 상황에 따라 달라진다. 그러므로 관여도는 개인, 대상 및 상황의 함수로 볼 수 있다.

소비자 구매행동의 유형은 소비자의 관여도 수준, 의사결정에 투입할 수 있는 시간의 길이, 상품에 대한 서비스의 비용, 정보탐색의 정도, 고려한 대안의 수 등에 따라 일상적 의사결정(routine decision making), 제한적 의사결정(limited decision making), 포괄적 의사결정(extended decision making)으로 구분할 수 있다. 소비자의 관여수준은 아마도 의사결정유형을 분류하는데 가장 중요한 결정요인이 될 것이다.

1) 일상적 의사결정

일상적 의사결정(routine decision making)은 일반적으로 구매빈도가 빈번하거나 저가격인 상품이나 서비스에 대한 구매의사결정이 이루어질 때 주로 관련이 있다. 이러한 상품이나 서비스는 구매하기 전에 대안을 탐색하거나 구매의사결정을 하는데 들이는 시간이 길지 않기 때문에 저관여 상품(low involvement product)이라고 한다.

소비자들은 상품범주에 있는 여러 개의 브랜드들에 친숙하지만 보통 한 가지 선호 브랜드로 의사결정을 하며 대안에 대한 평가도 거의 이루어지지 않는다. 소비자들은 우선 브랜드를 선택해서 구매하고 나중에 상품평가가 이루어지기는 하지만 기대에 못 미쳤을 경우에만 평가가 이루어진다. 소비자들은 상점의 진열대에 진열된 제품을 보거나 광고에 노출되어서야 비로소 욕구를 인식하는 일상적인 반응행동을 나타낸다. 만약 구매한 브랜드제품이 기대했던 만큼 성능이 좋아서 만족한다면 소비자들은 반복구매가 일어날 것이고, 차후에 브랜드 충성도가 형성될 것이다. 예를 들어 비누나 치약을 구매하려는 소비자가 슈퍼마켓에 가서 어떤 브랜드를 사야하는지를 망설이며, 상품설명서를 꼼꼼히 읽어보면서 몇 분씩 서서 있지는 않을 것이다. 아마도 상점진열대에 가서 늘 가족들이 사용하던 기존브랜드나 아니면 다른 어떤 브랜드라 할지라도 별로 고민하지 않고 쉽게 선택해서 구매할 것이다.

2) 제한적 의사결정

제한적 의사결정(limited decision making)은 소비자가 예전에 상품을 구매해 본 경험은 있으나 이용 가능한 브랜드와 친숙하지 않을 때 발생한다. 제한적 의사결정은 일상적인 의사결정 유형보다는 관여도 수준이 높지만 저관여 상품들과 관련이 많다. 왜냐하면 소비자들은 여러 가지 대안들을 고려하거나 정보를 탐색하는데 중간정도의 노력을 기울이기 때문이다. 예를 들어, 슈퍼마켓에 가서 어린 자녀에게 먹이던 CJ의 '스팸'이 상점진열대에 없을 경우, 다른 대안으로 같은 CJ의 '더 건강한 햄'으로 선택해야 할지, 아니면 비슷한 동원의 '리챔'이나 어떤 다른 브랜드상품을 대안으로 선택해야 할지를 고려해야 한다고 생각해보자. 최종 선택하기 전에 아마도 당신은 새로 선택할 브랜드를 어린아이들이 좋아할 것인지, 또는 상품의 영양가, 칼로리 등의 성분들을 비교하기 위해서 유사 상품 브랜드들을 집어서 살펴볼 것이다. 제한적 의사결정은 일상적 의사결정과 포괄적 의사결정의 중간 유형이라고 할 수 있다.

3) 포괄적 의사결정

포괄적 의사결정(extended decision making)은 소비자들이 친숙하지 못한 상품, 고가상품, 빈번하게 구매하지 않는 상품들을 구매할 때 주로 실행할 것이다. 이런 과정은 소비자 의사결정의 유형 중에서 가장 복잡한 유형이며, 소비자 측면에서 주로 고관여 상품(high involvement product)들과 관련이 있다. 고관여 상품을 구매하려는 소비자들은 상품범주나 이용 가능한 브랜드들에 관해서 가능한 한 많은 것을 알기 위해서 완전한 의사결정을 하길 원할 것이다. 상품을 잘못 구매할 위험이 높다고 인식하거나 이에 따라 부담해야 되는 비용이 클 경우에 이런 구매과정을 거치게 된다. 예를 들어 주택, 컴퓨터, 카메라, 자동차, 해외여행 등의 구매의사결정을 하기 위해 포괄적 의사결정을 하게 될 것이다.

앞에서 살펴본 세 가지 의사결정 유형은 소비자들이 상품을 구매할 때마다 항상 동일한 것은 아니다. 예를 들어, 일상적으로 구매하는 제품이 이제는 더 이상 만족스럽지 못하다면, 소비자들은 또 다른 어떤 브랜드로 전환하기 위해서 제한적인 의사결정 혹은 포괄적인 의사결정 유형을 실행할 것이다. 그리고 처음에 포괄적인 의사결정을 이용한 사람은 다음 구매 시에는 일상적 혹은 제한적 의사결정 유형을 사용할지도 모른다. 예를 들어, 첫 아이의 엄마는 기저귀를 구매하기 전에 여러 브랜드를 포괄적으로 평가할지도 모른다. 그러나 그 후에 기저귀를 구매할 경우에는 일상적인 의사결정 유형을 취할 수도 있다.

의료서비스에서 감기 등과 같은 간단한 질병에 대한 치료를 위하여 병원을 선택하는 경우는 저관여 상품의 선택모형을 이용하게 된다. 예를 들어, 감기에 걸리면 일단 가장 편리하게 갈 수 있는 가까운 의원이나 병원에 가서 진료를 받게 된다. 그러나 무언가 마음에 들지 않는 점이 있으면 다음에는 별 생각이 없이 또 다른 병원을 찾아가게 된다. 반면 암과 같은 높은 진료능력과 장비 그리고 시간과 비용을 필요로 하는 질병의 경우는 고관여상품의 구매의사결정이 적합하다. 따라서 병원은 어느 질병을 주로 진료하고자 하는가에 따라 그에 따른 소비자의 의사결정과정을 정확하게 파악하고 이에 맞는 마케팅전략을 계획하고 실천하는 것이 바람직하다. 또한 간단한 질병치료에 만족한 고객이 경중도가 높은 질병의 치료를 위해서도 같은 병원을 찾을 수 있도록 최선을 다하는 노력이 필요하다.

Ⅱ 소비자행동에 영향을 주는 요인

소비자의 구매행동에는 문화적, 사회적, 개인적 그리고 심리적 요인 등에 의해 영향을 받고 있다. 이 요인들은 대부분 마케팅 관리자가 통제할 수 없는 것들이지만, 효율적인 마케팅 전략을 수립하기 위해서는 이러한 요인들을 고려하여야 한다

1. 문화적 요인

1) 문화

문화(culture)란 어느 특정 사회가 지니고 있는 가치관, 태도, 살아가는 방식을 통틀어 일컫는다. 문화는 사람의 행동을 가장 근본적으로 결정하므로 경영자는 문화가 소비자의 구매행위에 어떤 영향을 미치는지를 잘 이해해야 한다. 사람의 행동은 근본적으로 배움에서 시작된다. 우리는 가정과 학교 등에서 무엇이 옳고 그르고(가치관), 어떻게 행동해야 하나(관행)를 배우고 자란다. 이렇게 배워서 몸에 밴 문화적 요소들이 상품을 선택할 때 알게 모르게 영향을 끼친다. 즉 문화는 소비자가 속한 사회구성원들이 공유하는 관습, 가치관, 라이프스타일, 도덕 등의 복합체로서 소비자가 어떤 상황에서 취하게 될 적절한 행동이 무엇인지를 알려주는 중요한 지침을 제공한다.

도표 3-3

소비자구매행동에 영향을 미치는 요인

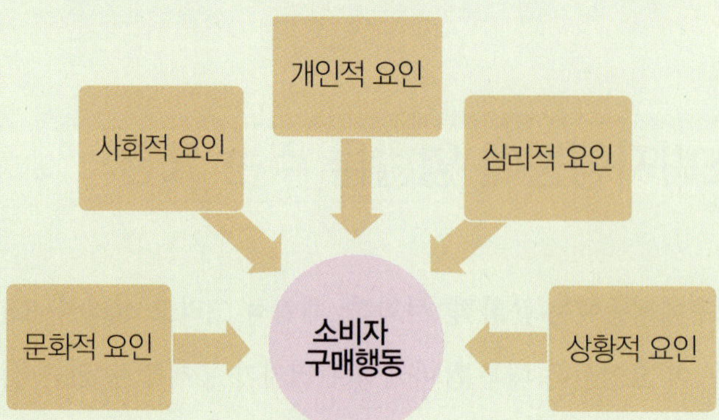

모든 사회는 각자의 고유한 문화를 가지고 있기 때문에 소비자의 구매의사결정과정에 영향을 미치는 문화적 영향력은 나라에 따라 다를 수 있다. 우리나라는 전통적으로 유교문화권에 속해 있어서 명절에 차례를 지내기 때문에 명절 직전에 차례에 필요한 식료품의 수요가 급증한다. 반면 서구의 일부국가들은 크리스마스를 앞두고 선물과 같은 공산품에 대한 수요가 급증하기도 한다.

최근에는 모든 사회가 급격한 문화변화(cultural shift)를 경험하고 있는데, 마케팅관리자는 이러한 문화변화에 대응하는 신상품을 개발하기 위하여 문화변화 추이를 예의 주시하여야 한다. 예를 들면 건강과 다이어트에 대한 관심이 증대됨에 따라 운동기구나 운동복, 저지방의 건강식품, 그리고 정신적 편안함을 주는 다양한 서비스 등에 대한 수요가 급격히 증가하고 있다. 따라서 소비자의 구매행동에 가장 폭넓고 깊게 영향을 주는 요인은 문화적 요인이라고 할 수 있다. 내용다지기 3-1

2) 하위문화

문화는 국적, 종교, 인종 등과 같은 하위문화(subculture)들로 구성되는데, 하위문화란 크게는 그것이 속해 있는 문화의 속성을 지니고 있지만 그 범주내에서 나름대로의

내용다지기 3-1

세계가 본 한국
– 한국, 경제 성장하며 계량화 가능한 결과물 중시…그래서 메달 뺏겼다고, 노벨상 못 탔다고 탄식

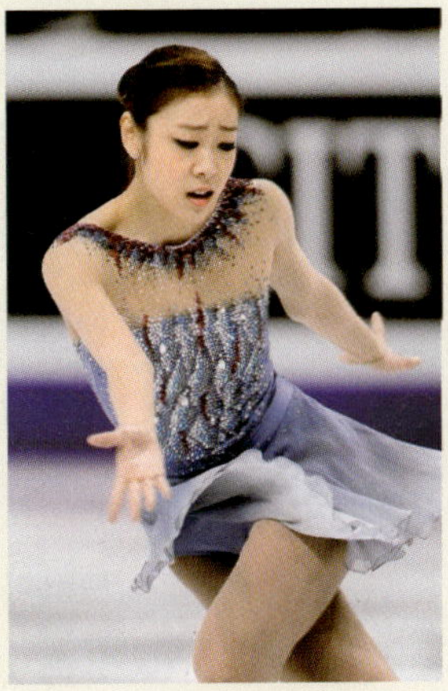

"한국은 6 · 25전쟁 이후 어려운 시절을 겪으면서 종종 스포츠를 국가 자부심을 확인하는 수단으로 여겨왔다. 이 자부심은 한국에 꼭 필요했지만, 다른 분야에선 쉽게 얻지 못하던 것이었다." 뉴욕타임스(NYT)가 2014년 2월 21일(현지 시각) 러시아 소치 동계올림픽에서 발생한 피겨스케이팅의 김연아 판정 논란을 보도하면서 한국 국민의 거센 분노에 주목했다. 이번 판정은 확실히 문제가 있지만, 국제빙상경기연맹(ISU)의 조사를 촉구하는 온라인 청원에 순식간에 200만 명 이상이 서명하는 현상은 매우 이례적이라는 얘기다. NYT는 이 같은 현상의 뿌리를 '국제 스포츠 대회는 선수 개인의 문제가 아니라 국가의 문제'라는 한국인의 독특한 정서에서 찾는다. NYT는 "한국은 과거 서방과 이웃 강대국들로부터 괴롭힘을 당했다는 정서가 강하다. 그렇기 때문에 스포츠 무대에서 이들과 경쟁해 이기느냐 지느냐에 훨씬 민감하다"고 했다. 특히 김연아는 이런 측면에서 한국의 '가장 완벽한 영웅'이었다. "6세 때 보잘것없는 링크에서 시작해 서방이 독점하던 피겨 분야 여왕의 자리에 오른 김연아에게서, 한국인들은 6 · 25전쟁 폐허를 딛고 일어나 세계 13위의 경제 대국이 된 조국의 모습을 봤다"는 것이다. NYT는 한국의 경제가 발전하는 과정에서 한국인들은 국제무대 스포츠 승패뿐 아니라 계량화할 수 있는 결과물에 대한 일종의 집착이 강해졌다고 했다. 노벨상 발표가 날 때마다 국가별 수상 실적을 따지고 '왜 우린 수상자가 없느냐'는 탄식이 나오는 나라는 한국 외에 많지 않다. 또 NYT는 "자살률, 언론 자유도 등 경제협력개발기구(OECD)가 발표하는 각종 순위는 미국에서는 거의 무시되지만, 한국에선 대대적으로 보도된다"고 했다. 하지만 김연아 판정 논란에 대한 한국 사회의 분노는 2002년 미국 솔트레이크시티 동계올림픽 쇼트트랙의 '오노 사건' 때와 비교하면 훨씬 절제돼 있다고 NYT는 분석했다. 당시는 경찰이 서울에 있는 미국 대사관을 시위대로부터 보호할 정도였지만, 이번에는 주요 언론과 전문가들로부터 "지나친 민족주의는 바람직하지 않다"며 냉정함을 주문하는 목소리도 많이 나오고 있다는 것이다.

고유한 특성을 지닌 문화를 말한다. 우리나라도 각 지방마다 독특한 특성을 가진 지방문화가 있고, 세대 간에도 신세대, 386세대, 7080세대 등 각 세대 특유의 문화가 있다.

다수의 하위문화는 시장세분화(segmentation)의 중요한 변수가 되기도 하고 이들은 소비자들의 식습관, 의복선택, 여가시간의 활용 등에 영향을 미치기 때문에 마케팅관리자들은 종종 각각의 하위문화의 특성에 따라 그에 맞는 마케팅목표를 설정하여 마케팅 프로그램을 실행하기도 한다. 예를 들면, KFC의 경우 매콤한 맛의 핫윙(hot wing)이라는 제품을 한국시장에 내놓아 성공하고 있는데 이는 한국 사람들이 매운 맛을 즐기는 식문화를 제대로 파악했기 때문에 성공할 수 있었다고 볼 수 있다.

3) 사회계층

모든 사회는 수많은 신분제도(status system, 정치적·경제적·연령 등)를 가지고 있는데 사회계층(social class)이란 이러한 신분제도들이 가장 확대된 것으로 개인의 사회적 환경과 능력에 매우 큰 영향을 미친다. 사회계층은 유사한 가치관·생활양식·흥미 및 행위를 공유하는 개인이나 가족이 사회에서 차지하는 비교적 영구적인 동질적 부분으로 정의할 수 있다. 따라서 사회계층은 비슷한 수준의 사회적 지위와 경제력을 가진 사람들의 집합으로, 같은 계층 내에는 태도, 가치관, 사고방식, 행동 등에 있어서 많은 공통점이 발견된다. 즉 사회계층 내의 구성원들은 노출되는 매체, 구매하는 제품이나 서비스의 종류, 쇼핑 패턴이나 쇼핑장소 등이 매우 유사하기 때문에 효과적인 마케팅전략 수립을 위해서는 사회계층에 대한 이해가 매우 중요하다. 미국의 경우 매체 선호성 차이를 보면, 상위계층 소비자들은 잡지와 책을 선호하며, 하위계층 소비자들은 TV시청을 선호한다. TV와 같은 매체에서도 사회계층에 따라 선호성이 다른데, 상위계층 소비자들은 뉴스와 드라마를 선호하지만, 하위계층 소비자들은 연속극이나 스포츠 프로그램을 좋아한다.

즉 사회내부의 계층 중에서도 같은 계층의 사람들끼리는 교류가 쉽게 이루어지고, 다른 계층의 사람들끼리는 잘 어울리지 않는다. 이것은 다른 계층의 사람들에게서 이질감을 느끼기 때문인데 각 사회계층은 옷, 가구, 자동차, 식당 및 여가선용 등의 소비행동에 있어서 뚜렷한 차이를 가진다. 그러므로 특정상품이 어느 계층을 표적으로 하느냐에 따라 제품의 디자인, 유통경로, 광고, 가격 등을 달리해야 한다. 의료서비스의 경우에는 건강검진에 응용할 수 있는데 최상층 부류를 위한 최고급 건강검진패키지와 중산층, 하위층 등을 위한 맞춤형 건강검진패키지를 달리 적용하는 방안이 있을 수 있다.

2. 사회적 요인

1) 준거집단

준거집단(reference group)이란 개인의 태도나 행동에 직 · 간접으로 영향을 끼치는 모든 집단을 말한다. 이러한 준거집단에는 가족, 친척, 친구, 이웃, 직장동료, 동호회, 교회 등의 여러 형태가 있다. 여기서 가족, 친구, 이웃, 직장동료 등과 같이 일상적으로 만나서 직접적인 영향을 미치는 집단을 1차 준거집단(primary group)이라고 하며, 동창회, 협회, 학회 등과 같이 비정기적으로 만나면서 간접적인 영향을 미치는 집단을 2차 준거집단(secondary group)이라고 한다. 그리고 사람들은 자신이 속해 있지 않지만 속하기를 바라고 있는 집단에 의해서도 영향을 받고 있는데 이러한 집단을 열망집단(aspirational group)이라고 한다. 대학야구팀 선수들은 프로야구 1군 선수들, 일반사원의 경우는 이사 등의 중역집단이 그 예가 된다.

또한 특정한 집단에서 어느 상품이 좋고 나쁘다는 등 특정상품에 대한 정보와 장 · 단점을 주위의 사람들에게 알림으로써 그들의 구매활동에 영향을 주는 사람들이 있는데 이러한 사람들을 의견선도자(opinion leader)라 한다. 의견선도자는 신뢰적이고, 사회적으로 활동적이며 또한 그 제품범주를 자주 이용하는 사람들이다. 마케팅관리자들은 의견선도자와 관련된 인구통계적 및 심리학적 특징을 규명하고, 의견선도자가 읽는 매체를 확인하고 이 의견선도자에게 직접적으로 메시지를 전달함으로써 그들에게 다가가려고 애쓴다.

2) 가족

가족은 사회에서 가장 중요한 소비자구매 조직으로 가족구성원들은 가장 영향력 있는 1차 준거집단이다. 그러므로 가족의 구매행동을 이해하고 가족이 소비자의 구매행동에 미치는 영향을 파악한다는 것은 매우 중요하다. 구매에 있어 가족구성원의 역할구조는 가장에 따라 다소 차이는 있으나, 남편과 아내의 상대적인 영향력에 따라 다음과 같이 4가지 유형으로 나눌 수 있다.

① 아내 주도적 의사결정 : 주방용품, 세탁기, 냉장고, 잡화 및 자녀의류나 운동화, 숙녀복 등을 구매할 때는 아내의 영향력이 더 강하다.

② 남편 주도적 의사결정 : 가정의 미래를 위한 투자나 생명보험의 가입과 같은 결정은 남편의 영향이 더 크다고 할 수 있다.

③ 공동 의사결정 : 자동차나 휴가 또는 주택과 같이 비싼 제품과 서비스에 대해서는 대부분 남편과 아내가 공동으로 의사결정을 한다.

④ 단독 의사결정 : 남편이나 아내가 자치적으로 결정하는 경우로서 화장품은 아내가 알아서 선택하며, 담배를 피우는 남편은 알아서 담배를 고른다.

도표 3-4

남편과 아내의 상대적 영향력

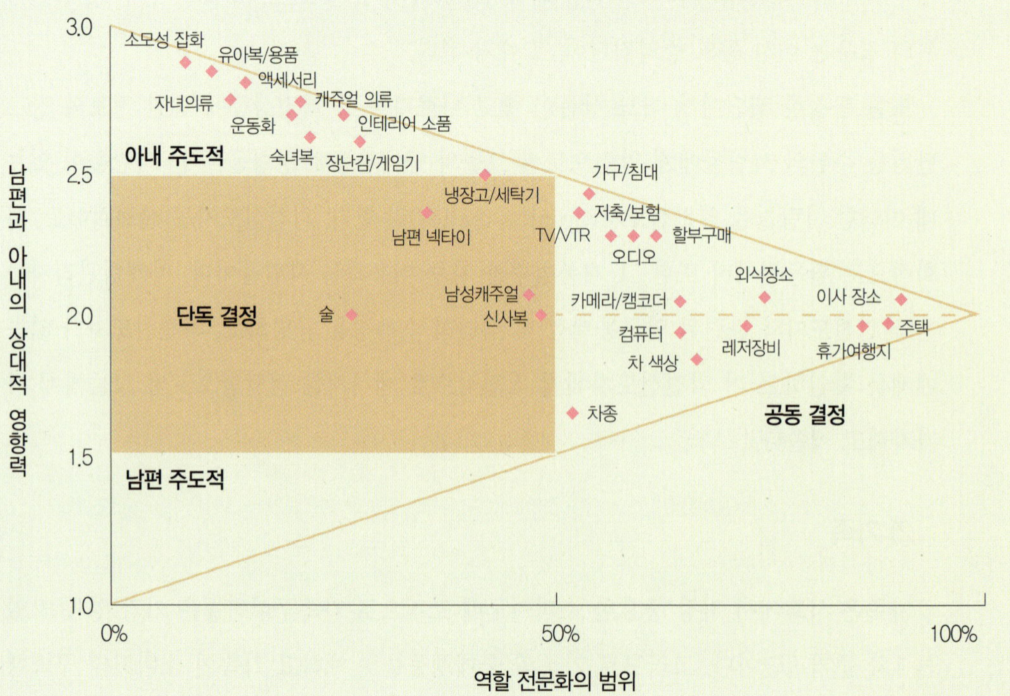

자료 : 대흥기획 마케팅전략연구소(1989~1999) 한국인의 소비행동과 라이프스타일의 변화, 박종오 등(2012) 재인용

우리나라 소비자의 경우 소모성잡화, 자녀의류나 운동화, 숙녀복 등은 아내 주도적 영역이며, 가구와 침대, 외식장소, 휴가여행지, 주택 등은 공동영역으로 나타났다. 그리고 술, 남편 캐주얼 의류와 넥타이, 신사복 등은 단독의사결정영역으로 나타났지만 특이한 것은 남편 주도적 의사결정영역은 한 개의 제품도 없다는 것이다(도표 3-4 참조). 최근에는 가족의사결정과정에 아이들의 의견이 의사결정에 상당히 많이 반영되고 있어서 아이들은 그들 부모의 의사결정에 큰 영향력을 미칠 수 있다.

3) 역할과 지위

사람은 가족, 클럽, 조직 등 여러 집단에 참여한다. 집단은 정보의 중요한 원천이며 또한 행동에 대한 규범을 정의하는데 도움을 준다. 각 집단에서 개인의 위치는 역할과 지위에 의해 정의된다. 즉 역할(role)이란 자기 주위에 있는 사람들이 수행하기를 바라는 활동들로 이루어진다. 각 역할은 지위(status)를 수반한다. 최상위 마케팅담당 부사장은 판매관리자보다 더 높은 지위를 가지며, 판매관리자는 사무직원보다 더 높은 지위를 가진다. 사람들은 사회에서 그들의 역할과 실제 또는 바람직한 지위를 전달하고 반영하는 제품을 선택한다. 따라서 마케팅 관리자는 상품과 상표가 갖고 있는 지위 상징물의 잠재력을 인식해야 한다.

3. 개인적 요인

1) 개성과 자아개념

개성(personality, 성격)은 한 개인이 비교적 지속적인 반응(구매행동 포함)과 일관성을 지닌 독특한 심리적 특성으로서 소비자를 설명하고 예측하는데 도움이 된다. 예를 들어 커피 제조사들은 커피를 많이 마시는 사람들이 다른 사람들과 어울리는 것을 좋아하는 경향이 있음을 발견하였다. 따라서 모 커피회사는 다른 사람과 함께 한 잔의 커피를 마시면서 휴식을 취하고 있는 소비자를 보여주는 광고를 자주 실시하고 있다. 그리고 자율성이 강한 소비자의 경우는 소비생활과 관련하여 다른 사람을 의식하지 않기 때문에 독자적인 구매결정을 내리는 경향이 높을 것이고, 소속감이나 사회성이 강한 소비자는 친구나 직장동료 등 준거집단의 영향을 많이 받아서 남을 의식하는 구매나 모방구매가 많은 경향을 나타낼 것이다.

개성과 관련하여 또 하나의 중요한 개념은 자아개념(self concept)이다. 자아개념은 소비자들이 어떻게 자기 자신을 보는가를 말하거나, 또한 다른 사람들이 자기 자신에 대해 가지고 있으리라고 생각되는 자아상을 말한다. 자아개념은 한 개인이 바라는 이상적인 자기모습을 나타내는 이상적 자아개념(ideal self concept)과 한 개인이 현재 자기의 모습을 어떻게 지각하느냐를 나타내는 실제적 자아개념(real self concept)을 결합시킨 것이다. 일반적으로 사람들은 실제적인 자아이미지를 이상적인 자아이미지로 높이려고 노력한다.

소비자행동은 주로 자아개념에 달려있다. 왜냐하면 소비자들이 자신들의 정체성을 보호하길 원하고 그들이 구매한 제품, 단골상점, 사용하는 신용카드 등은 자신의 이미지를 유지시켜 주기 때문이다. 예를 들어 여행상품의 경우 자신의 현재 모습을 검소하다고 지각하는 소비자는 그러한 자아이미지(실제적 자아이미지)를 잘 표현할 수 있는 수단으로 인정되는 저렴한 여행상품을 구매할 것이며, 자신을 부유하다고 지각하고 싶은 소비자는 그러한 자아이미지(이상적 자아이미지)를 잘 표현할 수 있는 수단으로 인정되는 호화사치성 여행상품을 구매할 것이다. 또한 소비자는 자신의 자아이미지와 일치하는 이미지를 갖는 상표나 점포를 선호하는 경향이 있다.

2) 연령 및 생활주기

사람들은 상품이나 서비스의 구매양상은 그들이 나이를 먹어가면서 변한다. 일반적으로 음식, 옷, 가구, 레저활동 등에 대한 기호는 나이에 따라 변화하며 소비자들이 구매하는 상품은 가족의 생애주기단계(life cycle stage)에 따라서 변화하기도 한다. 즉 결혼여부나 자녀의 유무, 결혼한 지 얼마나 되었는가 등에 따라 상품이나 서비스의 구매행동이 달라진다.

소비자의 연령은 가족생활주기(family life cycle) 상에서의 위치를 나타낸다. 가족생활주기는 나이, 결혼상태, 자녀유무 등을 고려해서 구분한 일련의 단계들로 이루어져 있다. 즉 가족생활주기의 단계는 미혼생활부터 결혼한 이후에 자녀의 유무와 자녀의 성장과 독립, 노후생활 등에 따라 구분하고 있는데 각 단계별 소비자의 제품이나 서비스의 구매행동이 달라질 수 있다. 예를 들어, 미혼일 경우에는 주류, 교육, 음식 등에 지출이 점차 증가하고 아이들이 있는 가정은 음식, 오락, 교육, 자동차 등에 더 많이 소비한다. 자녀가 성장해서 독립한 노부부 가정은 여성용 의류, 건강식품 및 의료용품 등에 전형적으로 지출이 늘어난다.

최근에는 가족규모의 축소, 만혼, 이혼율의 증가, 자녀를 갖지 않는 가정의 증가, 별거중인 부모 등 가족구조상의 많은 변화에 따라 이러한 전통적 가족수명주기 모델을 적용하여 분류하는데 어려움이 많이 따른다.

3) 직업과 경제적 상황

한 개인의 직업은 상품이나 서비스 구매에 영향을 미친다. 마케팅관리자는 그들의 상품과 서비스에 대해 평균 이상의 관심을 갖는 직업집단을 알려고 노력한다. 심지어 어떤 기업은 특정한 직업집단이 요구하는 제품을 전문적으로 생산할 수 있다. 예를 들어 컴퓨터 소프트웨어를 생산하는 기업들은 상표관리자, 기술자, 법률가, 의사들을 위한 상이한 제품을 디자인 할 수 있다.

최근 경제침체로 인해 제품 및 상표선택은 경제적 환경에 의해 크게 영향을 받는다. 사람들의 경제적 상태는 소비할 수 있는 소득, 저축과 자산, 대출, 차용능력, 소비와 저축에 대한 태도 등으로 구성된다. 구찌, 프라다, 버버리 같은 고급 사치품 제조업체는 경기침체기에 취약할 수도 있다. 만약 경제지표가 불황으로 접어들면, 마케팅 기업은 표적고객들에게 가치를 계속 제공하기 위해 자사 제품을 재설계, 재위치화하고 가격 수정 또는 할인상표를 도입하거나 그 상표를 더 강조하는 조치를 취할 수 있다. 예를 들어 고급 수입 자동차를 판매하는 경우에는 표적소비자를 일반대중에까지 확대할 필요는 없으며 일부 고소득층만을 표적시장으로 삼는 것이 보다 효과적이다.

4) 라이프스타일

사람들은 동일한 문화, 사회계층, 그리고 직업에 속해 있다고 할지라도 각기 다른 라이프스타일(lifestyle)을 가지고 있는 경우가 많다. 소비자의 라이프스타일이란 소비자들이 살아가는 방법으로 행동과 의식을 결합한 생활양식이며 종합적 상징으로서의 성격을 지니고 있다. 이러한 라이프스타일은 소비자의 가치와 개성과 관련성이 깊지만 가치와 개성은 내적상태나 특성을 나타내는 반면, 라이프스타일은 실질적인 행동유형을 나타낸다. 라이프스타일을 측정하는 도구로서 AIO(activity, interest, opinion)가 자주 이용된다. 이는 한 개인의 생활패턴으로서 개인의 활동, 관심, 의견 등을 표현하는 것으로 이해할 수 있다. 활동은 개인이 어떻게 시간을 활용하고 있는가를 나타내며(직업, 취미생활, 쇼핑, 스포츠, 사회적 행사 참여 등), 관심은 주위 환경에서 중요하게 생각하고 있는 것은 어떤 것인가를 나타내는 것이다(음식, 패션, 가족, 여가 등에 대한 관심). 그리고 의견은 자신과 주위의 사회나 세계에 대해 어떻게 생각하고 있는가를 나타낸다(사회적인 이슈, 제품이나 서비스, 자기 자신 등에 대한 의견).

도표 3-5

라이프스타일의 차원 비교

활동(A)	관심(I)	의견(O)	인구통계적 특성
일	가족	자기자신	나이
취미	가정	사회문제	교육
사회적 활동	일	정치	소득
휴가	지역사회	기업	직업
오락	오락	경제	가족크기
클럽회원	유행	교육	주거
지역사회	식품	제품	지리
쇼핑	매체	미래	도시의 크기
스포츠	성취	문화	생활주기의 단계

자료 : 박기안 등(2013) 일부수정

라이프스타일의 특성은 소비자의 구매행동과 밀접한 관련이 있기 때문에, 매우 중요한 개념이다. 또한 라이프스타일의 특성은 소비자의 가치변화를 이해하고, 소비자들을 범주화시켜 시장세분화 변수로도 활용할 수 있어서 마케팅관리자에게는 유용한 정보를 제공해 준다.

4. 심리적 요인

1) 동기부여

사람은 어떤 특정한 시간에 많은 욕구를 느낀다. 어떤 욕구는 생리적인 것으로 배고픔이나 목마름, 불편함 같은 생리적인 긴장상태에서 일어난다. 또 다른 욕구는 정신적인 것으로서 그 욕구는 인식, 자존심 또는 소속감에 대한 욕구와 같이 심리적인 긴장감에서 일어난다. 욕구가 우리로 하여금 행동하도록 충동질하며 그 강도가 충분한 수준에까지 일어나는 경우 그 욕구는 동기(motivate)가 된다. 동기부여(motivation)는 다른 것보다는 어떤 하나의 목표를 선택하려는 방향(direction) 그리고 우리가 그 목표를 추구하고자 하는 열정인 강도(intensity)에 의해 이루어진다. 여러 가지 동기이론들이 있지만 여기서는 대표적인 마슬로우의 욕구단계이론에 대해 알아본다.

1954년 발표된 마슬로우의 욕구단계이론의 출발점은 사람들이 가지고 있는 욕구는 일련의 단계가 있어서 하위단계의 욕구가 충족되어야 상위단계의 욕구를 충족시키는 방향으로 동기부여가 된다는 것이다. 예를 들어 배고픈 사람은(생리적 욕구) 이를 해결할 수 있는 음식이나 빵 등에 관심을 보이게 되고, 이를 충족했을 때 자신에 대한 안전과 보호(안전에 대한 욕구)와 관련된 대상들에 관심을 보인다는 것이다. 따라서 하위단계의 욕구가 충족되지 않은 상황에서 상위단계의 욕구를 충족해주어도 동기부여가 되지 않는다는 것이다. 마슬로우는 인간의 욕구를 다섯 단계로 설명하고 있다.

① 생리적욕구(physiological needs) : 이는 인간의 가장 기본계층에 있는 학습되지 않은 가장 강력한 욕구로서 목마름, 배고픔, 수면, 성욕, 음식, 의복, 거처에 대한 욕구 등이다. 기본적으로 이 욕구가 충족되어야 다른 상위의 욕구를 느끼게 된다.

② 안전욕구(safety needs) : 일단 생리적욕구가 어느 정도 충족되면 안전욕구가 나타난다. 인간은 현재에 대한 관심보다는 미래에 대한 관심이 더 크다는 것이다. 때문에 신체적인 위험(사고, 전쟁, 질병 등)과 기초적인 생리적욕구의 박탈로부터 자유로워지려는 욕구이다.

③ 소속감과 애정욕구(사회적욕구, belongingness and love needs) : 생리적욕구와

안전욕구가 어느 정도 충족되면 소속감이나 애정의 욕구가 지배적인 것으로 나타난다. 인간은 사회적 존재인 만큼 여러 사회집단이나 동료들과 함께 어울려 우의를 나누고 싶어 하고 이성 간 교제나 결혼을 갈구하게 된다. 직장 내 비공식조직을 포함한 여러 그룹에 참여하고자 하는 동기를 가진다.

④ 존경욕구(esteem needs) : 인간은 어디엔가 속하려는 욕구가 어느 정도 만족되기 시작하면 어느 집단의 단순한 구성원 이상의 것이 되기를 원하며, 존경을 받고자 하는 욕구를 느끼게 된다. 여기에는 자존심과 아울러 다른 사람으로부터 인정을 받는 것이 포함된다. 이 존경의 욕구가 만족되면 자신감, 명예감, 힘, 성취욕, 지위욕 등이 생긴다.

⑤ 자아실현욕구(self-actualization needs) : 일단 존경의 욕구가 어느 정도 충족되기 시작하면 다음에는 자아실현욕구가 나타난다. 이는 계속적인 자기발전을 위해 자신의 잠재력을 극대화하려는 욕구이다. 예를 들어 음악가는 음악의 세계에서, 미술가는 미술세계에서, 시인은 시의 세계에서 그 잠재능력을 극대화하려고 하는 것 등이 해당된다.

도표 3-6

마슬로우의 욕구단계

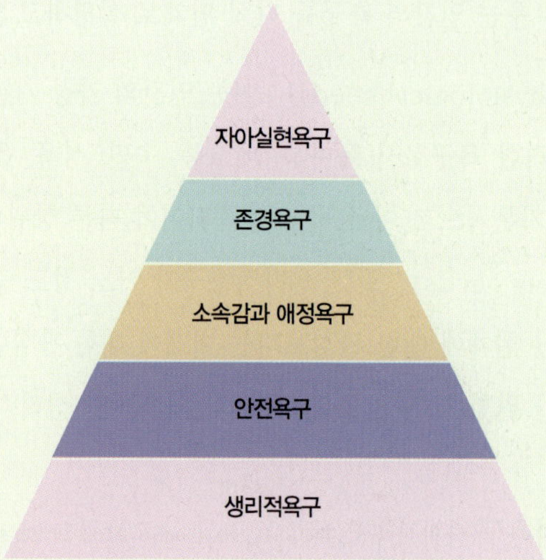

욕구단계이론은 하위 단계에서의 욕구가 충족되어야 상위단계의 욕구를 충족하기 위한 동기부여가 된다는 것이다. 그러나 인간의 욕구를 다섯 단계로 분류하는 것은 입증할 만한 증거가 없을 뿐만 아니라 전단계의 욕구의 충족이 다음 단계 욕구의 동기유발로 순차적으로 이어진다는 주장에 대해서는 비판을 받기도 한다. 하지만 욕구단계설은 마케팅관리자가 자사의 제품이 소비자의 어느 단계와 관련이 있는가를 제시할 수 있다는 점에서 유용하다고 할 수 있다.

2) 지각

동기가 부여된 사람은 곧 행동할 준비를 한다. 동기가 유발된 사람이 실제로 어떻게 행동하는가는 그 사람이 그 상황을 지각하는 것에 의해 영향을 받는다. 사람들은 같은 상황에서 동일한 자극을 받았다고 할지라도 서로 상당히 다른 행동을 취하기도 하는데 각자 처한 상황을 다르게 지각(perception)하기 때문이다. 예를 들어 TV광고를 시청하고 있는 두 사람이 광고메시지를 다르게 해석할 수 있다. 한 사람은 그 메시지에 몰입되어 그 제품을 구매하기 위해 동기부여가 되었는데, 어떤 사람은 메시지 내용을 알 수 없거나 기억조차 못할 수도 있다. 이와 같이 사람들이 동일한 자극물을 다르게 지각할 수 있는데 그 이유는 선택적 주의(selective attention), 선택적 왜곡(selective distortion) 및 선택적 보존(selective retention) 때문이다.

(1) 선택적 주의

사람들은 매일 방대한 양의 자극들에 노출되어 있기 때문에 모든 자극물에 대하여 주의를 기울일 수 없다. 따라서 소비자는 그들에게 오는 자극 중 극히 일부에만 주의를 기울일 수밖에 없다. 대체로 소비자들은 다음과 같은 경우 그들에게 오는 자극에 관심을 가질 가능성이 높다.

① 사람들은 현재의 욕구와 관련되는 자극에 보다 주의를 기울일 가능성이 높다. 어떤 사람이 대부분의 컴퓨터 광고를 주시하는 이유는 그에게 컴퓨터를 구입하려는 동기가 부여되어 있기 때문이다. 그래서 아마도 DVD광고에는 관심을 기울이지 않을 것이다.

② 사람들은 자기가 기대하고 있는 자극에 더욱 관심을 기울일 가능성이 높다. 당신은 컴퓨터 매장에 가서 라디오보다는 컴퓨터에 관심을 기울일 가능성이 매우 큰데, 그 이유는 그 매장이 라디오를 취급하리라고 기대하지 않았기 때문이다.

③ 사람들은 자극의 편차가 보통 자극에 비해 큰 것에 더욱 관심을 기울일 가능성이 높다. 당신은 어떤 컴퓨터의 정가보다 5%싸게 표시한 광고보다는 50%싸게 표시한 광고에 관심을 기울일 가능성이 크다.

따라서 경영자는 창의성 있는 제품디자인, 특이한 광고, 기억에 쉽게 남는 메시지 등으로 자사의 제품이나 광고가 소비자의 주의를 끌도록 해야 한다.

(2) 선택적 왜곡

사람들은 그들이 일단 주의하여 받아들인 정보를 자기들이 미리 갖고 있던 선입관에 맞춰서 해석하는 경향이 있다. 예를 들어 삼성컴퓨터를 구입하기로 이미 결정한 사람은 애플, LG나 삼보컴퓨터 제품들의 장점과 단점을 열거하면서 컴퓨터의 성능이 거의 비슷하다는 신문기사를 봐도 이를 주관적으로 해석하여 삼성컴퓨터가 제일 뛰어나다는 평가를 갖게 될 가능성이 높다.

(3) 선택적 보존

사람들은 자신들이 얻은 정보의 대부분을 잊어버린다. 사람들은 그들의 태도와 신념에 맞는 정보만을 기억하는 경향이 있다. 현대자동차를 구입한 사람은 현대자동차에 대한 호의적 정보를 기억하고 경쟁사 제품에 대한 호의적 내용은 잊게 된다. 왜냐하면 소비자는 자동차구매에 대한 생각을 할 때마다 현대자동차에 대한 호의적 내용을 기억하며 떠올리기 때문이다.

이러한 세 가지 현상 때문에 소비자에게 메시지를 제대로 전달하기가 무척 어려운 것이다. 많은 기업들이 똑같은 광고를 자꾸 되풀이하는 것도 이러한 이유 때문이다.

3) 학습

사람들은 행동할 때 학습(learning)이 뒤따른다. 학습이란 어떤 사람의 경험으로부터 신념이나 행동의 변화가 일어나는 것을 말하는데, 이는 자극일반화(stimulus generalization)와 자극차별화(stimulus discrimination)로 나누어 설명할 수 있다. 자극일반화는 한 가지 반응이 첫 번째 자극과 유사한 두 번째 자극에 확대될 때 일어난다. 어떤 사람이 현대 아반떼를 구입하여 타고 다니면서 매우 만족하였다면 그 사람은 현대자동차에 대한 긍정적인 태도가 강화될 것이다. 그리고 다음번에 자동차를 새로 구입하게 될 때 또 다시 현대자동차의 소나타를 구매할 가능성이 높아진다. 위와 같은 경우 유사한 자극에 대하여 반응을 일반화시켰다고 볼 수 있다. 자극일반화의 반대 개념인 자극차별화는 소비자들이 유사 제품들 사이에 차별화시키는 학습을 한다는 것이다. 만약 위의 소비자가 K5에 대한 정보를 입수한 결과 중형차들 중에서는 기아의 K5가 현대 LF 소나타보다 훨씬 승차감이 좋고 연비가 절약된다고 판단한다면 차별화가 일어나게 된다. 자극차별화란 제품 품목들 간의 차이를 인식하고 그에 따라 적절하게 반응할 수 있게 되는 것을 말한다. 따라서 마케팅관리자는 이러한 학습이론을 응용함으로써 자사제품을 강력한 구매충동으로 연결시키고 제품구매를 자극할 수 있는 단서개발과 강화효과를 높일 수 있는 방안을 강구하는데 도움을 얻을 수 있을 것이다.

4) 태도

태도(attitude)는 어떤 대상(사람, 사물, 사안)에 대해 지속적이면서 일관성 있는 평가와 감정으로서 사람들로 하여금 그 대상을 좋아하게 되거나 싫어하게 되는 결과를 낳게 된다. 사람들은 종교, 정치, 의료, 의복, 음악, 식품 등 거의 모든 것에 대해 어떤 태도를 가지고 있다. 일반적으로 태도는 후천적으로 형성되어 한 동안 지속되며 그 방향과 강도는 각 개인마다 다르다. 태도는 일단 형성되면 바꾸기가 매우 힘들다. 따라서 대부분의 기업들은 자사제품에 대하여 태도를 변화시키려는 노력보다는 일단 형성된 태도에 적합한 제품을 판매하는 것을 선택하게 된다.

태도는 많은 원천에 의하여 학습된다. 소비자의 태도형성에 영향을 미치는 요인으로는 제품이나 서비스에 대한 과거의 경험, 가족, 동료집단, 각종매체에의 노출, 개성 등이 있다. 따라서 마케팅관리자는 구매를 하기 전에 소비자들이 갖고 있는 생각이나 신념 또는 감정을 파악하고 이를 잘 이해하는 것이 매우 중요하다. 기업은 가격, 제품, 광고 등의 수단을 동원하여 자사의 이미지나 자사의 제품에 대한 선호도를 높이기 위한

노력을 끊임없이 해야 한다. 내용다지기 3-2

5. 상황적 요인

상황적 요인은 특정한 시간과 장소 및 상황에서 일어난 일시적 상태나 조건이 소비자행동에 영향을 미치는 것을 말한다. 예를 들어 평소 술을 잘 먹지 않는 대학생도 MT를 가거나 여행지를 가서는 술을 종종 마시는 경우를 소비자행동에 영향을 주는 상황적 요인이라 할 수 있다.

내용다지기 3-2

알아두면 유용한 주요 국가 영업에티켓

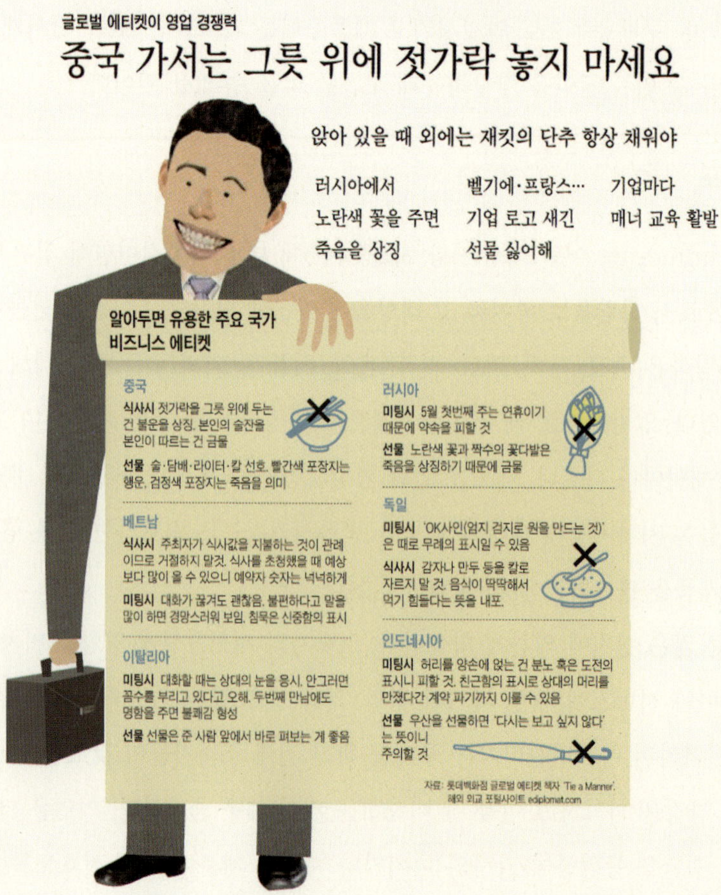
글로벌 에티켓이 영업 경쟁력

중국 가서는 그릇 위에 젓가락 놓지 마세요

앉아 있을 때 외에는 재킷의 단추 항상 채워야

러시아에서 노란색 꽃을 주면 죽음을 상징

벨기에·프랑스… 기업 로고 새긴 선물 싫어해

기업마다 매너 교육 활발

알아두면 유용한 주요 국가 비즈니스 에티켓

중국

식사시 젓가락을 그릇 위에 두는 건 불운을 상징. 본인의 술잔을 본인이 따르는 건 금물

선물 술·담배·라이터·칼 선호. 빨간색 포장지는 행운, 검정색 포장지는 죽음을 의미

베트남

식사시 주최자가 식사값을 지불하는 것이 관례이므로 거절하지 말것. 식사를 초청했을 때 예상보다 많이 올 수 있으니 예약자 숫자는 넉넉하게

미팅시 대화가 끊겨도 괜찮음. 불편하다고 말을 많이 하면 경망스러워 보임. 침묵은 신중함의 표시

이탈리아

미팅시 대화할 때는 상대의 눈을 응시. 안그러면 꼼수를 부리고 있다고 오해. 두번째 만남에도 명함을 주면 불쾌감 형성

선물 선물은 준 사람 앞에서 바로 펴보는 게 좋음

러시아

미팅시 5월 첫번째 주는 연휴이기 때문에 약속을 피할 것

선물 노란색 꽃과 짝수의 꽃다발은 죽음을 상징하기 때문에 금물

독일

미팅시 'OK사인(엄지 검지로 원을 만드는 것)'은 때로 무례의 표시일 수 있음

식사시 감자나 만두 등을 칼로 자르지 말 것. 음식이 딱딱해서 먹기 힘들다는 뜻을 내포.

인도네시아

미팅시 허리를 양손에 얹는 건 분노 혹은 도전의 표시니 피할 것. 친근함의 표시로 상대의 머리를 만졌다간 계약 파기까지 이를 수 있음

선물 우산을 선물하면 '다시는 보고 싶지 않다'는 뜻이니 주의할 것

자료: 롯데백화점 글로벌 에티켓 책자 'Tie a Manner', 해외 외교 포털사이트 ediplomat.com

대표적인 상황적 요인으로는 소비상황, 구매상황, 시간상황이 있다. 첫째, 소비자는 상품의 소비상황에 따라 상이한 의사결정과 행동을 한다. 한 여름 성수기 때 해수욕장을 갈 경우 슈퍼마켓에서 1,000원 내외에서 살 수 있는 소주를 해수욕장에서는 3,000원에 판매해도 구입하는 경우가 있다. 이와 같이 소비하는 상황에 따라 소비자의 구매의사결정도 달라진다.

둘째, 상품이나 서비스를 판매하는 매장환경이나 구입하는 구매상황이 소비자의 의사결정에 영향을 미친다. 예를 들어 상품의 진열상태, 흘러나오는 음악, 색상, 조명, 향기 등은 소비자의 구매행동에 영향을 미치기도 하고 상권의 크기, 유동인구, 교통의 편리성과 같은 상점의 입지도 소비자행동에 영향을 미친다. 음악의 예를 보면 레스토랑에서 경쾌하고 빠른 음악을 들은 고객은 더 많이 먹는 경향이 있으며, 술집의 고객들은 오히려 음악이 부드럽고 느릴수록 술을 더 많이 마시기 쉽다. 또한 선물용인가 소비용인가 하는 구매목적에 따라 소비자는 상이한 구매행태를 보인다. 예를 들어 자신이 소비하기 위해 절대로 사지 않는 비싼 굴비를 남에게 선물할 목적으로는 깊게 생각하지 않고 구입하는 경우가 많다.

셋째, 시간은 소비자의 가장 한정된 자원 중의 하나이다. 시간은 소비자에게 정보를 처리하거나 구매의사결정, 어떤 행동을 수행하는데 영향을 미칠 수도 있다. 예를 들어 대형마트에 가서 30분 이내에 30여 가지 품목을 구매해야 하는 소비자는 각 품목에 대한 충분한 정보처리 없이 구매의사결정을 해야 할 것이다.

최근 정보화 사회에 살고 있는 대부분의 소비자들은 시간요소가 실제로 구매의사결정에 중요한 영향을 미치기 때문에 시간과 관련된 제품들이 시장에 많이 생산되어 판매되고 있다. 예를 들어 전기면도기, 전자렌지 등은 바쁜 현대인들에게 편리성을 제공해주며 제품의사결정에도 중요한 영향을 미친다. 또한 치킨이나 피자배달 등 서비스 전달속도가 소비자에게는 제품이나 서비스 선택의 중요한 속성이 되고 있다.

Ⅲ 소비자 의사결정과정

서비스 구매의사결정 단계는, ① 서비스 구매 전 단계, ② 서비스 구매단계, ③ 서비스 구매 후 단계 등 3단계로 나눌 수 있다. 여기서 구매 전 단계에서는 문제인식, 정보탐색, 대안평가 등으로 구분할 수 있다. 여기서는 서비스 구매의사결정과정을, ① 문제인식, ② 정보탐색, ③ 대안평가, ④ 구매결정, ⑤ 구매 후 행동으로 나누어 기술하고자 한다. 물론 소비자들은 상품을 구입할 때 항상 이러한 5가지 과정을 거치지는 않는다. 즉 소비자들은 어떤 단계는 그냥 뛰어넘기도 하고, 심지어는 순서가 뒤바뀔 수도 있다. 예를 들어, 일상적인 상표의 비누를 구입하는 사람은 비누가 필요하다는 것을 인식하면 곧바로 구매결정을 하게 되는데 이 경우 정보탐색과 대안평가 단계는 거치지 않는다.

도표 3-7

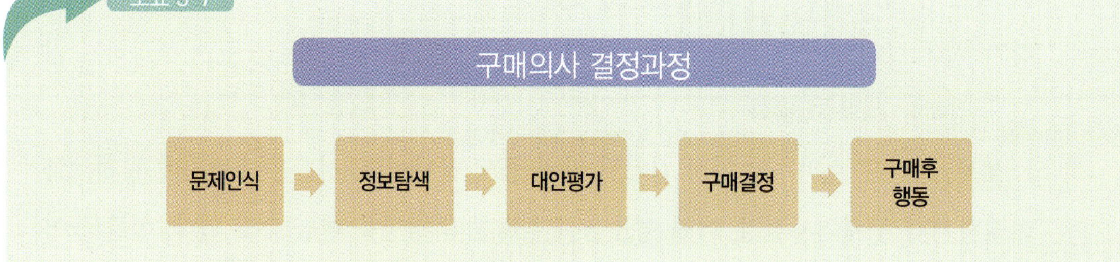

1. 문제인식

의료서비스 이용을 결정하는 과정은 문제를 인식(problem recognition)할 때 시작된다. 즉 소비자가 건강문제를 인식하고 의료에 대한 욕구를 느끼면서 의사결정 과정이 시작되는 것이다. 욕구란 소비자가 기대하는 바람직한 상태와 소비자가 인식하는 현실과의 차이가 일정한 수준을 넘어설 때 발생하며 이로 인해 의료이용을 하고자 하는 동기가 생긴다. 일반적으로 그와 같은 욕구는 내적 또는 외적 자극에 의해 활성화되는데, 욕구가 생겼다고 해서 바로 의료이용을 하는 것은 아니고 그 욕구 수준이 일정한 수준을 넘을 때 비로소 의료이용으로 이어진다.

나이가 35세인 주부가 임신할 계획으로 산부인과 의원을 방문할 생각이 있다고 하자. 이 주부가 임신에 관해 깊은 관심을 갖게 된 것은 본인의 나이가 많아 가능한 한 임신을 빨리 해야겠다는 생각에서 비롯되었으며 이는 내적 자극에 의한 것이다. 반면 결혼한 친구의 임신소식을 듣고 본인이 임신하기를 원한다면 이는 외적자극에 의한 것이라고 볼 수 있다. 그러나 의료서비스에서는 의료욕구, 즉 문제의 인식이나 의료이용의 필요성을 느끼는 과정이 일반서비스나 제품과는 다른 경우들이 많다. 예를 들어 의료에서의 문제 인식은 의료이용자보다는 의료인에 의해 먼저 이루어지게 되는 경우가 있으며 사고 등에 의해 갑자기 문제가 발생한 경우에도 본인의 의사와 무관하게 의료이용을 하게 되므로 합리적인 의료이용 의사결정단계를 거치지 않는 경우들도 있다.

2. 정보탐색

소비자들은 문제를 인식하고 나면 인식한 문제를 해결하기 위하여 정보를 탐색(information search)하게 된다. 그러나 모든 소비자들이 욕구를 갖고 있다고 정보를 탐색하는 것은 아니며 욕구의 정도가 얼마나 강한지, 그리고 주위에 욕구를 충족시킬 대상이 있는지에 따라 정보 탐색의 강도가 달라진다. 욕구의 정도가 강하고 주변에 이를 쉽게 만족시킬 수 있는 대상이 있다면 이는 의료이용으로 쉽게 연결되지만 그렇지 않을 경우엔 좀 더 시간을 가지고 정보탐색을 하게 된다.

일반적으로 의료서비스에서는 의료욕구의 심각성과 위급성에 따라 정보탐색 양상이 달라질 수 있다. 암과 같이 생명을 위협할 수 있는 심각한 질환의 경우에 여러 의료기관들의 의사들에 대한 정보를 적극적으로 수집하고 어느 곳을 방문하는 것이 양질의 서비스를 받을 수 있는지에 대해 신중히 고려할 것이다. 또한 급성맹장염의 경우엔 통증으로 신속하게 진료 받는 문제가 더 급하기 때문에 충분한 정보 탐색 없이 이용하기 편한 의료기관을 선택할 것이다. 가벼운 감기와 같이 중증도가 심하지 않는 경우에도 정보탐색작업의 양은 심각한 질환에 비해 많지 않다.

정보탐색은 소비자가 자신의 기억이나 경험을 되살리는 내적탐색(internal search)부터 시작이 되며, 그것만으로도 만족한 제품이 머릿속에 떠오른다면 정보탐색이 끝나게 된다. 그러나 내부탐색만으로 문제를 해결하는데 부족함을 느끼게 되면 외부에서 정보를 찾는 외적탐색(external search)을 하게 된다. 외적탐색에는 다음과 같은 여러 유형이 있다.

1) 개인적 원천(personal sources)

가족, 친구, 이웃, 직장동료, 기타 지인들을 통해 정보를 수집할 수 있다. 이런 준거집단이 제공해주는 원천이나 정보는 비용이 적게 들고 비교적 신뢰성이 높다고 지각하는 경향이 있다.

2) 상업적 원천(commercial sources)

기업이 마케팅커뮤니케이션 전략을 통해 제공하는 광고, 홍보, 포장, 판매원, 판촉물, 팜플렛 등에 의해서 정보를 수집하는 경우이다. 이런 정보는 소비자가 시간과 비용을 적게 들이고도 쉽게 정보를 얻을 수 있는 이점이 있지만, 정보의 신뢰성이 낮게 평가되는 경향이 있다.

3) 중립적 원천(neutral sources)

신문, 잡지기사, 정부기관 보고서, 방송뉴스, 소비자관련 보고서, 기타 비상업적 매체 등에서 제공하는 각종 정보를 말한다. 이런 정보는 소비자들이 신뢰성이 높고, 실제적으로 편견이 거의 없는 것으로 지각하는 편이다.

4) 경험적 원천(experimental sources)

소비자 자신이 제품이나 서비스를 직접 사용해 보거나 시험조작을 직접 경험해보고 정보를 수집하는 것을 말한다.

일반적으로 의료서비스분야의 경우, 정보의 양은 대중매체로부터 많이 얻지만 실제 의료이용으로 연결되는 것은 개인적, 경험적 정보원이 효과적인 경향이 있다. 개인적, 경험적 정보원의 영향이 큰 이유는 다음과 같다. 첫째, 의료서비스는 기본적으로 경험을 통해 품질을 평가하게 되는 속성이 있으며 이들 인적 정보원들의 대리경험에 의해 품질 정보를 제공받을 수 있기 때문이다. 둘째, 전통적으로 의료분야는 광고에 대해 규제가 심하여 공급자에 대한 정보가 제한적이므로 경험자의 정보가 상대적으로 유용할 수 있다. 셋째, 의료서비스의 무형성과 산출물의 다양함으로 인해 일반 제품에 비해 선택에 대한 불확실성과 위험이 상대적으로 높으며, 이러한 위험을 줄이기 위해서는 특정 의료서비스를 이용한 경험자로부터 그에 대한 정보를 수집하는 것이 안전하기 때문이다.

따라서 마케팅담당자는 소비자가 정보를 어디서 주로 얻는지, 그리고 소비자가 그 정보원에 대해 얼마나 중요성을 부여하는지 신중히 파악하여야 한다. 이러한 자료들은 의료기관이 표적시장 내 소비자들의 의료이용행태를 예측하고 효과적으로 의사소통할 수 있는 결정적인 정보가 되기 때문이다. 특히 경쟁이 치열해지고 시장에서 소비자 권한이 강화되면서 공급자들은 소비자와 좀 더 효율적으로 의사소통 할 수 있는 방식을 찾고 있으며, 이를 위해 소비자의 정보탐색 태도에 대해 많은 관심을 쏟고 있다.

3. 대안평가

정보탐색 단계에서 의료소비자는 자신의 건강문제를 해결해 줄 수 있는 의료공급자에 관한 정보를 수집하게 되며 이를 바탕으로 각 대안 중 어느 하나를 결정하기 위한 평가를 하게 된다. 그런데 의료소비자들은 대안을 평가할 때 모든 대안들을 평가의 대상으로 선정하지 않으며 제한된 몇 개의 대안들만을 평가하게 된다. 이와 같이 제한된 몇 가지 대안만을 평가하는 이유는 첫째, 소비자가 아무리 정보탐색을 열심히 하여도 시간과 공간이 제한되어 있고 정보가 부족하여 욕구를 충족시킬 수 있는 모든 대안들을 평가하는 것이 사실상 어렵기 때문이다. 둘째, 소비자가 다룰 수 있는 정보의 양에는 한계가 있고 따라서 소비자는 모든 대안에 대한 정보를 수집하지 않기 때문이다.

제한된 범위 내에서 대안이 설정되면 소비자들은 일정한 평가기준에 따라 각각의 대안들을 평가하게 된다. 평가기준은 의료공급자 선택에 영향을 미치는 사람, 의료서비스 내용, 의료이용 상황 등에 따라 다를 수 있다. 그러나 일반적으로는 다음과 같은 개념들이 평가의 기준으로 이용된다.

1) 서비스제품의 속성(product attribute)

의료소비자는 특정 의료기관의 의료서비스를 여러 가지 서비스 특성들로 뭉쳐진 하나의 집합(bundle of product attributes)으로 보기 때문에 의료공급자를 결정할 때는 이러한 서비스 특성들을 모두 관련지어 생각한다. 예를 들어 가임여성의 경우 임상

능력, 안락한 시설, 친절성 등과 같은 속성을 산부인과 선택의 중요한 평가기준으로 생각할 수 있고, 자동차의 경우 제품속성으로는 안전성, 경제성, 내부 공간, 가격 등을 기준으로 생각할 수 있다.

2) 속성의 중요도(importance weights)

소비자들은 여러 속성들에 대해 그들이 느끼는 중요도에 따라 서로 다른 가중치를 부여한다. 예를 들어 어떤 주부가 산부인과 의원이 다른 의료기관에 비해 임상적 능력이 뛰어나다는 이유 때문에 대안으로 선택했다면 이 소비자는 진료능력이라는 속성을 가장 중요하게 생각하였기 때문이다. 따라서 경영자들은 의료기관이 제공하는 서비스가 갖고 있는 속성 중에서 소비자들이 어떠한 속성을 가장 선호하고 중요하게 여기는지를 파악해야 한다.

3) 브랜드이미지(brand image)

소비자는 의료서비스를 선택하는데 있어 서비스의 편익과 기능뿐만 아니라 의료기관 또는 의료공급자와 관련된 브랜드에 대한 주관적인 신념에 따라 서비스제품을 선택하기도 한다. 브랜드이미지란 소비자들이 각각의 서비스속성에 대해 가지고 있는 브랜드 신념(brand beliefs)의 집합으로서 소비자의 상표이미지는 그 자신의 경험이나 선택적 지각, 선택적 왜곡, 그리고 선택적 기억 때문에 서비스가 갖고 있는 진실과는 다를 수 있다.

4) 효용함수(utility function)

소비자들은 각 의료서비스가 갖고 있는 속성에 대해 효용함수를 갖고 있다. 효용함수는 의료서비스 속성의 여러 수준에 따라 소비자가 서비스에 대해 얼마나 만족해하는지 그 정도를 표현한 것이다. 따라서 소비자가 느끼는 주관적 만족감인 효용이 최고가 되는 속성들을 결합하면 이것이 소비자가 생각하는 이상적인 서비스제품이 된다. 소비자들이 서비스의 속성에 대해서 효용함수를 갖고 있다는 것은 결국 속성들의 결합에 따라 소비자의 만족수준이 달라진다는 것을 뜻한다.

5) 평가절차(evaluation procedure)

소비자들은 탐색된 정보를 바탕으로 평가절차를 거쳐 여러 가지 대안들에 대해 어떤 태도를 갖게 된다. 그러나 평가의 절차는 개인이나 서비스의 특성에 따라 달라질 수 있다. 어떤 소비자는 여러 속성들을 평가의 대상으로 고려하고 각 대안의 속성을 평가한 후 의료기관을 선택하기도 하며, 어떤 소비자는 서비스의 여러 속성 중 특정한 속성을 중심으로 대안을 평가하기도 한다. 또한 소비자들의 평가절차는 의료이용 상황에 따라서도 다르다. 경우에 따라서는 신중한 평가와 논리적 사고를 거쳐 평가하지만, 어떤 때에는 합리적인 평가과정을 거치지 않고 충동적, 직관적으로 의료기관을 선택하기도 한다. 뿐만 아니라 어떤 경우에는 혼자서 의사결정을 하기도 하고, 친구나 상담원, 인터넷 등의 정보획득을 통해 의료기관을 선택한다. 따라서 마케팅 담당자들은 소비자들이 실제로 대안을 어떻게 평가하는지를 연구해야 한다. 만약 소비자들이 어떠한 평가과정을 거치는지를 안다면 마케팅 담당자들은 의료이용과 관련된 소비자들의 의사결정에 영향을 미칠 수 있는 조치를 취할 수 있기 때문이다.

4. 구매결정

대안평가 과정을 통해 소비자는 대안을 평가하고 각 대안에 대해 선호하는 정도에 따라 우선순위를 정하게 된다. 일반적으로 소비자들은 가장 선호하는 서비스를 이용하게 되지만 의료서비스를 이용할 의사가 있다고 해서 곧바로 의료이용으로 연결되는 것은 아니며 이 과정에서 두 가지 다른 변수에 의해 영향을 받게 된다.

첫째는 다른 사람들의 태도이다. 손상된 치아의 보철을 위해 집에서 가까운 A치과의원을 이용할 계획을 갖고 있는 주부에게 남편이 보철치료는 비용도 많이 들고 시간도 오래 걸리기 때문에 믿을 수 있고 실력이 있는 치과의사에게 진료를 받아야 한다고 조언하면서 B치과의원을 권유할 경우, 부인이 A치과의원을 이용할 확률은 낮아질 수 있다. 조언하는 사람이 선택대안에 대해 부정적 태도를 보일수록, 그리고 그가 이용자와 가까울수록 자신의 대안선택에 대한 의도를 수정할 가능성이 높아진다.

두 번째 변수는 예기치 않았던 상황적 요인이다. 예를 들면 보철치료를 원하는 주부가 남편의 권유에 따라 B치과의원에서 진료를 받기로 하고 B치과의원을 방문하여 의사를 처음 만났을 때, 의사의 인상이나 행동에서 신뢰감을 얻지 못하면 치과의원을 다시 선정하려고 노력할 수도 있다. 따라서 의료기관을 선택하고 이용하려는 의도는 의료이용에 영향을 미치기는 하지만 행동으로 이어지지 않을 수 있기 때문에 실제 의료이용을 예측할 수 있는 좋은 지표가 되지는 못한다.

당초 선택하려고 한 대안을 수정하고 연기하거나 회피하는 소비자의 결정은 인지된 위험(perceived risk)에 의해 영향을 받는다. 인지된 위험은 '혹시 의료이용 후 후회하

도표 3-8

대안평가와 의료기관 선택의 단계

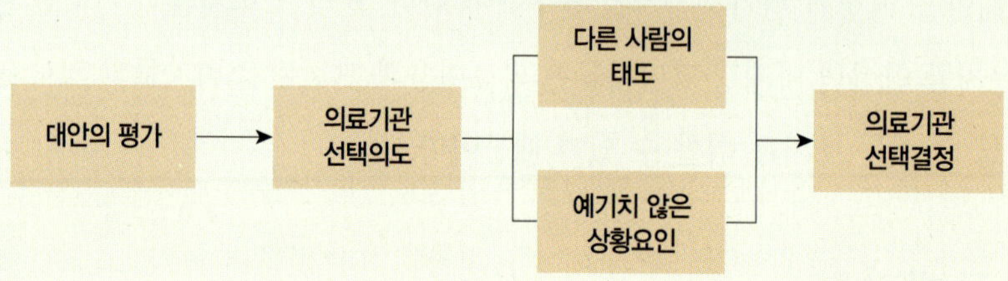

자료 : 조우현 등(1999)

면 어떻게 하지?'라는 생각이 드는 경우이다. 서비스 비용이 높을수록, 서비스에 대한 확신이 낮을수록 인지된 위험을 크게 느낀다. 대부분의 의료이용은 위험부담을 수반하게 되는데, 인지된 위험의 정도는 소비자가 인지하는 서비스의 중요성, 서비스 이용에 소요되는 금액, 속성의 불확실성 정도, 그리고 소비자의 자기 의사결정능력에 대한 확신정도에 따라 달라진다. 소비자들은 인지된 위험을 줄이기 위해 의료기관 선택결정을 회피하거나 친구나 친지로부터 정보를 수집하거나 또는 명성이 있는 브랜드를 선호하게 된다. 특히 의료이용에 있어서는 인지된 위험을 줄이기 위해 명성이 있는 의사나 의료기관을 택하는 방법을 선호하는 경향이 있다.

5. 구매 후 행동

의료서비스를 구매(이용) 한 후 소비자들은 서비스에 대해 만족 또는 불만족 등의 반응을 나타내는데 이는 다시 구매 후 행동, 즉 이 의료기관을 이용할 것인지, 의료기관을 바꿀 것인지, 혹은 타인에게 이 의료기관 이용을 권할 것인지 등 다양한 행동을 하게 된다. 이러한 의료이용 후 행동은 이용한 서비스에 대한 소비자의 최종적인 평가를 반영할 뿐만 아니라 미래의 의료이용에도 영향을 미친다는 점에서 중요한 마케팅 정보가 될 수 있다. 따라서 마케팅담당자는 소비자의 이용 후 만족도와 이용 후 활동을 관찰하여 마케팅 활동에 활용해야 한다.

도표 3-9

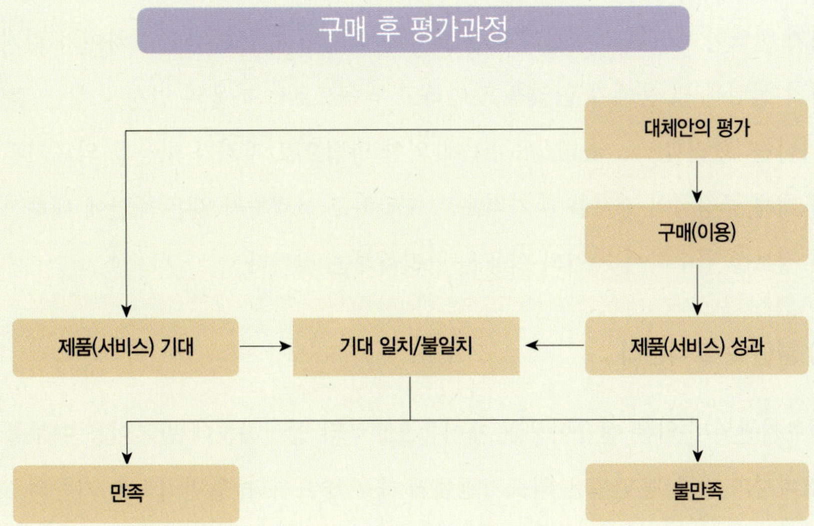

1) 이용 후 평가 및 행동

특정 구매에 대한 만족과 불만족은 그 제품이나 서비스에 대한 소비자의 기대(expectation)와 제품(서비스)의 지각된 제품성과(perceived performance)와의 관련성에 의하여 결정된다. 즉 그 제품의 성과가 구매(이용) 전의 기대수준에 미치지 못하면 불만족(dissatisfaction)을 느낄 것이고, 기대수준에 미치면 만족(satisfaction)할 것이며, 기대수준을 넘을 경우에는 소비자는 기쁨을 느끼게 될 것이다.

한편 소비자는 구매 이후 자신의 의사결정에 대한 일종의 불안감을 가질 수 있다. 즉 소비자는 자신이 선택한 대안이 과연 선택하지 않은 대안보다 더 나은 것인가에 대한 심리적 불안감을 가질 수 있는데 이러한 심리적 불안감을 인지부조화(cognitive dissonance)라고 한다. 즉 수술을 필요로 하는 환자가 어느 병원에 입원하였다면 환자나 보호자는 의료기관 선택을 제대로 하였는지 여부로 갈등을 느끼게 된다. 수술이 잘 이루어져 건강을 되찾았다면 별 문제가 없겠으나 수술의 결과가 기대에 미치지 못하면 의료기관 선택에 대한 갈등은 더욱 심각해진다. 이러한 인지부조화를 해소하기 위해서 소비자는 일반적으로 두 가지 노력을 하게 된다. 하나는 '일반화(generalization)' 방법으로, 소비자는 자기가 선택한 대안과 선택하지 않은 또 다른 대안들이 근본적으로 차이가 없기 때문에 자기의 선택에 별 문제가 없었을 것이라고 믿음으로써 마음의 안정을 찾는 것이다. 다른 하나는 '합리화(rationalization)'에 의한 방법으로 자기가 이용한 의료기관이나 의사에 대해 긍정적인 정보를 추가적으로 수집하고 선택하지 않은 대안에 대해서는 부정적인 정보를 입수하여 자기의 이용을 합리화하는 것이다.

2) 불만족 고객관리

의료기관의 수익은 신규이용과 재이용으로부터 발생하는데 반복이용 여부를 결정하는 소비자의 만족/불만족은 의료기관에게 매우 중요하다. 일반적으로 기존의 고객들을 유지하는 것보다는 신규고객을 유치하는 것이 훨씬 더 어렵고 비용도 많이 든다. 특히 기업의 경우 성숙기에 접어든 상품의 경우 기존고객들을 유지하는 것은 신규고객을 유인하는 것보다 더 중요하며 이를 위해서는 기존 소비자들이 자사상품에 만족을 느끼게 하는 것이 가장 좋은 방법이다. 만족한 소비자는 재구매를 할 가능성이 높으며 다른 사람들에게 호의적인 구전을 행하고 경쟁상표의 광고에 관심을 덜 갖는 경향이 있으며 자사에서 나온 다른 제품도 구매하게 된다.

미국의 한 조사에 의하면 소비자의 불만족은 기업에게 매우 불리하게 작용한다. 만족한 소비자들은 평균적으로 3명에게 호의적인 구전을 행하고 불만족한 소비자들은 11

명에게 그들의 불만족을 전하기 때문에 비호의적 구전이 호의적 구전보다 더 멀리 그리고 더 빠르게 전달되며 소비자들의 기업과 제품에 대한 태도에 치명적인 손상을 줄 수 있다.

따라서 의료기관은 고객과의 관계를 일시적이기보다는 지속적인 관계로 유지, 발전시키는 것이 중요하다. 의료기관들은 의료이용을 한 고객을 관리하는데 많은 노력을 기울여야 하며, 의료서비스에 만족한 고객에게는 지속적으로 정보를 제공하여 의료기관에 대한 충성도를 유지하게 하고 새로운 서비스의 이용욕구를 자극하여야 한다. 특히 서비스에 불만인 고객에 대해 특별한 관심과 접근이 필요하다.

임께서 부르시면

신석정

가을날 노랗게 물들인 은행잎이
바람에 흔들려 휘날리듯이
그렇게 가오리다
임께서 부르시면.....
호수에 안개 끼어 자욱한 밤에
말없이 재 넘는 초승달처럼
그렇게 가오리다
임께서 부르시면.....
포근히 풀린, 봄 하늘 아래
굽이굽이 하늘가에 흐르는 물처럼
그렇게 가오리다
임께서 부르시면.....
파아란 하늘에 백로가 노래하고
이른봄 잔디밭에 스며드는 햇볕처럼
그렇게 가오리다
임께서 부르시면.....

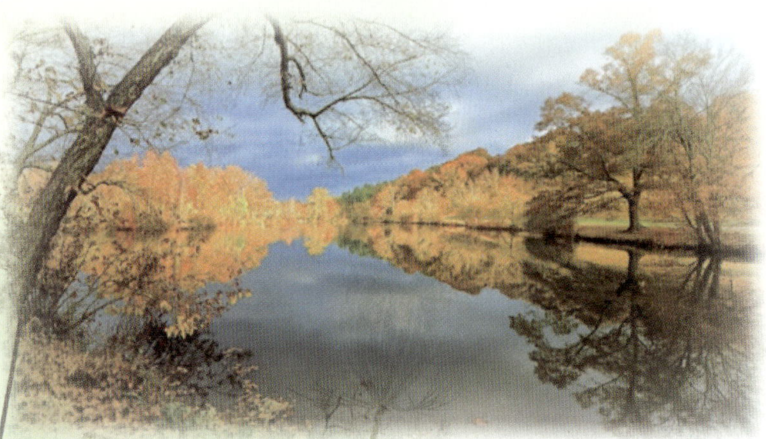

제4장

의료서비스의 STP전략

Medical Service Marketing

Medical Service Marketing

마케팅전략을 얘기할 때 가장 많이 언급되는 것이 STP전략, 즉 시장세분화(segmentation), 표적(목표)시장의 선택(targeting), 포지셔닝(경쟁적 위치설정, positioning) 방식이다. 아무리 자금과 인력이 풍부한 병원이라도 의료시장 내의 모든 고객을 만족시키기는 어렵다. 왜냐하면 병원의 자원은 한정되어 있고, 의료시장 내에 존재하는 고객의 필요(needs)나 욕구(wants), 수요(demands)는 매우 다양하기 때문이다. 즉 어느 병원도 모든 잠재고객의 니즈를 충족시키는 것은 불가능하다. 따라서 병원은 다양한 욕구를 지닌 고객들을 분석하여 비슷한 욕구를 지닌 사람들끼리 묶어 의료시장을 세분화하고, 한정된 자원을 이용하여 가장 효과적으로 공략할 수 있는 표적시장을 선정한 다음, 이들을 대상으로 병원의 우호적인 이미지를 포지셔닝시키는 전략이 필요하다. 이러한 STP전략은 병원의 크기와 상관없이 소형에서 대형에 이르는 모든 병원에서 고려해 보아야 할 가장 근본적인 마케팅전략이다. STP전략의 실행과정을 간략하게 나타내면 도표 4-1과 같다.

도표 4-1

STP전략의 수행과정

Segmentation
최적의 시장세분화 방법을 탐색함
세분화된 시장정보를 수집함

- 소비자의 니즈(needs)를 파악하고 분류하여 시장을 세분화하고 각각의 세분시장을 규명함
- 병원의 마케팅전략을 효과적으로 반영할 수 있는 세분화 변수를 선정하여 시장을 세분화함
- 세분시장별로 시장을 규명하는 프로필을 생성함

↓

Targeting
각 세분시장의 매력도 및 효과성을 검토함
가장 매력적인 세분시장을 선택함

- 각 세분시장의 매력도를 분석함
- 가장 효과적으로 공략할 수 있는 세분시장을 표적으로 선정함

↓

Positioning
적절한 마케팅 믹스를 활용하여
소비자의 마음 속에 병원의 이미지를 각인시킴

- 소비자의 마음 속에 각인시키고자 하는 병원의 이미지를 정함
- 가장 효과적인 방법으로 병원의 이미지를 각인시킴
- 각인된 병원 이미지를 추적하고 관리함

Ⅰ 시장세분화

1. 시장세분화의 개념

1) 시장의 개념

여기서 시장(market)이란 말은 여러 가지 의미를 갖고 있다. 과거에는 시장이란 판매자와 구매자가 모여 재화나 서비스를 교환하는 장소를 의미하였다. 그러나 오늘날에는 시장을 어떤 제품이나 서비스에 대한 실제 또는 잠재고객들의 집합이라고 정의한다. 즉 제품이나 서비스가 필요하고 이에 관심이 있으며 제품이나 서비스를 구매하거나 구매하려고 하는 사람이나 조직의 집합을 시장이라 한다.

시장의 정의에 대한 이해를 돕기 위해 종합건강검진을 제공하는 의료기관의 예를 들어보자. 먼저 건강진단의 필요성을 느끼지 않는 계층은 종합건강검진 시장에 포함되지 않는다. 30대미만의 젊은 층은 본인의 건강에 자신이 있으며 종합건강검진의 필요성을 거의 느끼지 않으므로 우선 시장에서 제외된다. 또한 30대 이상의 장년층 중에서도 평소에 건강관리를 잘하여 종합건강검진에 관심이 없는 사람은 종합건강검진의 시장에서 제외된다. 그리고 종합건강검진에 관심이 있는 사람들이라도 경제적 능력이 없는 사람은 역시 시장에서 제외된다. 따라서 종합건강검진의 시장은 30대 이상으로서 종합건강검진의 필요성을 느끼며 관심이 있는 사람들 중 이를 이용하기 위해 비용을 지불할 의사가 있는 집단으로 정의할 수 있다. 물론 시장의 개념에는 개인뿐만 아니라 조직도 포함된다. 조직은 필요에 따라 제품이나 서비스를 구매한다. 예를 들면 일반기업에서 복리후생사업의 일환으로 기업예산을 지원하여 직원들의 종합건강검진을 받도록 한다면, 이 기업은 종합건강검진을 실시하는 의료기관의 시장 구성요소가 된다. 그러므로 마케팅 담당자는 개인과 조직시장을 구분하여 이들 시장을 분석한 후 각각의 시장에 적합한 마케팅 전략을 수립하여야 한다.

시장세분화의 단계는 먼저 세분화대상 시장의 소비자를 일정한 기준에 따라 개인, 가족, 조직 등의 최소단위로 나눈다. 그 다음에는 공통된 특성을 가진 구성원들을 한데 묶어 의미 있는 세분시장으로 재구성한다. 마지막으로 마케팅활동의 표적으로 할 세분시장을 선정한다.

도표 4-2

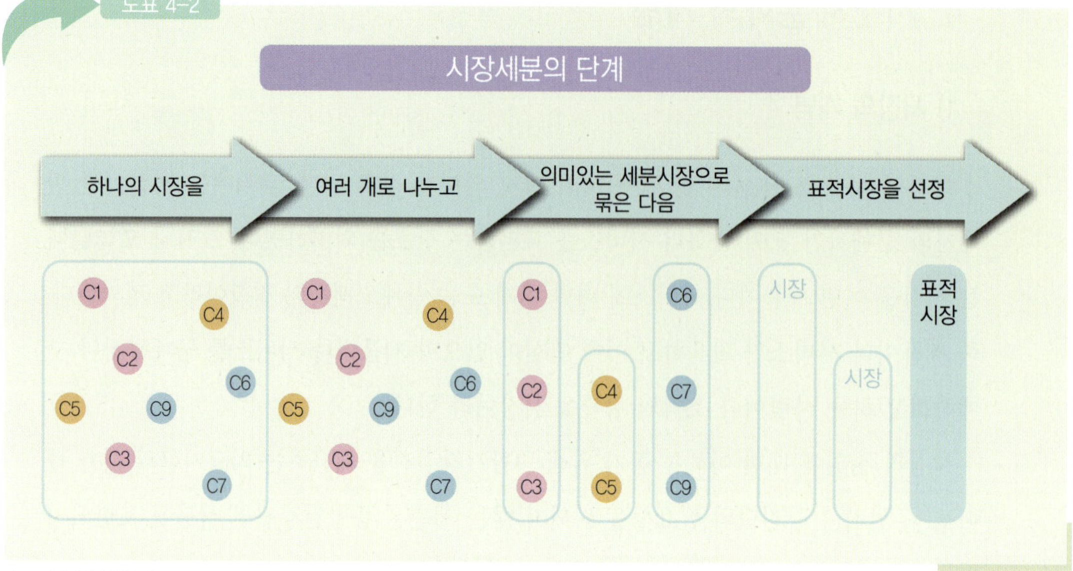

자료 : 박주영 등(2018)

2) 시장세분화의 정의와 목적

마케팅의 출발점은 고객에 대한 철저한 이해에서 출발한다. 일반적으로 고객들의 욕구는 점점 더 다양해지고 있는 추세이다. 따라서 어떤 한 상품을 통해 모든 고객을 동시에 만족시키는 것은 불가능할 뿐만 아니라 비효율적일 수 있다. 즉 전체 고객을 대상으로 하여 어느 누구에게도 충분한 만족을 주지 못하는 것보다는 특정한 고객집단만을 대상으로 그들을 우선적으로 충족시킬 경우 보다 효율성을 높일 수 있다. 이러한 생각에서 고객들을 비슷한 욕구를 가진 집단으로 구분하고 하나의 집단으로 묶을 수 있는데 이렇게 묶은 동질의 집단을 세분시장이라고 하고 세분시장을 발견하는 작업을 시장세분화(segmentation)라고 한다.

시장을 세밀하게 세분화하려면 적지 않은 비용과 노력이 필요하나 세분화된 시장 내의 고객욕구를 보다 정확하게 파악할 수 있다는 장점이 있다. 그러나 시장을 지나치게 세분화하다 보면 시장의 크기가 점차 작아지기 때문에 세분된 시장의 크기와 그에 따른 경제성도 고려해야 한다. 따라서 정확한 소비자 욕구 파악을 위해서 필요로 하는 노력과 비용 그리고 세분화 효과와 세분시장의 경제성을 동시에 고려하여 시장을 세분화하는 것이 필요하다.

시장세분화의 목적은 시장상황을 정확하게 파악하고, 조직(의료기관)의 경쟁좌표를 확인하여, 표적시장을 명확하게 설정함으로써 조직의 제한된 마케팅자원을 효과적으로 배분하는데 있다. 따라서 시장세분화의 목적은, ① 소비자의 욕구, 구매동기 등을 구체적으로 분석하여 정확한 시장상황을 파악하고, 변화하는 시장수요에 적극적으로 대응할 수 있는 전략을 수립하는데 있다. ② 기업의 강점과 약점을 확인하여 기업의 경쟁좌표 설정에 관한 정보를 획득하는 것이다. ③ 정확한 표적시장 설정을 통하여 기업의 마케팅 활동을 집중하는 것이다. ④ 기업의 마케팅활동에 따른 소비자의 반응을 분석함으로써 기업이 가지고 있는 제한된 자원을 적절하게 배분하여 높은 효과를 얻기 위한 전략을 수립하는 것이다. 요약하면 시장세분화의 목적은 소비자의 욕구와 편익, 그리고 인구통계적 요인 등을 분석하여 변화하는 시장의 수요에 적극적으로 대응하고, 조직의 강점과 약점을 파악하여 유리한 표적시장을 정확하게 선택하여 집중함으로써 조직의 제한된 자원을 효과적으로 활용하는 것이다.

2. 시장세분화의 기준

시장세분화는 공통적인 개성, 욕구, 구매행위 또는 소비행태를 공유한 구매자들의 집단으로 구성된다. 효과적인 시장세분화는 많은 수의 구매자들을 비슷한 개성과 성격을 가진 집단으로 나누는데 있다. 그러나 조직마다 각기 다른 제품이나 서비스를 생산하기 때문에 시장을 세분화하는데 사용하는 변수도 다르게 된다. 예를 들면 자동차회사의 시장세분화는 소득수준을 중요하게 생각할 것이고, 치과의원의 시장세분화는 지리적 요인이 중요한 변수가 될 것이다. 왜냐하면 치과의원을 선택할 때 다른 요인보다도 지리적 요인의 영향을 크게 받기 때문이다. 이와 같이 세분화변수의 선택은 조직의 특성과 처한 위치에 따라 달라지게 된다. 이러한 시장세분화를 위한 변수들로는, ① 지역, 도시규모, 인구밀도와 같은 지리적 변수, ② 연령, 성별, 가족 수, 소득수준, 직업, 교육, 종교, 인종, 생애주기, 국적, 인구 등과 같은 인구통계학적 변수, ③ 사회계층, 개성, 동기, 라이프스타일 등의 심리학적 변수, ④ 이용동기, 이용상태, 이용량, 편익추구, 태도, 상표 애호도 등의 행동 변수 등이 있다.

도표 4-3

시장세분화 기준

세분화 기준	변 수
1. 지리적 변수	지역, 도시와 지방, 도시규모, 인구밀도, 기후
2. 인구통계학적 변수	연령, 성, 직업, 소득, 교육, 가족수, 생애주기, 종교, 인종, 국적
3. 심리학적 변수	사회계층, 개성, 동기, 라이프스타일
4. 행동 변수	이용동기, 이용상태, 이용량, 편익, 태도, 상표충성도

1) 지리적 변수(geographic variables)

지리적 변수에 의한 세분화는 소비자의 욕구와 반응이 지역적으로 다르다는 가정 하에 지역, 인구밀도, 도시, 기후 등에 따라 소비자를 세분화하는 것이다. 특히 지리적 요인에 의해 시장의 이질성이 크거나, 기업의 영업활동에 큰 영향을 미치는 경우에는 지리적 변수가 시장세분화의 기준으로서 중요하게 된다. 지리적 세분화는 다른 세분화 방법보다 시장을 구분하는 것이 쉽고, 시장에 대한 측정이나 접근도 쉽다는 장점이 있다. 그러나 일반적으로 지리적 변수 하나만을 가지고 시장을 구분하는 데에는 위험이 따르게 된다. 지역별로 소비자 특성의 차이가 크지 않을 경우에는 지리적 변수만을 가지고 소비자 구매행동의 차이를 규명하기는 어려운 것이다. 예컨대 한의원의 의료이용 및 행태가 충청도와 전라도 사이에 큰 차이가 있으리라고 보기는 어렵다.

그러나 의료기관의 경우에는 규모에 따라 다를 수 있겠으나 지역적으로 인접한 소비자들이 이용할 가능성이 높아 외래이용률이나 환자구성비 등이 주변지역 소비자들이 다수라면 지역적 변수가 매우 중요한 세분화요소가 될 것이다.

2) 인구통계학적 변수(demographic variables)

연령, 성별, 가족규모, 소득, 직업, 교육수준, 종교 등의 인구통계학적 변수를 기준으로 시장을 세분화 할 수 있다. 일반적으로 소비자의 욕구, 선호, 사용빈도 등은 인구통계적 변수들에 따라 잘 나누어지며 다른 변수들에 비하여 측정하기 용이하기 때문에 인구통계적 변수는 시장세분화에 가장 많이 사용된다. 또한 심리적 변수에 의하여 시장이 세분되었다 하더라도 그 시장의 크기와 그 시장의 구체적인 특성, 그리고 효율적인 접근방법을 알아내기 위해서 인구통계적 변수를 사용하는 경우가 많다. 대표적인 인구통계적 변수인 나이와 생애주기, 성별, 소득에 대하여 살펴보면 다음과 같다.

(1) 나이와 생애주기

고객들의 의료서비스에 대한 욕구는 연령과 생애주기에 따라 변한다. 따라서 의료기관이나 의료인의 경우 연령이나 생애주기에 따라 변화되는 욕구를 파악하여 각각의 연

도표 4-4

시장세분화 예(환자유형과 연령)

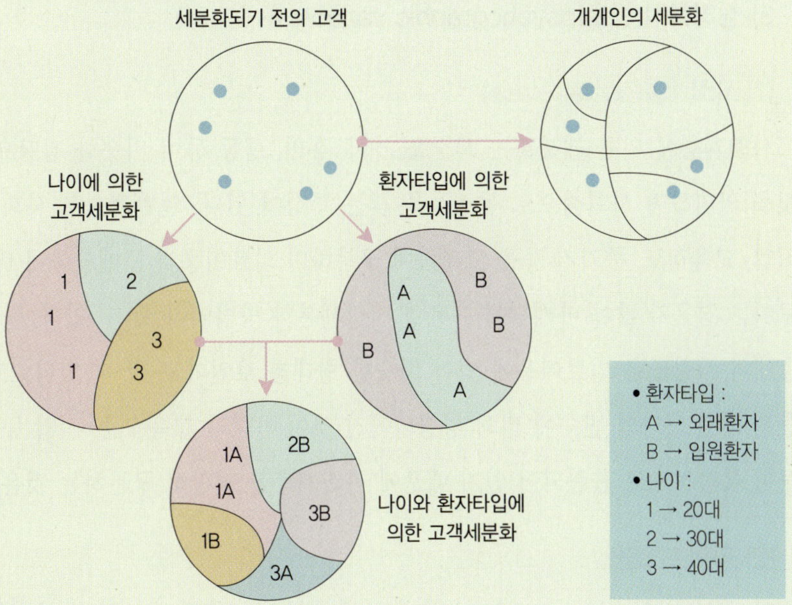

령대에 맞는 서비스 제공 마케팅을 수행하여야 한다. 소아청소년과는 어린이와 청소년을 대상으로 하고 있으며, 산부인과는 젊은 여성을, 노인병원은 60세 이상의 고객을 대상으로 하고 있다.

도표 4-4는 병원의 이용유형과 연령을 세분화변수로 사용하여 세분화할 수 있는 다양한 방법을 제시하고 있다.

(2) 성별

성별에 의한 시장세분화는 전통적으로 미용, 의류, 화장품, 잡지 등에서 이용되어 왔다. 의료기관에서도 전통적 남녀 병실을 구분하고 있으며 최근에는 불임, 여성건강검진, 폐경기, 유방암 등 여성과 관련된 의료서비스개발에 관심을 갖게 되면서 성별에 의한 시장세분화가 관심을 갖게 되었다.

(3) 소득

소득은 곧 구매력을 나타낼 수 있기 때문에 소비자들 간의 소득차이는 확실한 세분화변수가 된다. 1인실 병상, 성형수술, 치과교정, 임플란트, 피부관리, 종합건강검진 등 비급여 의료서비스는 소득수준이 강력한 시장세분화 변수가 된다.

3) 심리학적 변수(psychographic variables)

(1) 사회계층(social class)

사회계층에 의한 세분화는 시장을 가치, 흥미, 행동 등이 비슷한 집단으로 구분하는 것을 의미하며 사회적으로 동질성을 갖는 특성이 있다. 일반적으로 사회계층은 수입, 직업, 교육정도, 주거지 등을 고려하여 구분하며 의료이용과 구매활동에 비슷한 특성을 보이는 경우가 많아 마케팅에 유용한 시장세분화 방법이라 할 수 있다. 즉 같은 사회계층내의 사람들은 의료이용에 있어 비슷한 형태를 보인다고 할 수 있다. 그러나 사회계층은 어떤 하나의 변수에 의해 형성되어진 것이 아니라 교육수준, 직업 등의 여러 변수들이 복합적으로 관련되어 있기 때문에 사회계층을 명확히 구분하는 것은 쉽지 않다.

(2) 라이프스타일

라이프스타일(lifestyle, 생활양식)에 의한 세분화는 활동(activity), 관심(interest), 의견(opinion), 즉 AIO를 기준으로 고객을 몇 개의 집단으로 구분하는 것이다. 같은 사회계층 내에서도 라이프스타일이 다를 수 있으며 의료이용 행태도 다를 수 있다. 그러므로 라이프스타일은 의료이용과 관련된 명확한 예측기준이 될 수 있다. 예를 들면 과음을 하는 사람들은 알코올 중독이나 간, 영양질환이 있을 가능성이 높으며 식습관도 고혈압, 비만, 요통 등의 원인이 될 수 있다. 내용다지기 4-1

(3) 개성

소비자들의 개성은 독선적, 사교적, 내성적, 권위적, 야심적 등의 특성으로 나누어 시장세분화에 활용할 수 있는데, 이것은 특정제품이 많은 경쟁제품과 유사하거나 소비자들의 욕구가 여타의 세분화변수에 의해 영향을 별로 받지 않을 때 유용하다. 특히 의류, 담배, 화장품, 보험 또는 주류와 같은 상품에 많이 활용되는 기준으로서 소비자들의 개성의 차이를 인식하고 그 차이에 따라 시장을 세분화하는데 활용된다. 예를 들면 말보로 담배는 카우보이를 광고에 등장시킴으로써 힘과 강인한 남성상을 소구(appeal)하여 성공하였다.

심리학적 변수는 고객의 다양하고 풍부한 욕구를 토대로 시장을 보다 효과적으로 세분화함으로써 수요에 부응하는 서비스를 개발할 수 있다는 장점이 있다. 하지만 심리학적 세분화는 몇 가지 제한점이 있는데 첫째, 변수의 정확한 측정이 어렵다는 점이다. 지리적 변수나 인구통계학적 변수와는 달리 심리적 변수는 개념이 모호하여 측정하기 어려운 경우들이 있다. 예를 들어 사회계층에 의한 시장세분화는 세분화 분류기준이 측정하는 사람마다 달라 시장세분화의 공통된 기준으로 활용하는데 어려움이 있다. 둘째, 심리적 변수에 의해 시장세분화를 한 경우에 세분시장에 접근하기 어려운 경우가 있다. 특히 개성과 같은 세분화변수가 추상적일 경우 세분화된 시장에 접근할 효과적인 매체를 찾기 어려운 경우가 많다. 셋째, 세분화에 사용되는 심리분석적 변수와 고객의 욕구 간에 관계를 명확히 하기 어려운 경우가 있다. 이는 심리분석적 변수와 시장 내 고객 욕구 간의 상관관계가 모호한 경우가 있기 때문이다. 따라서 심리적 변수는 시장을 세분화하는 변수로서의 의의는 있으나 실제로 마케팅에서 폭넓게 활용하기에는 제한점이 있다고 하겠다.

내용다지기 4-1

모바일쇼핑의 큰 손 5060 '블루슈머를 잡아라'

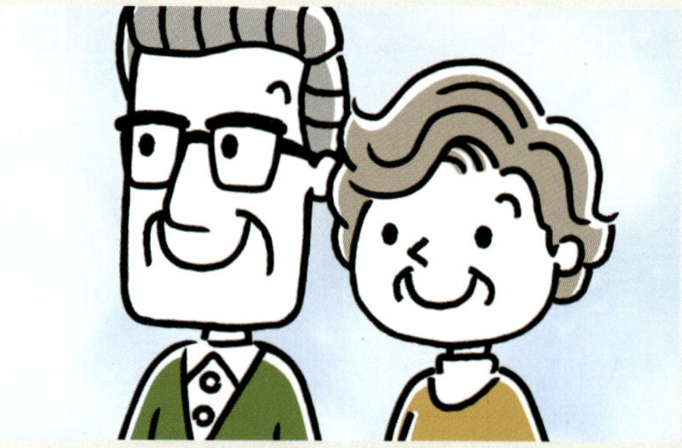

우리나라 5060세대가 모바일 이커머스 시장의 큰 손으로 떠오르고 있다. 최근 모바일 쇼핑시장에서 5060세대의 소비파워가 점차 확대되고 있는 가운데 대형 가전과 같은 대표적인 고관여 상품에 5060 세대의 결제율이 크게 증가하고 있다. BC카드 마케팅기획실은 '카드데이터로 살펴보는 5060 모바일에이지' 보고서를 통해 "50~60세대는 30~40대 때부터 블로그, 까페 등을 통해 디지털 채널 활동 능력을 갖고 있는 신고령층으로 모바일 쇼핑의 우수고객군이 될 것으로 예측돼 왔다"며 "온라인 쇼핑업계는 구매력을 갖춘 50~60세대를 끌어들이기 위해 간편결제, 화면구성 단순화 등 디지털시니어를 위한 서비스 개선에 박차를 가하고 있다"고 분석했다. 스마트폰 사용이 점차 늘어나고 과거에 비해 여유로워진 5060세대는 이제 국내 온라인 시장, 모바일 시장의 핵심 고객세대로 변화하고 있다. 특히 시간과 경제적 여유가 생기고 미용, 패션 여행 등 소비를 즐기기 시작한 5060 여성 소비자의 경우 '어번그래니족(Urban 도시+Granny 할머니 합성어)'이라 불리며 모바일 쇼핑몰은 물론 소셜커머스와 공동구매, 해외직구에도 큰 관심을 보이고 있다. 이에 따라 온라인 및 모바일 쇼핑업체도 앞다퉈 5060세대가 관심을 가질만한 '탈모샴푸', '커피메이커', '안마/운동기구' 등 각종 기획전을 통한 프로모션을 진행하고 있는 모습이다. BC카드에 따르면 올해 1분기 말 BC카드 유효고객수 및 이용금액은 3040세대가 가장 높은 비중을 차지했지만, 증감률 면에서 보면 5060대와 7080대의 고객수 및 이용금액이 2016년 1분기와 비교해 크게 증가한 것으로 나타났다. 특히 50+세대의 경우 온라인, 편의점, 가전/가구, 펫, 문화, 통신, 병의원 업종 소비에서 뚜렷한 증가세를 보였다. 디지털시니어의 모바일을 통한 결제비중도 지속적으로 증가하고 있다. 모바일 고객 중 5060세대는 40만명으로 전년 대비 21.5% 증가했으며 이는 전체 고객 증가율(10대 제외) 19.0%보다 2.5%포인트 높은 편이다. 모바일을 이용한 온라인 결제는 5060세대가 8.5%, 2030세대 23%, 40대 15.2%가 증가했으며, 삼성페이 등 모바일을 이용한 오프라인 결제 또한 5060세대가 150%, 2030세대 162%, 40대 164% 증가했다. 반면 PC를 이용한 온라인 결제건수는 전 세대에 걸쳐 전년 대비 감소했다. 지난해 1분기와 비교해 보면 5060세대의 모바일 결제수단 증가세가 더욱 뚜렷하게 드러난다. 5060세대의 오프라인 카드결제는 3.2% 증가한데 비해 모바일을 통한 온라인 결제는 8.5%, 모바일을 통한 오프라인 결제는 150.2%까지 증가했다. 이러한 수치는 전 세대에 나타나고 있는 현상으로 모바일로 전환된 결제시장이 모바일 상품 및 서비스, 플랫폼에 이르기까지 고객의 니즈가 모바일로 확장됐음을 시사한다. 월평균 이용금액도 젊은 세대보다 높은 증가율을 보여주고 있다. 온라인 업종의 5060세대 월평균이용금액은 854억원으로 전년 대비 25.7% 증가했으며 이는 전체고객 이용금액 증가율(10대 제외) 21.4%보다 4.3%포인트 높은 수치를 보였다. 모바일 이용 비중이 40% 이상인 고객을 대상으로 세대간 소비 특성을 비교해보면 2030세대는 영화, 드럭스토어, 커피&티 소비를, 5060세대는 슈퍼마켓, 주유, 할인점 소비를 선호하는 것으로 나타났다. 이를 통해 2030세대는 문화, 뷰티, 브랜드 소비에 민감한 반면 5060세대는 생활용품, 주유, 할인과 같이 가구 단위 소비의 비중이 높은 것을 확인할 수 있다. 모바일 쇼핑몰들은 이러한 흐름에 맞춰 5060세대를 위한 맞춤형 서비스 제공에 주력하고 있다. GS샵과 CJ오쇼핑은 중장년층이 카카오톡 채팅에 더 친숙하다는 점에 착안해 '카카오톡' 주문 서비스를 제공 중이다. 온라인여행사 인터파크투어는 5060고객이 지난 해보다 약 15%(모바일 이용 기준) 증가함에 따라 여행사 최초로 만 60세 이상 고객에게 해외 패키지 여행상품 할인 혜택을 제공하는 시니어 요금제를 출시했다. BC카드 마케팅기획실 탁진아 연구원은 "모바일 해외여행상품 예약의 경우 전체 연령대의 예약율은 5% 성장했지만 60대 이상의 여행상품 예약률은 171%나 증가했다"며 "골든에이지로 불리는 50대 이상 고객들은 본인을 위해 아낌없이 소비하는 모습을 보이고 있다. 특히 자녀를 대학에 보내고 여유가 생긴 주부들이 백화점 문화센터의 주요 고객이 됐고 백화점들도 시니어를 겨냥한 강좌를 앞다퉈 내놓으며 이제 5060세대가 우리나라의 '블루슈머(Blue ocean+Consume)'로 떠오르고 있다"고 말했다.

4) 행동변수(behavioral variables)

지리적 변수, 인구통계적 변수와 심리적 변수뿐만 아니라 소비자행동과 관련이 있는 변수들로 시장을 세분화할 수 있다. 소비자를 세분화할 수 있는 행동변수로는 이용동기, 편익추구, 이용상태, 이용량, 상표애호도, 구매준비단계, 태도 등이 있다.

(1) 이용동기

고객들이 의료기관을 이용하는 계기에 따라 의료서비스에 대한 욕구가 다르므로 의료서비스 이용계기도 시장세분화 변수로 사용할 수 있다. 의료기관을 이용하는 소비자는 증상이 있어서 오는 경우도 있지만 증상이 없어도 건강검진을 받기 위하여 내원하는 경우도 있다. 따라서 의료기관은 이러한 고객들의 이용동기를 미리 파악하여 각각의 세분시장별로 다양한 프로그램을 개발하여야 한다.

(2) 편익추구

소비자들이 의료이용 시 추구하는 편익에 따라 세분시장을 구분할 수 있다. 어떤 고객들은 의료서비스의 특정한 편익을 추구하는 반면, 다른 고객들은 여러 종류의 편익을 함께 기대하기도 한다. 일반적으로 고객들이 추구하는 편익은 의료서비스의 기술성, 안락성, 가치, 경제성 등을 추구한다. 기술을 추구하는 집단은 비용에 관계없이 가장 우수한 의료기술을 제공하는 의료기관을 원하기 때문에 대학병원이나 명성이 있는 병원을 찾게 된다. 안락성을 추구하는 집단은 각 의료기관의 기술은 비슷하다고 보고 안락

도표 4-5

치약시장의 편익세분화(Haley)

편익세분시장	인구통계적 특성	행위적 특성	심리학적 특성	선호상표
경제성(염가)	남성	대량 사용자	강한 자립심, 가치 지향적	할인상표
충치예방(의료)	대가족	대량 사용자	보수적, 우울적	크레스트
흰 치아(미용)	10대 청소년	10대 청소년	매우 사교적, 적극적	마클린스
좋은 향(맛)	어린이	어린이	강한 자기몰입, 쾌락적	콜게이트

자료 : 박기안 등(2013) 재인용

한 서비스, 친절한 서비스를 제공하는 의료기관을 찾는다. 가치를 추구하는 집단은 가격에 비하여 가장 편익이 많은 의료서비스를 이용하려 할 것이다. 그리고 경제성을 추구하는 집단은 가장 저렴한 의료서비스를 선호하며 의료이용에 있어 보건소와 같은 공공보건기관의 이용을 선호할 것이다.

편익세분화에 관한 실증적 연구로 유명한 해일리(R.J. Haley)는 치약시장에 대하여 고객이 치약에서 추구하는 편익에 따라 경제성, 충치예방, 흰 치아, 좋은 향기 등 4가지의 세분시장으로 나누어 설명하였다. 도표 4-5에 의하면 각 편익세분시장은 특이한 인구통계적, 행위적, 심리적 특징을 지니고 있음을 알 수 있다. 예컨대 충치예방 추구집단은 대가족이며 치약사용량이 많고 보수적인 특성을 지니고 있다.

(3) 이용상태

의료기관에서는 고객을 의료기관 이용상태에 따라 이용경험이 없는 고객, 이용한 경험은 있지만 현재는 이용하지 않는 고객, 잠재고객, 정기적 이용 고객 등으로 구분할 수 있다. 이용상태에 의한 시장세분화는 고객들의 욕구에 맞는 서비스를 개발한다면 효과적으로 시장에 접근할 수 있다. 예를 들어 산부인과 병원에서 분만서비스에 대한 잠재고객으로서 결혼적령기에 있거나 갓 결혼한 신부들을 대상으로 임신과 분만에 대한 정보를 제공하면 장차 임신을 하게 될 경우 산전관리와 분만을 그 병원에서 받도록 유도할 수 있다.

(4) 이용량

소비자들은 제품의 사용정도에 따라 소량, 중량, 대량 사용자 등으로 나눌 수 있다. 조직은 제품의 대량 소비자를 많이 확보하는 것이 매우 유리하다. 그 이유는 대량 소비자들이 수적으로는 소량이나 중량 소비자들에 비하여 적지만 제품 총 매출의 대부분이 소수의 대량 소비자들의 구매로 이루어져 있는 경우가 많기 때문이다. 이렇게 사용량에 따라 시장을 세분화한 경우 보통은 대량 사용자 집단에 초점을 맞추게 되는데 이들 대량 사용자 집단은 20:80의 법칙에 의해 20%의 소수 소비자가 전체 판매량의 80%를 소비하기 때문이다. 현재 많은 서비스 마케터들은 소량 이용자에 비해 양적으로 훨씬 많은 소비를 하고 있는 이들 대량 소비자에게 초점을 맞추고 있다. 도표 4-6은 미국시장의 경우 소비자들이 자주 사용하는 소비재의 사용률을 나타낸 것이다.

종합병원의 경우 후송 의뢰된 환자를 분석해 보면 특정한 몇몇 의료기관에서 많은 환자를 의뢰한 것을 알 수 있다. 따라서 대량 이용자에 대한 관리는 시장관리에서 중요하다고 할 수 있다.

도표 4-6

대량 사용집단과 소량 소비집단의 비율

제품(사용자 %)	대량 소비집단(50%)	소량 소비집단(50%)
비누와 세제(94%)	75%	25%
화장지(95%)	71%	29%
샴푸(94%)	79%	21%
냅킨(90%)	75%	25%
콜라(67%)	83%	17%
맥주(41%)	87%	13%

(5) 상표애호도

상표애호도 혹은 충성도란 어떤 특정 상표(의료기관)를 일관성 있게 선호하는 정도를 말하며 어느 상품에 대해서든지 그 시장은 서로 다른 충성도를 보이는 소비자들로 구성된다. 상표애호도에 따른 시장세분화는 세 가지 유형이 있다. 첫 번째 유형은 항상 동일한 한 가지 의료기관만 일관성 있게 이용하는 매우 높은 충성도를 보이는 소비자집단이다. 두 번째 유형은 첫 번째 유형보다는 낮으나 어느 정도의 충성도를 가지고 두 세 의료기관을 번갈아 이용하는 소비자집단이다. 세 번째 유형은 전혀 충성도가 없는 경우로서 매번 의료기관을 이용할 때 마다 다른 의료기관을 이용하는 소비자 집단이다. 고객들의 상표애호도가 높은 의료기관은 건실하다고 할 수 있다. 그러나 소비자의 상표애호도가 높게 나타난다고 해서 그 소비자가 그 상표를 진정으로 좋아하는 것이라고 할 수 없기 때문에 충성도가 높은 소비자들에 대한 고객분석을 게을리 해서는 안 된다. 왜냐하면 특정의료기관에 대한 충성도가 높게 나타나는 것은 습관적인 행동일 수도 있고,

의료기관 간에 차이가 없다는 소비자의 판단에 기인한 것일 수도 있고, 가격이나 서비스 이용경로 등 다른 문제로 인해 이용하는 경우도 있기 때문이다.

(6) 구매준비단계

소비자들은 서비스를 이용할 때 서로 다른 구매단계에 있을 수 있다. 어떤 고객들은 서비스가 있는지 조차 모르는 사람, 어떤 고객들은 특정한 서비스가 있다는 것만을 알고 있거나 또는 그 서비스에 대해 많은 정보를 가지고 있을 수 있다. 또한 어떤 고객들은 그 서비스에 대해 관심만 가지고 있고, 어떤 고객들은 그 서비스 이용을 선호하기도 한다. 이와 같이 고객들의 서비스에 대한 구매준비 상태의 차이는 마케팅활동에 많은 영향을 미친다.

도표 4-7

구매준비단계의 유형

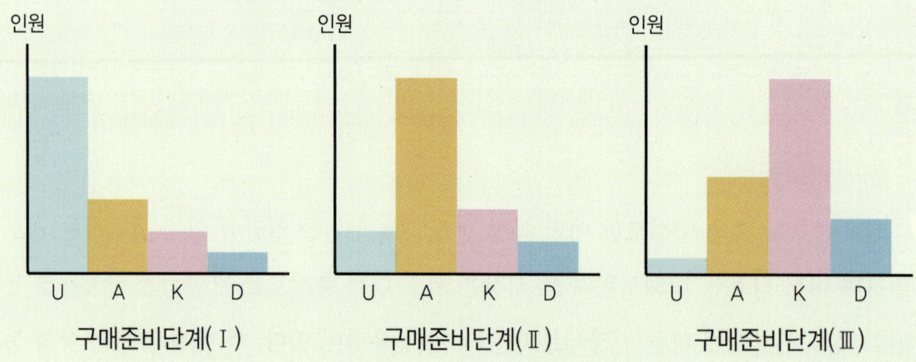

U = 무관심 A = 관심만 있음 K = 지식이 있음 D = 이용의사가 있음

한 의료기관이 지역 내 여성들을 대상으로 자궁경부세포진 검사(Pap smear)를 실시하고자 할 때 지역 내 여성들 중 자궁경부세포진 검사와 자궁경부암에 대해 자세히 알고 있지 못한 사람이 많다면(도표 4-7- I) 이를 알리려는 홍보와 교육에 힘써야 한다. 또한 자궁경부암과 자궁경부세포진 검사가 무엇인지는 알지만 이에 대한 정확한 지식이 있는 사람이 많지 않다면(도표 4-7- II), 그에 관한 지식을 전해주려는 노력을 해야 할 것이

다. 만일 앞선 두 가지 노력이 성공을 한다면(도표 4-7-Ⅲ), 다음 단계는 자궁경부세포진 검사의 편익과 그것을 받지 않을 경우의 위험을 알려주어 많은 여성들이 검사를 받도록 하여야 한다. 이와 같이 구매준비단계에 따라 고객들에게 접근하는 방법이나 내용이 달라지므로 고객의 구매준비단계를 분석하여 마케팅활동에 활용하는 것이 필요하다.

(7) 태도

상품이나 서비스에 대해서 소비자는 5가지의 태도, 즉 열광적 집단, 긍정적 집단, 무관심 집단, 부정적 집단, 적대적 집단으로 구별할 수 있다. 예를 들어 의료기관에서 호스피스 프로그램 운영을 위하여 주민들의 태도를 조사한 결과 20%는 열광적이며, 25%는 긍정적, 10%는 무관심, 35%는 부정적이며 10%는 적대적이었다고 할 때 호스피스 프로그램 운영자는 주민들의 태도에 따라서 각기 다른 접근방안을 강구하여야 한다.

3. 효과적인 시장세분화의 요건

시장세분화를 통하여 하나의 전체시장을 여러 개의 세분시장으로 구분하는 과정에서 각 세분시장이 마케팅관리자에게 유용한 시장이 되기 위해서는 세분시장이 갖추어야 할 몇 가지 기준을 살펴보아야 한다.

1) 측정가능성(measurability)

세분시장의 규모, 세분시장에 속한 소비자들의 구매력과 같은 세분시장의 특성들이 측정 가능해야 한다. 시장세분화 변수 중에는 측정하기 어려운 변수도 있다. 예를 들어 상류층 십대 소녀들을 대상으로 약물중독 방지를 위한 프로그램을 개발한다면 대상 집단의 규모를 정확히 측정하기가 매우 어렵다. 따라서 시장을 세분화하는 경우에는 그 대상이 명확히 규명될 수 있어야 한다.

2) 접근가능성(accessibility)

세분시장은 조직의 입장에서 접근이 용이해야 한다. 이 경우 접근은 유통경로나 매체를 통해 이루어진다. 예컨대 어떤 커피 제조회사가 조사를 통하여 자사제품의 다량소비자가 사회생활을 적극적으로 수행하고 밤늦게까지 야근을 자주 하는 특성을 가진 미혼 여성임을 밝혀냈을 때, 이러한 특성을 가진 여성들이 특정한 곳에 많이 거주하거나, 특정지역에 직장을 갖고 있는 사례가 많다거나, 특정한 매체에 자주 노출되지 않는 한 조직은 이 세분시장에 접근하기가 매우 어려울 것이다.

3) 충분한 규모의 시장(substantiality)

세분시장은 충분히 커서 이익을 얻을 수 있을 정도라야 한다. 기업이 어떤 세분시장에 진입하여 특정한 마케팅 노력을 기울일 만한 가치가 있기 위해서는 그 세분시장이 충분히 큰 동질적인 집단이어야 한다. 예컨대 희귀질환자들을 대상으로 한 건강검진이나 진료에는 수익성에 한계가 있을 것이다.

4) 차별화(differentiability)

세분시장들이 개념적으로 구분될 수 있어야 할 뿐만 아니라 다른 마케팅믹스에 다른 반응을 보여야 한다. 만일 미혼여성과 기혼여성이 같은 향수제품에 유사한 반응을 보인다면 결혼 여부는 시장을 나누는 효과적인 기준이 될 수 없다. 즉 어떤 마케팅 활동에 대해서 모든 세분시장이 동일하게 반응한다면 세분시장에 따른 차별적 마케팅전략을 사용하는 것은 의미가 없게 된다. 이럴 경우 구태여 비용을 많이 투입할 필요 없이 전체시장에 대하여 하나의 마케팅 프로그램을 실행하면 된다. 따라서 각 세분시장은 마케팅믹스에 대하여 서로 다른 반응을 보여야 한다.

5) 실행가능성(actionability)

세분시장이 의미가 있기 위해서는 세분시장을 공략하기 위한 효과적인 마케팅 프로그램을 개발할 수 있어야 한다. 만약 현대자동차가 전기자동차를 요구하는 충분한 시장성이 있는 세분시장을 발견하였다 하더라도 전기자동차를 상용화할 준비가 되어 있지 않으면 이러한 세분시장은 의미가 없다.

Ⅱ 표적시장 선정

1. 표적시장의 선정의 개념

1) 정의

표적시장 선정(targeting)은 병원이 좀 더 넓은 시장 속에서 여러 가지 변수들을 기준으로 하여 한정된 집단을 선정하는 것을 의미한다. 즉 병원은 일단 전체시장을 몇 개의 시장으로 세분화한 다음 각각의 서비스 시장을 평가하고 몇 개의 세분시장을 공략할 것이며, 또한 어떠한 세분시장을 표적시장으로 선택할 것인지를 결정해야 하는 문제에 직면하게 된다. 따라서 표적시장 선정이란 의료기관이 경쟁상황과 자기병원의 경쟁우위를 고려했을 때 공략하기에 적합한 시장을 선택하는 것이다.

2) 표적시장 선정 시 고려사항

표적시장 선정은 시장세분화에 의해 나누어진 각 세분시장을 평가하여 어떤 시장에 그리고 얼마나 많은 시장에 진출할 것인가를 결정하는 것이다. 따라서 표적시장을 선정할 경우 고려사항으로는, ① 이익을 창출할 수 있을 정도로 충분한 현재와 미래의 시장

도표 4-8

표적시장 선정시 고려사항

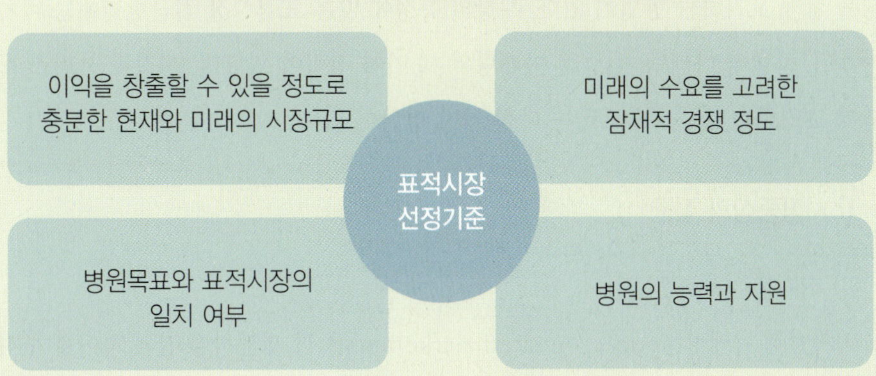

자료 : 이훈영(2009)

규모, ② 미래의 수요를 고려한 잠재적 경쟁 정도, ③ 병원목표와 일치 여부, ④ 병원의 능력과 자원 등이다. 좀 더 상세히 설명하면 다음과 같다.

첫째, 병원이 특정한 세분시장을 선정하여 집중 할 경우 어느 정도의 수익을 창출할 수 있겠는가를 판단하여야 한다.

둘째, 장기적으로 미래의 수요를 고려한 경쟁수준에 대한 예측과 그에 대한 대응전략을 마련해 놓는 것이 무엇보다 중요하다.

셋째, 병원이 추구하는 목표와 표적시장이 일치하여야 한다. 병원은 자신의 비전과 미션 그리고 목표를 표적시장에서 얼마나 효과적으로 달성할 수 있겠는가를 신중하게 고려하여 표적시장을 선정하는 것이 중요하다.

마지막으로 병원은 자신들이 보유하고 있는 능력과 자원의 수준을 고려하여야 한다. 아무리 좋은 세분시장이라 하더라도 병원의 인적, 진료기술 그리고 규모가 이를 감당하기 어렵다면 표적시장으로 선정하여 역량을 집중하는데 어려움이 따를 것이다.

또한 병원이 특정 세분시장을 표적시장으로 선정한다고 하여 다른 세분시장을 포기하거나 소홀하게 취급해도 된다는 것은 아니다. 다만 선정된 세분시장에서는 병원의 이미지와 상품이 더욱 두드러지게 나타날 수 있으므로, 그 세분시장에 병원의 역량과 마케팅활동을 집중하는 것이 바람직하다는 뜻이다.

2. 표적시장의 선정방법

표적시장을 선정하고자 하는 경우에는 시장의 특성에 따른 방법과 시장과 서비스 특성을 함께 고려하는 방법이 있다. 시장의 특성에 따른 표적시장 접근방법에는 비차별적 마케팅, 차별적 마케팅, 집중적 마케팅의 세 가지 전략이 있으며, 시장과 서비스 특성을 함께 고려하는 접근방법으로는 다섯 가지 방안이 있다.

1) 시장중심의 접근

(1) 비차별적 마케팅

비차별적 마케팅(undifferentiated marketing)은 각 세분시장 간의 차이를 무시하고 하나의 제품으로 전체시장을 공략하는 것이다. 이는 시장을 다양한 욕구의 집합체가 아니라 동질적인 집합체라고 이해한다. 따라서 소수의 다양한 욕구는 무시하고 다수의 공통적인 욕구에 초점을 맞추어 시장에 접근하게 된다. 그리하여 가장 많은 고객들이 원한다고 판단되는 의료서비스를 개발하는 것이 비차별화 마케팅이다. 농심의 새우깡이 시장을 세분화하지 않고 남녀노소 모든 소비자를 대상으로 판매하는 것이 이 전략에 해당된다고 할 수 있다. 의료서비스의 경우는 일반의가 지역사회에서 모든 종류의 환자를

도표 4-9

시장중심의 표적시장 선정 전략

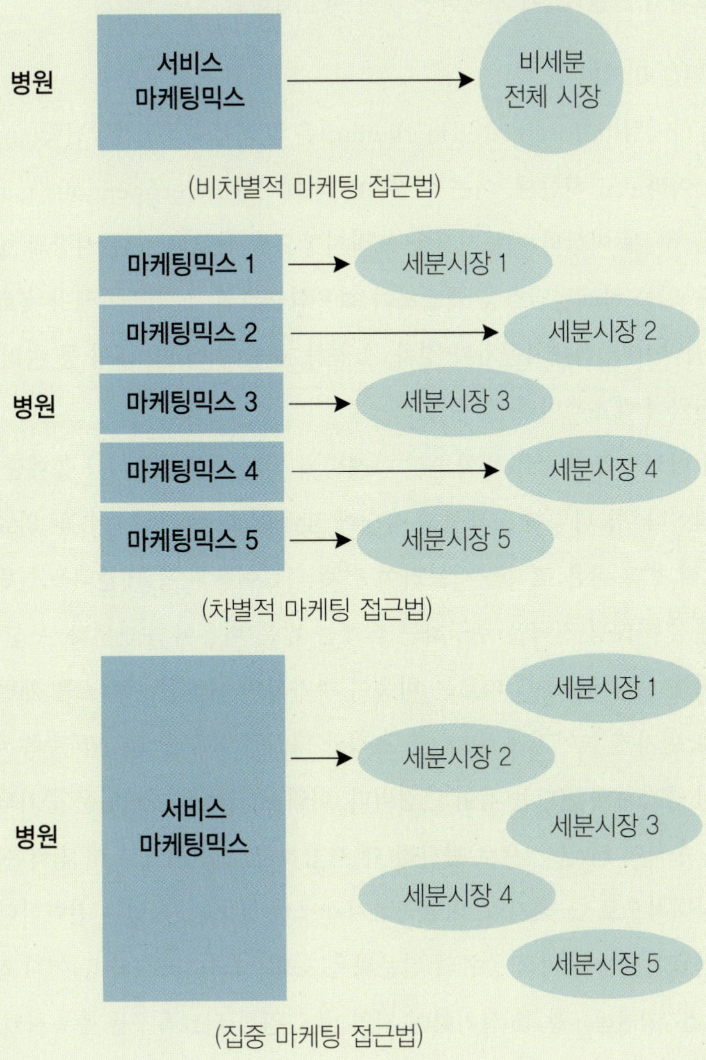

대상으로 진료를 하는 경우 이 전략에 해당된다.

비차별적 마케팅의 가장 큰 장점은 규모의 경제가 가능하다는 것이며, 시장세분화가 필요 없으므로 시장조사와 세분화에 따른 비용을 줄일 수 있고 한 가지 서비스만을 생산하기 때문에 대량생산에 의한 비용절감이 가능하다.

그러나 단일마케팅 믹스로 다양한 소비자의 욕구를 충족시키기란 매우 어려우며 이러한 틈을 경쟁자가 파고들면 시장을 빼앗길 위험이 있다. 그러므로 비차별적 마케팅은 소비자들 사이에 욕구의 차이가 그다지 크지 않고 단일 마케팅믹스의 사용으로 인한 비용절감 효과가 아주 클 때 채택하는 것이 바람직하다.

(2) 차별적 마케팅

차별적 마케팅(differentiated marketing)은 일명 복수세분시장전략(multi-segment strategy)이라고도 하는데, 이는 이질적인 전체시장(heterogeneous market)을 세분화한 다음 두 개 이상의 세분시장을 표적시장으로 삼고 각 세분시장의 상이한 욕구에 부응할 수 있는 마케팅믹스를 개발하여 적용함으로써 조직의 마케팅 목표를 달성하고자 하는 전략이다. 현대자동차가 경차, 소형차, 준중형, 중형, 대형 등 여러 시장들을 겨냥하는 전략이 대표적이라 할 수 있다.

차별적 마케팅의 장점은 비차별적 마케팅에 비해 의료이용이나 총매출액을 늘릴 수 있다는 점이다. 즉 다양한 고객들의 욕구에 맞추어 여러 가지 종류의 의료서비스를 제공함으로써 보다 많은 고객을 확보하여 전체 의료이용과 총 매출액을 늘릴 수 있다. 그러나 차별적 마케팅 전략을 추구하는 데에는 많은 비용이 수반된다. 우선 비차별적 마케팅에 비해 시장세분화에 따르는 비용이 추가되며 다양한 서비스를 개발하고 생산해야 하므로 원가가 높아지게 된다. 즉 고객의 다양한 욕구를 골고루 충족시키는 과정에서 비용이 증가하게 된다는 점이 단점이다. 따라서 차별적 마케팅은 증가되는 비용보다 상승되는 수익이 더 클 것으로 판단될 때 적합하다. 일반적으로 이 전략은 재무적인 잠재력이 상대적으로 큰 대기업, 대형의료기관에서 선호할 수 있는 전략이다.

대형 의료기관에서 여러 종류의 전문과목(소화기내과, 감염내과 등)이나 전문센터(당뇨전문센터, 건강검진센터 등)를 설치하여 지역 내 다양한 의료욕구를 충족시키는 경우가 차별적 마케팅의 예에 해당된다.

(3) 집중 마케팅

집중 마케팅(concentrated marketing)은 시장을 세분화한 후 단 하나의 세분시장만을 표적시장으로 삼아서 마케팅 믹스를 개발하는 것으로, 자원이 제한된 조직에서 세분시장에 집중함으로써 보다 높은 시장 점유율을 확보하려고 할 때 선택하는 방법이다.

이의 장점은 의료기관이 모든 마케팅 노력을 한 표적시장에만 집중시키게 되므로 선정된 시장에서 고객의 욕구를 정밀하게 분석할 수 있으며, 따라서 최적의 마케팅믹스를 개발하여 시장 내에서 강력한 지위를 확보할 수 있다는 점이다. 또한 하나의 세분시장만을 대상으로 하므로 비용이 많이 들지 않는다는 장점도 있다.

따라서 자원이 제한된 조직의 경우에는 집중 마케팅이 최상의 전략적 대안이 된다. 반면 집중 마케팅은 시장의 불확실성에서 오는 위험이 크다는 단점이 있다. 다른 전략과는 달리 집중 마케팅은 하나의 표적시장을 가지므로 시장의 수요변동에 영향을 쉽게 받게 되며 동일 시장 내에 강력한 경쟁자가 나타나면 위험성이 증가 할 수 있다. 정신과 의원에서 알코올 중독의 치료만을 전문으로 하는 경우, 산부인과 병원에서 불임 진료만을 하는 경우 등이 집중 마케팅의 예라고 할 수 있다.

도표 4-10

세 가지 선택대안에 따른 마케팅 전략

구분	비차별적 마케팅	차별적 마케팅	집중 마케팅
시장정의	광범위한 고객	둘 혹은 그 이상의 제한된 고객 집단	잘 정의된 단일고객집단
제품전략	다양한 고객을 겨냥하여 단일상표로 한정된 수익제품 및 서비스 판매	각 고객집단별로 별개의 제품이나 서비스 제공	단일 소비자 집단을 대상으로 단일 상표의 제품이나 서비스 제공
가격전략	전체적인 단일가격	차별적 가격	단일가격
유통전략	가능한 모든 판매경로 동원	세분시장별 차별적 유통경로 선정	단일의 판매 경로 선정
촉진전략	대중매체	세분시장별 차별적 매체 선정	전문잡지와 같은 특화된 매체
전략의 강조점	동일한 마케팅 프로그램을 통해 다양한 유형의 소비자들에게 접근	각 세분시장별 차별마케팅 프로그램으로 둘 또는 그 이상의 시장에 접근	고도로 전문화된 동일 마케팅 프로그램을 통해 구체적인 고객집단에 접근

자료 : 이상환 등(2013)

2) 시장-서비스 중심의 접근

각 세분시장의 평가를 통해 매력적인 세분시장을 발견할 수 있는데, 이때 어느 세분시장에, 얼마나 많은 세분시장에 진출할 것인지를 결정해야 한다. 병원이 진입할 세분시장과 그 범위를 결정하는 방법은 대략 5가지 형태가 있다. 병원은 자신의 역량과 경쟁정도 그리고 병원의 장기적 목표를 감안하여 가장 효과적인 방법으로 표적시장을 선정해야 한다.

(1) 단일 세분시장

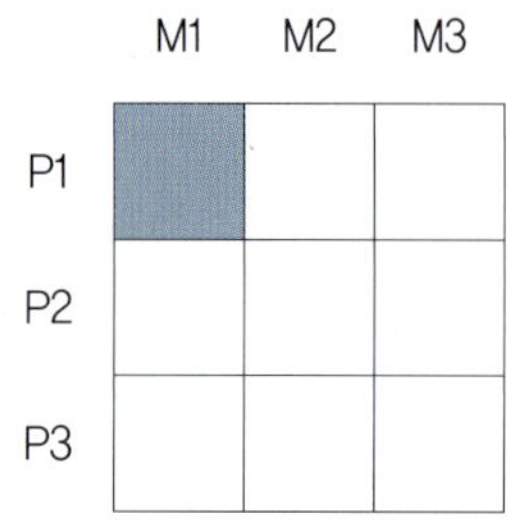

P=Product(상품), M=Market(시장)

- 의료기관이 하나의 의료서비스를 가지고 하나의 세분시장에만 집중하는 전략
- 어린이한의원 '함소아한의원', 어린이전문치과 '아이세상치과의원'

(2) 상품(서비스) 전문화

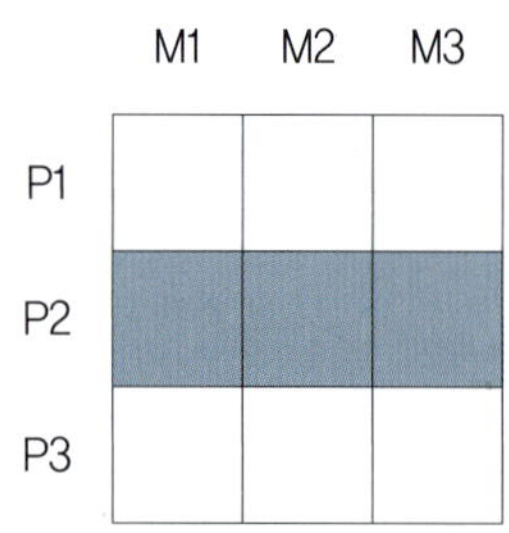

- 의료기관이 한 종류의 의료서비스에 집중하는 전략, 모든 연령층을 대상
- 척추전문 '우리들병원', 안과전문 '김안과병원'

(3) 시장 전문화

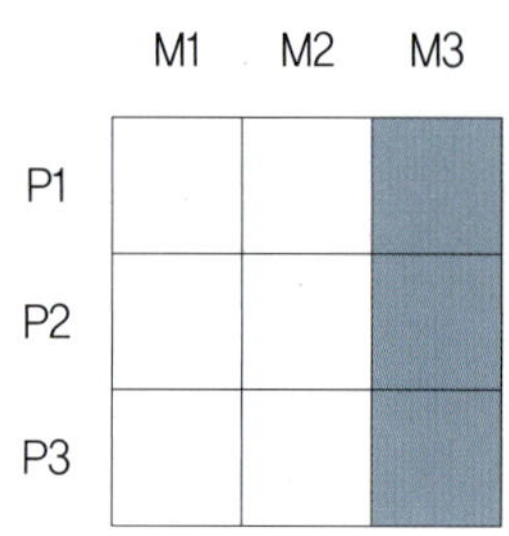

- 의료기관이 하나의 시장에만 집중하여 여러 종류의 서비스를 제공하는 전략(노인연령층을 대상으로 입원, 요양서비스 등을 복합적으로 제공하는 경우 등)
- 노인요양전문병원 '서울효사랑병원'

(4) 선택적 전문화

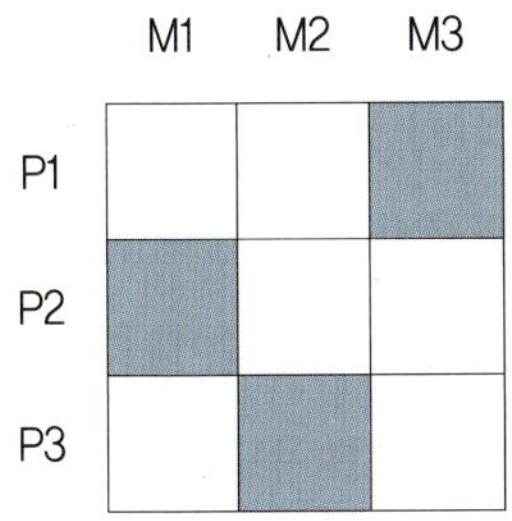

- 매력적이지만 서로 관련이 없는 몇 개의 세분시장에 집중하는 전략, 위험분산 전략
- 의료기관에서 외래서비스 중심의 소아질환클리닉, 성인대상 검진서비스, 노인대상 요양서비스센터 운영 등

(5) 완전도달(비차별화)

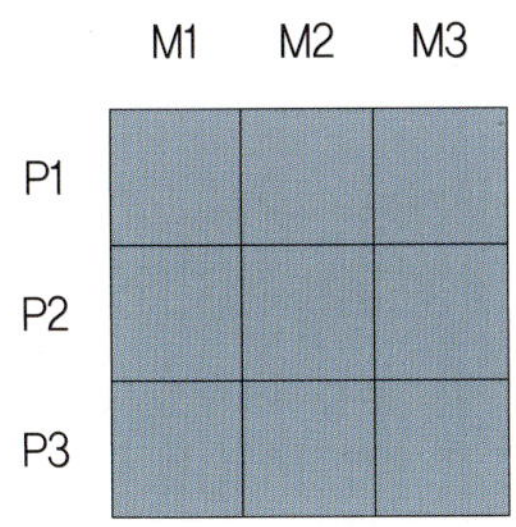

- 의료기관이 모든 시장을 대상으로 모든 서비스를 제공하는 전략
- 대학병원

Ⅲ 포지셔닝

1. 포지셔닝 정의

1) 정의

포지셔닝(positioning)이란 인간의 마음속에 뛰어드는 길이다. 일반적으로 포지셔닝이란 상품, 서비스, 기업, 심지어는 사람을 포함한 특정한 대상의 이미지를 사람들의 마음속에 위치(인식)시키는 것으로 정의되고 있다. 마케팅 측면에서 포지셔닝은 병원이 자신의 차별적인 이미지를 서비스 혹은 특정한 병원활동 등을 이용하여 고객들의 머릿속에 각인시키는 것이다. 이러한 포지셔닝이 중요한 이유는 마케팅은 궁극적으로 상품(서

비스)의 싸움이 아니고 인식의 싸움이기 때문이다. 시장에 먼저 나왔다고 성공하는 것이 아니라 고객의 마음속에 먼저 들어가야만 성공할 수 있기 때문이다.

의료기관의 경우를 보면 삼성서울병원은 의료의 질과 서비스가 높은 병원으로 인식되어 있고, 한양대병원의 경우 류마티스 질환, 경희대병원은 양·한방협진, 치과의 예치과병원, 심장질환의 세종병원 등이 고객들의 마음속에 자리 잡고 있다. 이러한 고객들의 마음속 인식상태는 자연적으로 형성된 것이 아니고 의료기관들이 경쟁병원들과 차별화하기 위하여 자신들의 핵심속성을 파악하여 고객들에게 포지셔닝하기 위하여 마케팅믹스를 개발하고 실행한 결과이다.

2) 포지셔닝의 원칙

서비스 포지셔닝이 경쟁력을 갖추려면 다른 서비스의 결점을 찾아내어 자사의 경쟁적 이점을 최대한 살려 표적고객에게 최상으로 제공할 수 있는 서비스 속성을 정위화(定位化)하고 촉진시킬 수 있어야 한다. 일단 의료기관이 어떤 세분시장에 진입할 것인지를 결정하고 나면 의료기관은 그 세분시장에서 자사의 제품을 고객들의 마음속 어떠한 자리에 위치시킬 것인가의 문제인 포지셔닝에 봉착하게 된다. 고객들은 의료기관과 의료서비스 상품들을 그들 마음속의 특정위치에 저장하게 되는데 의료기관은 자신들이 선택한 표적시장에서 경쟁의료기관에 대응, 최대한의 경쟁적 우위를 누리기 위하여 포지셔닝 전략을 기획하고 마케팅 믹스를 개발한다. Jack Trout는 포지셔닝의 핵심적인 네 가지 주요원칙을 아래와 같이 제시하고 있다.

① 포지셔닝은 표적고객의 마음속에서 이루어지도록 해야 한다.
② 포지셔닝은 단순하고 일관된 메시지를 전달하면서 단일화되어야 한다.
③ 포지셔닝은 반드시 경쟁자와 거리를 두고 시행되어야 한다.
④ 포지셔닝은 어느 한 부분에 자신의 모든 노력을 집중시켜야 한다.

2. 포지셔닝 과정

표적시장 내에서 원하는 위치(position)를 설정하기 위해서는 먼저 해당 의료기관이나 서비스가 시장 내에서 어떻게 위치되어 있으며, 경쟁기관이나 서비스의 위치는 어떠한지, 그리고 고객들이 원하는 위치가 무엇인지를 파악하여야 하며, 마지막으로 의료기관이 앞으로 어떤 위치로 이동하여야 하는지를 결정한 후 이를 위한 방안을 모색하여야 한다. 일반적으로 의료기관에서 포지셔닝은 다음과 같은 과정(절차)을 거친다.

도표 4-11

포지셔닝의 과정

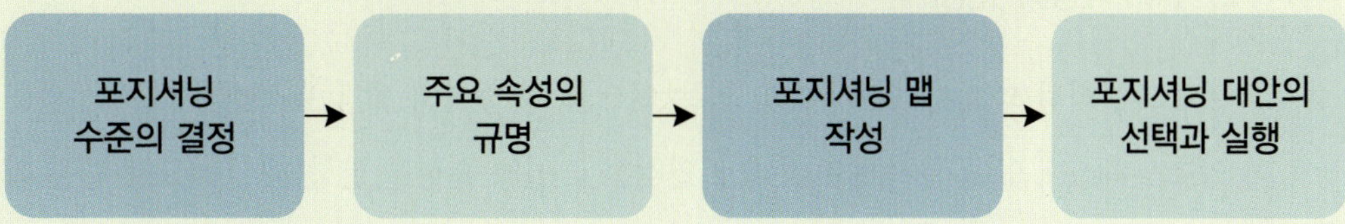

1) 포지셔닝 수준의 결정

의료기관에서 포지셔닝의 첫 번째 과정은 의료기관내 어떤 수준에서 포지셔닝을 검토할 것인지를 결정하는 것이다. 의료기관에서 검토할 수 있는 포지셔닝의 단위는 다음과 같다.

① 의료기관군 포지셔닝 : 집단병원의 그룹 전체차원의 포지셔닝
② 의료기관 포지셔닝 : 특정 의료기관 차원의 포지셔닝
③ 서비스계열 포지셔닝 : 의료기관내 특정 서비스계열 포지셔닝
④ 개별 서비스 포지셔닝 : 과별 또는 의사 개인별 포지셔닝

이와 같은 포지셔닝의 단위는 의료기관의 특성에 따라 달라지는데 소규모 의료기관은 네 가지 수준의 포지셔닝을 모두 고려하지 않고 의료기관 포지셔닝만 해도 되지만 대형병원이나 병원그룹인 경우에는 위의 4가지 포지셔닝 단위를 모두 검토하여야 한다.

의료기관에서의 포지셔닝은 일반 제품이나 서비스와 차이가 있다. 일반 기업에서는 조직 내에서 제품이나 서비스를 대상으로 서로 다른 포지셔닝을 추구하는 것이 가능하나(예 : LG의 한스푼, 페리오에 대한 포지셔닝) 의료기관에서는 의료서비스별로 포지셔닝

을 하는데 제한이 있다. 즉 한 의료기관에서 심장수술과 뇌수술의 포지셔닝을 달리하는 것이 쉽지 않다.

그러나 특정한 임상적인 기술이나 서비스를 요구하는 경우(심장이식)에는 서비스 단위의 포지셔닝도 고려할 수 있으며 의료기관내에서 독립적 생산단위의 기능이 있는 치과, 건강검진 등도 독립적인 포지셔닝을 검토할 수 있으나 의료기관을 단위로 포지셔닝 하는 경우도 많다.

2) 주요 속성의 규명

주요 속성이란 의료서비스가 갖고 있는 여러 속성 중에서 해당 표적시장 내 구성원들이 의료서비스에 있어 특히 중요하다고 인식하고 있는 속성을 말한다. 그러므로 같은 의료서비스라 하여도 표적시장의 특성에 따라 중요한 속성이 다를 수 있고, 의료서비스의 종류에 따라서도 주요 속성이 다르게 된다. 이러한 주요 속성은 고객이 의료기관이나 의료서비스를 이용하거나, 구매의사 결정을 하는 중요 요인이기도 하며, 포지셔닝 전략에 있어 의료기관이 고객에 전달하려는 특성이기도 하다. 고객들이 의료기관을 선택할 때 고려하는 주요 속성의 예로서는 거리나 교통의 편의성, 병원의 전문성, 의료진의 실력, 의료기관의 규모, 시설과 장비, 직원의 친절성, 고객들의 단골병원 유무 등을 들 수 있다.

고객들이 인지하고 있는 의료서비스에 대한 주요 속성은 기존의 문헌이나 전문가에 의해 제시될 수 있지만 의료기관이나 서비스의 속성은 고객의 입장에서 파악하는 것이 바람직하다. 주요 속성 혹은 결정적인 속성을 찾아내는 가장 간단한 방법은 특정서비스를 이용하는 고객들을 만나서 이들에게 어떤 요소가 가장 중요한 지를 직접 물어보는 것이다.

3) 포지셔닝 맵 작성

의료기관은 자신의 의료서비스를 성공적으로 포지셔닝하기 위한 여러 가지 방법 중 어떤 방법이 가장 좋은지는 먼저 자신의 의료서비스 위치를 파악하여야 한다. 자신의 서비스 위치를 파악하기 위해 가장 일반적으로 사용하는 방법이 포지셔닝맵(positioning map, 지각도)이다. 포지셔닝맵은 고객들이 몇 가지 평가기준이나 속성에 따라 의료기관

도표 4-12

의료기관의 포지셔닝 맵(map)

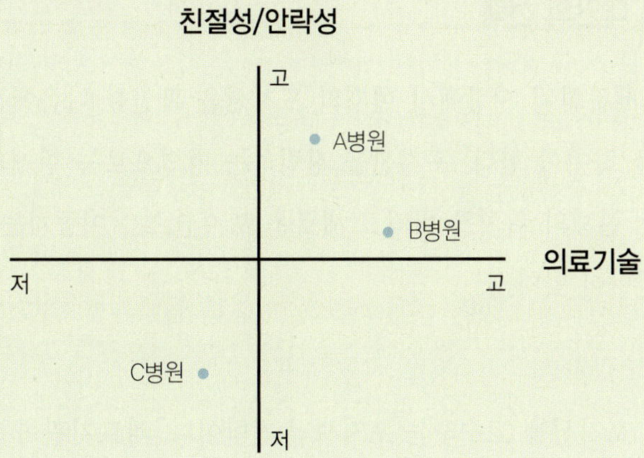

자료 : 조우현(1999)

이나 의료서비스의 위치를 어떻게 인식하고 있는가를 나타낸 것이다.

의료기관의 마케팅 관리자들은 이 포지셔닝맵을 통하여 자신의 의료서비스와 경쟁병원의 의료서비스들의 현재 위치를 구체적으로 파악할 수 있다. 만일 자신의 의료서비스가 경쟁병원에 비해 열등한 위치에 있다면 의료기관은 마케팅믹스를 수정하여 경쟁기관과 대등하거나 보다 경쟁적인 위치로 이동할 수 있다. 포지셔닝맵은 새로운 의료서비스 개발의 기회를 가져오기도 한다. 예를 들어 맵 상에서 비어있는 부분(아직 경쟁서비스가 진입하지 않음)이 있거나 이상점(ideal point)에 적합한 서비스가 없을 경우에 의료기관은 새로운 서비스개발을 통해 시장에 진입할 수도 있다.

의료기관에서 맵에 의한 포지셔닝을 하는 경우 의료서비스에 대한 속성을 '친절하고 안락'한 서비스와 '의료기술' 두 가지 속성으로 구분한다면 의료기관을 도표 4-12와 같이 맵 상에 표시할 수 있다. 이 경우 A병원은 친절하고 안락한 서비스를 제공하지만 의료기술이 B병원보다 낮으며, B병원은 의료기술의 수준은 높지만 서비스의 안락성은 A병원보다 떨어지고, C병원은 의료기술의 수준과 서비스의 친절성/안락성 모두 낮은 병원임을 알 수 있다. 이 경우 A병원과 B병원은 현재의 상태에서 위치를 강화할 것인지 아니면 의료기술의 수준을 높이거나 친절성을 높이는 쪽으로 포지션을 이동하여야 할지를 검토해야 한다. 반면 C병원은 두 가지 속성이 낮아 경쟁력과 고객만족이 매우 낮은 수준이므로 재포지셔닝(repositioning)을 검토해야 한다.

4) 포지셔닝 대안의 선택

의료기관이 세분화된 시장에서 현재의 포지션을 확인한 다음에는 포지션을 정립하기 위한 작업을 하여야 한다. 포지션을 정립하는 방법으로는 현재의 위치를 강화하며 유지하는 방안, 현재의 위치를 버리고 새로운 포지션으로 이동하는 방안, 그리고 틈새를 공략하는 방안이 있다.

(1) 현 위치의 강화

이는 현재의 포지션을 고수하는 포지셔닝 전략이다. 의료기관이 현재의 위치에 만족하거나 조직의 역량에 비추어 새로운 포지션으로 이동하기 어려운 경우에 선택하게 된다. 그러나 현재의 위치에 만족해하는 의료기관에서도 포지션을 유지하려는 노력이 필요하다. 포지션은 경쟁기관과 비교한 상대적인 위치이므로 경쟁이 심한 의료시장에서 현재의 포지션을 고수하려면 지속적인 노력이 필요하다. 예를 들어 친절하고 안락한 병원이라는 위치는 경쟁병원에 의해 항상 도전받고 있으므로 최고의 위치를 유지하기 위해서는 지속적인 노력이 필요하다. 이러한 현 위치의 강화전략으로 성공한 기업 사례로는 렌트카 회사인 Avis가 있다. Avis는 현실적으로 Hertz가 가장 큰 렌트카 회사임을 솔직히 인정하는 대신 자신들은 서열 2위의 기업이기 때문에 1위가 되기 위해 Hertz보다 훨씬 더 열심히 일한다는 컨셉을 개발하여 광고함으로써 포지셔닝에 성공하였다.

(2) 재포지셔닝

이는 현재의 위치를 버리고 새로운 포지션을 찾아가는 것을 의미한다. 재포지셔닝은 현재의 포지션이 경쟁력이 없거나 시장에서의 전망이 밝지 못한 경우 검토하게 된다. 재포지셔닝의 경우 일단 설정된 포지션을 확보하기 위해서는 많은 노력과 투자가 필요하게 되므로 의료기관의 가용자원과 역량을 고려하여 재포지셔닝을 하여야 한다. 또한 자원과 역량이 있다 하더라도 새로운 위치가 시장 내에서 경쟁력을 갖는다는 보장이 없으므로 재포지셔닝을 위한 의사결정에는 신중을 기하여야 한다.

성공한 기업사례를 보면 말보르 담배의 경우 애초에는 여성용 담배로 포지셔닝 되었다가 나중에는 카우보이의 이미지, 남성의 강인한 이미지를 부각시켜 재포지셔닝함으로써 오늘날 세계 최고의 담배브랜드로 성장했다.

(3) 틈새시장 공략

다른 경쟁기관에 의해 선점되지 않은 시장으로서 틈새시장 전략은 비어 있는 시장을 찾아내어 그 시장을 선점하는 것을 말한다. 틈새시장은 인지도(map)를 이용하여 찾아내는 것이 효과적이다. 포지셔닝 맵을 분석하여 시장 내 고객들의 욕구를 충족시키지 못하는 시장을 찾아낼 수 있다. 그러나 틈새시장으로서의 포지셔닝을 위해서는 의료기관 경영자와 구성원들의 창의적이고 적극적이며 모험적인 사고가 필요하다.

의료시장의 한 예를 보면 질환별, 대상별로 여러 가지 특화된 한의원이 생기는 것을 볼 수 있다. 소아를 대상으로 하는 한의원의 경우 기존의 한의계에서 소아에게 적용하기 어려웠던 점을 현대적인 감각으로 새롭게 극복하여 빠른 성장을 하였다. 예를 들어 증류한약과 향기탕약을 개발하게 되어 쓰지 않는 한약, 맛이 좋은 한약으로 소아들에게 거부감을 없애는 동시에 무통치료를 구축함으로써 한층 더 소아들에게 용이하게 접근할 수 있게 되었다. 또한 양방치료의 한계성으로 인해 아이들의 떨어진 저항력을 한의학으로 향상시킬 수 있다는 강점을 부각시켜 포지셔닝하고 있다. 내용다지기4-2

3. 포지셔닝 전략

1) 경쟁우위를 통한 포지셔닝

포지셔닝이란 목표고객의 마음속에 자사의 제품이나 서비스가 경쟁자의 것과 비교하여 차이가 있을 뿐만 아니라 더 가치가 있는 것으로 자리 잡도록 해주는 활동이다. 결국 자사가 제공하는 제품이나 서비스가 경쟁사와 차별화를 할 수 있을 때 가능하게 되는데 이와 같은 차별화를 가능하게 해주는 요인으로는 상품, 서비스, 직원, 이미지 등을 들 수 있다.

내용다지기 4-2

고속도로 휴게소에 병원이 있네

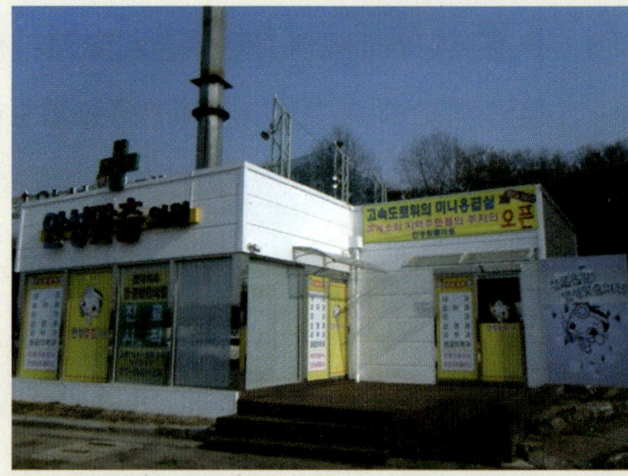

"아니 고속도로 휴게소에 웬 병원이에요?" 경부고속도로 서울방향 안성휴게소 옆에 66㎡ 남짓한 흰 병원건물이 들어섰다. 2013년 12월 9일부터 진료를 시작해 이날까지 벌써 50여명이 다녀갔다. 고속도로에 병원이 생긴 것은 국내 처음이다. 병원 이름은 '안성맞춤의원.' 응급의학과 전문의인 유승일 원장과 응급구조사 겸 간호조무사 1명이 의료인력의 전부이지만 진료실, 대기실은 물론 처치실과 수액실도 갖췄다. 진료과목은 응급의학 · 소아청소년 · 피부 · 내 · 외과의 일차 진료이고, 약 조제와 투약도 할 수 있다. 고속도로 병원은 병원과 운전자 모두에게 이익이다. 의원은 포화상태인 의료시장에서 '틈새시장'을 찾았고, 고속도로 이용객들은 급할 때 의료서비스를 이용할 수 있게 된 것이다. 병원을 유치한 한국도로공사와 휴게소 운영회사는 특히 시간에 쫓겨 의료기관을 찾기 어려웠던 화물차 운전사들이 혜택을 볼 것으로 기대하고 있다. 유 원장은 "독립하려고 보니 응급의학과론 개원이 어려웠다"면서 "고속도로 병원은 전공과 상업성을 모두 고려한 선택"이라고 말했다. 아직 이용객은 적은 편. 의원이 밝힌 손익분기점은 하루 손님 50명인데 실제 방문객은 10여명에 그치고 있다. 환자들은 휴게소 직원, 일반 승용차 운전자들이 대부분이다. 의원 측은 개원식을 치른 만큼 병원이 있다는 사실이 더 알려질 것이고, 출퇴근자 등 정기적인 고속도로 이용자를 중심으로 환자도 늘 것으로 내다봤다. 진료시간은 월요일만 휴무고, 주말 포함 오전 10시부터 오후 8시까지다. 유 원장은 "약국으로 알고, 술 깨는 약 사러 들어온 사람도 있었다"고 웃었다. 의원은 점진적으로 응급처치실, 방사선실 등 의료장비와 인력을 늘릴 예정이다. 응급의학과 전문의와 응급구조사가 있지만 아직 병원 규모가 작아서 당장 가능한 외과시술은 봉합, 접골, 깁스 정도다. 도로공사는 안성맞춤의원의 성공여부를 보고 다른 휴게소에도 병원을 유치할지 결정할 계획이다.

(1) 상품 차별화

병원이 상품을 물리적으로 차별화시키는 방법이다. 현실적으로 시장에서 어떤 병원들은 거의 차이가 없는 상당히 표준화된 상품을 제공하고 있는 반면, 어떤 병원들은 상당히 차별화된 상품들을 제공하고 있다. 예를 들면 일부 의원에서는 어린이들의 얼굴에 난 상처를 전문적으로 치료하는 상처·흉터클리닉을 개설하여 흉터에 결정적인 영향을 주는 초기치료를 전문적으로 제공해줌으로써 차별화된 의료서비스 상품을 제공하고 있다. 화상치료에 집중하는 한강성심병원, 심장질환에 집중하는 세종병원 등도 상품차별화를 통해 특화병원으로 거듭나기 위한 전략이라고 볼 수 있다. 또한 1990년대 국내에 출시되어 관절염 치료제 시장에서 선두주자로 부상했던 케토톱은 그 이전의 관절염 치료제들이 먹는 약이었던데 반해 케토톱은 붙이는 패치형의 관절염 치료제라는 점을 강조하여 소비자들에게 어필할 수 있었다.

(2) 서비스 차별화

병원은 상품을 차별화하는 것 외에도 상품에 수반되는 서비스를 차별화시킬 수 있다. 여기에는 많은 가능성이 존재하는데 예를 들어, 강남의 모 치과에서는 의료인력 외에 헤어디자이너를 별도로 고용, 누워서 치료를 받다가 머리가 흐트러진 고객을 위해 드라이기나 가벼운 커트 서비스까지 무료로 실시하는 등 새로운 개념의 서비스를 의료영역과 접목시키고 있다. 또한 명지병원에서는 대학병원급 최초로 '피부미용센터'를 개소하고 기존의 피부과 진료에 수준 높은 피부관리를 더한 총체적인 서비스를 제공하고 있다. 내용다지기 4-3

(3) 직원 차별화

병원은 또한 경쟁병원들보다 더 자질 있는 사람들을 채용하고 훈련시키는 것을 통해서 강력한 경쟁우위를 획득할 수 있다. 부산의 모치과병원은 임상교육과 고객만족 교육을 통해 직원의 역량을 높임으로써 병원브랜드에 대한 자부심을 심어주어 이러한 것이 고객들에게 바로 전달되어 직원들이 고객들에게 우호적이고 생동감 있는 것으로 유명

내용다지기 4-3

청연, 맞춤형 서비스로 환자 마음 치료

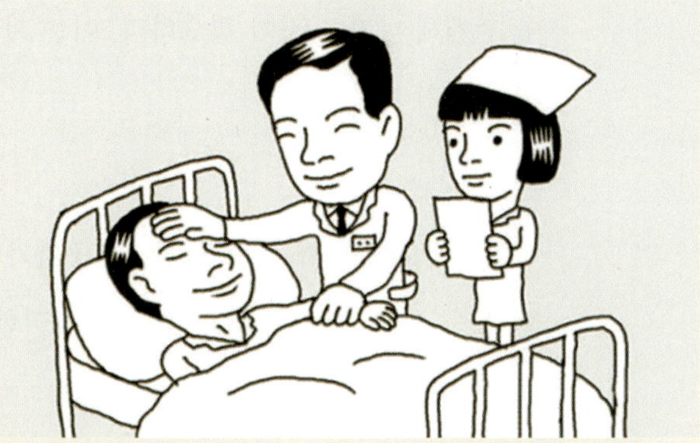

청연한방병원이 차별화된 맞춤형 서비스로 병원을 방문하는 고객들의 마음까지 치료하고 있다. 특급호텔과 같은 고급스러운 곳에서만 이뤄지던 발렛파킹 서비스를 제공하는 것은 물론 병원 내 맞춤형 치료음악을 매주 선곡해 제공하는 등 고객들에게 보다 친근하게 다가가기 위한 다양한 노력들을 병행하고 있다. 청연한방병원 관계자에 따르면 지난 8월 19일부터 청연을 찾는 방문객들에게 발렛파킹(무료 대리주차서비스)서비스를 진행중이다. 발렛파킹 서비스는 전문업체 소속 주차요원이 상시 대기하며 하루 평균 50명 이상의 고객들을 맞이한다. 이는 환자와 고객들이 병원 방문 시 주차공간을 찾아 헤매는 불편함을 최소화 하기 위함이 주된 목적이다. 이 서비스 도입으로 환자 및 방문객들의 진료 대기시간이 짧아졌으며 차량수가 많아 혼잡했던 병원 주차장 입구 환경 또한 크게 개선됐다. 이와 함께 청연한방병원은 지난 2016년 7월부터 1주일에 한번 매주 새롭게 선곡한 치료음악을 제공하고 있다. 그동안 병원에서는 배경음악이 없거나, 있다 해도 진료실에 적합한지에 대한 관심이 부족했던 것이 사실. 청연한방병원에서는 내원 환자의 상태를 고려해 의료진이 직접 선곡한 맞춤 음악을 적극 활용하여 환자들의 회복과 심신안정을 돕고 있다. 프로그램의 관리를 맡고 있는 청연중앙연구소 조희근 소장(한의사)은 "마음을 편안하게 하는 음악들이 의료기관에 내원한 환자들의 증상 완화에 큰 도움이 된다는 연구결과들이 많다"며 "앞으로도 청연한방병원 내원 고객들의 만족을 극대화 할 수 있도록 노력할 계획"이라고 말했다.

하다. 싱가포르 항공사의 경우 승무원들의 뛰어난 친절에 대하여 고객들이 높은 평점을 주어 우수 항공사로서 세계적인 명성을 얻고 있다. 인적차별화를 위해서는 조직은 특히 소비자들과 접촉하는 직원들의 선발과 교육을 매우 중요하게 고려해야 한다.

(4) 이미지 차별화

경쟁병원들이 유사한 상품·서비스, 심지어 동일한 상품·서비스를 제공한다 할지라도 고객들은 병원이나 브랜드 이미지에 입각해서 어떤 차이를 인식하게 된다. 따라서 각 병원은 무엇인가 차별화될 수 있는 이미지를 구축하는 것이 필요하며, 이러한 이미지는 병원의 상품이나 서비스의 장점이나 포지션을 고객들에게 알릴 수 있는 메시지여야 한다.

심벌이나 로고 등은 이미지 차별화를 위한 중요한 수단으로 사용될 수 있는데 기업(병원)이나 상표의 차별성을 강하게 전달 할 수 있는 이점이 있다. 성공적인 심벌이나 로고는 기업에게 상당한 자산적 가치를 누릴 수 있도록 해준다. 그러나 기업의 심벌이나 로고의 경우에도 기업환경이 변화함에 따라 적응해 나가는 것이 필요하다.

2) 서비스 품질에 따른 포지셔닝

서비스 마케팅에서 효과적으로 포지셔닝하기 위해서 조직은 신뢰성, 응답성, 공감성, 유형성, 확신성 등 5개 서비스 품질 차원 중 1가지 이상에 초점을 맞추어 마케팅 활동을 전개해 나가는 것이 필요하다. 이는 서비스 품질이 고객만족 및 인지된 가치와 직결되어 있기 때문이다.

(1) 신뢰성

신뢰성(reliability)은 서비스 제공자가 약속된 서비스를 정확하고 믿을 수 있게 수행할 수 있는 능력을 갖고 있음을 의미한다. 항공화물서비스 기업인 FedEx는 '절대로, 확실히, 하루 내에(absolutely, positively, overnight)'라는 슬로건을 통하여 신뢰성을 고객들에게 보여주고 있으며 또한 그 신뢰성이 다른 경쟁사들과 차별화시킬 수 있는 특성으로서 유지될 수 있을 때 그 기업의 전략도 제대로 수행될 수 있음을 보여주고 있다. 의료서비스 제공자들은 의료서비스의 신뢰성을 높이기 위해 최신의 의료장비를 도입하거나, 새로운 치료기술을 적용하거나, 치료의 성공사례들을 제공하여 신뢰성을 높일 수 있다.

(2) 유형성

유형성(tangibles)은 물리적 시설(건물, 인테리어, 로비 등)이 경쟁우위를 가질 수 있는 서비스 업종에 유용한 포지셔닝 수단이 된다. 유형성에 초점을 맞춘 포지셔닝 전략은 항공사, 호텔, 레스토랑, 관광지, 소매점 등에서 효과적이다. 미국의 도서유통업체인 반즈앤 노블(Barns and Noble)은 넓고 밝은 로비, 정교하고 멋있는 진열, 커피를 마시거나 책을 읽을 수 있는 카페, 그리고 사람들이 그들이 원하는 만큼 머물 수 있는 안락한 화장실 등의 제공을 통해 '즐길 수 있는 문화·사회적 공간'이라는 이미지로 포지셔닝하고 있다.

(3) 반응성

반응성(responsiveness)은 고객들을 도와주고 즉각적인 서비스를 제공하려는 서비스제공자의 의지를 말한다. 예를 들어 택배회사나 인터넷 쇼핑몰 등의 신속한 배송처리는 반응성을 활용한 포지셔닝 전략이라고 할 수 있다. 의료서비스의 경우를 예를 들면 산부인과 전문병원인 경우 '24시간 전문의 진료, 야간 분만' 등을 통하여 야간에 발생하는 응급분만에 대하여 신속하게 응답할 수 있는 의지를 보여주고 있다.

(4) 보장성

보장성(assurance)은 서비스제공자의 지식 및 공손함, 그리고 신뢰와 안정성을 유발시키는 능력이라고 할 수 있다. 은행 · 보험 · 증권 등의 회사와 법률 · 의료 · 회계 등의 전문 서비스 직종에서 찾아볼 수 있다. 예를 들어 병원의 경우 병의 치료나 완치율, 금융기관의 경우 고객의 금융수익률 보장과 보험회사의 보장능력 등의 증거를 포지셔닝에 활용하는 것을 들 수 있다. 또한 항공사에서 안전기록이나 유능한 승무원의 보유도 보장성을 강조할 수 있는 포지셔닝의 요소라고 할 수 있다.

(5) 공감성

공감성(empathy)은 고객의 특별한 요구를 이해할 뿐만 아니라 고객 개개인에 관심을 가지고 친절과 환대의 정신이 요구되는 서비스 업종에 유용한 전략이다. 예를 들면 불특정 다수의 고객이 사용하는 항공사에서 고객 한 분 한 분에게 최선의 서비스를 다 하겠다는 의지를 표현하는 것을 볼 수 있다. 의료서비스 제공자의 경우 진료예약제를 운영하거나, 건강검진 항목을 고객이 직접 설계하도록 하는 것 등은 공감성에 기반을 두고 있는 것이다.

4. 성공적인 포지셔닝 전략 요건

의료기관에서 포지셔닝을 성공적으로 수행하기 위해서는 다음과 같은 사항이 고려되어야 한다.

첫째, 의료기관과 의료기관이 제공하는 서비스에 대해 고객의 입장에서 솔직하고 객관적으로 현재의 포지션을 평가하고 검토하는 것이 필요하다. 포지셔닝 과정의 각 단계에 있어 객관성을 유지하여야 하며 특히 고객의 의견을 존중하여야 한다.

둘째, 장기적인 안목으로 포지셔닝을 하는 것이 필요하다. 미래에 대한 비전을 바탕으로 먼 장래를 생각하며 포지셔닝을 하여야 한다. 또한 의료기관의 현재 포지션에 대한 고려를 함께 하여야 한다. 현재의 포지션을 갖추기까지는 오랜 시간과 노력이 투입되었다. 그러므로 현재의 포지셔닝을 바탕으로 미래의 환경변화를 수용할 수 있는 포지셔닝의 변화를 모색하는 것이 바람직하다.

셋째, 단순화해야 한다. 포지셔닝을 통하여 고객에게 전달하고자 하는 의미나 의료서비스의 특징적인 속성이 단순하며 명료하여야 한다. 복잡한 개념은 고객들에게 전달하기도 어렵고 고객들의 가슴에 자리를 차지하기도 어렵다. 예를 들면 기다리지 않는 병원, 설명을 잘 해주는 병원, 깨끗한 병원 등과 같은 이미지가 고객들에게 설득력이 있다.

넷째, 고객의 관점에서 의료서비스를 유형화하는 것이 포지셔닝에 도움이 된다. 의료서비스는 무형이므로 이를 원하는 위치에 자리 잡게 하는 것이 쉽지 않다. 따라서 인적자원, 시설 등의 유형적인 요소를 활용하면 의료기관에서 포지셔닝을 하는데 도움이 된다. 예를 들면 친절하고 편리한 의료서비스를 위해 직원들이 친절하게 고객을 대하는 것 이외에 친절센터, 고객 봉사실 등을 운영하여 고객들이 의료기관에서 고객을 위해 노력하고 있다는 것을 느끼게 하는 것이 친절한 병원으로 포지셔닝하는데 도움이 된다.

의료서비스마케팅

Medical Service Marketing

의료서비스마케팅

Medical Service Marketing

II
PART

의료서비스 마케팅 믹스 관리

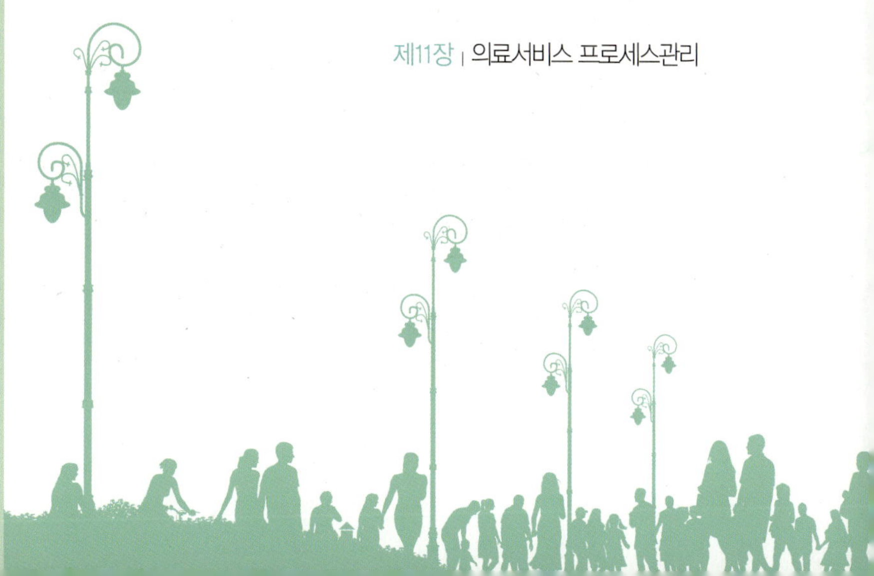

늦은 가을

장의순

무엇을 쫓고
무엇에 쫓겨도
언제나 제자리걸음만 하고
모두가 방황이었어
잿빛 바람 불어
포도(鋪道) 위를 뒹구는
마른 잎 소리는
길 늦은 나그네의 서러운 마음인가
다시 또 계절은 가고
한해가 저물어 가는 것을
낙엽의 긴 흐느낌 속에
떨리는 내 영혼도 거기 있었네

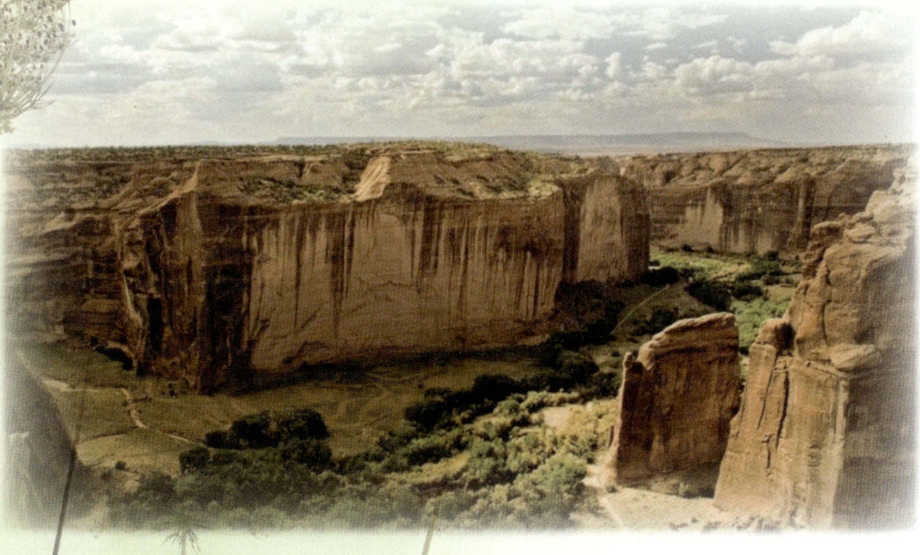

제5장

의료서비스 상품관리

Ⅰ 서비스 상품의 이해

1. 서비스 상품의 개념

1) 제품과 서비스

거의 모든 상품들은 앞에서 살펴본 바와 같이 유형적인 요소와 무형적인 요소를 함께 갖고 있다. 단지 어떤 상품은 유형적인 요소가 무형적인 요소보다 더 많을 뿐이고, 다른 상품은 그 반대로 무형적인 요소가 유형적인 요소보다 더 많을 뿐이다. 흔히 유형적인 상품을 제품이라고 부르고, 무형적인 상품은 서비스라고 부르지만 도표 5-10에서 보는 바와 같이 실제로 어디까지가 제품이고 어디까지가 서비스인지를 구분하는 것은 쉽지 않다.

도표 5-1

제품과 서비스

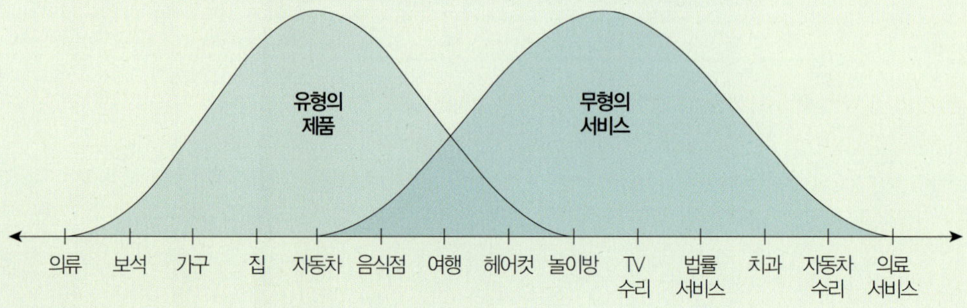

자료: 박찬수(2018)

예를 들어 자동차는 흔히 제품이라고 부르지만 자동차 구매자에게는 자동차뿐만 아니라 여러 가지 서비스들도 함께 제공되고 있다. A/S, 할부 판매, 등록 대행, 중고차 처분 등이 대표적인 예이다. 반대로 놀이방은 흔히 서비스라고 부르지만 무형적인 서비스보다도 유형적인 요소들, 예를 들어 놀이방의 시설이나 음식 등이 더 중요한 요소가 되기도 한다. 따라서 본서에서는 유형적인 제품과 서비스를 통틀어 상품이라고 부르기로 한다.

2) 의료서비스 상품 정의

의료기관에서 고객에게 제공하는 최종 산출물은 대부분의 경우가 서비스라고 할 수 있으며, 진단이나 다양한 처치, 물리치료 서비스 등이 대표적인 예이다. 물론 서비스 외에도 다양한 약품이나 각종 의료용구, 의료장비 등이 있을 수 있으나 핵심적인 기능을 제공하는 상품의 대부분이 서비스 형태이다. 서비스 상품에 대한 마케팅전략을 서비스가 갖는 특성들 때문에 일반 제품과는 접근하는 방법과 다소 차이가 있으나 마케팅 분야에서 활용되는 기본 원칙들은 서비스분야에서도 응용된다. 본서에서의 서비스 상품은 의료기관의 최종 산출물로서 '의료서비스'를 의미하는 것으로 해석하고자 한다.

서비스 상품은 병원 마케팅전략의 핵심이라고 할 수 있다. 만약 서비스 상품이 미흡하다면, 기타 요소들이 아무리 잘 갖추어져 있더라도 고객들에게 의미 있는 가치를 전달해 줄 수 없게 된다. 마케팅 믹스의 기획은 표적고객들에게 가치를 제공하고 경쟁병원보다 좀 더 고객들의 욕구를 만족시킬 수 있는 서비스 개념을 도출하는 것으로부터 시작된다.

3) 의료서비스 상품의 중요성

의료기관은 다양한 전문 직종들이 모여서 복잡한 업무과정을 수행하는 조직이지만 궁극적인 최종 산출물은 의료서비스이며 의료서비스는 공급자 개인의 판단력과 전문성에 전적으로 의존해야 하는 대표적인 전문서비스이다. 따라서 의료기관의 모든 활동은 의료서비스 제공이라는 핵심적 가치를 고객에게 제공하기 위한 지원과정에 속한다. 따라서 의료서비스 상품전략은 다음과 같은 중요성을 지닌다.

① 의료서비스는 의료기관이 외부고객과 거래하는 최종 산출물로서 전체 의료기관의 수익성을 결정짓는다. 즉 어떠한 상품전략을 사용하느냐에 따라 고객의 기대에 부응하거나 부응하지 못하게 되며, 고객과 교환에 성공하지 못할 경우 의료기관의 성패를 좌우할 수도 있다.

② 의료서비스를 생산하기 위해서는 인력과 장비에 대한 고가의 비용이 투입되어야

하고 한번 결정하면 쉽게 바꾸기 어렵기 때문에 신중하고 합리적인 의사결정이 필요하다.

③ 의료서비스의 내용은 의료기관의 이미지를 결정짓는 가장 핵심적인 요소이며 어떠한 내용의 서비스를 제공하느냐에 따라 전체 조직의 신뢰도에 영향을 줄 수 있다.

④ 특히 의료서비스의 핵심적인 공급자인 의사는 의료서비스의 질과 내용을 결정하기 때문에 의료기관에서 가장 중요한 자원이며 미래의 조직경쟁력을 좌우하는 요소이다.

이러한 중요성을 감안할 때 의료서비스 상품전략은 마케팅믹스의 가장 중요한 요소이자 경영과 직결되는 마케팅 전략과제로서 다루어져야 한다.

2. 서비스 상품의 분류

서비스는 고객이 서비스 상품의 일부로 파악되고 그들의 만족이나 품질의 평가가 더욱 중요한 요소로 작용한다. 따라서 서비스를 소비하는 주체인 고객의 행동과 그들의 관점으로 상품을 분류하여 살펴보는 것은 서비스 조직에 많은 시사점을 줄 수 있다. 서비스 상품을 편의품, 선매품, 전문품으로 분류할 수 있다. 고객의 관점이 반영된 서비스 상품의 분류에는 세 가지 요소, 즉 ① 고객이 느끼는 위험의 정도(인식된 위험), ② 구매 시 고객의 노력정도(구매노력), ③ 고객이 서비스에 관여하는 정도(고객의 관여)가 통

도표 5-2

서비스 상품의 분류

구분	인식된 위험의 정도	구매노력의 정도	고객의 관여정도	대표적인 예
편의품	낮음	낮음	매우 낮음	필름, 우편, 치약, 비누, 음료수 등
선매품	높음	중간	높음	치과, 여성용 의류, 가구, 보석, 가전제품 등
전문품	높음	높음	매우 높음	외제차, 고급시계, 고급의류, 전문의료서비스, 법률서비스 등

자료: 이유재(2019) 수정

합되어 작용한다.

1) 편의품

편의품(convenience goods)은 소비자가 상품구매를 위해 많은 노력을 들이지 않는 상품으로서 가격이 저렴한 편이다. 편의품의 편의라는 용어는 우유, 빵, 치약, 세제, 음료수, 비누, 계란, 맥주 같은 상품을 구입할 때는 편리한 장소(convenient place)에서 구입하는 행동을 보이는데서 붙여졌다.

우선 점포에 가기 전에 소비자가 특정 상품에 대한 정보를 완전히 알고 있으며, 쇼핑을 위해 여기저기 돌아다녀도 시간과 노력의 대가가 없음을 알고 있는 부류에 속하는 상품이나 서비스를 말한다. 즉 소비자는 별다른 구매계획 없이 정규적으로 편의품을 구매하며, 찾고자 하는 브랜드가 없으면 다른 브랜드라도 쉽게 받아들이며, 가장 가까운 곳에서 구매하려는 경향이 높다.

2) 선매품

선매품(shopping goods)이란 고객이 구매하기 전에 흔히 품질, 가격, 스타일 등을 비교 평가하고 싶어 하는 상품들이다. 선매품이란 쇼핑(shopping)이란 용어가 말해 주듯이 소비자가 여기저기 돌아다니면서(shopping around) 상품들을 비교해보고 구입하는데서 이름이 붙여졌다. 편의품과 구별할 수 있는 하나의 특징은 선매품의 경우 소비자가 충분히 상품에 관한 지식을 갖고 있지 않다는 것이다. 그러므로 구매의사결정과정에서 정보를 탐색하고 상표대안들의 상대적 적합성을 평가하게 된다. 대표적인 선매품으로는 여성용 의류, 가구, 가전제품, 보석 등을 들 수 있다. 선매품은 대체로 고가격 상품이 많으며 편의품에 비해 구매빈도도 그리 높지 않다.

3) 전문품

전문품(specialty goods)은 상품이 지니고 있는 전문성이나 독특성 때문에 대체품이 존재하지 않고, 높은 상품차별성과 브랜드 인지도가 높아서 상품구매에 있어서 특별한 노력을 기울이는 상품이다. 예를 들어 전문품에는 구찌핸드백, 벤츠자동차, 고급

시계, 유명디자이너 의류 등의 상품들과 금융서비스, 전문의료서비스, 법률서비스 등의 전문서비스들이 포함된다. 전문품들은 일반적으로 고가격 상품이며, 소비자들이 구매를 위해 많은 노력을 기울이기 때문에 정확한 정보를 필요로하고 대체품을 원하지 않는다. 소비자들은 전문품에는 강한 브랜드애호도를 나타내기 때문에 원하는 브랜드를 취급하는 점포방문에 상당한 시간이 소요되어도 이를 기꺼이 감수하려는 경향이 있다.

3. 의료서비스 상품의 구성요소

의료서비스는 고객들에게 전달되는 핵심적인 편익, 즉 진단, 치료 및 수술 등에 그 기반을 두는 핵심상품과 의료서비스와 관련된 다양한 활동으로 이루어지는 보조서비스로 이루어진다. 의료서비스 상품들은 원칙적으로 무형의 상품들로 구성되어 있으나 물리적인 편의성, 의료장비, 정보기술 등 서비스 상품의 가치를 더욱 효과적으로 증대시키는 전략적 요인들을 포함할 수 있다. 하나의 상품은 크게 핵심상품, 유형상품, 확장상품의 세 가지 차원으로 구성된다.

도표 5-3

의료서비스상품의 구성요소

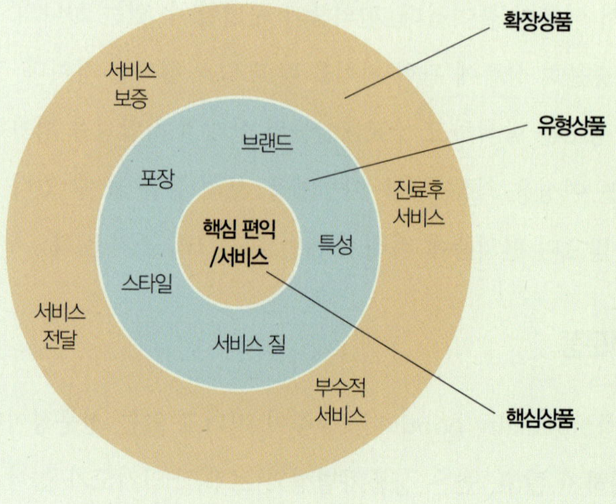

1) 핵심상품

핵심상품(core product)은 도표 5-3에서 보는 바와 같이 원의 중심에 위치하고 있는 것처럼 상품개념 중에서 가장 기본적인 차원으로서 고객이 상품구매로부터 얻으려고 하는 가장 근본적인 효용이나 서비스를 말한다. 환자가 질병으로 인하여 병원에 가면 그 환자가 실제로 구매하는 것은 고통의 감소인 것이다. 치통으로 치과병원을 방문할 경우 접수, 치료, 비용지불 등의 여러 단계를 거치지만 결국은 충치를 발치하거나 치료하는 것이 핵심이다. 따라서 의료기관들은 서비스 상품 계획시 고객이 원하는 핵심적인 편익이나 욕구가 무엇인지를 항상 파악하고 이를 충족시키기 위하여 노력하여야 할 것이다.

2) 유형상품

유형상품(tangible product)은 핵심적 편익을 실제적인 상품으로 유형화시켜야 하는데 이를 유형상품 혹은 실제상품(actual product)이라고 한다. 유형상품은 서비스 질, 스타일, 브랜드(상표), 포장, 그리고 기타의 특성으로 구성되어 있다.

(1) 서비스 질

서비스 질(quality)은 소비자가 서비스의 성과에 대해 인식하는 수준을 의미하며 서비스를 누가 제공했는지 또는 의료기관이 서비스 제공인력의 서비스 수준을 얼마나 잘 관리하는지에 따라 달라질 수 있다. 특히 의료서비스의 경우 고도의 전문성을 갖는 서비스이며 인간의 생명을 다룬다는 점에서 어느 서비스 상품보다 품질의 중요성이 강조된다. 그러나 의료서비스의 무형성과 전문성으로 인해 현실적으로 의료서비스의 질을 정확히 평가하기란 무척 어렵다.

(2) 스타일

스타일(style)이란 그 상품이 구매자에게 어떻게 잘 보이며, 어떻게 좋게 느껴지느냐 하는 것이다. 스타일은 복제하기가 어려운 독특성을 창조한다. 이러한 스타일은 의료인의 복장, 진료시설, 편의시설, 설명, 안내, 진료체계 등 조직 깊숙하게 스며든 문화까지 포함한다. 친절한 설명이나 안내, 고객지향성의 정도가 높은 조직은 서비스의 질에 많은 영향을 미칠 수 있으며, 고객만족에 직접적인 영향을 미치게 된다.

(3) 브랜드(상표)

브랜드(brand)란 특정 조직의 상품, 서비스를 다른 조직의 상품이나 서비스와 식별하고 차별화시킬 목적으로 사용되는 명칭, 말, 기호, 상징, 디자인 또는 이들의 결합을 의미한다. 의료서비스 역시 상표명의 가치나 평판에 따라 고객들의 이용에 차이가 있을 수 있다. 서비스 명칭 외에도 의료기관이나 의사의 명성은 서비스 질을 판단하기 어려운 의료서비스 속성상 소비자에 중요한 선택기준이 된다. 특히 의료기관에서 브랜드 가치가 높은 서비스가 있을 경우 의료기관 전체의 브랜드 가치가 동반 상승하는 경우가 많기 때문에 의료기관에서는 서비스 전문화를 통하여 브랜드 가치를 높이려는 노력을 하고 있다.

(4) 포장(패키징)

포장(packaging)은 상품을 둘러싼 용기나 포장용품을 말한다. 포장이 좋을수록 고객은 서비스 그 자체가 가지는 것보다 고객들은 더 많은 가치를 인식하게 된다. 의료서비스의 경우에는 서비스가 제공되는 환경이나 서비스 묶음 형태가 이에 해당된다. 예를 들면 동일한 서비스라 하더라도 대학병원에서 제공하는 서비스는 시골 지역병원보다 전문적이고 복잡한 기술의 서비스로 인식되어질 수 있다. 서비스 묶음 형태에 대한 예로서 당뇨 클리닉, 관절경 클리닉, 통증 클리닉 등을 들 수 있는데 이는 종전에 각 진료과에서 일반적으로 제공하던 서비스들에 대해 서비스 제공과정을 통합하거나 전문화하는 형태로 서비스 묶음을 재배열하여 차별화를 꾀한 경우라고 볼 수 있다.

한편 서비스 제공 환경은 무형의 의료서비스를 가시화할 수 있는 방법이자 환자가 평가할 수 있는 의료서비스 질의 구성요소가 된다는 점에서 중요하다. 점점 비의료적 서비스가 갖는 중요성이 커짐에 따라 의료기관들은 환자가 방문하여 접하게 되는 다양한 공간, 즉 주차서비스, 접수와 수납, 대기과정 등에서 환자의 불편을 최소화하는 노력이 뒤따라야 한다.

(5) 특성

특성(feature)은 스타일이나 서비스 질의 변화 없이 손쉽게 가감할 수 있는 유형제품의 구성요소이다. 예를 들어 퇴원한 환자에게 주기적으로 전화를 걸어 환자의 변화나 주의사항 등을 각인시키거나, 바쁜 직장생활로 근무시간에 병원을 이용할 수 없는 직장인을 위한 주말진료 혹은 저녁시간 진료 등을 시행하여 타 의료기관이 하지 않는 특별한 서비스를 제공하는 것을 말한다. 이러한 특성을 이용하여 의료기관은 특정 세분시장에 보다 가까이 다가갈 수 있고, 경쟁업자와 스타일 차별화를 이룰 수 있다.

3) 확장상품

확장상품(augmented product)은 핵심상품과 유형상품을 확장한 개념으로 기본적인 서비스 외에 추가적인 편익을 제공하는 것을 말한다. 의료서비스의 경우 이용 후 전화상담 서비스, 가정방문 서비스, 진료절차 간소화서비스, 의료비 수납에 대한 편리하고 신속한 서비스 등이 대표적이다. 확장상품은 유형상품 외에 소비자의 선택을 유도할 수 있는 중요한 상품전략이 된다. 최근 들어 의료서비스는 의료장비 및 정보기술의 발달로 의료서비스의 질적 차이가 점차 없어져 가고 있기 때문에 핵심상품에 의한 차별화는 점점 어려워지고 있다. 따라서 확장상품에 의한 차별화가 더욱 중요한 과제로 떠오르고 있다.

Ⅱ 서비스 상품 수명주기

1. 개념

1) 정의

인간이 태어나 유아기, 청년기, 장년기, 노년기를 거쳐 일생을 마감하듯 서비스 상품도 이와 유사하게 시장에 나와 일정한 기간 동안 생명을 유지하다가 세월이 흘러 찾는 사람이 없게 되면 시장에서 사라지게 된다. 이러한 상품이나 서비스가 시장에 처음 나와서 사라질 때까지의 과정을 서비스(상품) 수명주기(service/product of life cycle, SLC/PLC)라 부르고 통상 도입기, 성장기, 성숙기, 쇠퇴기로 구분한다. 즉 상품의 수명주기는 신상품이 도입되어 시장에서 사라질 때까지 상품의 판매액과 이익의 변화 상태를 수명단계별로 구분해 놓은 것인데 각 단계별로 상이한 기회나 문제점이 발생하여 마케팅 전략과 이익 가능성이 달라진다. 한 상품이 상품수명주기상 어느 단계에 있는가 또는 어느 단계로 이동 중에 있는가를 파악함으로써 보다 적합한 마케팅 계획을 수립할 수 있다. 상품 수명주기와 관련한 4가지 특성은 다음과 같다.

① 상품은 제한된 수명을 갖는다.
② 상품의 매출은 각 단계에 걸쳐 상이한 크기가 나타난다.
③ 상품의 이익은 상품수명주기상의 단계별로 증가했다가 감소한다.
④ 상품수명주기상의 각 단계에 따라 마케팅, 재무, 생산, 구매, 인사전략이 달라진다.

서비스상품이 시간의 변화에 따라 판매 또는 이용되는 정도를 가지고 수명주기를 도식하면 전형적으로 S자형 곡선의 형태를 띤다. 서비스상품 수명주기는 상품계층(product class, 예 : 정신과), 상품형태(product form, 예 : 정신분석요법), 서비스 제공기관의 상표(brand, 예 : S대학 병원)로 구분하여 검토할 수 있다.

도표 5-4

S자형 서비스상품 수명주기

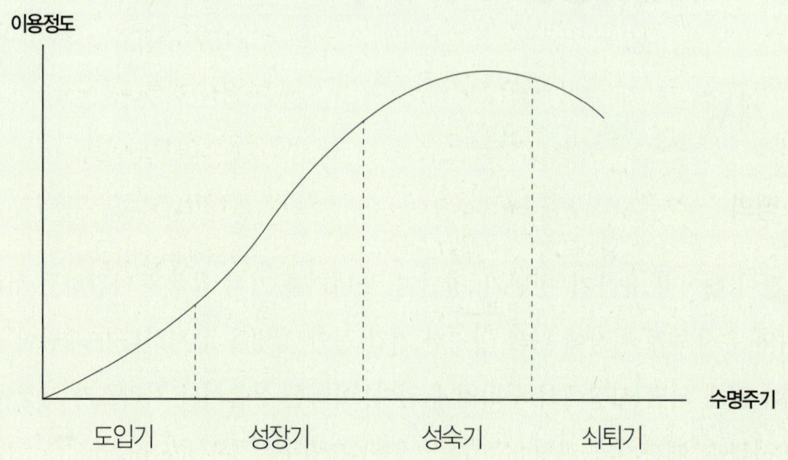

이들 3가지 개념 중 상품계층의 수명주기가 가장 길다고 할 수 있다. 정신과나 산부인과와 같은 진료과목은 가장 전통적인 분류기준으로 인체구조나 생명과학계의 혁신적 변화가 있기 전에는 변하지 않고 지속된다.

반면 상품형태는 의료기술과 밀접한 관련이 있기 때문에 의학기술의 발전에 따라 지속적으로 변화하며 새로운 의학기술에 의해 대체되어진 서비스는 소멸하게 된다. 상표 역시 의료기관이나 제공자의 명성에 따라 성장되고 소멸되며 상대적으로 가장 짧은 수명주기를 갖는다. 그러나 이러한 서비스 수명주기에 대해 이의를 제기하는 입장들이 있다. 관리만 잘한다면 서비스는 결코 소멸되거나 감소하지 않는다는 것이다. 또한 의료서비스에 이러한 수명주기를 적용하는 것이 적절한가에 대한 반론도 있다. 예를 들어 입원서비스가 때로 감소하는 것처럼 보이지만 이에 대한 수요는 지속적으로 존재하며 지역병원에 대한 수요 역시 인간의 질병이 존재하는 한 지속될 것이라는 입장이다. 그러나 의학기술의 발달과 더불어 소비자들의 욕구변화에 따라 서비스의 생성과 소멸이 거듭되고 있으며 이러한 변화에 따른 적절한 상품전략이 중요해지고 있음은 분명하다.

2) 수명주기의 변형된 형태

모든 상품들이 앞에서 살펴본 S자 모형의 수명주기형태를 보이는 것은 아니다. 3가지 공통적인 유형은 다음과 같다.

도표 5-5

일반적인 상품 수명주기 유형

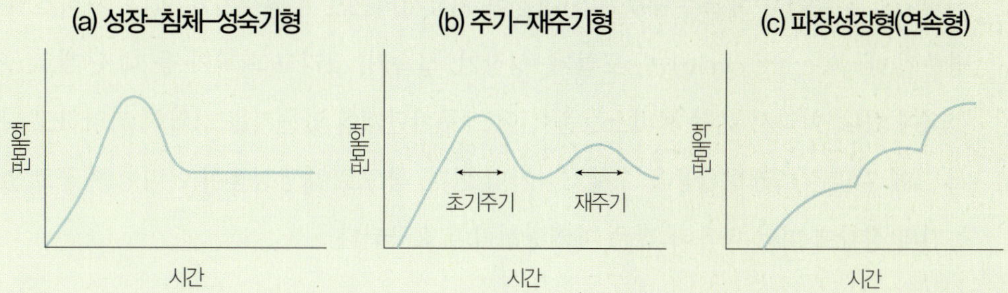

(1) 성장-침체-성숙-유형

이는 손바닥만한 크기의 믹서기와 빵제조기 같은 부엌용 소형 가전제품 등에서 나타나는 특징이다. 상품이 처음 도입되었을 때 급속하게 증가한 후 거의 '정체'단계까지 떨어진다.

(2) 주기-재주기 유형

이는 새로운 의약품의 판매와 같은 경우의 유형이다. 즉 제약회사는 자사의 새로운 약품을 적극적으로 촉진함으로써 처음의 주기를 생성시킨다. 그 후에 판매가 저하되어 기업은 그 약품을 다른 방법으로 촉진하게 되는데, 그러한 촉진으로 약간 작은 크기와 기간으로 두 번째 주기가 생성된다.

(3) 연속형

이 경우 판매량은 새로운 제품의 특성이나 용도, 사용자 등을 발견함으로써 수명주기가 연속됨을 보여준다. 즉 서비스의 수정보완, 새로운 이용자 출현, 소비자 취향의 변화 등에 의해 야기될 수 있다. 예를 들어 나일론의 판매는 낙하산, 양말, 셔츠, 카펫, 보트용 돛, 자동차 타이어 등 새로운 용도로 계속 발전함으로써 부채꼴 모양의 연속형 형태를 보여 준다. 의료서비스의 경우 정신분석 요법이 성숙기에 도달한 시점에 갑작스럽게 집단요법이 출현하면서 정신분석 요법이 퇴조하고 집단요법이 시장을 점유했던 경우를 들 수 있다.

2. 서비스상품 수명주기별 관리전략

제조업 부문에서 제품수명주기가 있듯이 의료서비스도 수명주기가 있다. 서비스 수명주기(service life cycle)는 도입기, 성장기, 성숙기, 그리고 쇠퇴기 등 네 단계로 구성되어 있다. 따라서 해당 서비스상품이 어느 주기단계에 있는지를 정확히 파악하고 나서 그에 알맞은 마케팅활동을 수행해나가야 한다. 참고로 해당상품이 어디에 머물고 있는지의 상황에 따라 다음과 같은 마케팅전략이 요구된다.

도표 5-6

전형적인 서비스 상품의 수명주기 곡선

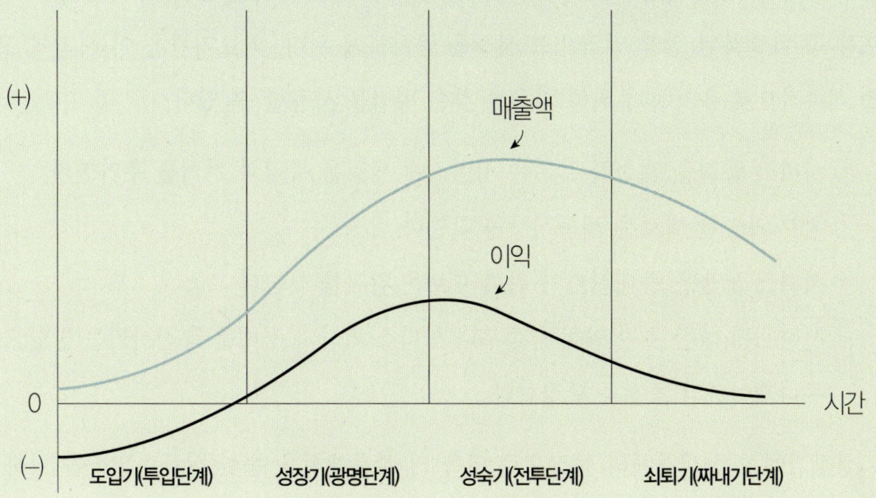

1) 도입기

도입기(introduction stage)에는 서비스가 개발되고 시장에 도입되는 시기로서 서비스 이용량이 서서히 증가하는 시기이다. 이 기간의 특징은 우선 수요가 적다는 사실이다. 신규 서비스를 개발하여 처음 시장에 내놓게 되면 소비자는 이 서비스 제품을 잘 알지 못하여 주위의 반응을 살피게 되고, 조직에서도 신규 서비스의 편익을 소비자에게 빠르고 정확하게 알릴 수 있는 채널을 확보하는데 시간이 걸리기 때문이다. 또한 이 기간에는 광고비와 소요된 개발비용 때문에 이익이 전혀 없거나 아니면 거의 없을 수 있다. 도입기 동안에는 대부분의 새로운 서비스들은 경쟁자가 아주 소수이거나 경우에 따라서는 아주 없을 수도 있다. 따라서 이 시기의 마케팅활동은 소비자에게 상품의 존재와 특징을 알리는데 중점을 두게 되며 광고에 많은 투자를 한다.

2) 성장기

성장기(growth stage)에는 소비자들이 서비스에 대해 어느 정도 알고 시장이 확대되어 판매와 이익이 급속히 증가하게 된다. 특히 초기 고객의 호의적인 구전에 힘입어 보수적인 계층에까지 잠재수요가 확산될 수 있다. 많은 의료기관들이 경쟁적으로 서비스를 도입하게 되고 시장규모가 커지게 된다. 또한 서비스 경쟁을 위해 특성이나 스타일, 포장 등 차별화된 상품 전략으로 시장을 공략하게 된다. 의료기관은 이 시기에 고성장을 계속적으로 유지하기 위해 다음과 같은 방법을 사용할 수 있다.

① 서비스 품질을 개선하고 기존 서비스에 새로운 특징과 가치를 추가한다.
② 침투 가능한 새로운 세분시장을 찾는다.
③ 서비스 노출을 증대시키기 위해 새로운 입지를 찾는다.
④ 서비스에 대한 초기 인식 형성부터 서비스 확산과 구매를 촉진시키는 방향으로 커뮤니케이션의 초점을 변경한다.

성장기에는 경쟁업체의 등장으로 더욱 더 상품개선을 통한 상품차별화를 기하고 상표 충성도(애호도)를 강화하여야 한다. 또한 의료서비스 시장을 더욱 확충하고 정비를 하여 성숙기에 대비하여야 한다.

3) 성숙기

성숙기(maturity stage)는 매출은 더 이상 늘지 않고 둔화되기 시작하는 단계이다. 이 시기는 이전의 수명주기 보다 더 길어질 수 있으며 마케팅 관리에 있어서도 많은 어려움을 겪게 된다. 대부분의 의료서비스들은 수명주기 중 성숙기에 속한다고 볼 수 있으며 의료기관에서 마케팅관리의 초점을 이 단계에 맞추고 있다. 성숙기의 초기 단계에서 이용량이 둔화되면 의료인력이나 의료장비의 과잉에 따른 문제가 발생하게 된다. 이러한 공급능력의 과잉은 심한 경쟁을 야기하게 되며 일반 제조업 분야의 경우 가격할인 경쟁이 일어나는 것도 이 단계이다. 서비스 수명주기의 성숙단계에서 취약한 경영구조를 가진 병원은 시장에서 퇴출되며 고객들 또한 병원 간의 차별화요인을 발견하기 힘들게 된다. 따라서 이 시기에는 여러 경쟁의료기관과 비교하여 차별적인 경쟁우위를 확보하는 것이 가장 중요한 마케팅 전략이라고 할 수 있다.

4) 쇠퇴기

쇠퇴기(decline stage)에는 매출액이 하강 곡선을 그리게 된다. 이러한 매출감소는 이미 개발된 새로운 기술이 원인이 되는 경우가 많다. 수요가 감소하고 있기 때문에 많은 의료기관들은 그 해당 서비스를 자신들의 상품에서 제외시키고 있다. 따라서 경쟁은 오히려 둔화되게 되며 의료기관들의 이익도 줄어들게 된다.

서비스 이용량이 감소하면 일반기업의 경우엔 우선 서비스 양의 축소나 퇴출을 생각하는데, 의료서비스의 경우 의료법 등 관련 법규의 적용규정 때문에 신속하게 전략을 수립하기 어려운 점이 많다. 또한 의료서비스의 공익성 때문에 많은 의료기관들에서는 수익성을 이유로 서비스를 폐지하는 것에 대해 윤리적인 갈등을 하거나 망설이는 경우들도 있다. 그러나 해당 의료기관에서 이용량이 극히 적은 서비스의 유지는 직접적인 매출액 감소 외에도 보다 경쟁력 있는 서비스에 투자되어야 할 각종 자원을 붙잡는 결과를 초래하게 되어 결과적으로 전체 의료기관의 이미지를 손상시킬 수 있다.

한정된 자원을 의료기관의 핵심역량에 집중한다는 의미에서 의료기관의 서비스 중 경쟁력이 취약한 서비스에 대해서는 존폐를 집중적으로 검토할 필요가 있다. 이러한 마케팅 전략의 대안에는 크게 세 가지가 있을 수 있다. 이러한 세 가지는 ① 기존의 전략을 유지하는 전략(continuation strategy), ② 서비스 대상 시장의 규모를 축소하여 집중하는 전략(concentration strategy), ③ 해당 서비스 계열에 대한 투자비용을 줄이고 궁극적으로는 서비스 공급을 중단하는 철수전략(divest strategy) 등이다.

그러나 의료서비스의 경우 서비스들은 상호 연관되어 있는 경우가 대부분이기 때문에 서비스 퇴출을 결정할 경우, 다른 서비스와의 연관성을 신중하게 고려할 필요가 있다. 예를 들어 입원수요가 감소하여 가동 병상을 축소한 A병원의 경우 병실의 감소로 수술서비스가 감소하고 결과적으로 외과계열 환자들이 감소하여 경영상 어려움이 가중된 사례는 이러한 우려를 뒷받침 해준다.

지금까지 살펴본 서비스상품 수명주기별 특성과 마케팅 전략을 요약하면 도표 5-7과 같이 구분할 수 있다.

도표 5-7

서비스상품 수명주기별 특성과 마케팅 전략

구분	도입기	성장기	성숙기	쇠퇴기
매출액	낮음	급속 성장	판매의 극대점 도달	감소
경쟁자	없거나 소수	증가	많음	감소
세분화	안함	명확한 특징을 가진 집단이 약간 존재	세분화가 확실히 이루어짐	강조되지 않음
다양성	거의 없음	다양한 기능에 기초하여 명확한 차이 남	짧은 기간에 다양한 서비스의 증식이 발생	수익성 없는 서비스 제거
촉진	• 서비스의 기능에 기초한 촉진 • 강한 인적판매	• 상표강조 • 인적판매 • 대량촉진	상표나 감정적인 요소로 이동	함축적인 특징 강조
이익	적자 또는 낮은 이익	점차 증가	높은 이익	감소
마케팅 전략	• 공격전략 • 광고홍보 • 고객참여 유도 • 초기 수용자반응 확인	• 경쟁우위 전략개발 • 브랜드 선호 유도 • 서비스충성도 제고 • 반복구매 유도	• 기존고객유지 • 특정 세분시장에 집중 • 보조 서비스 추가 • 설득형 광고 사용	• 현상유지, 철수, 제거 • 비용절감 • 소극적 자세 • 재활성화

Ⅲ 서비스 신상품 개발

1. 서비스 신상품의 범주

의료서비스를 포함한 모든 서비스 분야에서 경쟁이 치열해지는 가운데 고객기대가 높아지고 있는 것이 현실이다. 이러한 상황 하에서 기존의 서비스를 잘 제공하는 것만큼이나 새로운 서비스를 개발하여 고객들에게 제공하는 것 또한 서비스 의료기관의 성공요소 중 하나이다.

그렇다면 새로운 서비스란 어떤 것을 말하는가? 지금까지 전혀 존재하지 않았던 완전히 새로운 것을 의미하는가? 아니면 기존의서비스에 약간의 개선 혹은 많은 개량을 거친 것도 새로운 서비스에 포함되는가? 이러한 개념상의 혼란을 제거하기 위해서 사용하는 새로운 서비스의 범주로 다음과 같은 6가지를 제시하고 있다.

1) 대규모 혁신(major innovation)

지금까지 존재하지 않았던 시장을 창출하는 혁신적인 서비스 개발을 의미한다. 의료서비스의 경우는 주로 새로운 의학기술의 도입이 여기에 해당된다. 진료를 중심으로 하던 병원이 줄기세포를 이용한 별도의 서비스나 제약업체 등을 설립하는 경우 등도 여기에 해당한다.

2) 신규사업(start-up business)

대규모 혁신과는 달리 이용자의 근본적인 욕구를 충족시킬 수 있는 제품이 이미 시장에 존재하지만 새로운 유형으로 대체하려는 경우이다. 의료기관에서 제공하지 않던 건강약품 사업이나 피부미용서비스 등 신규사업에 진출하는 것이다.

3) 기존시장을 위한 신제품(new service for the currently served market)

현재 이용하고 있는 고객에게 제공하지 않고 있는 새로운 서비스를 제공하는 것이다. 의료기관에서 지금까지 내과 질환만을 진료하였으나 외과를 개설하고 진료를 시작하는 경우이다.

4) 서비스 상품의 계열 확장(product line extension)

기존의 서비스 기관에서 현존하는 상품라인에 추가적인 상품을 제공함으로써 서비스의 상품라인을 확장하는 것을 말한다. 이러한 서비스 상품은 기존 고객들을 대상으로 하여 좀 더 넓은 범위의 서비스를 제공하는 차원에서 이루어지기도 하지만, 고객의 색다른 요구를 충족시키키기 위해 새로운 고객을 목표로 수행되기도 한다. 예를 들면 위암의 수술에 있어서 개복술, 복강경 시술에 이어 로봇을 이용한 수술을 시행하는 것과 같다고 할 수 있다.

5) 서비스 상품의 개선(service improvement)

혁신의 가장 일반적인 형태로서 기존의 서비스 상품에 적절한 변화와 개선을 주는 것을 의미한다. 일반적으로 핵심서비스 상품과 보조서비스 상품에 모두 적용되는 방법이다. 예를 들어 진료를 받기 위해 대기하는 시간의 지루함을 달래기 위해 신문이나 음료수를 제공하거나, 고객들의 헝클어진 헤어스타일을 헤어스타일리스트가 서비스를 제공하여 치료받기 전의 원래 모습으로 해주는 것 등을 들 수 있다.

6) 스타일 변경(style change)

가장 단순한 형태의 혁신으로 전형적으로 서비스 수행과정과 내용에는 변화가 없으며 단지 서비스 수행에 있어 가시적인 것을 강조하거나 흥분을 유발하거나 하여 직원들의 동기를 부여한다. 의료기관의 내 · 외부시설 도색을 하거나, 직원들의 유니폼을 바꾼다거나 혹은 서비스수행 과정상 직원들의 서비스 수행절차에 있어서 사소한 것에 변화를 주는 것을 의미한다.

2. 서비스 신상품의 기획 시 고려사항

1) 고객이 추구하는 편익을 제공하라

서비스 신상품 개발이나 기존 서비스를 개선하고자 할 때 반드시 고려할 사항은 '고객은 어떤 편익을 찾고 있는가?' 하는 것이다. 즉 고객의 입장에서 고객이 필요한 것이 무엇인지를 생각하는 것이다. 고객의 어려움을 덜어주고 고객의 욕구를 충족시켜 줄 수 있는 것을 개발하는 것이 새로운 상품개발의 첫 단계이다.

2) 서비스 프로세스(과정)를 리엔지니어링 하라

서비스 프로세스를 설계하는 것은 고객뿐만 아니라 비용, 속도 그리고 서비스 생산성까지 영향을 미치기 때문에 매우 중요하다. 서비스분야에서 생산성을 개선한다는 것은 제공하는 서비스의 전반적 과정이 신속하게 이루어지도록 하는 것이다. 리엔지니어

링은 서비스 수행이 좀 더 신속하고 잘 이루어질 수 있도록 서비스 과정을 분석하고 다시 디자인 하는 것이다. 서비스과정의 전반적인 시간을 줄이려면 각 단계별로 분석하여 얼마나 시간이 오래 걸리며, 좀 더 빠르게 진행시킬 수 있는 방안과 사장되는 시간(dead time)을 줄일 수 있는지를 모색하여야 한다. 일반적으로 순차적인 작업을 진행하는 것보다는 여러 작업을 동시에 시행하는 것이 좀 더 서비스의 속도를 빠르게 하는 방법이다. 예를 들어 표준화 · 대량생산으로 원가를 절감한 인도 남부 Aravind 안과병원의 경우 수술실에는 4개의 수술침대가 나란히 놓여 있고 2명의 의사가 동시에 수술을 진행한다. 한 명의 수술을 마친 의사는 곧바로 의자를 돌려 옆 수술대에서 대기 중인 다른 환자 수술에 들어간다. 수술을 마친 환자는 수술실을 나서고 또 다른 환자가 수술대에 누워 대기한다. 의사가 한명 수술하는데 5분이 채 걸리지 않는 시스템으로 운영된다.

3) 제품을 서비스로 전환하라

새로운 서비스를 만드는 다양한 아이디어는 시장에 존재하는 제품을 서비스로 바꾸려는 노력에서 얻을 수 있다. 제품을 직접 소유하고 이용하는 것을 대체하는 서비스로, ① 제품을 빌려주는 서비스, ② 제품을 조작할 사람을 고용하는 서비스, ③ 앞의 두 가지를 결합하는 서비스가 개발될 수 있다. 도표 5-8은 두 가지 종류의 제품(자동차, 워드프로세서)을 소유하고 사용하는 것에 대한 대체재로서 서비스의 예를 보여주고 있다. 자기 자신이 자기소유의 물품을 이용하여 직접 하는 것을 제외하고는 나머지 세 개의 대안은

도표 5-8

서비스 제공 대체 방안의 네 가지 형태

	자기 소유의 물리적 상품	물리적 상품의 임대 사용
스스로 일 처리	• 자신의 차량 사용 • 자신의 컴퓨터 사용	• 차를 빌려서 운전 • 컴퓨터 임대 사용
일할 사람 고용	• 운전기사 고용 • 타이피스트 고용	• 택시 또는 리무진 임대 • 업무를 비서서비스로 처리

자료 : 최호 등(2008) 재인용

기계의 소유 혹은 대여, 셀프서비스 혹은 기능인 고용 등을 이용하고 있다.

한편, 다른 파생적 서비스는 시설설치, 교육훈련, 보험, 유지와 보수, 폐기와 처분 등의 서비스이다. 이런 서비스는 종종 핵심제품의 가치를 높이기 위한 보조적 활동으로 시작한다. 예를 들어 의료장비 제조업자는 고객이 신제품을 구입하도록 금융서비스를 제공해줄 수 있고, 그 장비를 설치한 뒤에는 보험이라는 형태로 보다 확장된 보장내용을 팔 수도 있다. 그리고 수리와 유지서비스를 제공할 수도 있다. 하지만 어느 정도 시간이 지나면 이런 서비스들을 전문적으로 취급하는 자회사 또는 독립적인 기업이 설립될 수도 있다.

4) 시장조사를 활용하라

서비스 조직이 새로운 서비스를 만든다고 할 때, 타겟 고객에게 최상의 가치를 제공하기 위해서 어떤 특성과 가격의 서비스가 가장 적절할지를 어떻게 알 수 있을까? 고객에게 묻지 않고 고객에게 최상의 가치를 제공하는 서비스를 찾기란 어렵다. 그래서 시장조사가 필요하다. 예를 들어 메리어트 호텔은 시장조사 전문가의 도움을 받아 실제상황에서 세 가지형태의 호텔서비스를 테스트 한 후 초고속인터넷 및 24시간 비즈니스 서비스를 제공하는 비즈니스 여행자를 위한 새로운 컨셉트의 호텔을 만들어 냈다. 이 새로운 서비스 컨셉트는 고객들이 지불할 의사가 있는 가격과 그들이 원하는 물리적 환경 및 서비스 간의 균형을 가장 적절하게 맞춰 시장의 틈새를 정확하게 공략하였다. 이러한 서비스제공은 시장조사를 통해 찾아낸 고객의 소리를 바탕으로 새로운 서비스를 개발했기 때문이다.

5) 보조서비스로 새로운 상품을 만들어라

서비스 상품의 믹스를 결정할 때는 핵심서비스에 부가되는 보조서비스를 어느 정도 제공해야 하는지를 미리 고려해야 한다. 고객들은 서비스 상품을 평가할 때 핵심서비스 외에 그것에 덧붙여지는 브랜드나 분위기, 보증 등을 함께 생각하기 마련이다. 그러나 경제적인 이유나 시간상의 이유로 인해 모든 고객들이 서비스 조직이 제공하는 서비스 전체를 필요로 하지는 않는다.

복잡한 서비스를 원하지 않는 고객들에게는 핵심서비스와 함께 제공되던 보조서비스를 개별적으로 상품화하는 것이 보다 효과적인 경우도 있다. 또한 일부 서비스 속성을 변화시켜 서비스 신상품으로 개발함으로써 좋은 결과를 얻을 수도 있다. 물론 이와 같은 보조서비스를 이용한 신상품의 개발 및 상품 변경의 의사결정은 서비스 신상품의 수요와 수익성에 대한 평가가 기초되어야 함은 물론이다. 예를 들어 종합병원에서는 충수절제술, 자궁절개술 및 담석증 수술 등의 수술에 전문화하고, 장기에 걸쳐 값비싼 치료를 요하는 백혈병, 암 등의 난치병의 치료는 하지 않음으로써 보다 신속하게 자금을 회수할 수 있고 안정적인 이윤을 창출할 수 있다.

3. 새로운 의료서비스 개발

의료분야에서 새로운 서비스 도입이라고 할 때는 흔히 새로운 의학기술이나 장비에 의한 서비스만을 새로운 서비스라고 생각하는 경우가 많다. 그러나 앞서 살펴본 바와 같이 기존 서비스 상품의 핵심기능, 유형상품, 확장상품 등을 어떻게 개발하고 조합하느냐에 따라 고객이 인지하는 서비스 상품이 얼마든지 달라질 수 있다. 따라서 서비스 개발 영역을 포괄적인 개념으로 접근하는 것이 바람직하며 새로운 의료서비스 개발 영역은 다음과 같은 세 가지 범주로 구분해 볼 수 있다.

1) 새로운 의학기술의 도입

새롭게 개발된 의학기술이나 의료장비를 이용하여 서비스를 제공하는 것을 의미하며 전통적인 의미에서 의료분야의 새로운 서비스 개발에 속하는 대표적인 영역이다. 현대 의학기술의 수명주기가 짧아지고 발전 속도가 가속화되면서 의료기관들이 적시에 새로운 의학기술을 받아들이지 못할 경우, 어느새 기술이 낙후된 의료기관으로 경쟁에서 뒤처지는 결과를 초래한다.

이와 같이 새로운 서비스 전략은 투자비용이 많이 소요되므로 기존 서비스를 부분적으로 개선하는 전략에 비해 불확실성에 따른 투자위험이 큰 것도 사실이다. 그러나 적절한 시기에 새로운 기술을 도입하면 의료기관의 핵심역량 강화와 기존 서비스에 대한 이미지 상승효과와 더불어 의료기관의 위상제고에 강력한 영향력을 미칠 수 있기 때문에 전략적으로 중요한 의미를 갖는다. 특히 다른 의료기관이 제공하지 못한 새로운 서비스를 제공한다는 것은 시장에서 선발주자로서의 강점을 갖기 때문에 경쟁우위를 확보하는데 용이할 수 있다. 내용다지기 5-1

2) 유능한 의료인력 확보

의료산업은 대표적인 노동집약적 산업이며 이 중 의사는 가장 결정적인 역할을 수행하는 인력이다. 동일한 내용의 의료서비스도 의료서비스 제공자인 의사의 기술수준과 환자관리 능력에 따라 서비스의 질적 수준이 천차만별일 수 있다. 환자들은 의료 이용 시 비가시적이고 전문적인 의료서비스의 특성으로 인해 정보에 의한 합리적인 선택이 어렵기 때문에 이미 이용한 경험자의 평가와 이러한 평가가 공론화된 대중적인 평판에 의존하는 경우가 많다. 그 결과 때로 유능한 한 명의 의사에 대한 상표이미지가 전체 의

내용다지기 5-1

美 · 유럽 등 외국 의료진 年 1000명, 의료기술 배우러 한국 온다.

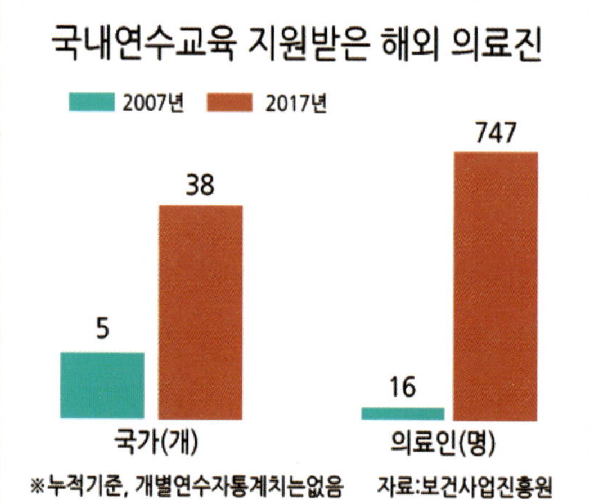

"금속활자나 고려자기 등 여러 예술과 기술 분야에서 그랬듯 머지않아 한국은 다른 나라에 새로운 상품과 사상을 수출하는 나라가 될 것이다." 美 · 유럽 등 외국 의료진 年 1000명, 의료기술 배우러 한국 온다. 1959년 미국 국제협력본부(ICA)의 한국 원조 프로그램인 '미네소타 프로젝트'를 평가한 조지 스토다드 뉴욕대 교수의 말이다. 미네소타 프로젝트는 6 · 25전쟁 후 미국이 진행한 '서울대 재건 프로그램'이다. 당시 서울대 의대 교수 등 226명이 미네소타주립대에서 의료기술 등을 배우고 돌아왔다. 60여 년이 지났다. 한국은 의료기술을 배우던 나라에서 가르치는 나라로 성장했다. 매년 1000여 명의 의료진이 의료기술을 배우기 위해 한국을 찾고 있다. 한국 의사들이 기술을 배워왔던 미네소타주립대 소속 의료진도 한국을 찾았다. 의료계 관계자는 "위암, 간이식, 성형수술 등의 분야에서 한국 의사들의 기술은 독보적"이라며 "미국, 유럽 등 의료 선진국 의사들이 수술 기술을 배우러 한국을 찾는 것은 더 이상 낯설지 않은 일이 됐다"고 했다. 서울아산병원에 따르면 2017~2018년 2년간 이 병원에서 연수받은 해외 의학자 수는 900여 명이다. 영상의학과, 성형외과, 간이식 · 간담도외과, 이비인후과 등 진료과도 다양했다. 영국 런던세인트조지병원에서 임상강사(펠로)로 근무하며 올해 3월까지 이 병원에서 연수를 받은 칸 트랜 씨는 "성형 분야에서 가장 우수한 국가인 한국에서 수술을 배우고 싶었다"며 "10년간 국제 외과 수술 콘퍼런스에서 한국 대표로 가장 많이 초대된 장용주 이비인후과 교수에게 연수를 받았다"고 했다.

료기관의 이미지를 높이는 경우를 종종 볼 수 있다.

특히 의료서비스 질은 경쟁우위의 가장 핵심적 요소로 평가되고 있기 때문에 의료서비스 질을 좌우하는 유능한 의사인력 확보는 중요한 전략적 자원으로서의 가치를 갖는다. 유능한 의사를 확보하는 방안은 높은 평판을 얻고 있는 의사를 영입하거나 자질 있는 젊은 의사를 확보하여 외국연수 등을 통해 기술을 개발시키는 방법이 있을 수 있다. 전자는 이미 질적 수준이 검증된 상태이므로 불확실성이 적고 기술개발에 투입되는 비용이 적은 대신 인력확보와 유지에 높은 비용이 든다. 반면 후자의 경우엔 기술개발을 위한 추가적 비용부담이 있으나 인력유지가 상대적으로 용이할 수 있다.

3) 기존 서비스의 개발

이미 제공하고 있는 의료서비스 내용 중 핵심적 편익을 유지하거나 일부를 변화시키면서 유형제품이나 확장제품의 내용을 변화시키는 것을 의미한다. 이는 고객의 욕구 중 의료서비스 제공과정의 편의성이나 쾌적성을 강화시키기 위한 것으로 업무과정의 개선, 서비스의 특성이나 묶음형태의 변화 또는 재배열, 핵심 서비스에 대한 사후관리 서비스 강화, 그리고 다른 지원서비스 제공으로 가능하다. 이러한 노력은 상대적으로 적은 재원을 투자하면서 서비스에 대한 인식이나 이미지를 변화시키는 전략이다. 예를 들어 최근 많은 의료기관에서 활발하게 운영되고 있는 특수 클리닉 등을 들 수 있다. 당뇨병 클리닉의 경우, 기존 내과에서 일반 환자들과 함께 진료하던 것을 독립된 공간에서 당뇨병 환자들에 대한 진료와 검사, 교육 등을 실시하여 환자의 이동거리를 줄이고 관련 진료과목 의사들의 협진을 통해 의료서비스의 편의성을 개선하였다. 이러한 방법은 핵심적인 의료기술의 변화는 없지만 환자에게 제공하는 서비스 방법이나 내용의 변화를 통하여 환자의 만족도를 높일 수 있다는 측면에서 투자비용을 늘리지 않고 서비스 개발 효과를 기대할 수 있는 유용한 전략이라고 볼 수 있다.

4. 서비스 신상품 개발과정

새로운 서비스를 개발하는 절차를 살펴보면 조직이 속한 상황에 따라 다소 유동적이겠지만 일반적으로 도표 5-9와 같은 과정을 거친다고 볼 수 있다.

도표 5-9

신규 서비스 개발 과정

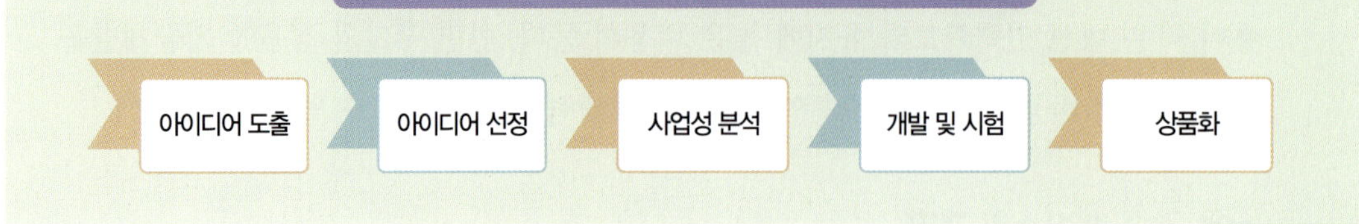
아이디어 도출
아이디어 선정
사업성 분석
개발 및 시험
상품화

1) 아이디어 도출

개발의 첫 번째 단계는 새로운 서비스에 대한 아이디어를 내고 모으는 일이다. 이러한 아이디어는 직원, 고객, 경쟁의료기관 그리고 관련 잡지 등 조직 내 · 외부와 공식 · 비공식적 방법에 관계없이 모든 것으로부터 얻을 수 있다. 서비스는 생산과 소비가 동시에 일어나기 때문에 새로운 아이디어는 주로 고객과 직접적으로 접촉하는 일선 종업원들이 더욱 더 많이 제안할 것으로 생각하기 쉽다. 그러나 조사결과에 따르면 아이디어 창출은 일선 종업원보다는 이선(후방)에 있는, 즉 고객을 직접 대면하지 않는 직원들이 더 많이 제안하는 것으로 나타났다. 그 이유는 일선 종업원들은 새로운 아이디어를 내고 이것이 신규서비스로 구체화될 경우 이러한 새로운 서비스를 또 하나의 귀찮은 업무 혹은 업무가중으로 여기기 때문이라는 것이다. 내용다지기 5-2

아이디어 도출과정에서 고객들의 욕구를 정확히 파악하려는 노력이 필요하며 이를 위해 내부직원과 외부고객의 지속적인 만남, 그리고 합리적인 의견수렴 과정이 필요하다. 이를 위해서 브레인스토밍, 종업원과 고객으로부터 제안제도, 역할극, 그리고 경쟁의료기관 서비스 제공물에 대한 학습 등 다양한 방법이 서비스 아이디어를 찾아내는데 이용될 수 있다.

도표 5-10

신상품 아이디어 원천과 창출방법

원천		창출방법
조직내부	– 종업원 – 최고경영자	제안제도, 부서 간 의사소통을 장려하는 제도나 조치, 브레인스토밍(brainstorming)
조직외부	– 최종소비자 – 유통업자 – 국내외 경쟁자 – 공급업자 – 다른 산업분야	– 관찰, 인터뷰, 설문조사, 제안제도, 커뮤니티 – 인터뷰, 설문조사, 제안제도 – 벤치마킹(benchmarking), 전략적 제휴, 인수합병 – 신상품 공동개발 – 기술동향 모니터링

자료 : 박찬수(2018)

내용다지기 5-2

창의적인 사고방식을 위한 10가지 이론

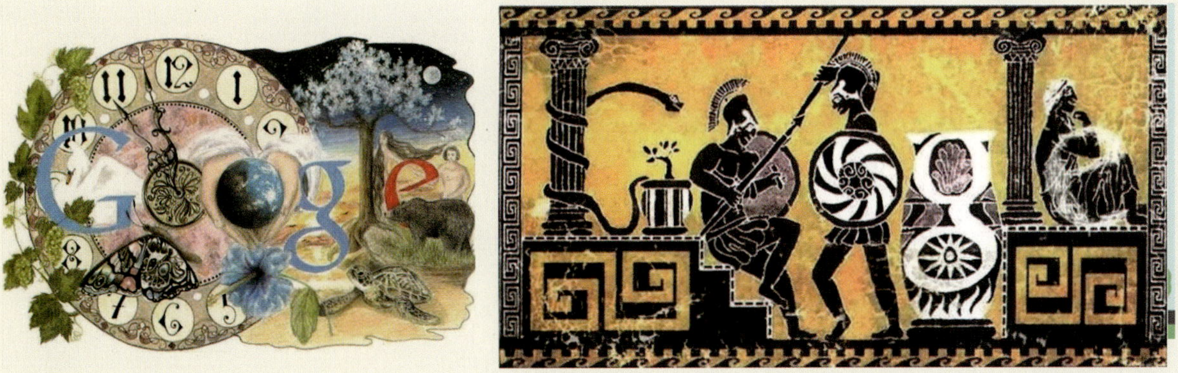

▲ 사진설명 : 미국 어린이들의 창의성을 보여주는 다양한 구글 로고디자인 중의 일부

1. '하면 된다' 이론

현대그룹 창업자 정주영 회장의 성공비결로 1980년대 최대의 토목공사라 일컬어지는 사우디 주베일 항만공사를 할 때, 모든 사람들이 불가능하다고 했지만 정회장은 '할 수 있다'는 신념으로 일을 성사시켰다. 또한, 아침식사 콘플레이크의 발명가인 켈로그는 양로원 종업원이었다. 오늘날 켈로그사는 미국에서 가장 유명한 식품회사 중의 하나로 '나는 창의적이지 못하다'는 생각이 경영의 가장 큰 장애 요인이라고 말하고 있다. 창의적 사고는 과학자나 발명가와 같은 소수의 전유물이 아니다.

2. '물구나무서기' 이론

사물을 반대로 생각하거나 법칙/규칙에 도전하는 유연한 사고를 말한다. 워크맨을 발명한 소니의 모리타 회장은 '음향기기에는 스피커가 있어야 한다'는 법칙에 도전하였다. 그래서 스피커가 없고 녹음기능이 없는 제품이 바로 워크맨이다. 세계적 패션 디자이너 샤넬은 '여성의 옷은 무거운 코르셋과 속치마가 있어야 한다'는 법칙에 도전하였다. 그래서 발명한 코르셋 없는 현대 원피스는 여성 의생활에 혁명을 가져왔다.

3. '어릿광대' 이론

남을 의식하지 않고 남들이 하지 않는 어릿광대와 같은 짓을 하는 것을 말한다. 남에게 피해를 주지 않는 한 '튀는 행동'은 창의적인 사고에 도움이 된다. 일본 미쓰코시 백화점의 마쓰다 회장은 늙은 나이에도 불구하고 영국에서 열린 비틀즈 공연에 참석하였다. 공연장은 스테인리스 파이프로 지탱한 돔이었는데, 전자기타 소리가 스테인리스 파이프에 반사되어 묘한 분위기를 연출했다. 마쓰다 회장은 그 공연을 보고 미쓰코시 백화점 매장 인테리어를 스테인리스와 유리로 해야겠다는 아이디어를 얻게 되었다. 그 후 일본경기가 불황일 때에도 불구하고 이 백화점은 매출이 급증하였다고 한다.

4. '심마니' 이론

산삼을 찾는 심마니의 마음으로 주위를 자세히 관찰하면 좋은 아이디어가 떠오른다. 우리는 자세히 관찰하는 것을 귀찮게 여겨 발명의 기회를 지나칠 때가 많다. 애플 컴퓨터의 창업자 스티브 잡스 회장은 어느 연구소를 방문하였을 때, 그 연구소에서 실험적으로 개발한 윈도우 환경과 마우스를 처음 보고 이를 상용화시켜 매킨토시 컴퓨터를 개발하였다. 이 매킨토시 컴퓨터가 마이크로소프트사의 윈도우 프로그램의 모태가 되었다.

5. '실패는 성공의 어머니' 이론

신제품개발은 한 번에 성공하는 경우가 드물다. 중요한 것은 실패를 거울삼아 성공적인 제품을 개발하는 것이며, 실패를 용납하는 기업의 분위기가 필요하다. 빌 게이츠의 윈도우 상품은 세 번의 큰 실패를 거쳤지만, 추진력과 믿음 그리고 철저한 원인분석으로 성공작이 나왔고 그는 세계 제일의 갑부가 되었다.

6. '놀이는 발명의 아버지' 이론

놀면서 일하면서…. 즉, 일 자체를 놀이로 생각한다는 것이다. 나이키사는 전 종업원들에게 자기회사 제품을 구매하는 고객들보다 더한 스포츠 마니아가 되도록 장려하고 있다. 이렇게 여가시간에도 자신의 일을 생각하는 것을 '프로정신'이라고 한다.

7. '거지왕자' 이론

자신이 직접 고객의 입장이 되어 고객이 경험하는 모든 과정을 기록하고 정리한다. 역할을 바꾸어 직접 거지의 생활을 체험하게 되고, 이를 바탕으로 훌륭한 관리자가 될 수 있는 것이다. 이 방법은 서비스 상품의 개발에 특히 유용하다.

8. '여의봉' 이론

사물의 크기를 여의봉처럼 늘였다 줄였다 하는 것만으로도 새로운 제품을 개발할 수 있다. 랩탑 컴퓨터는 컴퓨터의 크기를 줄인 발명품이며, 워크맨도 크기를 줄여서 성공했다.

9. '카멜레온' 이론

사물의 소리, 냄새, 색 등을 바꾸어서 신제품을 개발한다. 예를 들어, 소리를 바꾼 PCS의 다양한 벨 소리, 스와치 시계의 여러 가지 색깔 및 디자인으로 옷에 맞추어 시계를 착용하도록 함으로써 그것 자체가 일종의 패션이 되었다.

10. '이현령 비현령' 이론

'귀에 걸면 귀걸이, 코에 걸면 코걸이'라는 말이 있듯이 정해진 용도 외에 새로운 쓰임새를 찾는 것이다. 선인장이 한때 전자파 제거용으로 사용된 적이 있다. 죽염치약은 소금이 풍치예방에 좋다는 점을 착안하여 이용한 것이며, 과일샴푸는 과일을 머리 감는 샴푸로 사용한 것이기도 하다.

2) 아이디어 선정

두 번째 단계는 제안된 아이디어 중에서 쓸만한 것을 가려내는 것이다. 이 단계에서 특히 유의할 점은 관료화된 의료기관의 의사결정으로 인하여 훌륭한 아이디어가 사장되고 쓸모없는 아이디어가 채택되지 않도록 하는 것이다. 따라서 이와 같은 실수를 저지르지 않기 위해서는 미리 정해진 기준에 의해 전문지식을 갖춘 새로운 서비스 개발위원회를 운영할 수도 있다. 보다 신중한 아이디어 선정을 위해서는 도표 5-11과 같은 체크리스트 예시를 이용할 수 있다.

도표 5-11

아이디어 선정을 위한 체크리스트

체크리스트 항목	예	아니오
신상품은 기존의 유통채널을 통하여 서비스가 제공될 수 있는가?	○	
모방이 어려운 것인가?	○	
고객관계 강화에 기여할 수 있는 상품인가?		○
기존의 종업원을 통하여 마케팅이 가능한가?	○	
노동집약적인가?		○
독점적인 시장 확보가 가능한가?	○	
수익성은 높은가?		○
이용하기 쉽고 사용이 편리한가?	○	

자료 : 이상환 등(2013) 재구성

3) 사업성 분석

세 번째 단계는 사업성분석으로 새로운 서비스가 개발되어 판매될 때 과연 수익/비용 차원에서 가능성이 있는지 여부를 종합적으로 검토하는 단계이다. 이 단계에서는 아직 신상품을 제작하기 전이므로 정확한 원가계산은 불가능하며 대략적인 추정치가 이용되는 것이 일반적이다. 따라서 이 단계에서는 서비스가 명확하게 정의되고, 시장이 분석되어 실제로 판매될 때 서비스의 문제점이 해결되어야 한다. 이 단계에서 분석해야 할 주요 사항은 도표 5-12와 같다.

도표 5-12

사업성 분석 사항

분석대상	주요 분석 내용
시장분석	금융환경 분석, 경쟁상태 분석, 시장규모 분석, 시장수요 분석 등
신상품의 정의	상품의 종류, 상품의 특징, 상품의 핵심편익, 기존 상품과의 관계, 상품의 형태 등
실행가능성 분석	상품의 생산방법 등
마케팅 전략	표적시장 등

자료 : 이상환 등(2013)

4) 개발 및 시험

사업성 분석이 끝나면 실제로 서비스를 도입할 것인가 말 것인가에 관한 최종결정에 앞서 시장의 반응을 시장 테스트(market test)를 통해 분석해야 한다. 시장 테스트는 신상품을 출시하기 전에 잠재적인 구매자(혹은 직원이나 직원의 가족)들로 하여금 신상품을 사용하게 한 다음 반응을 조사하는 것이다. 따라서 이 단계에서는 실제 서비스 상품이 개발되어 시장에 판매될 때의 상황을 가정하며 실제 상황과 똑같은 방법으로 행해져야 한다. 시험대상 지역을 선정하고 제3단계에서 결정한 마케팅 전략에 따라 판매를 해본 후 소비자의 여러 가지 반응을 취합하여 최종결정을 내리게 되는데 여기에서 아주 유용한 정보를 획득할 가능성이 높다.

5) 상품화

다섯 번째 단계는 상품화 단계이다. 이 단계에서 두 가지 고려해야 할 사항이 있다. 첫 번째는 서비스 품질관리에 책임이 있는 종업원들이 새로운 서비스를 수용하게 하고 이를 유지시키는 것이다. 또 다른 하나는 서비스의 전체 사이클에 걸쳐 신규서비스의 모든 부분을 모니터링 하는 것이다. 만약 한 소비자가 전체 서비스를 경험하는데 1개월이 소요된다면 최소한 1개월에 걸쳐 주의 깊은 모니터링이 이루어져야 한다. 전화통화, 대면접촉, 계산서 청구, 불만사항, 그리고 서비스 제공에 따른 문제 등 서비스의 모든 세부항목을 평가해야 한다. 내용다지기5-3

내용다지기 5-3

'보약'이 되는 실패

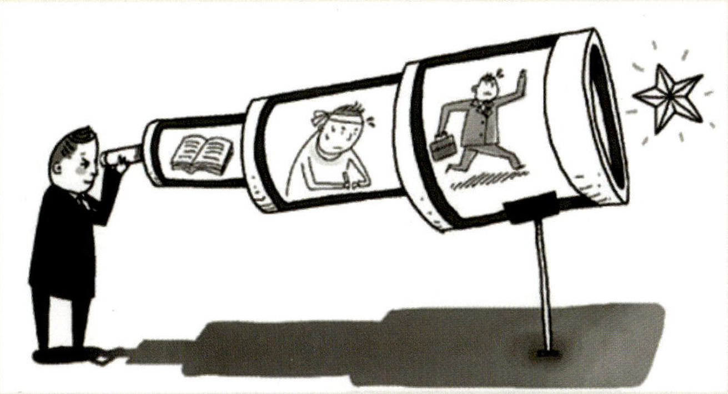

미국 미시간주 앤아버에는 특이한 건물이 있다. '실패 박물관(Museum of Failure)'으로 불리는 건물이다. 원래 명칭이 '신제품 작업소(New Product Works)'인 이곳에는 소비자로부터 외면당한 제품 7만여 점이 전시돼 있다. 하인즈의 보라색 케첩, 펩시콜라의 투명콜라 등이 인기 전시물이다. 관람료가 100달러(약 12만원)를 넘지만 기업인들의 발길이 끊이지 않는다. 미국 CNN은 "실패를 통해 새로운 도전과 성공을 모색하는 미국 기업문화의 한 단면을 보여주는 곳"이라고 소개했다. 미국은 실패에 비교적 관대한 나라다. '실패를 수치가 아니라 성공에 도달하기 위한 관문'으로 여기는 미국 특유의 개척정신 때문이라는 분석이 많다. 미국에서도 실패가 가장 흔하고, 실패에 가장 관대한 곳이 실리콘밸리다. 글로벌 혁신의 산실이자 인재 집결지인 이곳에서 스타트업(신생 벤처기업)이 성공할 확률은 1%에 지나지 않는다. '실패 확률 99%'인 이곳의 창업자들은 "시도하는 데 실패하지 말고, 실패하려고 시도하라"는 선배 창업자들의 조언을 곱씹는다고 한다. 실패가 다반사이지만 학력과 인종, 성별의 불리함을 단번에 극복하고 '대박 신화'를 꿈꿀 수 있는 곳이 실리콘밸리이기 때문이다. 실리콘밸리의 세계적인 실패 공유 콘퍼런스 '페일콘(FailCon)'도 이런 풍토에서 탄생했다. 이 콘퍼런스의 모토는 '실패를 껴안고 성공을 만들자'다. 에어비앤비 창업자 조 게비아 등이 나와 자신의 실패담을 털어놓는다. "실리콘밸리의 저력은 '실패의 자산화'가 축적되는 과정"이라는 분석이 나오는 배경이다. 그런 실리콘밸리라고 해서 모든 실패가 용납되는 것은 아니다. 최선을 다한 실패만을 인정하고 받아준다. 실리콘밸리에서 활동 중인 한국인 여성 창업자들의 "실패하더라도 좋은 평판을 남기라"는 조언(한경 6월 12일자 A18면)은 이런 미국 벤처생태계의 엄정한 이면을 보여준다. 유아용 앱(응용프로그램) 회사인 에누마의 이수인 대표, 경력단절 여성 조력기관인 심플스텝스의 김도연 대표, 뇌질환 진단기술을 개발 중인 이진형 스탠퍼드대 교수는 이구동성으로 신뢰와 주주존중을 강조한다. 결과 못지않게 과정을 중시하라는 것이다. 이런 까닭에 주변에서도 인정하는 '성공적인 실패'만이 재기를 꿈꿀 수 있다. '성공적인 실패'는 실패학 창시자인 하타무라 요타로 일본 도쿄대 명예교수가 《실패학의 법칙》에서 당부한 '신뢰와 실패의 자산화'와 일맥상통한다. 실패를 두려워하고, 실패를 수치로 여기는 바람에 실패에 제대로 대처하지 못하는 우리 기업인들이 새겨들어야 할 충고다.

Ⅳ 의료서비스 상품 관리전략

1. 서비스 유형화 전략

의료서비스가 일반 상품처럼 눈으로 확인할 수 없는 무형성의 특성을 가지고 있으므로 의료기관에서는 의료인이 의료이용자들에게 서비스에 대한 확신이나 믿음을 주는 것이 중요하다. 이러한 방안들로는 다음과 같은 것이 있다.

1) 서비스의 가시성 증가

성형외과 의사는 수술 후 환자의 모습을 그림이나 진흙 모형으로 만들어 보여줌으로써 서비스를 구체화 할 수 있다. 또한 이전에 수술을 받은 환자 사례를 보여주는 것도 방법이 될 수 있다. 의료서비스를 제공하는 물리적 환경, 즉 시설이나 장비, 배치, 실내조명이나 색상 등 인테리어는 서비스의 가시성에 기여하는 중요한 요소들로서 이러한 환경들이 고객의 기대에 부응하면 환자들은 서비스 선택에 대한 확신이 강화된다.

2) 서비스의 편익 강조

서비스의 내용을 설명하기보다 서비스의 편익을 강조한다. 의료서비스 제공과정이 전문적이기 때문에 의사가 환자에게 서비스 내용을 상세히 설명하는 것보다 서비스로 인한 편익을 설명해주는 방식이 오래전부터 의료분야에서 사용되어 왔다. 그러나 최근 들어 의료정보의 대중화로 환자들의 정보수준이 높아졌을 뿐만 아니라 환자들이 알고 싶어 하는 경우가 많아지면서 의료서비스의 편익뿐만 아니라 내용을 간략하게 설명해 주는 것이 환자들의 만족을 높일 수 있다.

3) 브랜드 가치를 통한 신뢰도 제고

의료기관의 브랜드 가치를 서비스에 부가함으로써 신뢰를 높일 수 있다. 일반 상품만큼 아직 의료분야에서 상표가치가 광범위하게 사용되지는 않지만, 의료기관을 선택하는 과정을 보면 의료이용자는 의식적이거나 무의식적으로 의료기관의 브랜드 가치를 평가하여 선택하는 경우가 많다. 예를 들어 ○○대학병원 내과를 찾는 환자는 내과 서비스의 질을 잘 알지는 못하지만 전체 ○○대학병원에 대한 평가 이미지를 내과서비스에도 동일하게 적용하여 방문하게 되는 것이다. 이러한 브랜드 가치에 의한 선택은 앞으로 더욱 확대될 것으로 예상되므로 의료기관의 브랜드 가치를 개별서비스에 적용하여 신뢰성을 높이는 전략을 적극적으로 활용하여야 한다.

4) 의료전문인의 인지도 제고

서비스제공자인 의료전문인의 인지도를 높임으로써 그 서비스에 대한 신뢰를 높일 수 있다. '○○병원에는 ○○의사가 최고'와 같이 서비스 제공자의 인지도를 높이고 이를 활용하는 방법인데 국내 의료기관 사례들을 보면 이러한 파급효과가 상당히 큰 것으로 평가되고 있다. 의료기관은 자신들의 홍보를 위해 의사들의 매스컴 출연을 지원하는 경우가 많은데 이러한 방법은 의료인에 대한 인지도가 의료서비스의 질과 직접적으로 관련되어 있지 않을 뿐만 아니라 지나치게 유명인을 선호하는 국민들의 특성을 이용한다는 비판이 있고 의료인으로서의 윤리적인 측면에서도 부정적인 견해가 있다.

2. 수요분산과 공급능력의 유연화 전략

의료서비스는 서비스 생산과정과 소비과정을 분리할 수 없을 뿐만 아니라 저장도 불가능하기 때문에 수요의 변화에 탄력적으로 대응하기 어려운 측면이 있다. 이러한 수요와 공급능력의 불일치를 극복하기 위해 의료기관이 취할 수 있는 방안은 수요측면과 공급측면으로 나누어 살펴보면 다음과 같다.

1) 수요차원의 관리전략

첫째, 가격차별화 정책이 있다. 가격차별화 정책은 일반기업에서 가장 일반적으로 사용되는 수요관리 방법이다. 그러나 우리나라 건강보험체계에서는 이러한 가격차별화가 용이하지는 않다.

둘째, 마케팅 캠페인을 통해 수요를 분산시킨다. 즉 붐비는 시간대 외의 수요를 개발하는 것이다. 최근 일부 의료기관에서 조기진료나 야간진료 등을 개설하여 수요를 분산,

확대시키는 전략이 이에 해당한다.

셋째, 예약시스템을 활성화시킨다. 이용자의 대기시간을 줄이고 서비스 제공에 필요한 자원을 계획하는데 유용한 방법이며 많은 의료기관에서 이 방법을 활용하고 있다.

2) 공급차원의 관리전략

첫째, 수요가 집중되는 시간대에 시간제 인력을 활용한다.

둘째, 수요가 집중되는 시간대의 작업효율을 높인다. 즉 서비스를 정례화 함으로써 자원의 필요정도를 예측하고 이에 대비하는 한편, 서비스의 표준화를 통해 대체인력으로도 서비스제공이 가능하도록 하는 전략을 검토할 필요가 있다.

셋째, 서비스 제공과정에 고객의 참여를 높인다. 예를 들어 신규환자인 경우 의사에게 진찰받기 전에 자신의 병력을 고객이 직접 기록하도록 하면 의사의 진료가 효율적으로 이루어질 수 있다.

넷째, 서비스 제공과정을 연계하고 공유한다. 예를 들어 수요가 적은 몇 개 진료과에서 장비를 공유하여 사용하는 경우가 이에 해당한다. 또한 병상 중 일정 한도는 공용병상으로 정하여 입원수요가 많은 진료과목에서 추가적으로 사용할 수 있도록 병상을 운영하는 전략을 생각해 볼 수 있다.

다섯째, 시설이나 장비의 경우엔 확장가능성을 고려하여 설치한다. 이는 수요가 지속적으로 늘어나 시설이나 장비를 추가로 설치할 경우 기존의 시설과 연계성을 높이기 위해 필요한 사항이다.

3. 서비스 질 관리 전략

의료서비스는 다른 서비스 상품보다도 질의 중요성이 강조된다. 의료서비스 질은 서비스 결과로서 환자의 건강상태에 영향을 미칠 뿐만 아니라 고객만족의 핵심적 요소이기 때문이다. 의료서비스는 전문성이 강한 서비스 영역으로서 전통적으로 의료공급자 스스로 서비스 질에 관심을 가지고 관리해 왔다. 이러한 전통적인 질 관리 개념은 주로 의료기술적인 영역에 초점이 맞춰져 왔으며 의사 등 소수 전문가가 주체가 되어 수행된 진료내용을 검토하고 잘못된 사항을 개선하는 사후관리에 초점을 두었다.

그러나 고객이 지각하는 의료서비스 영역은 의료기술적인 영역보다 의료공급자와 환자관계, 서비스가 제공되는 과정과 환경이 주된 부분이라고 할 수 있으며 이들 영역에 대한 고객의 기대수준에 부합되지 않고서는 고객만족을 이끌어내기 어렵다. 또한 의료서비스 제공과정은 각 과정이 긴밀히 연계되어 있기 때문에 의사만 진료를 잘한다고 해서 환자에게 양질의 서비스를 제공하기는 어려우며, 각 과정에서 모든 공급자가 제 몫을 할 때 환자에게 비로소 서비스 질을 보장할 수 있다.

따라서 의료서비스는 의사의 진료영역 뿐만 아니라 의료기관에서 제공되는 모든 서비스 영역을 대상으로 실제 고객이 인지하는 서비스 수준을 향상시키며, 좀 더 과학적인 접근을 통해 지속적으로 그리고 제도적으로 서비스 제공과정을 관리해 나가야 한다.

동행

백승우

눈물로써 기억되는
사람이 되지 맙시다
쓸쓸한 그리움에
눈물 흘리게 하는 사람이
되지 맙시다
그것은 다만
이별이 해야 할 일
기억 속에 사람이 되기보다
일생을 마주보는 사람이
되기로 합시다
서로를 눈물짓게 하기보다
서로의 눈물을
닦아주는 사람이 되기로 합시다
더 많이 생각하기보다
더 많이 사랑하도록 합시다
서로에 따뜻한 곁이 되어
그 마지막에서
하나가 되기로 합시다

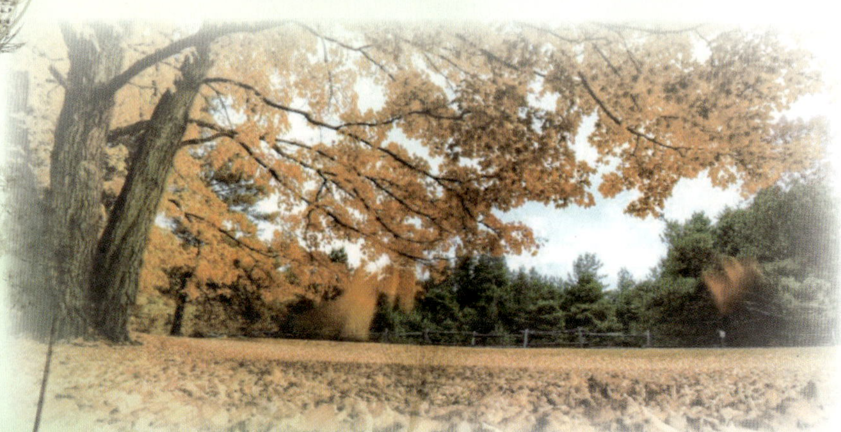

제6장

의료서비스 가격관리

Medical Service Marketing

Medical Service Marketing

I 서비스가격의 이해

1. 가격의 개념과 중요성

1) 가격의 개념

일반적으로 가격이란 제품 혹은 서비스의 소유나 사용으로 인하여 얻게 될 혜택을 위하여 소비자가 지불하는 것이라고 할 수 있다. 가격은 마케팅 믹스의 요소 중에서 유일하게 이익을 가져다주는 요소이다. 과거의 가격은 마케팅 4P에서 가장 중요한 한 분야에 해당하는 것으로 인식되었다. 그러나 최근에는 점차적으로 가격의 요인이 다른 마케팅 요소, 특히 촉진분야에 흡수되어 하나의 촉진도구로 전락하는 현상이 나타나고 있다. 이러한 현상은 정보통신 및 인터넷의 발달로 가속화되는 경향을 보이고 있다.

그러나 의료기관에서의 가격은 일반적인 제품이나 서비스와는 달리 정부의 정책적 요인에 의해서 책정되는 의료수가에 의해 결정되므로 많은 제약이 있으며, 마케팅믹스 전략을 수립하는데 가장 제한적인 것이 가격이다. 즉 건강보험과 같은 정부의 의료보장 정책에 따라 통제를 받고 있어 의료기관 스스로 결정하는 것이 아니기 때문에 의료서비스 가격결정은 매우 공공적인 성향을 지니고 있다.

의료기관의 의료비 결정은 병원경영 수익에 매우 민감하다. 병원이 공익성을 띠고 운영되는 비영리기관이라고 하지만 의료기관이 성장하고 유지, 발전하기 위해서는 수익창출이 중요하기 때문이다. 따라서 병원들은 의료서비스 질 향상과 의료수가를 통하여 수입극대화를 꾀하고 있다. 그래서 몇몇 의료기관의 경우 공익성보다 이윤에 너무 치중해 비난의 대상이 되고 있는 것이 사실이다.

일반적인 제품이나 서비스의 경우 구매의사결정에 있어 가격이 중요한 의사결정요인이 되므로 마케팅믹스 전략을 수립하는 과정에서 가격이 중요한 역할을 하게 된다. 그러나 우리나라와 같이 보험진료수가에 대하여 정부의 통제가 이루어질 경우 의료기관에서 보험진료수가를 마케팅 수단으로 활용하는데 있어 제한적일 수 밖에 없다. 그렇지만 일반수가를 적용하는 수익이 병원전체 수익의 30%나 되는 점을 감안하면 의료기관에서 일반수가를 마케팅의 중요한 요소로 인식할 필요가 있으며 이에 대한 마케팅 측면에서의 관리도 이루어져야 한다.

서비스 분야에서의 가격이란 용어 외에 임대료, 이자, 요금, 수수료, 입장료, 통행료, 중계료, 수업료, 봉급, 보험료, 치료비 등 다양하게 불린다.

2) 중요성

서비스는 소멸성을 갖고 있기 때문에 수요와 공급의 조화를 이루는 것이 매우 중요하다. 이러한 수요의 관리에서 가장 중요한 요인은 가격이다. 서비스 제공자는 가격을 조작함으로써 수요량을 증가시키거나 감소시킬 수 있다. 서비스 기업들은 수요가 몰릴 때 수요를 감소시키기 위해서 가격을 올리기도 하며, 수요가 적을 때는 가격을 극단적으로 내리기도 한다. 영화관의 조조할인, 레스토랑의 점심시간 할인, 항공사의 비수기 할인 등이 그 예이다. 또한 관광지의 높은 숙박요금은 피크일 때의 수요를 그렇지 않을 때로 이동시키는 역할을 하기도 한다.

의료기관에서 서비스 가격의 임의적용 범위는 매우 낮지만 자체에서 조정 시행이 가능한 서비스 가격의 경우에는 중요성이 매우 높다. 예를 들어 종합건강검진의 경우 여름에는 검진자가 많아 정상 검사비용을 산정할 수 있지만, 겨울철에는 검진이용자가 줄어드는 경우가 많다. 이때 의료기관에서 가격할인을 통해 서비스제공 범위를 확대할 수 있다. 대부분 일반기업에서 복지차원에서 제공해주는 종합건강검진의 경우 대부분 하반기에 시행하며, 지역적 특성이나 계절적 특성에 의해 이용자가 적은 경우가 존재하기 때문이다.

이처럼 가격은 서비스 마케팅 믹스의 7P 중에서 다른 6가지인 서비스 상품, 촉진, 유통, 프로세스, 물리적 증거, 사람 등의 믹스와는 달리 쉽게 변화시킬 수 있고, 가장 빨리 변화의 결과를 얻을 수 있다. 또한 광고나 신상품의 개발, 물리적 환경 조성 등의 다른 마케팅 믹스 요소들은 비용을 수반하는데 비해 가격은 그렇지 않다. 따라서 가격은 기업의 수익을 실현하는데 매우 결정적인 마케팅 요소이다. 내용다지기 6-1

내용다지기 6-1

치과 치료비 천차만별…임플란트 최대 5.6배, 레진 22.7배 차이

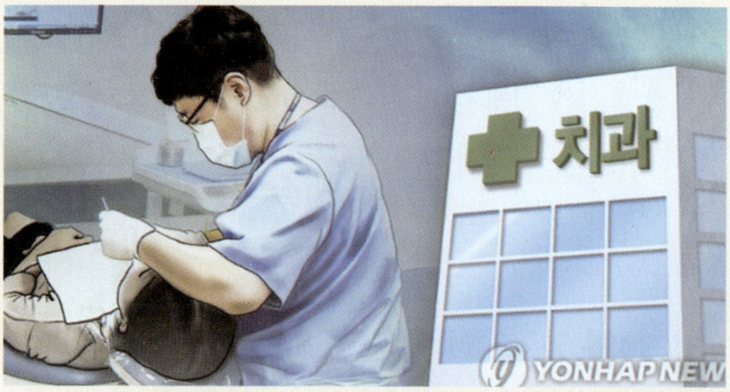

병 · 의원에서 건강보험이 적용되지 않아 환자 본인이 전액 부담해야 하는 비급여 치과 치료비가 큰 차이가 나는 것으로 나타났다. 국회 보건복지위원회 인재근 의원이 건강보험심사평가원에서 받은 '치과 치료 비급여 진료비용 공개 현황 자료'를 분석한 결과, 병원과 종합병원, 상급종합병원, 치과병원 등 병원별로 주요 치과 진료행위의 가격이 큰 격차를 보이는 것으로 나타났다. 임플란트의 경우 병원급 이상 452곳의 평균 치료비용은 132만원이었다. 가장 낮은 곳은 50만원이었고, 가장 높은 곳은 283만원으로 5.6배의 차이가 났다. 골드크라운(금니)은 병원급 이상 458곳의 평균 치료비용은 45만6천원으로, 최저가는 20만원, 최고가는 73만1천원으로 3.6배의 가격 차이를 나타냈다. 레진(마모)은 병원급 이상 255곳의 평균 치료비용은 7만 5천원이었다. 가장 적은 곳은 1만1천180원, 가장 많은 곳은 25만원으로 22.7배의 가격 차이를 보였다. 레진(우식-1면)의 경우 병원급 이상 353곳의 평균 치료비용은 8만3천원이었고, 가장 낮은 곳은 3만원, 가장 높은 곳은 25만원이었다. 인재근 의원은 "천차만별인 치과 진료비로 환자의 부담과 혼란이 가중되고 있다"며 "병 · 의원들이 합리적 기준과 산정 방식을 통해 적정 비급여 진료비를 책정할 수 있도록 정부가 앞장서서 노력해야 한다"고 강조했다.

2. 가격의 특성

소비자가 서비스와 상품의 가격을 판단할 때는 각자가 가지는 고유의 특성 때문에 서비스와 상품을 다르게 파악한다. 이러한 차이점이 발생하는 이유는 다음과 같은 세 가지 이유 때문이다.

1) 서비스 준거가격에 대한 정보의 차이 존재

대부분의 소비자들은 준거가격(reference price)을 토대로 상품을 선택하고 그것에 대한 가격을 지불한다. 준거가격이란 소비자가 상품의 실제 가격을 평가하기 위하여 이용하는 표준가격을 통칭하는 가격을 말하며, 공정가격, 가장 빈번하게 지불된 가격, 최근에 지불한 가격, 예정가격 등이 있다. 상품의 준거가격은 대부분 명확하지만 서비스에 대한 준거가격은 상황에 따라 매우 다르다. 이는 서비스의 준거가격은 명확히 기억하기도 어렵고 그 가치를 돈으로만 따질 수도 없기 때문이다. 이것은 다음과 같은 이유 때문이다.

① 무형적인 서비스의 다양함 때문이다. 예를 들어 생명 보험료의 경우 나이, 직업, 과거 병력 등에 따라서 각기 다른 보험료가 책정되므로 소비자들이 보험료의 준거가격을 정확히 기억하는 것은 매우 어렵다.

② 상황에 따라 제공되는 가격이 다르다. 법률서비스나 의료서비스가 대표적이다. 의료서비스의 경우 의료기관 종별, 이용시간대, 응급상황 여부, 진료내역에 따라 모두 상이한 구조를 가지고 있다.

③ 소비자들의 욕구가 다양하다. 선택진료, 상급병실 사용 등 부가적인 서비스를 이용하거나, 종합검사를 시행할 때 고객의 요구에 따라 추가하는 항목, 종류 등에 따라 가격이 모두 다르게 발생한다.

④ 서비스를 비교하기 위한 정보탐색이 어렵다. 진열대에 있는 일반 상품은 비교쇼핑이 가능하지만, 의료서비스의 경우 다른 의료기관에 가기 위해서는 차를 타고 이동하거나 의료서비스에 대한 설명을 들어야 하는 등 이용자의 정보획득에는 한계가 존재할 수 밖에 없다.

2) 서비스의 질을 표시하는 역할

서비스 구매자들은 가격을 원가와 품질에 대한 지표로 사용하기도 한다. 이는 서비스가 품질을 정확히 인식하기 어렵고 상황에 따라 품질이나 가격이 심하게 변동되기 때문이다. 또한 서비스 구매와 관련된 위험을 높게 지각할수록 가격이 품질의 지표가 된다. 예를 들어 의료서비스나 경영컨설팅 같은 전문적이고 신용 속성이 중요한 고위험서비스에 대해서 서비스 소비자들은 고가격일 때 서비스의 품질이 높다고 생각한다.

이처럼 소비자들이 가격을 서비스 품질의 지표로 사용하는 것은 과거의 경험에 비추어 낮은 가격보다는 높은 가격이 좋은 품질을 보증할 확률이 더 높으며, 가격은 서비스 제공자가 소비자에게 보내는 하나의 신호이기 때문이다. 그러나 서비스 소비자들이 가격 이외의 서비스 품질을 평가할 정보를 많이 가지게 되면 가격의 중요성은 상대적으로 떨어지게 된다. 즉 의료제공자의 브랜드 명성이 서비스 제공자의 이미지에 좋은 영향을 주거나 광고나 홍보가 의료기관의 브랜드에 긍정적인 영향을 미칠 때 소비자들은 가격이 아닌 브랜드나 광고 등의 요소를 통하여 해당 서비스의 품질을 평가한다.

이처럼 서비스 가격은 고객의 기대를 포함하고 있기 때문에 신중하게 결정할 필요가 있다. 지나치게 낮은 가격은 서비스의 질을 낮게 평가할 위험이 있으며, 너무 높은 가격 설정은 고객의 기대를 너무 높게 설정하게 되어 기대를 충족시키지 못할 위험이 있다.

3) 비금전적 원가의 역할이 중요

고객은 상품이나 서비스를 구입할 때 금전적 가격(monetary price)만 고려하는 것이 아니라 시간, 정보 탐색에 소요되는 물리적 노력, 심리적 비용 등의 비금전적 비용(non-monetary costs)도 서비스의 구매에 영향을 미친다.

(1) 시간의 중요성

서비스가 가지는 비분리성의 특성으로 인해 서비스에서는 고객의 참여가 필수적인데 서비스에 참여하는 고객은 시간을 소비한다. 따라서 고객은 서비스를 제공받는 시간뿐만 아니라 서비스 과정의 대기시간(waiting time)을 소비하게 된다. 이러한 서비스의 대기시간은 상품구매에 드는 시간과 비교할 때 매우 길게 느껴지는 속성이 있다. 특히 의료서비스의 경우 3시간 대기 3분 진료라는 말이 있듯이 진료를 받기 위해 기다리는 대기시간은 의료서비스 이용의 가장 큰 불만요인 중 하나이다.

(2) 물리적 비용

의료서비스는 고관여 서비스로 의료기관을 선택하는데 소요되는 정보탐색 비용이 포함된다. 탐색비용은 고객이 요구하는 서비스를 확인하고 선택에 필요한 노력을 말하며 일반상품이나 서비스 보다 의료서비스가 매우 높게 나타난다. 일반 상품은 진열된 상품을 시각이나 촉각, 미각 등을 이용할 수 있으나 의료서비스는 확인할 수도, 만질 수도 없으며 오로지 이용을 해보아야 서비스 평가가 가능하다.

(3) 감각적 비용

소음, 불쾌한 냄새, 좌석, 환경, 맛, 심한 더위와 추위 등 오감과 관련하여 발생하는 비용이다. 따라서 의료기관에서는 소독 냄새를 제거하거나 향기를 뿌리고 의료진의 가운이 흰색에서 이용자에게 맞게 바꾸는 형태 등이 많이 나타나고 있다. 예를 들면 소아를 진료하는 의사는 어린이가 좋아하는 복장을 착용하는 경우와 같다.

(4) 심리적 비용

주로 제공되는 서비스의 부적합, 공포와 같은 정신적 노력을 요구하는 특별한 서비스의 이용과 관련이 있다. 예를 들어 성형수술의 경우 마음에 들지 않을까 하는 두려움, 주사에 대한 공포, 통증에 대한 걱정 등이 심리적 비용을 구성한다.

Ⅱ 가격결정의 목적과 방법

1. 가격결정의 목적

의료수가 중 건강보험수가는 정부가 고시를 하므로 의료기관에서 직접 건강보험수가를 결정하지 않으며 의료기관에서는 일반수가(비급여수가)만을 결정하게 된다. 따라서 의료기관은 일반수가를 결정하는데 있어 그 목적을 명확히 하여야 한다. 일반적으로 가격을 결정하는 목적으로는 이익극대화, 원가보전, 이용 극대화, 이미지 강화 등이 있다.

1) 이익 극대화

일반적으로 가격을 결정할 때 단기적인 이익의 극대화를 목적으로 하는 경우가 많다. 이익 극대화를 추구하는 경우에는 장기적인 조직 성과보다는 단기적인 재무성과에 초점을 두게 된다. 의료기관은 비영리조직으로서 이익의 극대화를 추구하지는 않으나 의료기관의 성장과 발전을 위한 재원을 확보하는데 초점을 두고 있다. 최근 의료기관의 경영여건이 악화되면서 의료기관도 영리기관과 비슷한 경영형태를 갖게 되었으며 경영성과, 특히 이익에 관심을 갖게 되었다. 그러나 의료기관이 추구하는 경영목표를 이익의 극대화에 두기보다는 의료기관의 발전과 투자에 필요한 자본과 경영여건이 악화되는 것에 대비한 여유자금의 확보라고 이해해야 한다.

2) 원가보전

원가는 가격을 결정할 때 가격의 하한선을 정하는 요소이다. 일반적으로 원가에 적정

수준의 이익이 보장되도록 가격을 결정하므로 원가는 가격전략에 있어 중요한 구성요소가 된다. 특히 우리나라는 행위별수가제를 채택하고 있으므로 각각의 의료서비스 행위 및 약품재료에 대한 원가가 매우 중요한 의미를 갖는다.

의료서비스에 대한 수가가 원가를 보전하기 위해서는 각 진료행위에 대한 원가분석이 필수적이며 원가는 정확히 계산되어야만 적정수가의 결정이 가능하다. 그러나 의료기관에서 진료행위별 원가를 정확히 계산하는 것이 매우 어려우며, 같은 진료행위에 대해서도 의료기관에 따라 원가가 다르므로 원가보전에 충실한 진료수가를 책정하기는 어렵다.

3) 이용극대화

대부분 조직의 궁극적인 목표는 이윤추구에 있으며 이를 위해 이윤 극대화를 목적으로 가격을 결정하는 경우가 많으나, 장기적인 계획 하에 이용극대화 또는 시장점유율 향상을 목적으로 가격을 결정하기도 한다. 이는 높은 시장점유율을 지향할 경우 단기적으로는 수익성이 저하되지만 장기적으로는 높은 수익성을 기대할 수 있다는 것을 전제로 하는 것이다. 실제로 시장점유율을 높이기 위해서는 가격을 인하하거나 홍보활동을 강화하여야 하며 이로 인해 수익성이 감소되기도 한다. 그러나 시장점유율이 확대되면 원가절감, 효율성 증대, 소비자 인식 제고 등을 통하여 높은 수익성을 기대할 수 있게 된다.

의료기관에서는 시장점유율 확대를 위한 목적 이외에도 의료기관 본연의 사명인 지역사회 건강증진을 위해서도 의료서비스 이용 극대화에 관심을 가지게 된다. 그러나 의료기관은 자선기관이 아니므로 수익과 무관한 이용극대화는 생각하기 어려우며 이용극대화와 함께 적정한 수준의 수익이 함께 고려되어야 한다.

4) 이미지 강화

의료서비스의 가격이 의료기관의 이미지나 지역사회와의 관계에 영향을 미칠 수 있다고 판단되는 경우 의료서비스의 수가를 원가나 이윤에 관계없이 정책적으로 결정하는 것을 말한다. 의료기관에서도 일반수가 중 환자들이 쉽게 인식하는 수가를 선택하여 이를 낮게 또는 높게 책정함으로써 의료기관의 이미지를 형성할 수 있다. 예를 들어 의료기관에서 의료수가가 비싸다고 인식되는 것을 피하고 싶은 경우에는 상급 병실료 등 고객들이 쉽게 인지할 수 있는 항목의 수가를 경쟁 의료기관이나 주변의 의료기관보다 낮게 책정할 수 있으며, 반대로 수가를 다소 비싸게 책정하여 다른 의료기관보다는 차별화된 고급 서비스를 제공하는 의료기관으로 이미지를 강화할 수도 있다.

2. 가격결정의 방법

서비스 기관에서 실제로 수가를 결정하는 경우에는 서비스를 생산하는데 소요되는 원가, 이용자들이 인지하는 서비스의 가치나 이에 따른 수요, 그리고 경쟁상황을 고려하게 된다. 원가(cost), 경쟁자(competitor), 고객(customer) 등은 3C라고 통칭되는 것으로 가격정책의 기초가 된다. 이 세 가지 결정요소 중 원가는 가격(수가)의 하한선이 되고, 고객이 인지하는 서비스에 대한 가치는 가격상한선 결정에 영향을 미친다. 또한 경쟁기관의 가격이나 유사 서비스 혹은 대체 서비스의 가격, 그리고 외부요인, 내부요인이 가격의 상한선과 하한선 범위 중 어느 수준에서 가격이 결정되어야 하는가에 영향을 미친다. 따라서 세 가지 가격결정 방법인 원가중심적 가격결정, 경쟁중심적 가격결정, 고객(가치)중심적 가격결정에 대해 살펴보기로 한다. 이러한 가격결정은 대안이라기보다는 서로 다른 상황에서 적용되거나 또는 동시에 적용될 수 있는 방법이라고 보아야 한다.

도표 6-1

가격결정의 세 가지 요소

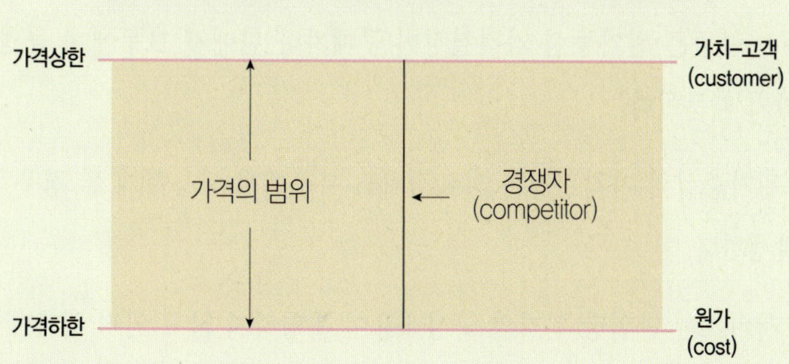

1) 원가중심의 가격결정

보통 원가는 가격의 하한선으로 간주되는데 원가중심적 가격결정(cost-based pricing)은 서비스의 생산 및 마케팅활동 등과 관련된 모든 원가(cost)에 목표이익을 가산하여 가격을 결정하는 방법이다. 직접비(direct cost)에는 서비스와 관련된 재료비와 인건비가 포함되고, 간접비(overhead cost)에는 고정비의 일부분이 포함되며, 이윤(profit)은 총비용(직접+간접)의 일정 퍼센트를 말한다. 이 방법은 공공서비스, 하청, 도매, 광고 등의 산업에서 널리 쓰이는 방법으로 이러한 원가중심의 가격결정방식은 다음과 같다.

도표 6-2

원가를 이용한 가격의 결정

가격 = 직접비용 + 간접비용 + 이윤

이처럼 제조업 부문이든 서비스 부문이든지 간에 원가중심 가격결정방식이 널리 사용되는데 그 이유는 다음과 같다.

① 판매자들은 수요보다는 원가에 대해서 보다 확실히 알고 있기 때문이다. 가격을 원가에 연계시킴으로써 판매자들은 가격결정을 단순화시킬 수 있으며 수요의 변화에 따라 빈번하게 가격변화를 시키지 않아도 된다.

② 동종 서비스 산업 내 모든 기업들이 이 가격결정방식을 사용하게 되면 가격들이 비슷하게 책정되고, 따라서 가격경쟁이 최소화되기 때문이다.

③ 많은 사람들은 원가중심 가격결정이 구매자나 판매자 모두에게 공정하다고 느끼고 있기 때문이다.

이러한 원가중심적 가격결정은 의료서비스 부문에서 사용하게 될 경우 몇 가지 어려운 점이 발생한다.

① 의료서비스는 단위당 원가의 구성내용이 분명하지 않고 인적 접촉에 따라 서비스가 제공되기 때문이다. 즉 서비스 제공에 의해 나타나는 최종 결과물에 따라 의료

비를 결정하는 것이 아니라 결과를 얻기 위한 과정에 투입된 서비스 내용에 따라 의료비가 결정되기 때문이다.

② 의료서비스 제공에 기여하는 주요 구성요소를 비교적 명확히 산출할 수 있는 유형의 제품이 재료(material)가 아니라 대부분 종업원의 시간(employee time)이기 때문에 그 원가를 알아내기가 쉽지 않다. 즉 주로 전문적 기술을 가진 의료인이 직접적인 접촉에 의해 개별적으로 제공하기 때문에 그 원가를 계산하기가 어렵다.

③ 의료서비스는 고객에게 제공되는 서비스의 가치를 정확하게 반영하지 못하는 경우가 대부분이다. 의료서비스는 고객의 생명과 관련된 고관여 서비스이나 고객이 느끼는 가치나 경쟁기관의 의료비 정도에 따라 결정된다. 즉 실제 서비스 비용은 고객에게 제공된 가치보다도 작게 혹은 크게 나타날 수도 있다는 점이다.

이러한 이유로 인해 많은 서비스 제공자들은 측정되어진 산출단위(output units)보다는 투입단위(input units)로 계산해서 서비스 가격을 결정하고 있다. 컨설턴트, 심리상담사, 변호사, 회계사 등과 같은 전문가들의 서비스에 부가되는 행위별수수료(fee for service)가 바로 투입단위에 의해 구사되는 가격결정방식이라고 할 수 있다. 이들 전문가들은 대부분 시간제로 해서 자신들의 서비스 비용을 징수하고 있다.

2) 경쟁중심적 가격결정

경쟁중심적 가격결정(competition-based pricing)은 의료기관이 자체적으로 계산한 비용이나 예상하고 있는 수요에 근거하기 보다는 주로 경쟁의료기관의 가격에 의존해서 자신의 가격을 결정하는 방식을 말한다. 경쟁중심적 가격결정의 가장 큰 특징은 가격결정시 경쟁기관의 가격정책을 최우선적으로 고려한다는 점이다. 원가중심적 가격결정이나 고객중심의 가격결정에서는 원가를 고객이 인지하는 가치가 변하면 가격을 조정하게 되나, 경쟁중심적 가격결정에서는 원가나 고객의 가치가 변해도 경쟁기관의 가격이 변하지 않으면 가격을 조정하지 않게 된다. 그러나 원가나 가치(고객)의 변화가 없더라도 경쟁기관이 가격을 조정하면 같이 조정하게 된다. 경쟁중심의 가격결정 방법에는 경쟁기관과 같은 수준으로 가격을 책정하거나, 경쟁기관보다 낮게 책정하거나, 또는 경쟁자보다 높게 책정하는 방법이 있다.

(1) 상대적 저가격 전략

이는 경쟁 의료기관보다 낮게 가격을 결정하는 것으로 대개 시장점유율을 높이기 위한 전략으로 사용된다. 특정 지역에서 후발 의료기관이 지역의 선도의료기관의 시장점유율을 잠식하기 위해 소비자에게 추가적인 가치를 제공해주어야 하므로 저가격전략을 사용하는 것이다.

(2) 상대적 고가격 전략

이 전략은 경쟁의료서비스에 비해 높은 가격을 책정하는 방법이다. 대개 경쟁의료서비스와 품질에서 별 차이가 없더라도 자사의 명성이 높거나 브랜드 인지도가 높은 경우에 사용가능한 전략이다.

(3) 경쟁기관 모방 전략

이러한 전략은 가격을 결정하기 위하여 특별히 노력하기 보다는 경쟁자가 현재 구사하고 있는 가격을 그대로 모방할 수 있는데, 현재와 같이 경쟁이 심한 의료산업 내에서 가장 많이 사용되는 가격결정 방법이다. 경쟁자모방 가격전략(imitative pricing)을 가장 많이 사용하는 이유는, ① 의료서비스의 경우 원가계산이 어려우므로 기존의 다른 의료기관들이 사용하고 있는 가격을 검증된 적정한 보상수준으로 간주할 수 있으며, ② 모방에 의한 가격결정을 하면 의료계 내에서 가격경쟁 등 불필요한 소요를 일으키지 않아도 되고, ③ 가격차별화에 대한 의료계나 고객, 그리고 사회의 반응을 예측하기 어렵기 때문이다.

3) 고객(가치) 중심적 가격결정

(1) 가치기반 가격결정

점차 많은 기업들이 상품이나 서비스의 지각된 가치(value)를 근거로 가격을 책정하고 있다. 지각된 가치에 의한 가격결정(perceived-value pricing)은 가격결정의 핵심으로서 판매자의 비용이 아니라 구매자의 가치에 대한 인식을 사용하고 있다. 따라서 고객중심의 가격결정(customer-based pricing)에서 핵심이 되고 있는 사항은 고객에게 제공되고 있는 가치(value)라고 할 수 있다.

조직의 입장에서는 생산원가가 낮더라도 고객들이 상품이나 서비스에 높은 가치를 부여하여 높은 수준의 비용을 지불할 의사가 있는 경우에는 가격을 높게 책정하여 많은 이익을 낼 수 있다. 그러나 반대로 원가가 고객들이 인식하는 가치보다 높으면 가치중심의 가격결정을 택하기는 어렵다.

가치중심적 가격결정에서는 고객들에게 제공되는 서비스의 가치를 높게 인식시키려는 노력이 필요하다. 예를 들면 비급여 항목 산전관리의 경우 고객에 따라 각 의료기관의 산전관리에 대한 가치가 다를수 있으므로 임산부들이 해당 의료기관의 산전관리에 대해 높은 가치를 부여하도록 노력하여야 한다. 의료기관의 명성이 높거나 병원의 분위기, 진료절차 등에 있어 차별화된 의료기관에서는 산전관리 진료비를 다른 의료기관보다 높게 책정할 수 있다.

그러나 가치중심의 가격결정에 있어서는 대상고객과 서비스의 특성을 잘 이해한 후 가격결정을 하여야 한다. 특정 계층 고객의 경우 서비스의 가치보다는 가격에 민감하여 가격이 싼 의료서비스를 선호하기도 하며 의료서비스의 기술적인 난이도가 낮거나, 반복적인 서비스 그리고 건강보험에서 급여하지 않는 서비스의 경우에는 제공되는 의료서비스의 가치보다는 가격을 중요한 의료이용 의사결정 기준으로 사용하기 때문이다. 어린이들에 대한 예방접종의 경우 병원이나 의원보다 공공보건기관을 선호하는 것이 이러한 예에 해당된다.

반면 가치중심의 가격결정을 할 경우에는 가격과 가치를 동일시하는 경우가 있다는 점도 고려하여야 한다. 일부 의료서비스에 대해서는 가격이 높은 서비스가 질이 좋고 가치가 있다고 인식하는 경우도 있다. 이와 같은 서비스에는 고객들이 해당 서비스에 대한 질을 평가하기 어렵거나, 난이도가 매우 높은 서비스가 해당된다. 따라서 이런 서비스의 경우에는 가치중심의 가격결정이 가능하게 된다.

(2) 시장과 수요

가격결정의 중요한 요소 중 하나가 수요의 가격탄력성이다. 일반적으로 특정 가격으로 소비자가 구매하려는 서비스의 양을 서비스 수요라고 하는데, 전통적으로 수요와 가격의 관계는 탄력성의 관점에서 측정되어 왔다. 지각된 서비스 가치가 높아질수록 서비스에 대한 고객들의 수요와 지불의도 가격도 증가할 것이다. 따라서 좋은 가격정책은 고객들의 가치지각이 그들의 지불의도 가격에 어떻게 영향을 미치는지를 이해하는 것에서 시작된다.

마케팅 담당자들은 지각된 서비스 가치에 대해 고객들이 어느 정도의 가격을 기꺼이 지불하고자 하는지를 파악하기 위해 가격탄력성(price elasticity)을 알 필요가 있는데, 이는 가격변화에 따라 상품에 대한 수요가 얼마나 민감하게 반응하는지를 보여주는 것이다. 가격탄력성은 다음과 같이 계산된다.

$$\text{가격탄력성} = \frac{\text{수요 변화율}}{\text{가격 변화율}}$$

가격탄력성이 1이면 가격이 하락(상승)하는 비율대로 상품이나 서비스 판매는 증가(감소)한다. 만약 가격의 작은 변화가 판매에 큰 영향을 미치면 해당 상품에 대한 수요는 가격 탄력적이라고 할 수 있다. 만약 가격의 변화가 판매에 별로 영향이 없으면, 수요는 가격 비탄력적이라고 할 수 있다. 이 개념은 두 세분시장의 가격탄력성을 보여주는 도표6-3에 간단한 그림으로 예시되어 있다. 한 시장은 높은 가격탄력성을 가졌으며(가격의 작은 변화가 수요의 큰 변화를 가져옴), 다른 시장은 가격에 매우 비탄력적이다(가격의 큰 변화에도 불구하고 수요는 별로 영향 없음).

수요의 가격탄력성을 결정하는 요인들은 무엇인가? 고객이 구매하는 상품이 독특하거나 혹은 높은 품질, 고품격성, 독점성(exclusiveness)을 가질 때, 그들은 가격에 덜 민감해진다. 또한 대체상품을 찾기 힘들거나 혹은 대체재들의 품질을 쉽게 비교할 수 없을 때 가격에 덜 민감하다.

수요가 비탄력적인 경우보다는 탄력적인 경우에 공급자는 가격인하를 고려할 것이다. 왜냐하면 가격인하가 더 많은 수입을 발생시키기 때문이다. 더 많은 상품을 생산 · 판매하는데 드는 비용이 추가수입을 초과하지 않는 한 이러한 가격인하 정책은 설득력을 갖는다.

의료서비스의 경우는 대체로 가격탄력성이 낮기(예: 급성충수돌기의 수술이나 응급환자 치료 등) 때문에, 즉 가격변화율보다 수요량의 변화가 작기 때문에 비급여 항목의 경우 경쟁의료기관과의 경쟁강도와 서비스 차별화 달성을 통하여 보다 높은 가격을 설정할

도표 6-3

가격탄력성의 예시

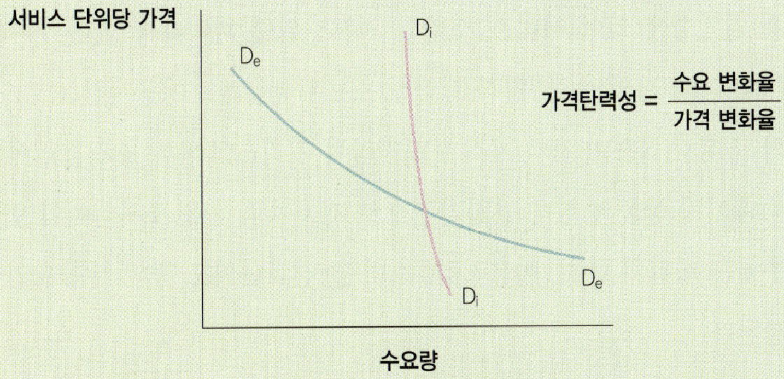

De : 수요가 가격탄력적임. 가격에서의 작은 변화가 수요에서 큰 변화를 만들어 냄
Di : 수요가 가격비탄력적임. 가격의 큰 변화가 수요에 거의 영향을 미치지 못함

수 있을 것이다. 또한 예방적 치료, 보철, 미용성형 수술 등 의료서비스가 탄력적인 경우에는 가격차별화 전략을 통하여 의료기관의 수익을 확대할 수 있을 것이다.

3. 가격결정시 고려사항

가격의 주요 의사결정은 적정가격이겠지만 다른 의사결정도 필요하다. 서비스마케팅 담당자가 훌륭한 가격전략을 수립하고 실행하기 위해 고려해야 할 일곱 가지 원칙이 있다.

1) 서비스 가격을 얼마로 할 것인가?

소비자가 지불할 서비스 가격의 수준을 어느 정도로 유지할 것인가의 문제이다. 가격수준의 결정을 위하여 보전할 비용(고정비, 변동비, 총비용 등), 소비자의 가격에 대한 민감성, 경쟁기관의 가격, 가격할인의 폭, 심리적 가격결정의 이용여부 등에 대한 조사가 이루어져야 한다.

2) 가격결정에 사용되는 구체적인 기준은 무엇인가?

특정 서비스의 가격은 무엇을 기초로 결정되어야 하는가의 문제이다. 서비스 가격의 수준을 결정함에 있어 서비스 소비의 기본단위를 파악해야 한다. 가격결정의 기초로 행위(세탁, 이미용)의 종결, 입장료(극장, 스포츠 관람 등), 이용시간(렌트카, 객실 등), 물적 자원의 소비량(식음료, 전기, 가스 등), 지리적 거리(고속버스, 열차 등), 서비스의 중량(화물수송), 패키지 상품의 경우 단일가격으로 제공여부 등을 조사하여야 한다. 의료서비스의 경우에는 행위의 종결, 이용시간, 소비량, 진료난이도 등의 복합요인을 기초로 가격이 결정된다.

도표 6-4

서비스 가격 결정시 고려사항

1. 서비스가격을 얼마로 할 것인가?	• 서비스 조직은 어떠한 원가를 보전하려 하는가? • 서비스조직이 원하는 이윤은 얼마인가? • 소비자들은 가격에 어느 정도 민감한가? • 경쟁서비스의 가격은 얼마인가? • 심리적 가격요인(예: 1만원과 9,990원)이 사용되는가?
2. 가격결정에 사용되는 구체적인 기준은 무엇인가?	• 소비의 기본단위는? • 각각의 서비스 요소들이 개별적으로 수금되어야 하는가? • 패키지에 대해 하나의 가격이 부과되어야 하는가?
3. 누가 서비스 가격을 수령하는가?	• 서비스를 제공하는 조직 • 전문적인 중개인(대행사, 은행, 소매상 등)
4. 비용지급은 어디에서 이루어지는가?	• 서비스가 제공되는 장소 • 편리한 대리점 또는 금융 중개인(은행 등) • 구매자의 가정(우편이나 전화로)
5. 비용지급은 언제 이루어지는가?	• 서비스 제공 전이나 제공 후 • 하루 중 아무 시간이나, 1주일 중 어떤 요일
6. 어떤 방법으로 비용지급을 지불하게 할 것인가?	• 현금 및 수표 • 선불, 신용, 직불카드, 상품권 • 신용거래 • 온라인결제(인터넷 뱅킹, 모바일 뱅킹 등)
7. 표적시장에 가격을 어떻게 커뮤니케이션 할 것인가?	• 커뮤니케이션 매체를 통해(광고, 판매원, 서비스 인력 등) • 어떤 메시지를 전달하는가?(가격에 대해 얼마나 강조할 것인가?)

3) 누가 서비스 가격을 수령하는가?

소비자가 이용한 서비스의 가격을 누가 받을 것인가의 문제이다. 서비스 조직은 소비자들이 간단하고 편리하게 서비스에 대한 정보를 얻고, 예약을 하며, 지불할 수 있도록 노력해야 한다. 이를 위해 많은 서비스 조직들은 자신은 서비스 제공에만 전념하고 나머지는 중개인에게 해당업무를 위임한다. 예를 들어 호텔이나 콘서트 등의 좌석예매는 여행사나 대행기관 등에 의해 수행되고 있다. 이렇게 중개인에게 해당업무를 위임함으로써 중개인의 역할에 대한 수수료를 지불하게 되나 오히려 이러한 중개인의 이용은 관리비용을 절감시켜 서비스 조직에게는 실질적인 이익을 가져다주기도 한다. 최근 의료기관에서도 소속된 수납직원이 대부분 직접수령하고 있으나 수납직원을 외주로 하여 대행하도록 하는 병원이 점차 증가하고 있다.

4) 비용지급은 어디에서 이루어지는가?

서비스 가격의 지불장소를 어디로 할 것인가의 문제이다. 서비스 조직이 항상 소비자가 이용하기에 편리한 곳에 위치하지는 않는다. 예를 들어 공항, 극장, 스포츠 경기장은 대개 잠재고객으로부터 어느 정도 멀리 떨어져 있기 때문에 소비자들은 구매하기에 좀 더 편리한 장소에 위치한 중개인을 이용하거나, 계좌이체나 신용카드로 대금을 지불하기를 선호하며 그것이 소비자들에게도 이익이 된다. 따라서 서비스 조직들은 전화예약을 받고 신용카드나 직불카드 혹은 체크카드, 계좌이체 등의 수단을 이용하여 소비자들이 대금을 입금할 수 있도록 편의를 제공한다.

5) 비용지급은 언제 이루어지는가?

서비스 가격의 지불시기를 언제로 할 것인가의 문제이다. 가격의 지불시기로 서비스의 구매 이전이나 구매 이후에 지불할 수도 있다. 이용 전 대금의 지불은 항공권이나 철도 승차권 예매와 같은 것을 들 수 있고, 이용 후의 지불은 식당에서 음식 값의 지불이나 후불제 교통카드 등과 같은 것을 들 수 있다. 의료기관에서는 서비스 이용 전에 대금의 일부를 계약금 형식으로 요구하는 경우가 있으며, 이러한 방법은 서비스를 제공하는데 많은 비용이 요구되는 고가서비스의 경우 많이 이루어지고 있다. 소비자의 경우 서비스 이용 전에 대금을 지불하도록 하는 것은 서비스 제공자나 이용자 모두에게 가치가 있다. 일상적으로 반복되는 서비스를 이용할 때마다 대금을 지불하는 것은 이용자 모두에게 불편을 주기 때문에 한 번에 미리 대금을 지불하는 것이 유리할 수도 있다.

6) 어떤 방법으로 비용지급을 지불하게 할 것인가?

서비스 가격을 어떠한 방법으로 지불하게 하느냐의 문제이다. 현금이 가장 간단하지만 현금은 안전상의 문제뿐만 아니라 많은 금액을 소지하기가 불편하고 잔돈이 요구될 때 불편함이 있다. 따라서 현금대신 지불할 수 있는 다양한 방법들이 있다. 이러한 것에는 신용카드(비자, 마스터 등), 직불카드, 선불카드(prepaid card, 국제전화카드, 교통카드 등), 제휴카드(특정병원, 동창회 등), 자동이체, 휴대폰 결제, 포인트 결제(신용카드 사용 후 적립, OK 캐쉬백 등) 등이 있다.

7) 표적시장에 가격을 어떻게 커뮤니케이션 할 것인가?

서비스의 가격을 어떠한 방법으로 전달하느냐의 문제이다. 즉 앞에서 언급한 고려사항들에 대한 의사결정이 이루어지면 마지막으로 책정된 가격을 어떻게 효과적으로 표적시장에 알릴 것인가에 대한 문제이다. 소비자들은 구매 이전에 서비스의 가격을 알고자 하므로 그들이 가격의 내용을 알기 쉽도록 명확한 방법으로 전달되어야 한다. 소비자들은 언제, 어디서, 어떻게 가격을 지불할 수 있는지를 알고자 한다. 이런 소비자의 욕구에 대해 의료기관은 알기 쉽게 전달해야 한다. 의료기관에서 제공하는 서비스에 대한 가격은 보건복지부의 고시에 따라 기관 내 및 홈페이지에 고시하도록 하고 있으며, 고객은 이용하자고자 하는 의료기관의 홈페이지를 통하여 필요한 정보를 수집할 수 있도록 하고 있다. 내용다지기 6-2

내용다지기 6-2

인도 '반값 의료' 미국을 고치러 갔다.
– 나라야나 헬스 美 코앞 케이맨제도에 심장 · 정형외과 개원

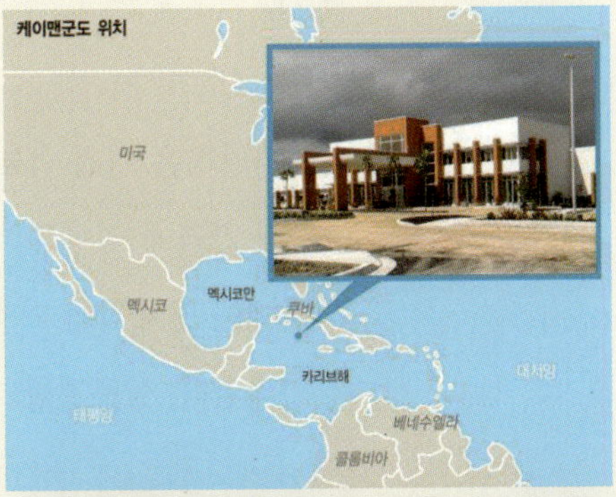

인도 의료법인 나라야나 헬스가 미국 환자들을 치료하기 위해 카리브해의 케이맨제도로 날아갔다. 나라야나 헬스는 지난 2월 말 영국령 케이맨제도의 그랜드 케이맨섬에 심장 · 정형외과 병원 '헬스 시티 케이맨 아일랜즈'를 열었다. 이 병원은 현재 140개인 병상을 앞으로 10년 안에 2,000개로 늘린다는 야심찬 목표를 세웠다. 나라야나 헬스를 설립한 데비 셰티 회장은 개원식에서 더 큰 비전을 제시했다. 셰티 회장은 "우리는 그냥 병원이 아니라 미래의 병원을 만들고자 한다"며 "세계 최고 병원으로 다른 나라에서 따를 표준을 만들겠다"고 장담했다. 헬스 시티 케이맨 아일랜즈의 목표는 인구가 5만여 명에 불과한 케이맨제도 환자로는 달성이 불가능하다. 현재 병상을 다 활용할 수 있을지를 놓고도 의문이 제기될 수 있다.

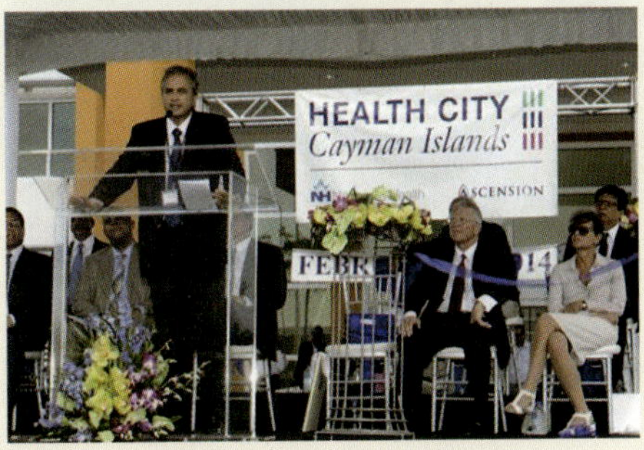

◆ '규모의 의료' 달성 = 셰티 회장은 미국 환자를 대상으로 한 '반값 심장수술'로 의료 서비스를 확대해나갈 수 있다고 본다. 조세회피 휴양지역인 케이맨제도는 미국 마이애미에서 남쪽으로 약 770㎞, 비행기로 한 시간 정도 거리에 있다. 셰티 회장은 미국 환자 수요에 맞추기 위해 심장수술 외에 암수술과 장기이식도 진료과목에 추가할 계획이다. 미국 경제매체 포브스는 최근 셰티 회장의 구상을 전하며 "미국인이 이곳까지 치료를 받으러 오겠느냐며 코웃음을 칠 미국 의료 시스템 관계자도 있겠지만 셰티 박사가 인도 병원의 실적을 여기서 낼 수 있다면 그는 여기서도 더 예상보다 일찍 자신의 비전을 실현할 것"이라고 전망했다. 심장외과 전문의인 셰티 회장은 2001년 인도 남부 도시 벵갈루루 교외에 병원을 설립했다. 심장수술에 특화해 저렴한 의료 서비스를 제공했다. 심장병 환자를 한 명당 평균 1600달러 미만에 수술해줬다. 이 수술비는 인도 평균의 절반 수준이다. 미국과 비교하면 2%에 불과하다고 포브스는 설명했다. 인도 의료계는 비웃었지만 셰티 회장은 더 많은 환자를 받으며 병상을 늘려나갔다. 지난해까지 인도 14개 도시에 18개 병원을 열었다. 병상은 5000개가 넘는다. 그는 앞으로 5~7년 동안 3만개로 병상을 확장할 수 있다고 본다. 비용은 반값이지만 나라야나 의료 서비스의 품질은 세계 최고 수준으로 평가된다. 저비용 고효율 구조의 가장 큰 요소는 특화에 따른 규모의 경제라고 포브스는 설명했다. 같은 기간에 더 많은 환자를 치료하면 수술 건수당 의료장비와 시설에 투자한 비용이 낮아진다. 또 수술을 날에 따라 들쭉날쭉하지 않게 조정하면 의사와 간호사 등 인원을 최적의 규모로 맞춰 인건비 누수도 줄일 수 있다.

◆저비용 의료보험도 제공 = 셰티 회장은 올해 61세로 인도 카르나타카주에서 출생했다. 카스투르바 의과대학을 졸업하고 영국 기 병원에서 심장외과 전문의 수련을 받았다. 1989년 인도로 돌아와 콜카타 B.M. 비를라 병원에서 근무하다 나라야나를 설립했다. 셰티 회장은 반값 수술과 저렴한 의료보험으로 인도 안팎에서 주목을 받았다. 농부 등 저소득층을 대상으로 월 11센트를 보험료로 내면 되는 나라야나 헬스의 의료보험은 현재 가입자가 440만명에 이른다. 월스트리트저널(WSJ)은 2009년 11월에 그를 '심장수술의 헨리 포드'라고 조명했다. 하버드 경영대학원은 2005년 6월 나라야나 헬스의 성공사례를 분석했다. 나라야나 헬스의 성공은 부유한 나라에서도 관심을 끌었다. 데이비드 캐머런 영국 총리는 2010년에 셰티를 찾아와 조언을 구하기도 했다. 미국을 비롯해 여러 선진국의 의료 시스템은 저소득층에게 혜택을 주지 못하고 있다. 헬스 시티 케이맨 아일랜즈는 나라야나 헬스의 첫 해외병원이다. 미국 최대 비영리 의료단체 어센션 헬스가 이 병원 설립에 참여했다. 나라야나 헬스는 미국에 설립하는 것보다 절차가 간단해 케이맨제도를 병원 입지로 잡았다. 케이맨제도는 미국 의료관광객이 이 병원에 찾아오면 경제가 활성화될 것으로 기대하고 있다.

Ⅲ 가격전략

가격결정은 기업(의료기관), 환경, 경쟁요인들이 결합된 복잡하고 동태적인 과정이다. 따라서 가격에 영향을 미치는 다양한 요인을 살펴보고 가격결정의 목표와 방법을 결정한 후에는 구체적인 가격전략을 수립해야 한다. 가격전략은 구분하는 기준에 따라 신상품 가격전략, 상품결합 가격전략, 가격차별화 전략, 가격조정 전략 등으로 나눌 수 있다.

도표 6-5

가격결정 전략의 방법

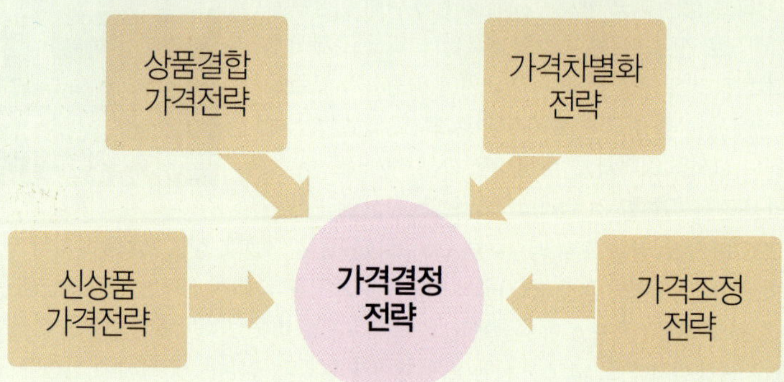

1. 신상품 가격전략

1) 시장침투가격

시장침투가격(market penetration pricing)은 신상품이 처음 나왔을 때 매우 낮은 가격을 매긴 다음 시간이 흐름에 따라 점차 가격을 높여나가는 정책이다. 이 정책은 일본의 자동차, 전자회사들이 즐겨 사용한 것으로 알려져 있다. 예를 들어 토요타 자동차의 렉서스(LS400)의 미국 내 시장 진출 시 경쟁 자동차업체인 BMW나 벤츠에 비해 파격적으로 낮은 가격을 결정하였다가 점점 가격을 인상한 사례에서 볼 수 있다. 의료서비스의 경우에도 미용성형의 경우 후발 의료기관이 특정대상(예: 여대생)에 대한 파격적인 가격인하로 시작하여 점차 인지도와 점유율을 높여나가는 방식이 시장침투가격 방식이다.

시장침투가격은 한 마디로 단기적으로 이익을 희생하는 대신, 장기적으로 이익을 상쇄하고도 남을 정도의 이익을 얻기 위하여 사용된다. 시장침투가격이 장기적으로 이익 극대화를 가져올 수 있는 이유들은 다음과 같다.

① 초기에 많은 수의 구매자들을 확보함으로써 이들을 통하여 구전(word of mouth)을 창출하고 다른 구매자들의 모방행동을 유도한다.

② 진입장벽(entry barrier)을 구축할 수 있다. 시장침투가격으로 충분히 많은 수의 구매자들에게 상품을 안겨 놓으면 나중에 경쟁자가 진입하였을 때 남아 있는 수요가 부족할 것이기 때문에 잠재적인 진입자가 진입을 포기할 수 있다.

③ 원가우위를 확보할 수 있다. 구매량이 증가함에 따라 생산원가와 유통비용이 하락하여 더 낮은 생산원가를 달성할 수 있게 되고 이것을 진입장벽으로 활용할 수도 있다.

④ 시장의 성장을 촉진할 수 있다. 대부분의 고객들은 가격에 매우 민감해 저가격이 더 빠른 시장성장을 촉진할 수 있다.

그러나 시장침투가격은 몇 가지 문제점들도 가지고 있다.

① 원가우위 확보에 너무 집착하면 오래된 기술을 버리지 못하여 오히려 경쟁우위를 잃어버릴 위험이 있다.

② 잠재구매자들이 '가격-품질' 연상을 강하게 갖고 있다면 시장침투가격은 실패할 위험이 높다.

③ 처음에 낮은 가격을 설정함으로써 구매자들의 준거가격이 낮아졌다면 나중에 가격을 올리고자 할 때 구매자들의 저항에 부딪힐 위험이 있다.

2) 초기고가격

초기고가격(market skimming pricing)은 신상품이 처음 나왔을 때 아주 높은 가격을 매긴 다음, 시간이 흐름에 따라 점차 가격을 낮추는 가격정책을 말한다(예: 의료서비스의 임플란트 시술). 초기고가격은 듀퐁(DU pont)이 셀로판, 나이론, 테프론 등 자기회사가 특허 기술을 갖고 있는 신상품을 내놓을 때 즐겨 사용한 것으로 알려져 있다.

초기에 고가격을 지불할 용의가 있는 세분시장은 일반적으로 혁신가(innovator) 계층으로 다른 세분시장에 비하여 신상품을 적극적으로 사용하고자 하는 욕구가 높으며, 가격에는 상대적으로 민감하지 않은 소비자들이다, 초기고가격은 연구개발비용과 생산설비투자에 대한 비용을 빠르게 회수하기 위하여 초기에 많은 이익을 확보해야하는 경우에 주로 활용한다.

초기고가격에 기반을 둔 수익극대화 전략은 다음과 같은 조건하에서 성공을 거둘 수 있다.

① 가격을 일부러 높게 매겨도 경쟁자들이 들어올 가능성이 낮아야 한다. 듀퐁의 경우는 특허 기술이었으므로 이 조건이 훌륭하게 충족되었다.
② 대량생산으로 원가절감 효과가 크지 않아야 한다. 만약 이러한 효과가 크다면 초기고가격을 사용함으로써 가격경쟁력을 상실할 위험이 크다.
③ 잠재구매자들이 가격-품질 연상을 강하게 갖고 있어야 한다. 초기에 신상품의 가격을 높게 결정함으로써 신상품이 우수한 상품이라는 인상을 심어줄 수 있다. 그러나 많은 잠재구매자들이 조금만 기다리면 가격이 내려갈 것이라는 기대심리를 갖고 있다면 초기고가격은 성공하지 못할 것이다.

2. 상품결합 가격전략

1) 상품라인 가격

상품라인 가격(product-line pricing)은 동일한 상품라인에 대하여 가격대를 설정하고 그 가격대 안에서 상품라인에 속한 개별 상품의 가격을 결정하는 전략이다. 양복의 가격대를 저가, 중가, 고가로 구분하여 각각의 가격범위를 10만원 이상 20만원 미만, 20만원 이상 40만원 미만, 40만원 이상을 설정한다고 가정할 때 중가의 구체적인 양복가격을 23만원, 30만원, 35만원 등으로 결정할 수 있다. 또한 서울 ○○병원에서 실시하는 '개인건강진단' 프로그램을 기본프로그램, 정밀프로그램, 프리미엄프로그램, 숙박프로그램 등으로 구분하고 가격을 차별화하여 제공하는 서비스도 여기에 해당한다.

2) 종속상품 가격

종속상품 가격(captive product pricing) 혹은 결합상품 가격은 일단 어떤 상품을 싸게 판매한 다음 그 상품에 필요한 소모품이나 부품 등을 비싼 가격에 판매함으로써 더 큰 이익을 거둘 수 있는 가격정책을 말한다. 게임기와 소프트웨어, 프린터와 잉크 카트리지, 자동차와 부속품 등이 좋은 예이다. 이런 상품들의 경우 대부분의 이익은 소모품이나 부품 등을 지속적으로 판매하는 데에서 얻어진다. 그러므로 이 경우 처음에 싸게 판매하는 상품의 가격은 원가 이하로 내려가기도 하며 심지어 무료로 줄 수도 있다. 의료서비스의 경우 피부과에서 피부시술비는 저가격을 책정하고 시술 후 사용하는 크림이나 피부관리는 고가격을 책정하는 것을 들 수 있다.

3) 상품묶음 가격

상품묶음 가격(product bundle pricing)은 여러 가지 상품을 묶어서 판매하는 정책이다. 여기서 묶음으로 판매하는 상품들은 컴퓨터와 프린터처럼 서로 보완재인 경우가 대부분이다. 이와 같은 상품묶음 가격은 패스트푸드점에서의 세트메뉴 판매, 놀이동산에서 입장료와 놀이기구별 이용권을 묶은 자유이용권의 판매에서 발견할 수 있다. 의료서비스의 경우 각각의 개별 질병에 관하여 검사를 하는 것 보다 저렴하게 하나의 '건강검진 패키지'를 기획해서 판매하는 건강검진 패키지 서비스가 대표적이라고 할 수 있다. 의료기관에서는 이러한 가격전략은 수익성을 높이려고 하는 경우도 사용하지만 고객들의 편의를 위해 사용하기도 한다. 내용다지기 6-3

내용다지기 6-3

어떻게 생각하십니까…인터넷서 사고파는 건강검진권

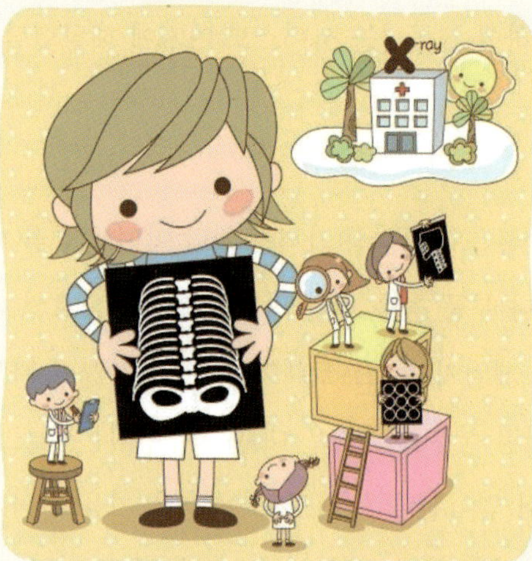

"95만원짜리 VIP 건강검진권을 50만원에 팝니다." 3일 네이버 중고거래카페 '중고나라'에는 유명 프랜차이즈 내과 건강검진권을 판매한다는 글과 건강검진권 사진이 올라와 있었다. 회사에서 선물로 받았다는 건강검진권에는 '95만원 완납'이라는 표시와 도장이 찍혀 있었다. 국내 대형 보험사에서 발행한 건강검진권도 이 카페에서 30만원 선에서 거래되고 있었다. 이 건강검진권은 전국 36개 병원에서 사용할 수 있다. 한 대학병원의 종합건강검진이용권 역시 32만원에 팔리고 있다. 올 들어 이 카페에 올라온 건강검진권을 사고팔겠다는 글만 73건에 달했다.

○ 건강검진권은 의료법상 불법

하지만 현행법상 건강검진권을 발행하거나 할인 · 판매하는 것은 불법이다. 온라인에서 거래하는 것도 안 된다. 국민건강보험법이나 의료급여법에 따른 본인 부담금을 면제 · 할인하거나 영리 목적으로 환자를 특정 의료기관 혹은 의료인에게 소개 · 알선 · 유인하는 것을 금지(의료법 27조3항)하고 있기 때문이다. 특정 의료기관에서만 사용할 수 있는 건강검진권을 발행 · 판매하는 것도 위법이다. 이를 위반하면 3년 이하 징역이나 1000만원 이하 벌금에 처해질 수 있다. 보건복지부 관계자는 "원칙적으로 상품권처럼 건강검진권을 만들어 판매하는 행위는 법에 위배된다"며 "중고나라 거래는 사적인 거래이긴 하지만 불법성이 있는 것으로 판단된다"고 설명했다.

○ 병원들 "판매용 발행 아니다"

건강검진권을 발행한 병원들은 일반인들에게 팔기 위해 만든 것이 아니라고 말한다. 기업 등을 위한 단체용 또는 기부용으로만 제작했다는 것이다. A대학병원 관계자는 "직장이나 단체의 검진을 편하게 받기 위해 기업들이 원하거나 시민단체 등에서 지원을 요청할 때 건강검진권을 발행한다"며 "이런 경로를 통해 얻은 건강검진권을 개인이 인터넷에서 판매하는 것으로 보인다"고 해명했다. B병원 관계자도 "지인들에게 개인적으로 선물하기 위해 소량으로 만든 것일 뿐"이라고 주장했다.

○ '과도한 규제' 비판 목소리도

정부가 건강검진권 매매에 제한을 두는 것은 일차적으로 '병원 간 과당 경쟁'을 막기 위해서다. 건강검진권을 허용하면 무분별하게 판촉용으로 쓰일 가능성이 크기 때문이다. 홍보용 건강검진권이 실제 검진비보다 싼 값에 판매되는 '블랙마켓'이 형성될 수도 있다. 건강검진권 판매가 허용되면 병원 간 가격 경쟁이 벌어지고 결국 의료서비스 질까지 떨어질 수 있다는 우려도 있다. 국민 건강을 책임지는 의료행위를 '상품화'한다는 비판도 부담이다. 하지만 건강검진권 발행 자체를 금지하는 것은 과도한 규제라는 비판의 목소리도 적지 않다. 건강에 대한 국민의 관심이 높아진 만큼 건강검진권을 선물로 활용하고 싶은 소비자들의 욕구도 이제는 적극적으로 수용할 필요가 있다는 것이다. 병원 광고를 제한적으로 허용하고 있듯 개원 병원의 홍보 수단으로 건강검진권 등 의료상품권을 일부 인정해야 한다는 주장도 나온다. 나춘균 대한병원협회 대변인은 "현물을 주고 환자를 유인하는 행위는 엄격히 금지해야 하지만 개별 병원 운영에 따라 제한적으로 인정할 필요가 있다"고 말했다.

3. 가격차별화 전략

동일한 상품에 대해 개별 고객마다 또는 세분시장마다 다른 가격을 받는 것을 가격차별(price discrimination)이라고 부른다. 가격차별이 중요한 이유는 모든 고객들에게 같은 가격을 받는 것보다 가격을 다르게 받는 것이 더 높은 이익을 창출할 수 있기 때문이다. 그러면 무엇을 기준으로 가격을 다르게 받아야 할까? 여기에는 몇 가지 기준이 있다.

첫째, 유보가격(reservation price)이 높은(낮은) 집단에는 높은(낮은) 가격을 받는다. 유보가격이란 구매자가 어떤 상품에 대하여 지불할 용의가 있는 최고가격을 말한다. 즉 그 상품의 가격이 이 수준 이하이면 구매를 하지만, 이 수준을 넘어서면 너무 비싸다고 생각해서 구매를 유보하게 되는 가격이다. 따라서 가능하다면 판매자는 상품의 가격을 구매자의 유보가격 수준까지 올려야 이익을 극대화할 수 있다.

둘째, 높은(낮은) 가치를 느끼는 집단에는 높은(낮은) 가격을 받는다.

셋째, 가격민감도(price sensitivity)가 높은 집단에는 낮은 가격을 받고, 가격민감도가 낮은 집단에는 높은 가격을 받는다.

이러한 기준을 두고 가격을 차별화하는 전략으로는 고객특성에 따른 가격차별화, 이용시간에 따른 가격차별화, 구매시점에 따른 가격차별화 등으로 구분할 수 있다.

1) 고객특성에 따른 가격차별화

고객은 소득수준, 나이, 교육수준, 라이프스타일 등에 따라 여러 세분시장으로 분류될 수 있는데 각 세분시장의 고객은 서비스 가치에 대하여 서로 다르게 인식한다. 따라서 소비자를 인식유형에 따라 몇 가지로 구분하여 이에 따른 가격차별화 전략을 수행하는 것이 요구된다.

예를 들면 어린이나 노인에게 프로야구 관람료나 테마파크의 입장료를 더 적게 받으며, 박물관, 버스의 경우도 학생에게는 할인료를 받는다. 또한 직업에 따라서 학생이나 군인들에게는 각종 할인혜택을 준다. 집단에 따라 회원과 비회원을 구분하여 할인을 하기도 하고, 수험생이나 학생을 대상으로 성형수술이나 피부미용에 대해 할인하는 경우도 있다.

2) 시간에 따른 가격차별화 : 이용시간 및 구매시점

서비스 이용시간(service time)에 대한 가격차별화의 예는 많이 찾아볼 수 있다. 서비스는 상품에 비해 상대적으로 고정비의 비중이 크기 때문에 수요와 공급을 일치시키는 노력이 중요하다. 예를 들어 심야전기요금을 할인한다든지, 밤 9시 이후에 전화요금을 할인한다든지, 성수기와 비수기에 따라 호텔 객실, 비행기표, 여행패키지 요금을 할인함으로써 공급이 모자랄 때의 수요를 공급이 충분한 시간대로 이동시킬 수 있다.

이용시간대에 따라 고객들은 가격민감도가 다를 수 있기 때문에 가격을 차별화함으로써 수요를 조절한다. 예를 들어 극장은 오전시간대에 티켓을 저렴하게 판매하는데, 그 시간대에 영화를 보러올 가능성이 높은, 즉 가격에 민감한 고객집단(은퇴자, 학생, 실업자 등)을 공략하기 위한 것이다. 레스토랑의 점심가격 할인 등이 이에 해당되며, 병원은 오후 6시 이후 진료비나 수술비, 마취료 등을 가산하여 부과하도록 건강보험수가가 결정되어 있다. 이것은 상대적으로 수요가 적은 시간에는 수요를 창출하고 수요가 많은 시간에는 수요를 억제함으로써 공급능력에 맞게 고객을 유치할 수 있다.

구매시점(purchase time)에 따른 가격차별화 전략은 전통적으로 호텔이나 항공사에서 주로 사용되어 왔다. 단체예약은 호텔에게 확실한 수요를 보장하지만 보다 싼 가격으로 객실을 제공해야 한다는 불리함도 준다. 예를 들어 호텔에 당일 도착하여 객실을 요구하는 고객에 대해서는 아무런 부담감이 없이 전액을 다 받고서 객실을 대여해 줄 수 있으며 고객도 아무거리낌 없이 요금을 지불하겠지만 미리 예약을 한 고객에게는 높은 가격을 요구할 수 없다.

예약은 서비스 제공자에게는 예약취소의 위험이 있기는 하지만 수요를 확실히 보장해주고 서비스 활동 수행에 필요한 자금을 미리 조달할 수 있도록 해 준다는 이점을 제공하며, 소비자에게는 서비스를 원하는 시간에 마음 놓고 이용할 수 있다는 편안함과 저렴한 가격으로 서비스를 이용할 수 있다는 장점을 제공한다.

의료서비스의 경우를 보면 종합건강검진센터가 다른 계절보다는 비수기인 겨울철에 종합검진 수가를 할인하여 실시하거나, 피부과의 경우 피부관리 등을 미리 예약하면 일정비율을 할인하여 주는 것을 들 수 있다.

4. 가격조정 전략

1) 심리적 가격전략

소비자들의 구매행동을 심리학적으로 분석하여 최종소비자 가격을 결정하는 가격결정방식을 심리적 가격결정(psychological pricing)이라 한다. 이러한 유형으로는 다음과 같은 것이 있다.

(1) 단수가격결정(odd pricing)

단수가격은 미세한 가격의 차이가 소비자의 심리에 영향을 미치는 가능성을 고려하여 가격의 마지막 자리를 조정하는 방식이다. 예를 들어 10,000원과 9,990원은 객관적인 가격 차이는 작을지라도 소비자는 심리적으로 큰 차이를 느낄 수 있다. 이러한 가격을 단수가격이라고 하며 이를 이용한 마케팅을 일명 '99마케팅'이라고 한다. 의료서비스의 경우 비급여 항목의 경우(예 : 1인 병실료) 10만원으로 책정하지 않고 9만9천원으로 책정하는 경우 등이다.

(2) 위신가격(prestige pricing)

위신 혹은 품격가격은 소비자가 상품의 가격에 의해서 상품의 품질을 평가하는 경향이 강하거나, 상품이 개인의 사회적 지위나 명예 등의 상징적인 의미를 내포하고 있는 경우에 주로 사용되는 가격결정 전략이다. 위신가격에 의해 상품의 수요가 영향을 받는 고급의료, 고급만년필, 향수 등은 가격이 소비지가 예상하는 범위 아래로 낮추어지면 오히려 수요가 줄어들 수 있다. 의료서비스의 경우 성형수술이나 치과교정, 임플란트와 같은 서비스는 위신가격에 의해 가격이 결정되는 경우가 많다.

(3) 준거가격(reference pricing)

소비자들은 현재의 일반적인 상품가격, 과거의 구매경험을 토대로 어떤 상품에 대해 적정하다고 생각하는 준거가격을 형성하고 이를 기준으로 구매를 하는 경향이 있다. 준거가격 결정은 소비자의 준거가격을 기준으로 이 보다 약간 낮게 가격을 설정하는 전략이다. 의료서비스 고객은 특정 의료서비스 가격이 자신이 생각하는 준거가격보다 낮으면 싸다고 생각할 것이고, 동일하다면 같은 것으로 지각할 것이다. 준거가격보다 저렴하게 책정된 의료서비스의 가격에 대하여 의료고객들은 자신의 선택에 대해 잘한 결정이라고 생각할 수 있고, 만약 준거가격보다 비싼 경우에는 불만을 제기하거나 다른 의료서비스 제공자에게 진료를 받으려 할 것이다.

2) 촉진 가격전략

촉진가격전략(promotional pricing)은 소비자의 구매촉진 효과를 강화하기 위해 사전에 정한 기본가격을 한시적으로 인하하는 가격조정 전략이다. 이와 같은 촉진가격 전략에는 현금할인(cash discount), 수량할인(quantity discount), 계절적 할인(seasonal discount), 공제(allowances), 유인가격(loss-leader pricing), 특별행사가격(special event pricing) 등이 있다.

(1) 유도가격(leader pricing)

이는 소비자의 반응을 유도하기 위해 정책적으로 낮은 가격을 설정하는 것이다. 소비자는 특별히 할인을 받았다고 느끼는 특별가격이나 낮은 소비자 가격에 높은 반응을 보이기도 한다. 의료기관이 일부 서비스에 대해서 원가이하의 가격을 설정하여 서비스를 제공하게 되는데 이를 손실 유도서비스(loss leader)라고 하며 이는 보다 많은 고객을 유치하고자 할 경우에 이용된다. 즉 의료서비스 제공자의 개원시점이나 어느 특정기간 동안에 특정 비급여 항목에 관하여 가격조정을 실시하여 고객의 방문율을 높일 수 있고, 만약 추가적인 진료가 필요하다면 의료소비자의 재방문을 높이기 위한 좋은 방법이 될 수 있다.

(2) 수량할인(quantity discount)

수량할인이란 고객이 많은 양의 의료서비스를 일시에 구입하는 경우 단가를 낮춰주는 가격정책을 말한다. 예를 들어 어느 기업에서 복지정책의 일환으로 특정 의료기관과의 계약을 통하여 직원이나 가족의 단체건강검진을 의뢰하였을 때 총 검진비용에서 일부 할인을 적용하거나 약간 명의 검진비용을 제외하여 주는 경우가 그 예이다.

(3) 특별염가(bargain sale)

특정한 의료서비스의 매출액을 증대시키기 위해서 일시적으로 가격을 인하하는 것이다. 특별염가의 변형으로는 방문고객에게 할인쿠폰을 증정하여 재구매시 일정한 비율을 할인해 주는 방법이 있는데 이것은 주로 피부과 등에서 제공하는 피부관리 서비스와 관련된 비급여 항목 등에 적용된다.

바람에도 길은 있다

천상병

강하게 때론 약하게
하무로 부는 바람인 줄 알아도
아니다! 그런 것이 아니다!
보이지 않는 길을
바람은 용케 찾아간다
바람길은 사통팔달이다
나는 비로소 나의 길을 가는데
바람은 바람길을 간다
길은 언제나 어디에나 있다
바람도 자신의 길을 찾아가는데
하물며 인간도 자신의 길을 찾아가야겠죠
그 길이 힘들다해도 가야하는 길이라면
꿋꿋하게 돌아보지않고 갔으면 좋겠네요.

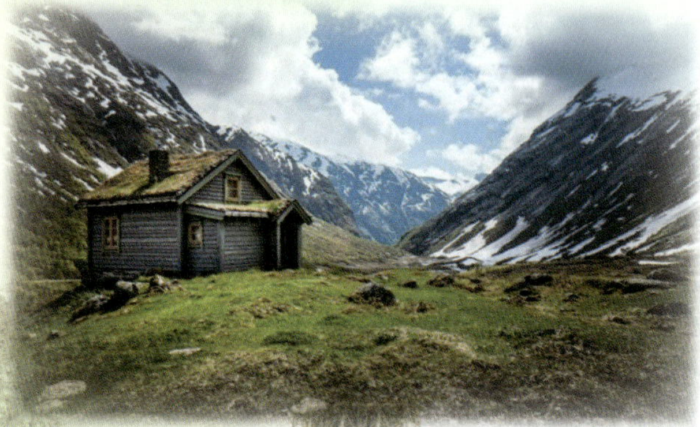

제7장

의료서비스 유통관리

Medical Service Marketing

Medical Service Marketing

Ⅰ 의료서비스 유통의 이해

1. 유통경로의 개념

1) 의의

고객이 의료서비스를 이용하기 위해서는 일정한 장소에 위치한 의료기관을 방문하여 소정의 절차를 거쳐야 하며 다양한 진료과정에 참여함으로써 자신의 이용 목적을 달성하게 된다. 또한 고객의 기대에 부응하는 서비스를 제공한다는 것은 고객이 원하는 시간에 원하는 장소에서 원하는 형태의 서비스를 이용할 수 있도록 해주는 것을 의미한다. 유통(place, distribution)이란 어떠한 과정을 거쳐 고객에게 서비스를 제공할 것인가 하는 문제를 다루는 마케팅 영역이라고 할 수 있으며, 인체에 비유하면 혈액을 전달하는 동맥과 같은 것이다. 마케팅에서는 이와 같은 전달시스템을 유통경로라 칭하고 상품과 서비스가 생산업자로부터 소비자에게 이전되는 과정에 참여하는 모든 수단을 의미한다.

일반적으로 유통은 유통경로, 접근경로, 전달과정, 유통채널, 거래경로, 판매경로, 유통시스템 및 유통기구 등으로 불리어지기도 한다. 이러한 유통은 상품이나 서비스를 생산자나 서비스 제공자로부터 최종소비자에 이르기까지 다양한 조직들 사이의 관계를 연결시켜 줌으로써 주문, 거래, 보관 및 하역과 같은 마케팅 기능의 흐름을 촉진시켜 주는 활동을 의미한다. 의료서비스에 있어서 유통경로란 의료기관으로부터 의료이용자에게 서비스가 효과적으로 전달될 수 있도록 흐름을 원활하게 하는 활동을 의미한다. 즉 의료기관이 어떤 과정을 통해 이용자에게 의료서비스를 효과적으로 전달하는 역할을 할 것인가를 말한다. 예를 들어 감기에 걸렸을 경우 이용자는 어떠한 것이든 간에 의료서비스의 유통경로를 선택하게 된다. 시내에 있는 종합병원 또는 동네에 있는 가까운 의원이나 보건소를 갈 것인지, 아니면 약국이나 한의원 등을 이용할지 결정해서 선택한다.

2) 서비스 유통 방법

(1) 단순한 유통경로

생산과 소비가 동시에 일어나는 서비스의 성격 때문에 서비스의 유통경로는 서비스 제공자와 소비자만으로 구성되며 서비스 제공자가 직접 소비자에게 서비스를 전달하므로 중간상이 존재하지 않는 경우가 많다. 이러한 대표적인 예로는 경영컨설팅, 회계법인, 변호사, 건축가 등 전문서비스 기관을 들 수 있다. 도표 7-1은 전형적인 서비스 유통경로를 보여주고 있다. 그러나 서비스의 경우에도 중간상이 존재하는 경우도 있는데 다음과 같은 경우이다.

① 서비스를 사용할 권리를 제공받은 프랜차이즈 형태
② 전화나 TV 혹은 인터넷 등 온라인(on-line)을 이용하여 서비스를 제공하는 전자채널
③ 호텔이나 항공사의 서비스를 대신해 주는 여행사 등의 브로커나 에이전트

도표 7-1

전형적인 서비스 유통경로

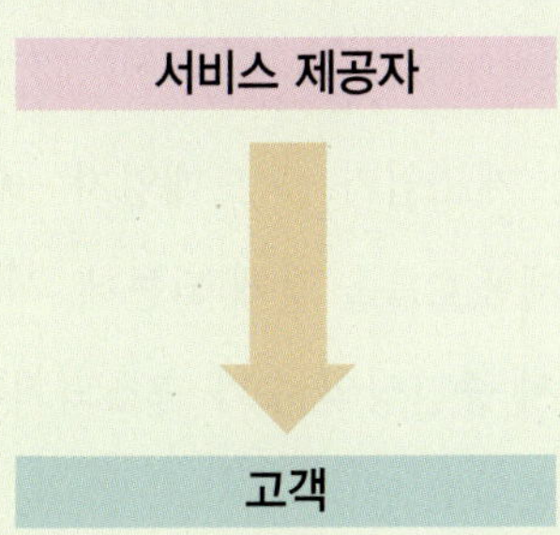

하지만 이러한 중간상들은 순수한 의미의 중간상이 아니라 생산자 대신 자신들이 서비스를 생산하여 제공하거나 단순히 서비스를 전달하는 매체로서의 역할만 한다. 이러한 중간상을 이용한 유통경로는 도표 7-2로 표현된다.

도표 7-2

중간상을 이용한 서비스 유통경로

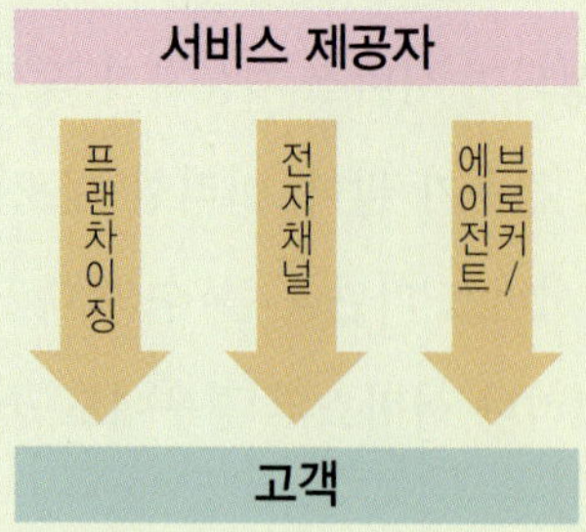

따라서 서비스의 경우 제조업의 경우에 비해 적은 수의 중간상이 존재하며 그 단계나 영향력이 작아 대부분의 서비스 유통경로는 제품유통경로에 비해 짧고 간결하다.

의료서비스에 있어서는 주로 전통적인 유통구조를 가지며 근래 들어 우리들 병원, 예치과 등과 같이 프랜차이즈 형태의 의료기관이 점차 증가하고 있다. 또한 의료관광 활성화에 따른 전화나 온라인을 이용한 서비스 코디네이터가 증가하고 외국인 환자를 유치하기 위한 전문중개인이 등장하는 등 그 영역이 점차 확대되고 있다.

(2) 다양한 유통경로

일반 제품의 경우 대부분 '제조업자 → 도매업자 → 소매상 → 소비자'의 다양한 유통과정을 거치는 기본적인 제품흐름을 갖게 되는데, 서비스의 경우에는 인터넷, 홈쇼핑 등 다양한 전달매체를 통해서 중간상의 수가 축소되거나 사라지고 조직이나 고객의 상황에 적합한 전달방법이 개발되고 있다.

이는 상품에 있어서 유통기관의 중요한 존립근거의 하나로 작용했던 시간과 공간의 제약이 극복되면서 나타나는 현상이라 하겠다. 인터넷뱅킹, 텔레뱅킹, 모바일뱅킹, 모바일 인터넷 공연예매, 인터넷 진료, TV프로그램 다시보기, 인터넷 세금결제, 주민등록 등의 민원서류 인터넷 발급 등 다양한 전달형태를 지닌 기업 및 공공기관의 서비스는 고객만족을 유도하며 삶의 질을 높이고 있다. 의료서비스에 있어서도 전화예약, 인터넷 예약을 비롯하여 u-hospital 구현을 통한 서비스 제공을 위한 연구와 실행이 점차 심도 있게 진행되고 있다.

도표 7-3

유통경로의 필요성

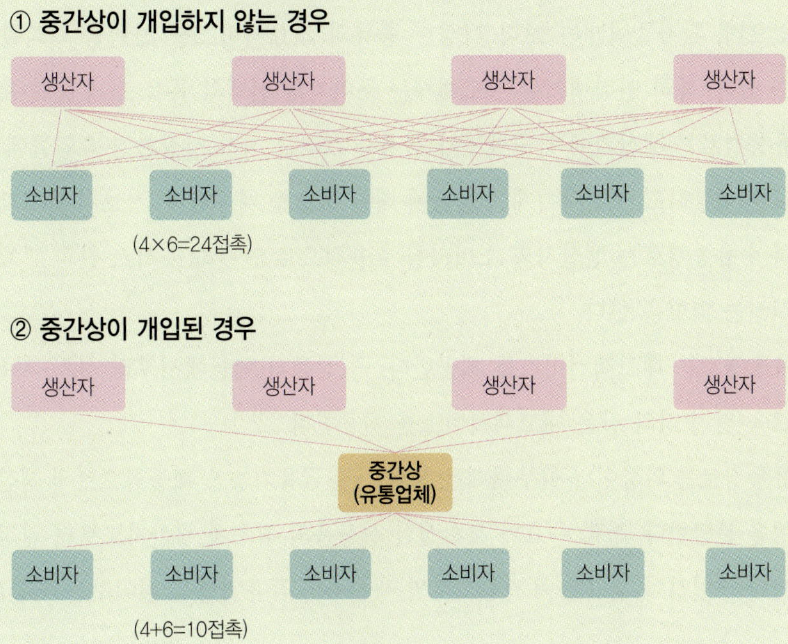

3) 서비스 유통경로의 기능

유통경로는 구체적으로 다음과 같은 기능을 가지고 있다.

① 유통경로는 거래의 수를 감소시키고 거래를 촉진시킨다. 유통경로에 존재하는 중간상은 생산자와 소비자 간의 접촉(거래) 횟수를 줄이고 거래비용을 감소시킴으로써 분배의 효율성 향상에 핵심적인 역할을 한다(도표 7-3 참고). 의료서비스의 경우 유통경로는 서비스 과정을 보다 체계화 · 조직화 · 지역화함으로써 이용자가 효과적으로 서비스를 받을 수 있도록 한다.

② 유통경로는 거래를 표준화하는 역할을 한다. 유통경로는 거래과정에서 이용되는 상품, 가격, 구입단위, 지급조건 등을 표준화함으로써 거래가 효율적으로 이루어질 수 있도록 한다.

③ 유통경로는 생산자에게는 규모의 경제를 실현할 기회를 제공하고, 구매자에게는 다양한 상품을 선택할 수 있는 기회를 준다. 의료서비스의 경우 의료기관들이 유통경로를 통해 자본과 정보를 결합 또는 공유함으로써 규모의 경제를 실현할 수 있으며, 환자들에게는 보다 다양한 종류의 의료서비스를 선택할 기회를 제공할 수 있다. 특히 인터넷이란 경로매체는 소비자의 선택의 폭을 크게 늘려주고 있다.

④ 유통경로는 생산자에게 구매자와 경쟁자 그리고 기타 시장환경 요인들에 대한 정보를 제공하고 소비자에게는 상품에 대한 정보를 제공한다. 정보의 교차제공을 통하여 유통경로는 생산자와 소비자를 효율적으로 연결하고 서로 간의 관계를 강화시키는 역할을 한다.

⑤ 유통경로는 대고객서비스를 제공한다. 즉 상품의 배달에서부터 설치, 사용방법의 교육 및 수리와 같은 대고객서비스를 제공한다.

⑥ 유통경로는 외상이나 할부판매를 통한 간접 금융기능을 제공함으로써 생산자의 위험을 분담한다. 특히 수요가 불확실한 신상품의 경우에 생산자로부터 일정한 양을 미리 구입하여 재고로 유지함으로써 생산자의 금융위험을 덜어주는 역할도 한다.

2. 의료서비스 유통경로

1) 의료서비스 유통경로의 특성

앞서 언급한 바와 같이 일반 상품의 경우 대부분 '제조업자 → 도매업자 → 소매상 → 소비자'의 다양한 유통과정을 거치는 기본적인 상품흐름을 갖게 되는데, 의료서비스를 비롯한 대부분의 서비스는 생산과 소비가 동시에 발생한다는 점에서 대부분 서비스의 공급자와 소비자가 직접유통을 하는 구조를 가지고 있으며, 유통경로가 존재하여도 그 경로는 일반상품의 경우보다 적은 편이다.

도표 7-4

의료서비스와 일반상품의 유통경로 차이

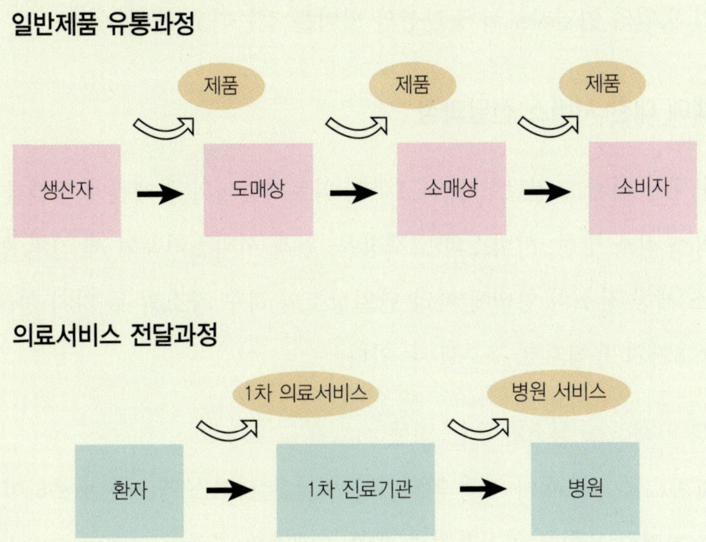

의료서비스는 일반상품의 접근경로와 비교해 볼 때 다음과 같은 차이점을 가지고 있다.

① 일반상품은 물리적인 유통경로를 따라 상품이 이동하기 전에 상품이 생산되어 있는 반면, 의료서비스는 유통경로가 끝나기 전까지는 서비스 생산이 완료되지 않는다. 즉 서비스 전달과 생산이 동시에 일어나며 이로 인해 유통경로가 짧고 재고가 존재하지 않기 때문에 창고기능이 필요 없는 유통경로 과정의 특성이 있다.

② 유형상품의 경우 유통경로의 끝에서 제품을 구매하게 되지만, 의료서비스 소비자는 전달과정의 처음부터 끝까지 참여하고 때로는 의사결정을 하기도 한다.

③ 의료서비스는 소유될 수 없기 때문에 서비스 제공자는 소비자가 서비스를 받는 각 경로를 통제할 수 없으며, 여러 경로로 동시에 서비스를 제공할 수도 없게 된다.

④ 의료서비스의 공공재적 특성과 의료정보를 보호하자는 입장에서 접근과정에 정부의 정책적 규제가 작용하며 이러한 규제는 때로는 경쟁을 제한하는 결과를 초래하기도 한다.

⑤ 의료서비스는 서비스 제공자인 의사의 주관적 판단에 따라 의료서비스 내용이 결정되기 때문에 최초 서비스 제공자나 최종 서비스 제공자가 중간단계의 제공자를 통제할 수 없다. 따라서 병원 입장에서는 일차의료기관 의사들이 최종 서비스제공자인 병원의 연결자로서 중간상의 의미를 갖는다고 볼 수 있다.

2) 고객에 대한 서비스 전달과정

고객에 대한 서비스 전달형태는 고객과 의료기관과의 거래관계 형태를 기준으로 고객의 서비스 장소 방문, 서비스의 고객방문, 원격 서비스거래의 세 가지 형태로 구분하고, 서비스 제공 장소의 형태에 따라 단일장소와 다수 장소의 두 가지 형태로 구분되기 때문에 총 6가지 유형으로 구분할 수 있다.

(1) 고객이 서비스 장소를 직접 방문

많은 서비스들이 고객이 직접 의료기관과 같은 서비스 장소를 방문하여 서비스를 제공받는다. 이러한 유형은 입지선정과 운영 스케줄의 결정이 고객의 서비스 체험에 중요한 영향을 미친다. 예를 들어 의료서비스의 경우 의료기관의 위치에 따라 경영에 많은 영향을 미친다. 패스트푸드점이나 버스, 기차, 전철 등의 노선결정이나 운행시간 등의 운영 스케줄은 서비스 체험의 질을 결정할 수 있다.

(2) 서비스 기관이 고객을 방문

어떤 형태의 서비스는 고객이 서비스 현장을 방문하기 보다는 서비스가 고객을 찾아가는 경우가 있는데 대표적인 예로 가정을 방문하여 진료를 해주는 출장진료, 장기요양환자를 위한 가정간호사나 요양보호사 등이 시행하는 방문간호서비스, 간병서비스, 요양서비스, 목욕서비스 등이 있으며, 많은 이용자를 대상으로 하는 출장검진이나 건강강좌 등이 일반 서비스 시장과는 다르게 점차 확대되고 있다.

(3) 원격접촉

고객과 서비스 기관이 원거리에서 접촉하는 경우로 고객이 서비스제공자의 설비나 직접적인 대면을 통하는 것이 아니라 대부분 콜센터나 이메일 등을 통하여 서비스제공자와 접촉할 기회가 늘어나는 것이다. 의료서비스에서 입원환자의 퇴원 후 요양상태를 확인하기 위해 전화를 이용한 접촉이나 화상을 통한 판독, u-health 장비를 이용한 환자 건강상태의 파악이나 온라인을 통한 건강교육이나 정보의 제공이 이에 해당한다.

도표 7-5

서비스전달 과정의 6가지 유형

구분		서비스 제공 장소	
		단일 장소	다수 장소
고객-서비스기관 접촉형태	고객→서비스 기관	의료기관	질병교육, 프랜차이즈병원
	서비스 기관→고객	출장진료, 방문간호 · 간병 · 요양 등	순회진료, 출장검진, 건강강좌
	원격 접촉	퇴원환자 call서비스, 화상건강상담 등	통합원격진료, U-교육

Ⅱ 의료서비스의 접근 전략

의료기관의 유통활동을 극대화시키는데 고객이 접근을 용이하도록 하는 것이 매우 중요하다. 의료기관이 유통경로의 결정에 있어 기본적으로 고려해야 할 사항은, ① 물리적인 접근방안으로 고객이 쉽게 접근할 수 있는 의료기관의 위치, ② 이용가능한 시간적인 접근, ③ 수요창출을 위한 구전이나 의사의 추천과 함께 지역주민이 이용할 수 있도록 하는 정보 및 촉진에 대한 접근방안에 대한 결정이다. 즉 의료이용자가 의료기관을 선택하고 방문하는 경우 의료기관에 대한 접근경로는 물리적 접근. 시간적 접근. 그리고 정보적 접근 등 3가지가 있다.

1. 물리적 접근

의료서비스의 물리적 접근은 이용경로, 의료기관의 위치, 서비스제공 장소로서의 물리적 시설에의 접근을 의미한다.

1) 이용경로

감기로 의료기관을 방문해야 할 환자가 있다면 이 환자가 의료서비스를 받을 수 있는 방법은 동네 의원이나 보건소를 가든지, 좀 더 이동하여 병원급 의료기관을 방문하거나, 약국이나 한의원 등을 이용하는 방법이 있다. 가장 전통적인 방식은 가볍고 이환기간이 짧은 질병의 경우 간단한 외래방문을 통해, 그리고 좀 더 심각하거나 충분한 진료가 필요한 질병의 경우엔 의료기관에 입원하여 진료를 받는 것이 일반적이었다(도표 7-6).

그러나 최근에는 전통적인 방식으로 보면 의료기관에 입원하며 수술서비스를 받아야 할 질병임에도 불구하고 외래서비스를 통해 해결하고 가정에서 회복을 꾀하는 통원수술 서비스가 추세를 이루고 있다. 이는 의료서비스 내용의 변화인 동시에 환자에 대한 서비스 제공방식의 변화를 의미한다. 또한 컴퓨터 통신이나 인터넷을 통해 상담과 진료, 전화상담과 진료, 원격진료시스템 등도 종전의 공간적 제약을 뛰어넘어 새롭게 대두되고 있는 서비스 이용경로의 사례들이다.

도표 7-6

의료서비스 이용경로의 다양한 예

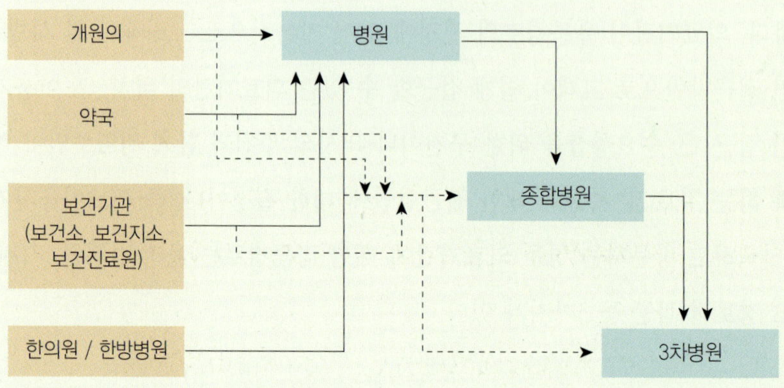

자료 : 조우현 등(1999)

2) 위치

의료기관들의 적절한 입지조건(location)에 관심을 갖기 시작한 것은 마케팅에 대한 논의가 있기 전부터라고 할 수 있다. 특히 의료기관의 입지조건이 진료성과와 밀접한 관련이 있으며, 의료소비자를 대상으로 한 연구들에서 의료기관을 선택할 때 지역적 편의성이 중요한 요건으로 제시되면서 의료기관의 입지분석은 마케팅 전략의 핵심 주제로 대두되고 있다. 지역 내 의료기관수의 증가로 경쟁강도가 심해지면서 과거와는 달리 개원을 준비하는 의사나 의료기관 경영자들은 의료기관의 위치나 주변여건에 대해 높은 관심을 보이고 있으며 제한된 자료를 이용하여 입지분석을 시도하는 경우들이 늘어나고 있다.

(1) 입지분석 시 고려사항

서비스 입지결정이란 어떤 장소에서 서비스를 수행할 것인가, 그리고 이러한 서비스를 수행할 종업원들은 어디에 위치시킬 것에 대한 의사결정을 말한다. 서비스는 그 본질상 전적으로 고객과의 접촉을 통해 이루어진다. 따라서 고객과의 상호작용이 일어나는 장소, 즉 접촉지점은 그 어떤 요소보다 중요한 의미를 지닌다. 따라서 입지를 선정하거나 적절성을 분석하는데 있어 고려해야 할 요소로는 의료기관의 규모나 개설시 진료과목에 따라 다소 차이가 있겠으나 대체로 다음과 같은 사항들을 예시해 볼 수 있다.

① 일반 경영 환경 : 특정지역의 경제상황과 더불어 경영활동에 대한 법적규제 사항, 임대료와 세금 등을 고려해야 한다.

② 노동력 : 인력의 수요와 공급, 인력의 숙련도와 기술수준, 교육훈련의 필요성 그리고 인건비의 수준 등이 고려되어야 한다.

③ 경쟁상황 : 특정 지역 내의 경쟁상황도 주요 고려요인이다. 현재의 경쟁자뿐만 아니라 잠재적 경쟁까지도 고려하여야 한다.

④ 지역사회 : 시설이 위치하는 특정 지역사회는 기관경영에 직 · 간접적으로 영향을 미친다. 이들 지역사회는 고객집단으로서의 역할을 수행하며 동시에 노동력의 공급원천으로서의 기능도 한다. 따라서 이들 지역사회와 원만한 관계형성은 의료기관 경영의 주요 관건이 될 수 있다.

⑤ 접근용이성 : 대중교통 이용가능성, 주차 용이성, 교통혼잡도 등이 고려되어야 한다. 즉 쉽게 들어가고 나올 수 있는 위치라야 하며 도로가 지나치게 좁거나 교통이 혼잡하고 주정차가 곤란한 곳은 피해야 한다.

⑥ 가시성 : 입지의 개방성으로 의료기관이 보행자나 차량탑승자에 의해 쉽게 목격될 수 있어야 한다.

⑦ 입지조건의 융통성 : 필요할 경우 시설을 확장하거나 혹은 축소할 수 있는 여지가 있어야 한다.

⑧ 고객 : 병원, 은행, 극장, 레스토랑 등은 고객의 편의가 가장 중요한 요인이다. 따라서 고객위주의 입지가 이루어져야 한다.

도표 7-7은 서비스 유형별 입지요인의 중요도를 나타낸 것이다. 의료서비스를 비롯한 각 서비스 제공자들은 이러한 중요도를 참고하여 입지에 대한 의사결정을 내릴 수 있다.

도표 7-7

서비스 제공대상과 서비스행위의 성격에 의한 분류

★★★: 매우 중요 ★★: 중요 ★: 중요성 낮음

입지요인	의료서비스	공공서비스	개인서비스	소매	창고물류
고객, 시장접근도	★★★	★★★	★★★	★★★	★★
노동력 및 인건비	★★	★★	★★★	★★	★★
지역사회 매력도	★	★	★	★	★
노조결성	★	★★	★★	★★	★★
건설, 토지비용	★★	★★	★★	★★	★★
운송시설 근접성	★	★	★	★★	★★★
내부운송비	★	★	★	★★	★★★
외부 운송비	★	★	★	★	★★★
전력, 상하수도	★	★	★	★	★
원자재, 소모품 취득용이	★	★	★	★	★
환경영향 및 지리적 제약	★	★	★★	★	★

자료 : 이상환 등(2013) 재인용

(2) 3단계 입지조건 분석

입지조건 분석요인들을 처음부터 검토하는 데는 기술적인 어려움이 있으므로 적절한 입지를 체계적으로 선정하기 위해서는 도표 7-8과 같이 세 단계로 구분하여 각 단계의 적절성을 검토하는 것이 유용하다.

도표 7-8

입지조건 분석단계

지역(地域)단계의 입지조건 → 지구(地區)단계의 입지조건 → 지점(地點)단계의 입지조건

① 지역(地域)단계의 입지란 가장 광범위한 공간단위를 의미하는데 ○○시와 같은 도시가 이에 해당되고 서울, 부산, 대구, 인천과 같은 대도시에서는 도심 혹은 부도심과 같은 지대(zone)가 이에 해당된다. 관광서비스를 예를 들면 한라산, 설악산, 경주 등이 이에 해당된다.

② 지구(地區)단계의 입지란 첫 번째 단계의 일정 지역 내에 위치한 상권 혹은 생활권을 의미한다. 예를 들어 다양한 점포가 모여 있는 상가나 지하상가, 쇼핑센터 등이 지구단위가 될 수 있다. 이들 지구는 자연발생적으로 형성된 상가들도 있을 수 있고 아파트 상가나 쇼핑센터처럼 계획된 단위일 수도 있다.

③ 지점(地點)단계의 입지란 해당 의료기관이 위치하는 점, 즉 가장 좁은 의미의 점포시설 입지를 의미한다. 예를 들어 지구 내 중심에 위치하거나 혹은 변두리에 위치할 수 있으며 경쟁의료기관에 인접한 지점일 수도 있다. 따라서 하나의 지역 내에 여러 개의 지구가 있으며 각각의 지구 내에는 많은 지점이 있게 된다.

대체로 검토하고자 하는 건물, 상가 또는 부지는 지역 내 특정 지구의 특정 지점에 위치하게 되며 입지에 대한 검토는 해당 지역, 지구, 지점의 순으로 검토해 나가는 것

이 바람직하다. 그러나 때로 이들 조건들을 순차적으로 검토하기 보다도 지점이 적절할 경우 지역이나 지구의 조건은 상대적으로 중요성이 낮아지는 등 동시적으로 이루어지기도 한다. 따라서 이러한 정보들을 토대로 한정된 도시지역 내에서는 보다 좋은 입지를 선점하려는 경쟁이 치열해질 수 있으며 때로는 경쟁강도가 약한 지방으로의 이동도 예상된다.

3) 서비스 제공 장소로서의 물리적 시설

무형성이라는 특성을 안고 있는 서비스 산업에 있어 물리적 시설은 서비스유형화에 결정적인 역할을 할 수 있다. 시설에 대한 이미지나 운영에 있어 비교적 보수적인 입장을 가지고 있던 의료계에 고급스럽고 전통적인 병원이미지를 탈피한 인테리어 시도가 유행이 되고 있다. 병원에 오는 고객은 환자뿐만 아니라 일반인들도 병원에의 접근을 용이하게 하기 위해서 병원을 생활공간의 장 또는 문화공간으로 만들 필요가 있다. 예를 들면, 병원 내에 은행, 커피점, 레스토랑, 게임방, 일반 잡화점, 헬스점 등이 있어 환자만이 아닌 누구든지 평상시에도 병원을 이용하게 하는 생활공간의 하나로 인식시키는 것이 접근을 용이하게 하는 방법이 될 수 있다.

Bitner등은 서비스 산업에 있어 물리적인 시설이나 환경의 중요성을 강조하면서 이를 '서비스 스케이프(servicescape)'라고 명명한바 있다. 서비스스케이프란 '서비스가 제공되고 조직과 고객의 상호작용이 일어나는 환경으로 서비스의 제공, 전달을 촉진하는 유형재'를 의미한다. 물리적 시설에 대한 상세한 내용은 제10장에서 기술한다.

2. 시간적 접근

전통적으로 유통경로에서는 주로 공간적인 문제가 관심사가 되어왔으나 현대사회에서 시간비용의 중요성이 높아지면서 신속성, 즉 원할 때 이용할 수 있는 시간적 적절성이 유통경로 전략의 중요한 과제로 대두되고 있다.

1) 진료시간

대부분 의료기관은 공급자인 의료인들이 편리하도록 영업시간을 정하고 있고, 특히 일요일이나 토요일 오후에는 휴진하는 의료기관들이 많다. 이는 평상시 시간을 할애하기 곤란한 직장인들의 병원이용을 어렵게 만드는 것이다. 불가피하게 정규 진료시간을 활용할 수 없는 의료이용자들이 늘어나면서 이들의 편의를 위해 진료시간을 연장하는 의료기관이 증가하고 있다. 특히 진료시간의 변경은 의료시장 점유율을 증대시키려는 경영전략의 일환으로 시행되는 경우가 많으며 야간 진료서비스는 물론이고 아침에 조기진료를 하는 의료기관도 출현하고 있다.

이러한 전략은 서비스의 특성 중 저장 불가능성으로 인해 수요가 집중되는 것을 분산시키려는 효과와도 관련되어 더욱 활성화될 것으로 보인다. 또한 시간적 접근과 공간적 접근을 높이기 위한 전략으로 24시간 전화정보 서비스를 통해 고객의 접근 편리성을 높이는 전략도 모색되고 있다.

2) 대기시간 및 예약시간

환자의 대기시간이 길어 접근을 어렵게 만든다. 3시간 대기 3분 진료라는 말이 많이 사용되고 있는데 통계에 의하면 환자의 대기시간이 길게 느껴지는 경우 불만족 요인이 매우 큰 것으로 나타났다. 의료기관에서는 이러한 소비자의 인식을 심각한 문제로 받아들이고 대기시간 단축을 위한 여러 가지 방안들을 모색해왔으며 그 결과 최근에는 대기시간이 점차 감소하는 추세에 있다. 대기시간 감소를 위해 많이 활용하는 방법으로는 진료시간을 전화나 인터넷으로 예약을 받는 예약시스템을 들 수 있다. 그 외에 탄력적인 공급인력 배치(예: 수요가 집중되는 시간대에 진료 의사수 확대), 업무과정의 자동화(약국 자동화, 수속절차의 전산화), 시설의 분산화(검사시설의 층별 배치) 등이 있다.

그 외에 '서비스에서의 대기시간 관리전략'은 첫째, 대기고객을 차별화하는 방안으로서 단골고객이나 중요한 고객들에게 서비스의 우선권을 부여하거나, 차별화된 가격에 따라 우선권을 부여하는 방안 등이 있다. 둘째, 절대적인 시간관리 외에 환자들이 인식하는 심리적인 대기시간을 최소화시키는 방안도 활용되어야 한다. 내용다지기 7-1

내용다지기 7-1

"서울대병원 최소 한달 대기" 국립대병원 대기 4년 전보다 최대 13일 늘었다.

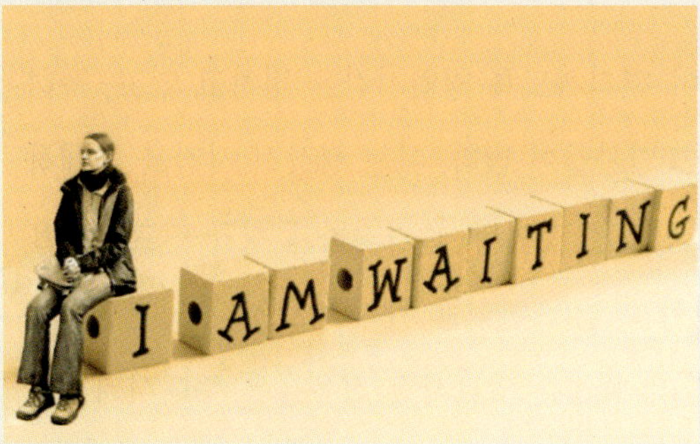

국립대병원 외래 초진(첫 진료) 환자의 대기일수가 최근 4년새 크게 늘어난 것으로 분석됐다. 대형병원 쏠림현상이 겉으로 드러난 것보다 훨씬 심각하다는 주장이 제기됐다. 국회 보건복지위원회 윤일규 의원(더불어민주당)은 전국 국립대병원 10곳에서 제출한 자료를 분석한 결과를 공개했다. 전국 국립대병원의 대기일수를 조사한 자료는 이번이 최초다. 윤 의원에 따르면 2015년 1분기(1~3월) 대비 2019년 1분기 전국 국립대병원 외래 초진 환자의 대기 일수는 충남대병원을 제외한 9개 병원에서 크게 증가했다. 대기일수는 환자가 전화나 인터넷을 통해 예약한 시점부터 진료일까지의 기간을 산정한 것이다. 서울대병원의 경우 2015년 1분기 16.0일에서 2019년 1분기 29.0일로 가장 큰 폭으로 증가했다. 이는 서울대병원에서 처음 진료를 보기 위해서는 최소 29.0일 대기해야 한다는 것을 의미한다. 그 밖에 전남대병원, 부산대병원, 제주대병원 등도 각각 78.2%, 76.6%, 72.5% 등 높은 증가율을 보였다. 반면 같은 기간 내 외래 환자 수는 최대 10%대 이상(강원대학교 16.4%) 증가하지 않았고, 몇몇 병원은 오히려 감소한 것으로 나타났다. 그동안 의료계는 대형병원 쏠림 현상의 심각성을 지속적으로 토로했으나, 보건복지부는 환자 수가 10% 내외로 증가한 진료 실적을 근거로 "쏠림 현상이 의료계 주장만큼 심각하지 않다"고 반박해왔다.윤 의원은 "대형병원 쏠림 현상을 이해하기 위해서 환자 수 외에 환자의 대기 시간 등 눈에 보이지 않는 변수까지도 함께 고려해야한다"고 풀이했다. 그는 "대형병원의 대기 일수가 길어지는 것은 부실한 의료전달체계의 부작용 중 하나다. 대형병원은 이미 포화상태이기 때문에 외래 환자 수는 앞으로도 일정 이상 늘어날 수 없겠지만, 환자들이 대기하는 시간은 지속적으로 늘어날 수 있다"고 지적했다.

3. 정보적 접근

정보기술의 발달로 정보의 전달경로나 유형이 다양화되면서 보다 손쉽게 소비자에게 정보를 전달할 수 있는 마케팅 전략들이 활발하게 활용되고 있다. 미국 병원들의 텔레마케팅은 소비자들에게 전화를 걸어 적절한 시기에 필요할 것으로 예상되는 의료정보를 안내해주고 있다. 이러한 정보의 제공은 환자의 정보접근성을 용이하게 함으로써 의료기관에 대한 친밀성과 신뢰성을 높이는 부수적 효과를 기대할 수 있어 중요한 마케팅기법으로 관심을 끌고 있다. 그러나 의료기관이 소비자에게 전화로 접근하는 방식은 소비자들의 사생활을 침해한다는 부정적인 측면을 야기하게 되었고 이에 따라 의료기관에서는 소비자가 의료기관에 전화를 걸도록 유도하는 방식으로 전환하고 있는 추세이다.

(1) 의사에 대한 정보제공

소비자에게 의사의 전공분야나 예약가능 시간 등의 정보를 제공해주는 서비스이다.

소비자 입장에서는 공급자에 대한 체계적인 정보를 얻기 어렵기 때문에 이러한 정보에 대한 접근을 매우 유익하게 여기고 활용하는 경향이 있다. 이러한 서비스를 제공하고 있는 미국의 한 병원의 경우 병원이 감당하기 어려울 정도로 문의전화가 쇄도하여 이 업무를 전문 용역업체에 의뢰하기에 이르렀으며 용역업체의 전문 네트워크를 이용하여 환자 예약체계와 연계, 운영하였다. 그 결과 전화한 사람의 25~30%를 예약환자로 확보하는 효과를 가져왔다.

(2) 건강상담서비스

미국의 OO병원에서는 건강문제나 의료에 관한 조언을 얻고자 하는 사람들을 위하여 '간호사에게 물어 보세요(Ask-A-Nurse)'라는 프로그램을 마련하여 간호사가 전화상담을 받으면서 의료정보를 제공하고 있다. 이 사업이 시작된 이후 9,000건의 상담을 받았으며 사업지출 비용이 연간 1만 2천불임에 비해 정보제공을 통해 환자가 증가함으로써 발생한 추가 수입은 15만불인 것으로 평가되었다. 이 병원에서는 초음파나 내시경 검사를 포함한 여러 검사들에 대한 안내를 녹음하여 24시간 제공하는 서비스도 실시하고 있다.

이 외에 정보접근을 높이는 전략들로서 병원홍보물이나 소식지를 배포하는 방법이 있고, 새로운 장비나 시설, 인력충원에 따른 서비스 정보들을 다양한 의사소통 수단을 통해 전달할 수 있다.

Ⅲ 의료서비스 유통경로의 유형

일반적으로 서비스의 생산과 소비는 동시에 발생하기 때문에 유통경로는 서비스 제공자와 소비자로 구성되며 중간상이 존재하지 않는 경우가 많다. 그러므로 서비스의 유통경로는 유형상품보다 짧다. 많은 경우 서비스 유통경로는 서비스 제공자로부터 고객에게 바로 판매되는 직접적 유통경로의 형태를 가진다. 흔히 볼 수 있는 대부분의 병원들이 직접 경영하는 형태이다. 일부병원은 본원과 자병원 운영형태, 프랜차이즈 운영형태 등이 있다. 여기서는 직접 유통경로 형태는 제외하고 대표적인 의료서비스 유통경로인 의료전달체계, 집단개원(group practice), 프랜차이즈시스템(franchise system), 전자경로 등에 대해 살펴보고자 한다.

1. 의료전달체계

의료전달체계를 한마디로 정의하기는 어렵지만 일반적인 의미로는 의료자원, 즉 시설, 장비, 인력, 지식, 기술 등을 효율적으로 활용함으로써 국민들에게 양질의 의료를 모든 국민들에게 골고루 제공하는 체계라고 할 수 있다. 물론 의료전달체계는 그 나라의 정치, 경제, 사회, 문화적 배경이나 발전정도에 따라 차이가 있다. 대부분의 국가에서는 효율적인 의료전달체계를 확립함으로써 의료제공에 대한 효율성을 높여 국민의료비 상승을 억제하고 의료의 질을 높임과 동시에 모든 국민에게 의료서비스 제공의 형평성을 높이고자 의료정책의 방향을 설정하고 노력하고 있다.

따라서 의료전달체계는 모든 국민에게 동등한 수준의 의료를 단계적 접근도를 유지하면서 제공하는 것이며 이를 달성하기 위한 목표로는 주로 의료이용의 편의제공과 의료자원의 효율성 도모, 지역 간 의료기관 간의 균형적인 발전, 국민의료비 억제 및 의료보장의 재정안정 도모 등을 설정하고 있다.

현재 우리나라 의료전달체계는 1차 의료기관(보건기관, 의원급 의료기관, 약국 등), 2차 의료기관(중소병원, 전문병원 등), 3차 의료기관(상급종합병원)의 3단계로 구성되어 있다. 가벼운 질병의 예방이나 치료는 주로 지역사회 1, 2차 의료기관에서 진료를 받도록 하고 질병의 중증도가 높고 치료가 복잡한 질병의 경우 전문적인 의료인력 및 장비와 시설을 갖춘 3차 의료기관에서 진료를 받도록 유도하고 있는 체계이다. 하지만 우리나라 '국민건강보험 요양급여의 기준에 관한 규칙'에 따르면 우리나라의 요양급여는 1단계 요양급여(의원, 병원급)와 2단계 요양급여(상급종합병원)로 구분하고 있다. 이에 따라 건강보험 가입자 또는 피부양자는 1단계 요양급여를 받은 후 2단계 요양급여를 받도록 규정하고 있으며, 2단계 요양급여를 받을 시 1단계 요양급여를 제공하는 기관에서 진료의뢰서를 발급하도록 하고 있다. 그러나 현재 본인 부담금의 차등화를 통해 지나친 상급

의료기관 이용을 억제하고 환자가 의뢰 없이 상급종합병원을 바로 방문하는 것에 대한 제한만 둘 뿐, 의료기관 종별 역할을 고려한 단계적 의료 이용에 대한 제도적 규제가 없으며, '진료의뢰서' 또한 사실상 사문화되어 의원급 의료기관의 경우 진료의뢰서 발급 창구의 역할을 담당하고 있는 실정이다.

2. 집단개원

의사들은 전통적으로 단독개원(solo practice)을 선호하여 왔으나 의료환경의 변화와 단독개원에 대한 위험부담이 증가하면서 일정 수 이상의 의사들이 공동으로 개원하는 방식이 점차 증가하고 있다. 미국 의사회에 따르면 '집단개원(group practice)이란 3인 이상의 의료인이 법적으로 구성된 조직을 통하여 의료장비와 인력을 공동 활용하고 진료행위를 통한 수입을 미리 정한 바에 따라 분배하는 진료조직'이라고 정의하고 있다.

1) 장점

이러한 집단개원 방식이 증가하고 있는 이유는 공동개원이 갖고 있는 장점들 때문이다.

① 진료수준이 향상 될 수 있다. 동료의사들 간 의료지식을 공유하고 세부 전문분야를 특성화시킬 수 있으며 진료 분야가 다를 경우 협진 할 수 있으므로 진료영역이 넓어지고 전문성이 강화될 수 있다.

② 투자비용을 줄일 수 있고 관리효율을 기할 수 있다. 시설, 장비, 인력을 공동 활용함으로써 투자부담이 감소하고 자원의 활용도가 높아지며 관리운영비가 절감될 수 있다.

③ 의사는 여가활용과 자기개발을 위한 시간을 확보할 수 있다. 대체가능한 의사인력이 있으므로 차례로 휴가를 가거나 학회, 보수교육 등에 참석할 수 있다.

④ 자원확보 능력이 증대된다. 의료기관의 규모가 커지므로 금융권 지원이나 약품 등 구매능력이 증가하고 유능한 직원을 확보할 수 있는 유인 가능성이 높아진다.

⑤ 위험부담을 줄일 수 있다. 제한된 경험과 지식으로 혼자 의사결정을 하는 경우보

다 공동협의하여 의사결정을 할 경우 경험을 공유할 수 있고 실패의 부담도 분담할 수 있다.

⑥ 환자의 경우엔 한 장소에서 필요한 각종 검사나 진료를 받을 수 있어 공간적, 시간적 접근성이 향상되는 효과를 가져오며 의료기관에 대한 신뢰도도 향상된다.

도표 7-9

집단개원의 장점과 단점

장점	단점
- 진료수준 향상 - 투자비용 감소 - 의사의 여가활용 및 자기개발 시간 확보 - 자원확보 능력 증대 - 위험부담 감소 - 환자의 접근도 제고	- 이익분배로 인한 갈등 - 무사안일주의 경향 - 의사결정의 지연

2) 단점

그러나 한편으로 다음과 같은 단점들도 야기될 수 있다.

① 이익분배 시 모두가 공감하는 합의를 도출하기 어려우며 이로 인해 불만과 갈등이 야기될 수 있다.

② 개인적인 동기부여나 책임의식이 감소하여 무사안일하는 경향이 있을 수 있다.

③ 모든 일을 공동으로 협의하여 결정해야 하므로 의사결정 과정이 지연되고 관리에 혼선이 발생하는 등 비효율이 초래될 수 있다.

3. 프랜차이즈 시스템

변화하는 의료환경에 대응하기 위하여 의료시장에서의 전략이 다양하게 전개되고 있는데 그 중의 하나가 의료기관의 네트워크화라고 할 수 있다. 네트워크병원은 특정브랜드를 중심으로 여러 개의 의료기관이 진료와 경영, 홍보 등에 있어서 공동보조를 취하는 형태의 동업관계라고 정의할 수 있다.

네트워크 방식에는 운영은 개별 병원의 원장이 하고, 이름이나 주요 진료기술·진료철학·마케팅 방식 등만 공유하는 프랜차이즈형, 여러 원장이 여러 지점을 공동으로 운영하는 조합형, 대표 원장이 개별 병원의 운영에 깊이 관여하는 오너형 등의 유형이 있다. 한편 의료인은 다른 의료인의 명의로 의료기관을 개설하거나 운영할 수 없고, 어떠한 명목으로도 둘 이상의 의료기관을 개설·운영할 수 없도록 하는 내용의 의료법 개정안이 시행됨으로써 기존 네트워크병원에 대한 개선 및 보완이 이루어져야 할 것으로 보인다.

일반적으로 프랜차이즈 시스템(franchise system)은 서비스 시스템의 창안자 및 생산자(franchiser)가 프랜차이즈를 사는 사람(franchisee)에게 이름, 상호, 영업방법 등 노하우를 제공하고 권리를 부여함으로써 일정한 대가(로열티, 보증금, 가입금 등)를 받는 의료서비스 유통경로이다.

최근 들어 신규의료기관들 간에 프랜차이즈 시스템을 도입하는 경우가 빠르게 늘어나고 있다. 왜냐하면 의료기관들은 단독으로 개원할 때보다 신규투자비용을 줄일 수 있고, 기술상 · 경영상의 각종 노하우 전수와 브랜드 이미지 효과를 쉽게 얻을 수 있기 때문이다. 또한 의료서비스 이용자들도 충분히 개발된 양질의 의료서비스를 전국 각지에서 편하게 제공받을 수 있기 때문이다. 프랜차이저(franchiser) 역시 적은 자원으로 시장 확대를 할 수 있다. 따라서 모두에게 편익을 주는 프랜차이즈 시스템에 의한 의료서비스 유통경로 방식이 확산되고 있다.

프랜차이즈 시스템은 19세기 중반 미국의 Singer 재봉틀 회사가 처음으로 라이센스 · 프랜차이즈 형태를 도입한 후 1920년대와 30년대 주유소들과 도소매업자들이 이것을 발전시켰다. 이후 1925년 KFC가 패스트푸드에서 이 기법을 이용했고, 1953년 ARA가 병원급식 사업을 프랜차이즈 형태로 운영하기 시작했다. 이후 프랜차이즈 시스템을 세계적으로 가장 성공적으로 운영하고 있는 McDonald's가 1955년 창업을 했으며, 3년 뒤 Pizza-Hut이 프랜차이즈 형태로 도전을 하여 프랜차이즈 시스템은 그 전성기를 맞이하게 되는데 국내에서는 1979년 롯데리아가 최초로 햄버거 전문점으로 사업을 시작하면서 프랜차이즈 시스템이 도입되기 시작했다. 프랜차이즈 시스템의 장점과 단점을 보면 도표 7-10과 같이 살펴볼 수 있다.

도표 7-10

프랜차이즈 시스템의 장점과 단점

구분	장점	단점
본부	– 자신의 서비스 상품과 노하우를 자산으로 시장의 확대와 수입증대(유통망 확장, 상호인지도 증가를 위해) – 시장 확대에 따른 재정적 위험 감소, 자본조달 용이 – 시장 확대를 통한 규모의 경제 달성 – 지역시장에 대한 정보습득 및 밀착경영 가능 – 일관성 있는 이미지 유지, 협동적 광고 – 적은 자원으로 시장지배력 증대	– 본사 통제 하에서 가맹점을 지속적으로 관리하는데 어려움이 있음. – 가맹점과 잦은 분쟁(갈등) – 가맹점의 일관성 없는 품질로 서비스로 인한 명성의 훼손 – 시장이나 고객정보에 대한 가맹점의 영향력 증대 – 이익의 대폭증가가 어려움
가맹점	– 사업운영의 기본토대가 되는 상품이나 경영노하우를 습득할 수 있음 – 본부의 교육, 융자 등 경영지원 – 인지도 있는 브랜드의 취득 – 사업초기의 실패에 대한 높은 위험부담을 감소시킬 수 있음. – 소액자본으로 경영가능 – 중앙 집중 구매	– 성공가능성이 높은 본사를 선택하는데 어려움이 있음 – 시장에 대한 영향력이 제한됨(시장이 포화되고 본사와 가맹점간 이익이 상충되면 본사에 유리하게 시장을 통제할 가능성이 있음) – 높은 실패율(본사의 노하우를 가맹점에서 활용하는데 제한점이 있음) – 불공평한 계약과 높은 수수료(대부분의 경우 본사에 유리한 쪽으로 계약조건이 이루어지고 있음)
소비자	– 장소에 제약 없이 표준화되고 일관된 서비스 이용가능 – 낮은 가격으로 높은 수준의 서비스 제공	– 본부의 횡포로 인한 불합리한 가격과 서비스 – 가맹점과 본부 사이의 책임소재 분명하지 않음

한편 의료서비스에서의 프랜차이즈 시스템은 의료환경이 불투명하고 브랜드 가치가 중요해지는 현실에서 단독개원 형태가 점차로 진화된 프랜차이즈 개원형태로 검증과정을 거치면서 자리를 잡고 있다. 이러한 프랜차이즈는 진료의 표준화를 기해야 하기 때문에 의과보다는 한의과, 치과에서 보다 활발히 전개되고 있다. 이를 분류해 보면 미용을 중시하는 젊은 세대, 어린이라는 특정 인구 층을 대상으로 하는 경우와 내과, 피부과, 안과, 이비인후과, 비뇨기과 등 특정 진료과를 대상으로 하는 프랜차이즈, 코, 임플란트, 성장, 비만 등 특정부위나 질환을 중심으로 하는 경우 등으로 분류해볼 수 있다.

대표적인 프랜차이즈로는 365mc비만클리닉, 밝은세상안과, 속편한내과, 고운세상피부과, 예치과, 고운미소치과, 룡플란트치과, 함소아한의원 등 프랜차이즈 의료기관은 지속적으로 증가하고 있다.

4. 전자 유통경로

전자경로는 직접적인 신체접촉을 요구하지 않는 유일한 서비스 유통형태이다. 전자경로에서 필요한 것은 사전에 설계된 서비스 자체(정보, 교육 또는 엔터테인먼트)와 이를 제공할 전자매체(이동전화, TV, 인터넷, 컴퓨터, PDA 등)이다. 서비스의 생산이 정보화 기술과 시설장비에 의존하면 할수록 서비스 제공자와의 대면접촉이 작아져 서비스의 비분리성과 이질성의 특징이 덜 나타나게 된다. 전자경로는 이러한 서비스의 비분리성과 관련된 문제점을 극복할 수 있게 하며, 또한 이전까지 서비스에서 가능하지 않았던 표준화도 가능하도록 해준다. 내용다지기 7-2

최근 전자기술의 발달은 서비스의 혁신을 가져와 기존의 서비스에 좀 더 접근하기 쉽고 편리하며 생산적인 방법으로 전달할 수 있을 뿐만 아니라, 기존의 오프라인에 기반한 기업들도 인터넷을 통하여 자신의 상품을 서비스하도록 유도하고 있다. 의료기관에서도 기존의 전화예약에서 인터넷을 이용한 온라인 예약을 권장하고 있다. 이러한 전자 유통경로는 전통적인 유통경로에 비해 고객의 정보탐색 행동에 대한 데이터 수집이나 고객으로부터의 즉각적인 피드백을 가능하게 하고, 상품이나 서비스 자체의 온라인 커뮤니티를 만들어 고객의 관심과 충성도를 향상시키는 데 도움을 준다. 그러나 기존의 전통적인 유통경로에 인터넷 유통경로를 더하는 것은 양날의 칼과 같은데, 기존 유통경로와의 마찰이나 갈등, 초기 설계비용, 기타 여러 면을 고려했을 때 장기적인 이윤이나

도표 7-11

전자 유통경로의 장점과 단점

장점	단점
– 표준화된 서비스의 일관된 제공 – 저비용, 광범위한 유통 – 고객의 편의성 – 고객의 선택폭과 맞춤화 능력의 확대 – 고객에 대한 신속한 피드백	– 가격경쟁 – 매우 표준화된 전자서비스로 인한 개별고객화의 어려움 – 고객의 개입으로 인한 일관성 부족 – 소비자들의 행동변화를 요구함 – 보안 문제 – 서비스 지역이 넓어짐에 따라 경쟁심화

고성장을 확실하게 보장해 주지 않기 때문이다. 인터넷을 비롯한 전자 유통경로의 장점과 단점에 대해 살펴보면 도표 7-11과 같다.

내용다지기 7-2

주목받는 디지털 치료제… 암 환자 관리 '세컨드 닥터' 화제

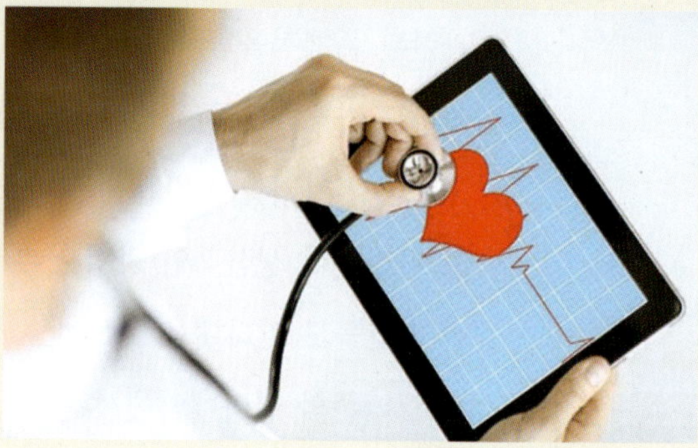

최근 '디지털 헬스케어'의 개념을 확장하는 '디지털 치료제(Digital Therapeutics)'가 각광 받고 있다. 국내에서도 디지털 치료제에 대한 구체적인 논의와 시도가 활발히 이뤄지고 있다. 글로벌 컨설팅회사 맥킨지는 디지털 치료제에 대해 "전통적인 치료제를 보완하거나 대체하는 질병 예방, 관리, 치료 목적의 디지털 기기"로 정의하고 있고, 국제의료기기규제당국자포럼(IMDRF, International Medical Device Regulators Forum)은 '의료기기로서의 소프트웨어' (SaMD, Software as a Medical Device)'의 한 종류로 디지털 치료제를 분류하고 있다. 디지털 치료제는 쉽게 말해 스마트폰 애플리케이션, 게임, 가상현실(VR), 인공지능 등의 기술로 질병을 예방, 관리, 치료하는 소프트웨어 프로그램인 것이다. 해외에서는 미국 벤처기업인 피어테라퓨틱스의 약물중독 치료를 위한 모바일 앱 'reSET', 오츠카 제약과 프로테우스 디지털헬스가 공동 개발한 정신질환 치료제 '아필리파이 마이사이트' 등이 디지털 치료제로 미국 식품의약국(FDA) 허가를 받았다. 국내에서도 메디플러스솔루션, 뉴냅스, 웰트 같은 업체들이 디지털 치료제를 표방한 제품을 개발해 임상을 완료했거나 준비하고 있다. 이 가운데 메디플러스솔루션이 최근 출시한 스마트 앱 '세컨드 닥터'가 주목받고 있다. 면역력과 체력이 저하된 암 환자들이 간편하게 예후(병 치료 후 경과)를 관리할 수 있는 앱이다. 세브란스병원, 서울성모병원, 삼성서울병원, 국립암센터 등 4개 병원의 의료진과 전문가들 56명이 참여, 개발한 '세컨드 닥터'는 임상시험과 대규모 실증을 통해 그 유효성이 입증되어 FDA와 국내 식약처의 인증을 받았다. 유방암, 위암, 대장암, 전립선암 등 4종류가 우선 출시되었다. 암 종류에 따라 개인에 최적화된 맞춤 서비스를 제공하는 '세컨드 닥터'는 수술 이후 시기에 맞추어 개인의 건강상태에 따라 개별적으로 관리되는 특징이 있다. 사용자가 질병명과 음식섭취량 등 기본정보를 입력하면 오늘 할 일, 맞춤 건강정보, 식사 및 운동 관리, 복약지도 등 개인 맞춤 서비스를 받을 수 있다. 국내 최초의 유료 서비스(월 7,900원)여서 업계의 관심을 받고 있다. 메디플러스솔루션 측은 "세컨드 닥터는 과도한 광고 등을 붙여 사용자를 불편하게 만드는 무료서비스 보다는 유료화를 통해 사용자의 편의성에 집중하고 싶다"고 밝혔다. 전문가와의 상담, 건강관리를 잘 하면 쌓이게 되는 포인트를 활용해 건강관련 제품들을 저렴하게 구입할 수 있는 세컨드 닥터 리워드 쇼핑몰 운영 등을 통해 한 달 이용료 이상의 혜택을 제공하겠다는 계획이다. 또 뉴냅스는 뇌 손상 후 시야장애 개선을 위한 '뉴냅비전'의 확증임상시험에 들어갔다. 뉴냅비전은 특정한 시각 자극이 뇌의 무의식 영역에 반복적으로 전달돼 지각능력을 향상시키는 VR 기기용 소프트웨어 프로그램이다.이처럼 디지털 치료제의 관심이 높아지면서 바이오기술(BT)과 정보통신기술(IT) 등이 결합된 혁신적 의료제품의 출시가 잇따르고 있다. 식약처는 융복합 혁신의료제품에 대한 허가심사 체계 구축을 위한 가이드라인 수요조사에 나선다는 방침이다. 최근 주목되는 디지털 치료제도 포함되는 것으로 알려졌다.

1) 장점

(1) 표준화된 서비스의 일관된 제공

서비스 직원에 의해 제공되는 서비스는 직원의 능력과 기분에 따라 서로 다른 수준의 서비스가 제공될 수 있지만, 전자유통경로는 모든 고객들에게 동일한 품질의 서비스를 제공한다.

(2) 저비용

전자 유통경로는 서비스 직원에 의해 전달되는 서비스에 비해 상대적으로 저렴하게 광범위한 지역의 고객들에게 서비스를 전달할 수 있다. 쌍방향 매체서비스는 판매원을 이용해 제공되는 서비스에 비해 상대적으로 저렴한 비용으로 고객의 개별적 문의에 신속하게 대응할 수 있고 고객의 요구에 맞춘 서비스를 제공할 수 있다.

(3) 고객의 편의성

전자 유통경로는 고객에 더 나은 편의성을 제공한다. 전자 유통경로는 고객들로 하여금 자신이 원하는 시간과 장소에서 서비스를 이용할 수 있게 한다. 전자상거래와 같은 전자 유통경로는 바쁜 일정으로 서비스 기관을 직접 방문하기 어려운 사람들이 원하는 시간에 접근 할 수 있게 하고, 오프라인 점포를 직접 방문해야 하는 번거로움도 줄여 준다.

(4) 고객의 선택폭과 맞춤화 능력의 확대

고객은 기업이 제공하는 서비스나 상품을 그대로 수용하는 것이 아니라 자신이 원하는 제품을 직접 디자인하고 선택하여 주문할 수 있다. 예를 들어 델(Dell) 컴퓨터는 전자 유통경로를 통해 고객들로 하여금 자신이 원하는 사양을 갖춘 컴퓨터를 디자인 · 주문할 수 있도록 한다.

(5) 고객에 대한 신속한 피드백

고객이 서비스에 대해 어떠한 생각을 가지고 있는지 즉시 확인하여 피드백 할 수 있으며, 쌍방향 통신을 이용하여 서비스의 설비나 문제점을 파악하고 즉시 개선할 수 있는 장점이 있다. 내용다지기 7-3

내용다지기 7-3

빅5 병원도 '유튜브' 바람…의사들이 나섰다.

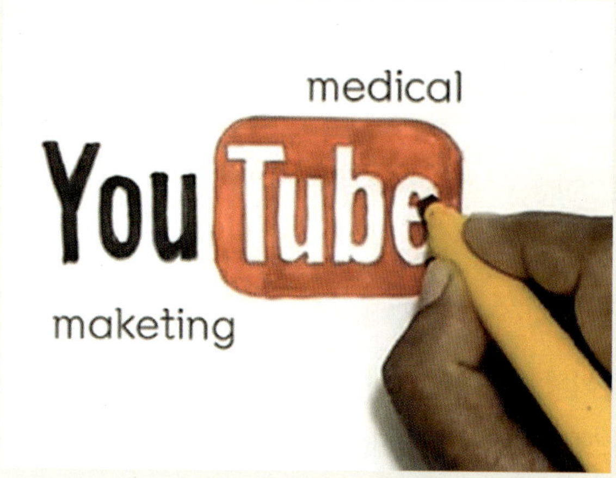

"췌장 수술은 꼭 해야 하나요. 불가능한 경우도 있을까요. 어려운 수술로 알고 있는데 합병증이 걱정돼요." 최근 프로축구 인천의 유상철 감독이 췌장암 4기라는 사실을 공개하고 끝까지 병마와 싸워 이기겠다고 다짐한다고 밝히면서 쏟아진 질문들이다. 세브란스병원은 일반 독자들의 질문에 공식 유튜브 채널을 통해 '췌장 담도암 수술 질문 8가지' 영상을 올렸다. 환자들의 질문을 의사가 알기 쉽게 제작된 시각 자료를 통해 설명해주는 방식이다. "췌장암 수술은 20%밖에 못한다는 사실을 처음 알았다", "장폐색이나 장유착 관련한 영상도 올려주세요" 등의 댓글이 올라왔다. 국내 의료계에서 유튜브 마케팅이 기승을 부린다. 지난해만 해도 개인 의사들만 관심을 보였다면, 이젠 병원 차원에서 뉴스를 생산하고 정보를 전달하는 서비스를 제공한다. 유튜브를 통해 건강 및 의료 정보를 얻으려는 수요가 급증하면서, 진료서비스만 제공하던 전통적인 병원의 역할을 뛰어 넘어 환자와 소통하고 병원을 홍보하기 위해 유튜브 채널 개설에 속속 뛰어든 것이다. 25일 의료업계에 따르면 서울대 · 삼성서울 · 세브란스 · 서울성모 등 이른바 '빅 5병원'은 유튜브 채널을 운영하며 건강정보 전달에 한창이다. 구독자가 가장 많은 병원은 빅 5병원 중 서울아산병원이다. 아산병원은 구독자 6만200명으로 동영상도 1900개에 달한다. 동영상이 1000건 넘는 곳은 아산병원이 유일하다. 최근 가장 빠른 성장세를 보인 곳은 세브란스병원이다. 현재 세브란스병원은 구독자 4만7000명으로 한달 전과 비교하면 2만명 가까이 늘었다. '여러분이 묻고 의사가 답하고' 식의 콘텐츠가 통했다는 평가다. 예컨대 '세브란스 IN PEOPLE(피플 인 세브란스)' 코너에선 이전 영상에 달린 질문 댓글 중 많은 사람이 궁금해 할 만한 것에 답하는 방식으로 건강 · 의료정보를 제공한다. 감기와 독감의 차이에 대해 헷갈려하는 사람들이 많았다면 의사가 직접 영상에 출연해 '몸을 지키는 독감예방법 네 가지'에서 예방법에 대한 정보를 제공하며, 감기와 독감의 차이에 대해 설명해주는 방식이다. 세브란스 관계자는 "병원뿐 아니라 많은 분야에서 정보전달 홍보를 위해 유튜브를 이용한다"며 "병원 역시 질병정보를 좀 더 쉽고 간단하게 전달할 수 있는 수단이기 때문에 (유튜브 활용에) 많은 관심을 가질 수밖에 없다"고 했다. 서울대병원은 구독자 1만1400명 정도로 빅 5병원 중 가장 적다. 동영상 수도 264개에 그친다. 하지만 전문의들이 자신의 이름을 내건 콘텐츠를 제공하며 구독자를 늘리고 있다. 서울대병원 의료진은 'ㅇㅇㅇ 교수's Health Talk(건강 이야기)'를 통해 '허리디스크는 저절로 없어진다?', '유방암이란? 그리고 유방암의 특징은?' 등의 주제를 대담 형식으로 풀어낸다. 서울대병원 관계자는 "유튜브 전담팀을 만들어 영상 홍보에 집중할 계획"이라고 전했다. 삼성서울병원은 구독자 2만1000명, 동영상 695개, 서울성모병원은 구독자 3만7600명, 동영상 231개로 나타났다. 이밖에 강동경희대병원, 강북삼성병원 등 중소형병원에서도 모바일이 익숙한 밀레니얼 · Z세대(10대~40대초반)를 대상으로 한 유튜브 콘텐츠를 개발하는 한편, 채널 홍보에 적극 나서고 있다. 특히 강북삼성병원은 병원 임직원이 유튜버로 나섰다. 강북삼성병원 관계자는 "유튜브에 대한 수요가 많아져 임직원 30명을 선정해 콘텐츠를 만들도록 했다"며 "병원 관련 직무소개부터 병원 근처 맛집 소개, 건강음식 만들기 등 병원 관련 정보를 임직원이 촬영하고 편집해 제공한다"고 말했다.

2) 단점

(1) 가격경쟁

전자 유통경로의 도입은 치열한 가격경쟁을 유발한다. 전통적인 서비스 경로는 다른 경쟁서비스의 특징 및 가격과 직접적인 비교를 어렵게 한 반면, 전자 유통경로의 도입은 고객들로 하여금 경쟁서비스 상품들의 가격을 비교할 수 있게 함으로써 기업 간 가격경쟁이 심화되고 있다.

(2) 매우 표준화된 전자서비스로 인한 개별 고객화의 어려움

전자 유통경로의 특성상 서비스 자체가 고객별로 맞춤화하기에는 제약이 따른다. 예를 들면 사이버대학에서 제공하는 수업은 원하는 시간에 강의를 들을 수 있는 장점이 있지만, 질문에 대한 답변을 즉시 들을 수 없을 뿐만 아니라 다른 학생들과 팀을 이루어 과제를 수행하는 것도 어렵다. 이처럼 전자 유통경로를 이용하게 되면 표준화라는 장점은 있지만 그 이면에 존재하는 개별화가 불가능하다는 문제가 있다.

(3) 고객의 개입으로 인한 일관성 부족

전자 유통경로는 이용하는 고객의 다양한 특성으로 인해 일관성 있는 서비스 품질이 제공되지 못할 수도 있다. 전자 유통경로는 서비스 직원의 차이로 인한 서비스 품질의 비일관성을 최소화할 수 있지만, 인터넷과 같은 전자 유통경로를 이용하는데 익숙하지 못한 고객들에게 일관성 있는 서비스를 제공하기 어려울 수 있다. 전자매체가 사용자 친화적이지 않거나, 고객이 서비스를 제공받기 위한 적절한 전자매체를 가지고 있지 않거나, 가지고 있다고 하더라도 이를 이용하길 꺼려하는 경우에는 전자 유통경로를 이용한 서비스 유통은 어려움을 겪을 수 있다.

(4) 소비자들의 행동변화를 요구함

전자 유통경로를 통해 서비스를 구매하는 고객은 오프라인 서비스 점포에서 판매원과의 직접적인 접촉을 통해 구매하는 경우와 매우 다른 구매행동을 필요로 한다. 고객은 서비스를 제공받기 위해 온라인 정보탐색 노력, 다양한 온라인 서비스를 스스로 실행하려는 의지 등이 요구되는데, 서비스 기업은 오프라인 서비스 점포와의 오랜 거래를 통해 습관화된 고객의 구매행동을 변화시키는데 상당한 노력이 필요할 수 있다.

(5) 보안 문제

전자매체를 이용해 서비스를 이용하거나 상품을 구매할 때 고객들은 대금의 결제나 정보의 보안문제에 대해 걱정하게 된다. 또한 고객들은 범죄자들이 고객의 비밀번호와 신용카드 번호를 훔쳐 개인적 정보에 접근하거나 고객의 명의로 상품이나 서비스를 구매할 가능성에 대해서도 염려하게 된다.

(6) 서비스 지역이 넓어짐에 따라 경쟁심화

전통적으로 소비자들은 자신이 이용할 수 있는 지리적 범위 내에서 원하는 서비스를 선택했기 때문에 경쟁이 제한되어 있었다. 그러나 인터넷과 같은 전자 유통경로의 등장으로 고객이 제공받던 서비스의 지역적 한계가 무너지면서 서비스 제공자 간 경쟁을 더욱 심화시켰다. 예를 들어 과거의 고객들은 거주지 주변에 위치한 은행지점과 거래를 했지만, 인터넷 뱅킹의 도입으로 거주지에서 멀리 떨어져 있는 다른 경쟁은행들의 금융서비스를 이용할 수 있게 되었다.

의료서비스마케팅

Medical Service Marketing

조그마한 사랑 노래

황동규

어제를 동여맨 편지를 받았다
늘 그대 뒤를 따르던
길 문득 사라지고
길 아닌 것들도 사라지고
여기저기서 어린 날
우리와 놀아주던 돌들이
얼굴을 가리고 박혀 있다
사랑한다 사랑한다 주위 환한 저녁 하늘에
찬찬히 깨어진 금들이 보인다
성긴 눈 날린다
땅 어디에 내려앉지 못하고
눈 뜨고 떨며 한없이 떠다니는

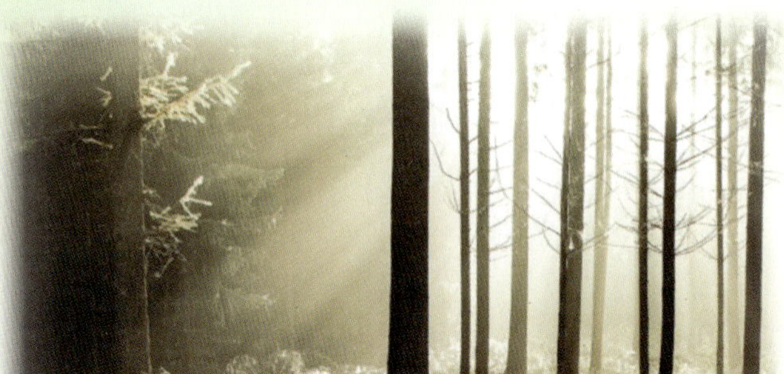

제8장

의료서비스 촉진관리

Medical Service Marketing

Medical Service Marketing

Ⅰ 촉진의 일반적 특성

1. 촉진의 이해

1) 촉진의 정의

마케팅이 성공하려면 고객의 욕구를 충족시켜 주는 상품을 만들고 적절한 가격을 매겨 놓는 것만으로는 충분하지 않다. 이렇게 좋은 상품이 있다는 것을 현재 또는 미래의 고객들에게 알리고, 구매하도록 설득하며, 구매를 유인할 수 있는 여러 가지 인센티브를 제공하여야 한다. 마케팅 믹스 중에서 이러한 역할을 하는 것을 촉진(promotion)이라고 한다. 그런데 촉진은 상품의 존재를 알리고, 구매하도록 설득하고, 유인하는 다각적인 과업을 수행해야 하므로 한 개의 수단으로는 불충분하기 때문에 다른 마케팅 믹스와는 달리 다음과 같은 네 개의 수단들을 사용하고 있다. 광고, 홍보(PR), 판매촉진, 인적판매 이 네 가지 수단을 통틀어 촉진믹스(promotion mix)라고 부른다. 이러한 의미에서 촉진은 '특정 조직의 상품이나 서비스를 주어진 가격에 구매하거나 구매를 계속하도록 할 목적으로 해당 상품이나 서비스의 효능에 대해서 실제 및 잠재고객을 대상으로 정보를 제공하거나 설득하는 일체의 마케팅 노력'이라고 할 수 있다. 이와 같이 촉진은 마케팅 목적을 달성하기 위해 정보를 전달하는 활동이므로 마케팅 커뮤니케이션(marketing communication)이라고도 한다.

2) 촉진믹스의 구성요소

앞서 본 바와 같이 서비스 제공자가 그들의 서비스가 가지는 고유의 장점과 혜택을 고객에게 널리 알리고 또 설득시키기 위해 사용할 수 있는 전통적 촉진도구로는 다음과 같은 네 가지가 있다. 여기서는 기본적인 개념만 나열하고 상세한 내용은 후술한다.

(1) 광고

광고(advertising)란 특정 광고주(sponsor)가 돈을 지불하고 상품, 서비스, 아이디어를 비인적 매체(nonpersonal media)를 통하여 널리 알리고 구매를 설득하는 모든 형태의 촉진활동을 말한다. 광고의 가장 큰 장점은 짧은 시간에 다수의 대중에게 정보를 전달할 수 있다는 것과 소비자 1인당 광고비용이 가장 저렴하다는 것이다. 그러나 고객에게 전달할 수 있는 정보의 양이 제한되고 광고를 접하는 모든 고객에게 동일한 메시지가 전달되므로 고객별로 정보를 개별화할 수 없다는 단점이 있다. 광고는 촉진 수단 중 많이 사용되고 있는 방법이기는 하나 의료기관에서는 의료법상 광고에 대한 제한규정이 있어 광고를 적극적으로 활용하지는 못하는 실정이다.

(2) 홍보

홍보(publicity)는 상품이나 서비스를 대중매체에서 뉴스 또는 화제로 다루게 함으로써 고객에게 상품이나 서비스를 알리는 활동을 말한다. 광고가 대중매체를 이용하면서 비용을 부담하는 것과 달리 홍보는 비용을 부담할 필요가 없다는 측면에서 광고와 구분된다. 또한 홍보는 경제적 대가를 제공하지 않는 등 이해관계가 없는 조건하에서 대중매체에 의해 정보를 전달하기 때문에 광고와는 달리 전달되는 정보에 대해 신뢰도가 높은 것이 특징이다. 따라서 홍보는 촉진효과가 비교적 높은 수단이지만 정보를 전달하는 주체가 서비스 제공기관(의료기관)이 아니고 대중매체이므로 정보의 내용을 직접 통제하기 어려운 단점이 있다. 홍보는 평소 대중매체와 좋은 관계를 유지하여야 의료기관에게 유리한 정보를 제공하는 것이 가능하다. 홍보는 의료기관에서는 매우 중요한 촉진수단이 된다. 왜냐하면 광고, 판매촉진, 인적판매 등은 의료기관에서 활용하기에 제한적인 촉진수단임에 비하여 홍보는 의료기관이 자유롭게 활용할 수 있는 유일한 촉진수단이기 때문이다.

(3) 판매촉진

판매촉진(sales promotion)이란 조직이 상품이나 서비스의 판매를 증가시키기 위하여 단기간에 걸쳐 중간상이나 최종소비자를 대상으로 벌이는 활동으로 광고, 홍보, 인적판매 외의 모든 촉진활동을 포함한다. 판매촉진은 비인적 촉진수단으로서 샘플의 제공, 할인권 제공, 상품전시회 개최, 점포진열, 경품제공 등을 포함한다. 판매촉진의 가장 중요한 특징은 구매시점에서 소비자의 구매동기를 강력하게 자극할 수 있으며 소비자의 일시적이고 즉각적인 반응을 유발시키는 촉진수단이라는 점이다. 의료기관에서는 판매촉진이 거의 사용되지 않고 있으나 검진센터에서 일시적으로 가격을 인하하거나 종합검진을 많이 소개한 고객에게 무료로 검진쿠폰을 제공하는 경우 등을 판매촉진의 예로 들 수 있다.

(4) 인적판매

인적판매(personal selling)는 판매원이 목표고객과 직접 대면하여 자사의 서비스를 구매하도록 설득하는 커뮤니케이션 활동이다. 이러한 인적판매는 촉진의 속도가 매우 느리고 고객 1인당 촉진비용이 많이 들기 때문에 일반대중을 대상으로 하는 서비스에는 적합하지 않다. 서비스의 인적판매에서 판매원은 매우 중요한 역할을 한다. 판매원은 고객과 서비스 조직사이에서 연결고리와 같은 기능을 담당하고, 조직을 대표하여 고객과 직접 접촉하는 역할을 수행한다. 판매원은 고객이 직접 접촉할 수 있는 유일한 직

도표 8-1

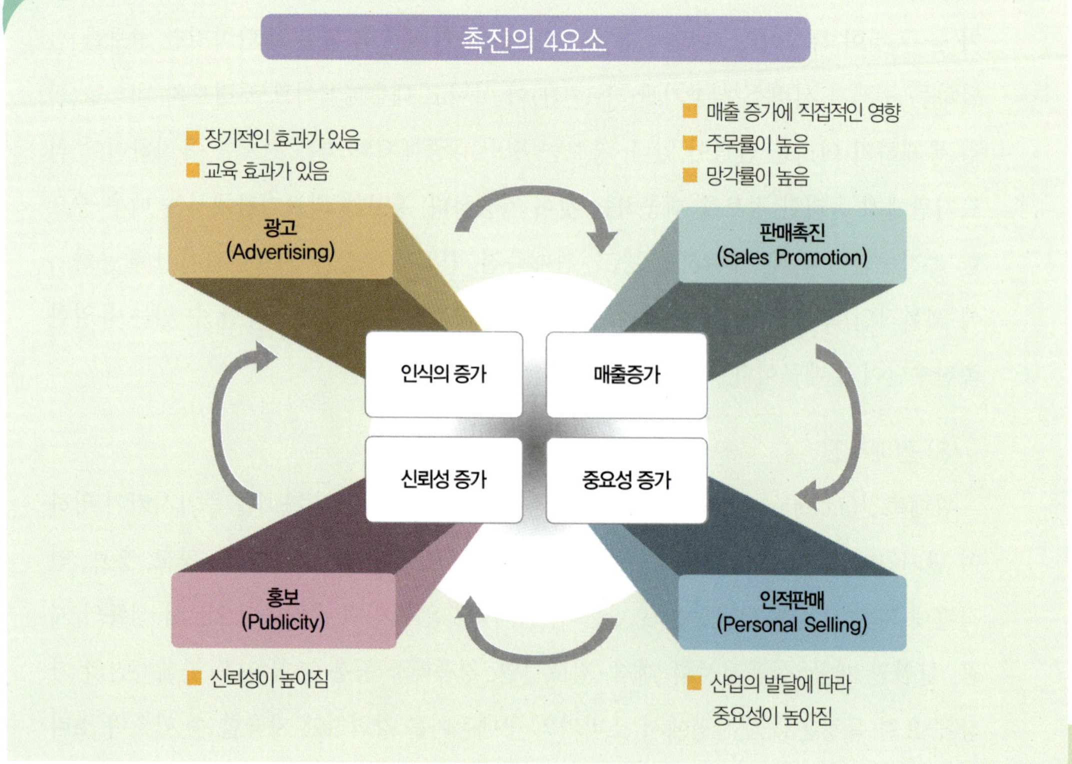

자료 : 이훈영(2016)

원이므로 그들은 고객만족과 재구매에 결정적인 역할을 한다.

이상의 4가지 촉진 구성요소 및 이에 대한 장점과 단점을 요약하면 도표 8-1, 도표 8-2와 같이 나타낼 수 있다.

도표 8-2

서비스촉진 믹스의 장점과 단점

요소	종류	도달 범위	비용	장점	단점
광고	TV, 인쇄, 인터넷, 옥외광고, 직접우편 등	광범위	보통	• 신속 • 메시지 통제 가능	• 효과측정의 어려움 • 정보의 양 제한
홍보/PR	언론매체, 컨퍼런스, 특별행사, 스폰서, 박람회, 전시회, 언론취재 등	광범위	무료 / 유료	• 신뢰성이 높음	• 간접효과 • 마케팅 관리자가 메시지에 대해 통제할 수 없음
판매촉진	가격할인, 샘플, 쿠폰, 선물, 경품 등	광범위	비싼편	• 인지도 향상 • 빠른 효과	• 경쟁자가 모방하기 쉬움 • 단기간의 영향력
인적판매	인적판매, 고객서비스, 텔레마케팅, 구전 등	개별고객	비싼편	• 정보의 양과 질이 탁월 • 즉각적인 피드백	• 접촉건당 비용이 높음 • 느린 속도 • 판매원간 판매기술이 상이함

3) 통합적 마케팅 커뮤니케이션

촉진, 즉 마케팅 커뮤니케이션을 효과적으로 달성하기 위해서는 여러 가지 수단을 이용할 수 있지만 일반적으로 광고, 홍보, 판매촉진, 인적판매 등으로 구분할 수 있다.

각 촉진수단들은 제각기 상이한 효과를 가지고 있다. 광고는 많은 소비자들이 상품을 인지할 수 있는 좋은 촉진수단이다. 하지만 구매결정을 촉구하는 데에는 인적판매가 가장 효과적이다. 이는 모든 경우에 적용되는 가장 효과적인 촉진믹스 요소란 존재하지 않는다는 것을 의미한다. 따라서 제한된 촉진예산으로 가장 효과적인 영향을 가져올 수 있게 각 수단을 결합하는 것이 촉진관리의 주된 목적이라고 할 수 있다. 즉 어떤 촉진믹스 요소 하나에만 전적으로 의존하기 보다는 다른 요소와 같이 통합적으로 사용하는 것이 바람직하다. 이러한 아이디어를 통합적 마케팅 커뮤니케이션(integrated marketing communication, IMC)이라고 부른다. 오케스트라의 악기들이 제각기 개성 있는 음색을 내지만 전체적으로 조화로운 소리를 내듯이 다양한 촉진수단들이 조화롭게 통합적으로 운영되어 고객과의 관계를 구축하고 강화해야 한다.

2. 촉진믹스 결정에 영향을 미치는 요인

촉진수단 중에서 의료기관이나 서비스의 특성에 따라 이 중 몇 가지를 선택하여 촉진활동에 사용하게 되는데 마케팅 목표를 달성하기 위해 4가지 촉진수단을 선택하여 결합하는 것을 촉진믹스라고 한다. 의료기관에서 촉진믹스를 선택함에 있어 촉진믹스에 영향을 미치는 요인들을 고려하고 촉진의 방법이나 내용을 적절히 혼합하여 사용하여야 한다. 의료기관에서 촉진믹스에 영향을 미치는 요인들을 살펴보면 다음과 같다.

1) 촉진예산

촉진믹스를 결정하는데 있어 가장 중요한 요소는 조직의 촉진예산이다. 즉 촉진에 소요되는 예산의 규모에 따라 사용되는 촉진수단이 달라지게 된다. 예를 들어 촉진예산이 많은 의료기관의 경우에는 촉진비용이 많이 소요되는 광고를 비롯하여 판매촉진, 홍보, 인적판매 등 다양한 촉진수단을 활용할 수 있다. 반면 촉진예산이 적은 의료기관의 경우에는 상대적으로 촉진비용이 적게 소요되는 유통판촉이나 신문, 잡지 등을 이용한 광고를 주로 이용하게 된다.

2) 의료서비스의 특징

의료기관이 제공하는 의료서비스가 일반적인 의료서비스인지 아니면 최첨단의 독특한 의료서비스인지에 따라 촉진믹스 전략이 달라진다. 일반적인 의료서비스인 경우에는 대부분의 경쟁 의료기관들도 제공하고 있는 서비스이므로 독특한 차이를 보이지 않게 된다. 따라서 이러한 경우에는 촉진내용보다는 촉진 방법이 보다 중요하게 된다. 그러나 최첨단의 독특한 의료서비스인 경우에는 단순한 촉진 내용만으로도 고객에게 강한 이미지를 심어줄 수 있다. 따라서 전자의 경우는 전하려는 메시지의 구조, 형식 등이 중요하며 후자의 경우는 메시지의 내용이 중요하게 된다.

3) 의료서비스의 수명주기

촉진 방법은 의료서비스의 수명주기(life cycle)에 따라 달라질 수 있다. 즉 조직의 촉진전략은 촉진하려는 상품이 상품수명주기 상에서 어떠한 위치에 있는가에 따라 달라진다. 처음 도입 단계에서는 광고와 홍보 등이 인식을 높이는데 중요한 촉진도구가 되며 이를 통해 초창기 의료서비스 이용량을 높일 수 있다. 성장단계에서도 광고와 홍보가 계속 중요한 도구가 되나 이때는 이미 더 이상의 인센티브가 필요 없는 시기이므로 판매촉진은 그 중요성이 떨어진다. 성숙단계에서는 인적판매와 같은 촉진이 더 중요하게 되는데 왜냐하면 이 시기는 이미 의료기관 간 의료서비스의 품질이 비슷하기 때문에 고객들로 하여금 서비스 이용으로 직접 유도하는 것이 효과적이기 때문이다. 쇠퇴단계에서는 광고, 홍보 및 인적판매 등은 이미 그 역할을 많이 할 수 없는 단계이다.

4) 고객들의 준비상태

촉진의 효과는 고객들의 준비상태에 따라 많은 영향을 받는다. 예를 들어 건강한 사람에게는 의료기관의 촉진활동이 거의 의미 없는 대신 질병이 있거나 아니면 다른 의료기관을 이용하고 있는 사람들의 경우는 촉진에 의해 크게 영향을 받는다. 광고는 일반인들에게 의료기관의 존재를 인식시켜주는 가장 좋은 촉진도구이나 의료산업의 경우는 광고를 제대로 활용할 수 없기 때문에 인적접촉을 통하거나 구전에 의한 촉진 또는 신문기사와 같은 홍보를 통해 의료기관에 대한 인식을 증대시켜 나가는 방안을 고려해야 한다.

의료기관의 경우는 구전에 의해 영향을 많이 받기 때문에 환자가 의료기관에 접근하는 의뢰제도나 환자중심의 진료운영, 친절 등과 같은 비의료적인 요소가 중요한 촉진요소가 될 수 있다. 한편 새로운 기술이나 장비의 도입 등과 같이 해당 의료기관의 독특한 의료서비스는 신문기사나 지역 안내문, 홍보책자 등을 통해 계속적으로 알릴 수 있도록 노력하여야 한다.

5) 촉진전략

조직의 촉진전략은 푸시 전략(push strategy)과 풀 전략(pull strategy)으로 구분되는데, 어느 전략을 선택하느냐에 따라 효과적인 촉진수단이 달라진다.

(1) 푸시 전략

푸시 전략(push strategy)이란 제조업자(서비스 제공업자)가 유통경로를 통하여 최종 소비자에게 제품을 '밀어 넣는 것'을 의미한다. 유통 경로상에 있는 각각의 구성원들이 그 다음 단계의 구성원을 설득하는 전략으로, 즉 제조업자는 중간상을 대상으로 촉진활동을 전개하고 중간상은 다시 소비자를 각각 설득시켜 제품을 구매하도록 유도하는 전략이다. 푸시 전략의 목표는 유통업자들로 하여금 우리 조직의 상품을 많이 취급하도록 하고, 최종 소비자들에게 적극 권하도록 만드는데 있다. 푸시정책은 최종 소비자들의 브랜드 애호도가 낮고, 브랜드 선택이 점포 안에서 이루어지며, 충동구매가 잦은 상품의 경우에 적합하다.

도표 8-3

푸시(push)와 풀(pull)전략

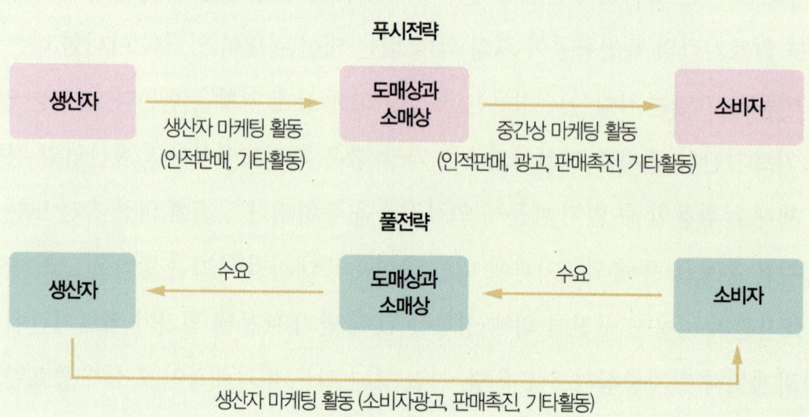

(2) 풀 전략

풀 전략(pull strategy)이란 소비자 수요를 유통경로 구성원들을 통해 상품을 '끌어

당기는' 전략이다. 소비자의 수요를 직접 자극하려고 할 때 이용되는 방법으로 제조업자가 광고나 판매촉진을 통해 소비자의 수요를 자극하면 소비자가 중간상에게 상품을 요구하게 되고 중간상은 다시 제조업자에게 그 상품을 구매하는 과정을 거치게 된다. 풀 전략의 목표는 최종 소비자들로 하여금 우리 조직의 상품을 찾게 만듦으로써 결국 유통업자들이 그 상품을 취급하게 만드는데 있다. 풀 전략은 최종 소비자들의 브랜드 애호도가 높고, 브랜드 선택이 점포에 오기 전에 이미 이루어지며, 관여도가 높은 상품의 경우에 적합하다.

예를 들어 우리나라의 약국에서 판매되는 의약품 시장에서 대부분의 제약회사들은 풀 정책에 크게 의존하고 있기 때문에, 매출액의 상당 부분을 광고비에 투입하고 있다. 그 결과 많은 사람들이 약국에 와서 약사의 의견을 묻기 보다는 특정 브랜드를 지명해서 구입하고 있다.

의료기관의 경우 광고의 제한으로 풀 전략은 현실적으로 활용되기 어렵기 때문에 푸시 전략에 주로 의존해 왔다. 의료기관의 경우 종합병원에서 인근의 병의원들과 환자 의뢰체계를 구축함으로써 의뢰된 환자들에게 진료과정의 편의를 제공하고 의뢰한 의사에게 진료결과를 신속히 알려주며 종합병원에서 진료가 끝난 환자는 의뢰한 의사에게 회송하는 등 지역 내 의사와 고객의 편의를 도모함으로써 다음에도 인근 병의원에서 환자를 후송하도록 유도하는 것도 푸시 전략의 사례이다. 이는 단기적인 효과를 가져 온다는 장점은 있으나 장기적으로 지속하기 어렵고 그리 효과도 크지 않다는 문제점이 있다. 따라서 의료기관의 경우도 풀 전략에 의한 촉진전략을 보다 적극적으로 고려해 볼 필요가 있다.

도표 8-4

푸시와 풀 전략에 따른 촉진믹스의 구성

구분	광고	홍보	판매촉진		인적판매
			소비자판촉	중간상판촉	
푸시(push)		●		●	●
풀(pull)	●	●	●		

Ⅱ 광고

1. 광고의 개념과 역할

1) 개념

광고(advertising)는 TV, 라디오, 잡지, 신문, 옥외간판 등을 활용하여 소비자들이 상품에 대해 인식하도록 하는 것을 말한다. 즉 '광고란 확인된 광고주가 표적청중들에게 자사의 상품이나 서비스에 대한 정보를 제공하여, 그들을 설득하고 유인하기 위해 일정한 대가를 지불하고 대중매체를 이용하는 비인적 커뮤니케이션 과정'이라고 할 수 있다. 소비자들은 매일 많은 광고에 노출되지만 대부분 소비자들의 관심을 끌지 못하고 사장되어 버리기도 한다. 광고는 상품에 대한 소비자의 인식증가를 목표로 하고 있어 소비자를 교육시키는 교육적인 효과가 있다. 그러나 광고의 효과는 장기적으로 나타나기 때문에 정확한 광고효과를 측정하기가 어려운 측면이 있다.

광고의 일반적인 특성을 살펴보면 다음과 같다.

① 광고를 하는 광고주는 일정한 광고비를 지불함으로써 광고의 소구방법, 매체결정 등 광고에 대한 통제력을 가질 수 있다. 이는 홍보와 구분되는 가장 중요한 개념 중의 하나다.

② 광고는 고객들에게 메시지를 전달하기 위해 TV, 라디오, 신문, 잡지 등과 같은 각종 대중매체를 이용하는 매스커뮤니케이션(mass communication)이라는 점에서 직접고객을 대면하는 인적판매와도 구분된다.

③ 광고물에 반드시 광고주를 명시함으로써 고객들에게 광고후원자가 누구인지를 확인할 수 있도록 하였다.

2) 광고의 역할

광고는 일반적으로 정보제공, 설득, 회상, 구매행동 유도 등 네 가지 역할을 갖는다.

(1) 정보제공

광고는 서비스에 관한 정보를 제공하는 역할을 한다. 이러한 정보에는 영업시간, 가격, 제공 서비스의 종류 등이 포함된다. 예를 들어 치과에서는 충치나 아픈 이만을 치료하는 것이 아니라 누런 이를 하얗게 하거나 고르지 못한 치아를 교정할 수 있다는 광고를 한다. 또한 심장마비나 고혈압의 징후를 드라마 방식의 시리즈 광고로 방영하여 정보를 제공하기도 한다.

(2) 고객설득

설득적 광고는 고객을 특정한 관점으로 납득시키기 위해서 시행하는 것이다. 다이어트 광고나 성형외과 광고 등 다른 고객의 서비스 이용 전후의 상황을 극명하게 제시하여 고객을 설득하는 경우가 그 예이다.

(3) 상품회상

광고에 나타난 특정 요소들로 인해 브랜드나 기업의 회상을 강화하는 것을 말한다. 여기에 사용되는 요소는 단순한 것이 좋다. 혹은 음악을 효과적으로 이용하거나 단순한 메시지를 갖고 있는 것이 나은 방법이다.

(4) 구매행동 유도

광고시청자들을 설득하여 해당 서비스를 구매하게 하거나 그것에 대해 관심을 갖도록 하는 것을 말한다. 이런 목적의 광고는 대개 쿠폰이나 프리미엄 같은 다른 판촉수단과 결합되어 사용되는 경우가 많다.

2. 의료서비스 광고 범위와 지침

1) 의료서비스 광고의 범위

의료서비스 광고는 다른 재화나 용역의 서비스와는 달리 광고의 주체나 내용, 범위, 목적을 비롯하여 광고매체 등에 있어 많은 제한을 하여 왔으나 2009년 의료법 개정을 통하여 의료제공자의 자율성을 일부 보장하는 방법으로 바뀌었다. 종전의 의료광고는 국민건강에 미치는 영향이 크다는 점을 고려하여 규제와 제한이 불가피한 측면이 있었지만, 규제로 인한 의료관련 정보제공의 부실로 국민들이 의료기관 선택이나 의료에 대한 정보접근에 제한을 받는 부분이 존재하고 있었다.

의료법 개정을 통하여 의료광고는 기존의 포지티브 방식을 탈피하여 몇 가지 금지항목을 제외하고는 모든 광고를 허용하는 네거티브 방식으로 전환되었다. 이는 의료제공자에게 의료광고의 자율성을 일부 보장하면서도 근본적으로 환자의 알권리를 보장하는 내용이며, 시대적 요구를 반영하여 환자나 보호자의 욕구를 충족시키기 위한 것이다.

이에 따라 지금까지 금지되었던 의료인의 기능, 진료방법, 효능 등에 대한 광고가 허용될 뿐만 아니라, 인정된 신의료기술도 대중광고를 할 수 있게 하였다. 다만 의료광고를 시행할 경우 사전 심의제도를 도입하여 광고 내용 및 방법 등에 대해 보건복지부가 위임하는 기관(의사협회, 치과의사협회, 한의사협회)의 승인을 받도록 하고 있다.

의료광고는 의료법인, 의료기관, 의료인 외에는 광고를 할 수 없으며, 인터넷을 제외한 TV, 라디오 등 방송매체를 이용한 의료광고는 계속 금지되며, 특정 의료인을 소개하는 내용의 기사형 광고, 인터뷰 형식을 통해 특정 의료인을 알리는 광고도 금지된다. 광고의 금지사항은 의료법 제56조에 명기하고 있고. 허위 과대광고 위반을 할 경우 1년 이하의 징역 또는 500만원 이하의 벌금에 처하도록 하고 있다.

이와 같이 의료서비스 광고는 사람의 생명을 다룬다는 점에서 좀 더 차별화되어 있어 많은 제약이 따른다. 하지만 의료법인 · 의료기관 · 의료인이 신문 · 인터넷신문, 정기간행물, 옥외광고물 중 현수막 · 벽보 · 전단 및 교통시설 · 교통수단에 표시되는 것, 전광판, 대통령령으로 정하는 인터넷 매체 등을 통해 의료광고를 하려면 미리 광고의 내용과 방법 등에 관하여 보건복지부장관의 심의를 받아서 광고를 실시할 수 있다. 여기서 대통령령으로 정하는 인터넷 매체는 ①「신문 등의 진흥에 관한 법률」에 따른 인터넷뉴스 서비스, ②「방송법」에 따른 방송사업자가 운영하는 인터넷 홈페이지, ③「방송법」에 따른 방송사업자의 방송프로그램을 주된 서비스로 하여 '방송', 'TV' 또는 '라디오' 등의 명칭을 사용하면서 인터넷을 통하여 제공하는 인터넷 매체, ④「정보통신망 이용촉진 및 정보보호 등에 관한 법률」에 따른 정보통신서비스 제공자 중 전년도 말 기준 직전 3개월 간 일일 평균 이용자 수가 10만명 이상인 자가 운영하는 인터넷 매체 등을 말한다.

도표 8-5

의료광고의 금지 등

○ 의료기관 개설자, 의료기관의 장 또는 의료인은 다음 어느 하나에 해당하는 의료광고를 하지 못한다.

- 평가를 받지 아니한 신의료기술에 관한 광고
- 환자에 관한 치료경험담 등 소비자로 하여금 치료 효과를 오인하게 할 우려가 있는 내용의 광고
- 거짓된 내용을 표시하는 광고
- 다른 의료인등의 기능 또는 진료 방법과 비교하는 내용의 광고
- 다른 의료인등을 비방하는 내용의 광고
- 수술 장면 등 직접적인 시술행위를 노출하는 내용의 광고
- 의료인등의 기능, 진료 방법과 관련하여 심각한 부작용 등 중요한 정보를 누락하는 광고
- 객관적인 사실을 과장하는 내용의 광고
- 법적 근거가 없는 자격이나 명칭을 표방하는 내용의 광고
- 신문, 방송, 잡지 등을 이용하여 기사(記事) 또는 전문가의 의견 형태로 표현되는 광고
- 심의를 받지 아니하거나 심의받은 내용과 다른 내용의 광고
- 외국인환자를 유치하기 위한 국내광고
- 소비자를 속이거나 소비자로 하여금 잘못 알게 할 우려가 있는 방법으로 비급여 진료비용을 할인하거나 면제하는 내용의 광고
- 각종 상장 · 감사장 등을 이용하는 광고 또는 인증 · 보증 · 추천을 받았다는 내용을 사용하거나 이와 유사한 내용을 표현하는 광고

○ 의료광고는 다음의 방법으로는 하지 못한다.

- 텔레비전방송 : 정지 또는 이동하는 사물의 순간적 영상과 이에 따르는 음성 · 음향 등으로 이루어진 방송프로그램을 송신하는 방송
- 라디오방송 : 음성 · 음향 등으로 이루어진 방송프로그램을 송신하는 방송
- 데이터방송 : 방송사업자의 채널을 이용하여 데이터(문자 · 숫자 · 도형 · 도표 · 이미지 그 밖의 정보체계를 말한다)를 위주로 하여 이에 따르는 영상 · 음성 · 음향 및 이들의 조합으로 이루어진 방송프로그램을 송신하는 방송(인터넷 등 통신망을 통하여 제공하거나 매개하는 경우를 제외한다)
- 이동멀티미디어방송 : 이동중 수신을 주목적으로 다채널을 이용하여 텔레비전방송 · 라디오방송 및 데이터방송을 복합적으로 송신하는 방송
- 그 밖에 국민의 보건과 건전한 의료경쟁의 질서를 유지하기 위하여 제한할 필요가 있는 경우로서 대통령령으로 정하는 방법

2) 의료서비스 광고 전략

의료서비스의 효율적인 광고를 위한 지침을 살펴보면 다음과 같다.

(1) 명백하고 분명한 메시지를 사용하라.

무형의 의료서비스를 소비자에게 알리기 위해서는 명백하고 분명한 메시지를 사용하여야 한다. 의료서비스는 추상적이기 때문에 효과적이고 간결한 메시지를 구성하는 데 많은 어려움이 따른다. 이를 위해 심볼, 그림, 표식 등을 적절히 사용하여 의미의 전달이 가능하도록 하는 창의성이 필요하다. 즉 무형의 서비스를 눈에 보이듯 설명해 줄 수 있어야 하는데, 이를 위해서는 광고에 생생한 정보를 이용하여 흥미롭고 구체적이며, 감각적이고 상상력을 불러일으킬 만큼 생생하게 묘사할 때 소비자의 이해 수준이 높아지는 것이다. 내용다지기 8-1

(2) 편익을 강조하라.

특정 의료서비스를 이용함으로써 어떠한 효과 또는 편익이 있는가를 강조할 필요가

내용다지기 8-1

'의료시술 쿠폰 제공 광고' 의사 "자격정지 정당"

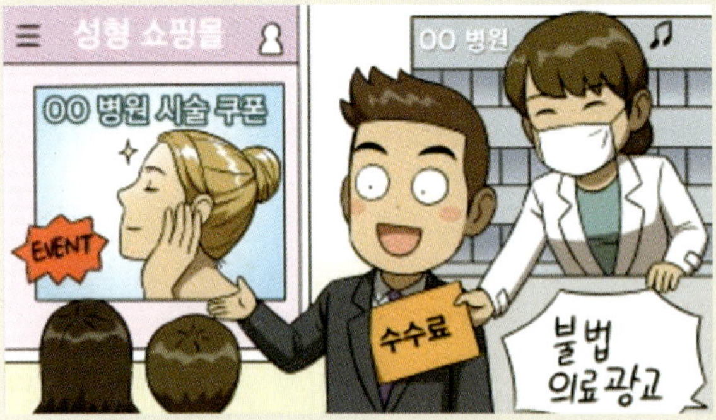

인터넷을 통해 의료시술 쿠폰을 제공한다는 마케팅성 광고를 올린 의사에게 자격정지 처분을 한 관계기관 조치는 적법하다는 법원 판결이 나왔다. 쿠폰 제공이 문제가 아닌 인터넷사이트 광고를 통해 수수료를 지급한 행위가 의료법 위반에 해당한다고 본 것이다. 서울행정법원 행정14부(김정중 부장판사)는 의사 A씨가 보건복지부장관을 상대로 낸 의사면허 자격정지처분 취소소송에서 원고 패소했다고 밝혔다. 성형외과 전문의인 A씨는 2014년 10월부터 2015년 2월까지 한 인터넷사이트에 '뉴 스컬트라 1병 300분 한정' 광고를 실시했다. 광고비로 지급된 돈은 1300만원 가량 됐다. 그는 광고가 실린 인터넷사이트를 이용해 시술 상품 쿠폰을 구매할 수 있도록 환자를 소개해주면 진료비 15%를 수수료로 지급키로 약정했다. 2014년 11월부터 이듬해 2월말까지 진료비 일부인 1300만원이 웹사이트 운영자들에게 지급됐다. 복지부는 이런 행위가 '의료법 위반'에 해당한다며 A씨에 대해 자격 정지 1개월의 조치를 취했다. 인터넷사이트 운영자들은 의료법 위반 혐의 재판결과 유죄 판결이 확정된 바 있다. 하지만 A씨 측은 "광고를 한 사실은 있으나 본인부담금 면제나 할인, 불특정 다수에게 교통편의를 제공하는 행위에 해당하지 않는다"면서 "영리를 목적으로 인터넷사이트 운영자들을 사주했다고 볼 수 없다"며 복지부 처분에 반발해 소송을 했다. 재판부는 우선 A씨 행위는 "의료법이 금지하는 영리를 목적으로, 환자를 의료기관에 소개·알선·유인하는 행위나 이를 사주하는 행위"라고 판단했다. 또 "A씨는 인터넷사이트를 통해 의료기술이나 의료행위에 관한 정보를 널리 알리는 광고를 제공받은 것이 아니다"라며 "개별환자 사이 특정 의료행위 위임계약 성립을 중개받은 것"이라고 설명했다. 이어 "A씨가 지급한 수수료는 건별 매출에 연동해 정해지는 것"이라며 "광고에 대한 대가로 지급된 것이 아닌 환자를 유치한 성과에 대한 대가로 지급되는 '수수료'라고 평가할 수 있다"고 밝혔다. A씨 측은 면허정지 기간이 과도하다는 주장을 했지만 재판부는 "해당 의료법 위반 자격정지 기준이 2개월"이라며 받아들이지 않았다.

있다. 효과 또는 편익은 고객욕구를 충족시킬 수 있는 메시지일수록 소비자에게 효과적으로 전달된다.

(3) 제공 가능한 서비스만을 약속하라.

의료서비스는 의료인과 고객의 상호작용에 따라 서비스 질이 달라질 수 있는 가변성을 지닌다. 그러므로 실제로 제공 가능한 최소 수준의 서비스만을 고객에게 약속하여야 한다. 과도한 약속을 포함하는 광고의 부정적인 효과는 기간이 늘어날수록 더욱 커지고 있으며, 서비스 조직은 지킬 수 있는 약속을 담은 광고를 해야 한다.

(4) 의료인(내부고객)에게 먼저 광고를 하라.

의료서비스에서 의료기관의 종업원(특히 의료인)은 내부고객이다. 외부의 고객에게 서비스 광고를 행하기 전에 내부고객에게 먼저 광고를 함으로써 고객만족을 기할 수 있다. 내부고객이 만족하고 이해할 수 있는 서비스라면 그 서비스는 외부고객에게도 이해를 시킬 수 있고 만족도 줄 수 있다.

(5) 구전을 활용한 광고를 하라.

구전(word of mouth)이란 고객들의 입을 통하여 비공식적으로 정보가 전달되는 것을 말한다. 흔히 주변에서 유명한 의사, 유명한 의료기관에 대해 이야기하는 것을 들을 수 있는데 이것은 대부분 구전을 통해 확대된다. 그러므로 만족을 느낀 고객으로 하여금 잠재고객에게 호의적인 말을 전할 수 있게 하면서, 기존고객과 잠재고객의 상호접촉 관계를 강화시키는 장치가 필요하다.

(6) 유형의 실마리를 제공하라.

소비자는 의료서비스의 구매 시 위험을 인식한다. 의료기관의 물리적 환경요소를 강조함으로써 구매위험을 줄일 수 있다. 물리적 환경요소를 살펴봄으로써 소비자들은 의료서비스 수준을 어느 정도 짐작할 수 있다. 물리적 환경요소는 소비자가 서비스 질을 평가할 수 있는 단서를 제공하여 준다. 유형의 실마리를 통하여 소비자들은 실제 사용해보지 않고서도 서비스 질을 탐색하게 된다. 소비자들이 구매 전에 탐색할 수 있는 유형의 실마리를 제공함으로써 구매위험을 줄일 수 있다.

(7) 광고를 지속적으로 하라.

의료서비스는 무형의 상품이기 때문에 이것에 대한 특정 이미지를 형성하거나 경쟁기관과 차별화를 기하기 어렵다. 하지만 이미지의 형성이나 차별화가 전적으로 불가능한 것은 아니다. 심볼이나 형식, 음악이나 테마 등을 광고에 지속적으로 이용함으로써 의료기관은 특정 이미지의 구축이나 차별화가 가능하다. 고객으로 하여금 의료기관을 연상할 수 있게 하는데 심볼, 테마, 형식, 음악 등을 이용하여 지속적으로 광고하는 것이 필요하다.

3. 광고매체 선정

광고메시지가 표적고객에게 전달되기 위해서는 커뮤니케이션 전달기구가 필요한데 이러한 전달기구를 광고매체라고 한다. 서비스 조직은 자신의 메시지를 전달하는데 있어서 어떤 매체가 가장 효과적인가를 결정해야 한다.

1) TV 광고

현행 의료법에는 TV를 통한 의료광고는 규제의 대상이기 때문에 의료기관들은 간접광고의 형태를 취하고 있다. 이는 TV 드라마나 기타 프로그램 속 촬영장소를 제공한다거나, TV나 기타 프로그램의 특정 장면에서 병원을 간접적으로 노출시켜 시청들에게 의료서비스 제공자를 광고하는 형식이다. 시청자들은 TV나 프로그램을 보면서 의료기관의 시설이나 차별화된 장점에 대하여 시각적으로 생생하게 전달받을 수 있고, TV를 통하여 해당 의료기관을 간접적이지만 현실감 있는 체험을 하기도 하고 다양한 감성적인 영향을 받을 수 있다. 따라서 TV 광고의 제한점을 극복하고 TV 드라마가 제공하는 여러 가지 장점을 잘 활용한다면 병원의 좋은 이미지를 일반 의료서비스 고객들에게 효과적으로 전달할 수 있다.

2) 인쇄매체

방송매체와는 달리 독자의 자발적이고 적극적인 정보처리를 필요로 하는 인쇄매체는 방송매체와는 다른 광고방식을 요한다.

(1) 신문

신문광고는 짧은 시간 내에 광범위한 범위에 도달할 수 있다는 장점이 있어 의료광고 방법으로 많이 사용되고 있다. 예를 들어 이미 고객의 마음에 확고한 이미지를 확립한 병원에 대한 신문광고는 병원에 대한 소비자의 기억과 긍정적인 태도를 효율적으로 강화시키는 효과가 있다. 또한 신규병원에 대한 신문광고는 능동적으로 정보를 탐색하는 사람들에게 중요한 정보를 제공하는 수단이 된다. 따라서 신문광고를 하는 경우에는 광고의 목적이 기존에 방문한 고객들의 병원에 대한 인식을 강화하고자 하는 것인지, 아니면 광범위한 소비자들에게 정보를 전달하기 위한 것인지를 명확히 한 다음에 광고를 기획하고 디자인하는 것이 보다 효과적이다. 내용다지기 8-2

내용다지기 8-2

그 시절 그 광고
– "이러다간 백년 뒤 인구 5억 된다" 피임약, 인구 팽창을 核폭발 비유

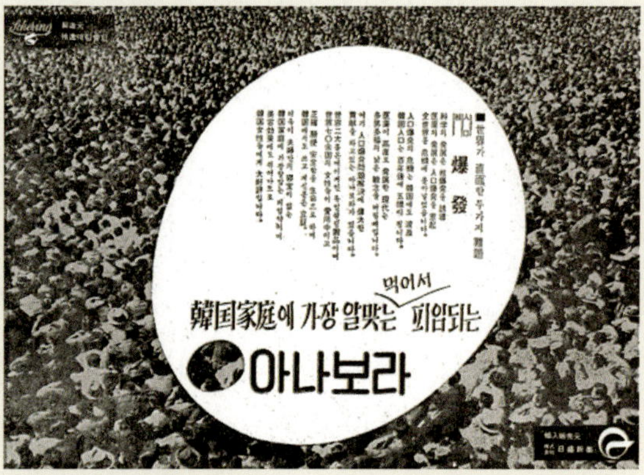

1963년 여름, 놀랄 만한 숫자가 아침 신문 독자들 시선을 붙들었다. 최초로 수입 판매된 독일산 먹는 피임약 '아나보라' 광고의 첫 문장이다. 당시 인구증가율 연 2.28%로 세계 5위 인구 팽창국이던 한국 현실을 내세워 '충격 요법'으로 산아제한의 필요성을 부각시켰다(조선일보 1963년 7월 23일자). 원자탄, 우주선 등과 함께 '인류 역사를 뒤바꾼 20세기 최고 발명품'으로 꼽힌 피임약은 1950년대 서구에서 개발됐지만, 우리 광고란에 등장한 건 1962년쯤이다. 처음엔 '주입형' 등 불편한 제품들이 들어왔지만, 1963년 7월 상륙한 먹는 피임약은 획기적이었다. 첫 광고에선 '편리하다' '안전하다' 등 장점 9가지를 열거하면서 '남자의 협조가 필요 없다'는 점을 빼놓지 않았다. 그때까지 주로 쓰이던 남성용 피임기구(콘돔)로 찾을 수 없던 피임의 여성 주도권을 거론한 것이다. 피임약 수입은 1961년 5 · 16 군사쿠데타 직후 펼쳐진 불도저식 사회 개혁 분위기 속에서 시작됐다. '베이비 붐 시대' 말기인 그 시기엔 해마다 70만명, 대구시 하나만큼의 인구가 늘고 있었다. 2013년 인구 자연증가 수 17만명의 4배가 넘는다. 군사정권은 전국 보건소 183곳에 가족계획 상담소를 설치하고 4만명에겐 피임약과 기구를 무료로 뿌렸다. 파견된 지도원들은 수줍어하는 농촌 아낙들을 붙잡고 피임법을 열심히 가르쳤다(1962년 7월 19일자). 보사부 장관은 '가족계획 10개년 계획'을 통해 인구증가율을 3분의 1로 줄이겠다고 장담했다(1962년 12월 29일자). 가족계획 열풍을 타고 피임약 광고도 잦아졌다. 광고들은 특별한 근거는 제시하지 않은 채 미용에도 효과가 있다고 주장하기도 했다(1963년 12월 13일자). 1964년 10월 중국의 원자탄 실험 성공으로 핵확산에 대한 세계적 공포가 커지자, 5개월 뒤 등장한 피임약 광고는 '세계가 직면한 두 가지 난제는 인구 폭발과 핵폭발'이라는 광고 카피를 선보이며 인구 급증을 살인적 재앙 차원으로 묘사했다. '과학의 발전은 핵폭발을 유도했고, 의학의 발전은 인구 폭발을 야기했다'며 그럴싸한 설명도 갖다 붙였다. 광고는 또 '부부만의 침실이 없는 한국 가정에 가장 알맞은게 먹는 피임약'이라고 애써 강조했다. 자녀들과 한방을 쓴다면 미리 먹어두는 약이 낫지 않겠냐며, 최대 라이벌인 남성용 피임기구의 '단점'을 슬쩍 부각시킨 것이다(1965년 2월 23일자).

(2) 잡지

잡지는 다른 어떤 매체보다도 독자를 선별하여 정보를 전달할 수 있다는 점에서 고객선별성이 매우 높은 매체이다. 대중 마케팅(mass marketing)에서 특정한 고객집단, 즉 표적시장을 대상으로 하는 마케팅이 더욱 필요한 상황에서 특정한 표적고객집단에게 효과적으로 전달할 수 있는 광고가 가능한 잡지는 그 중요성과 효과 면에서 점차 부각되고 있다. 잡지광고는 수명이 상당히 길다는 특징을 가지고 있다. 또한 잡지는 폐기되지만 않는다면 몇 달이든 간에 여러 사람들에게 두루 읽히며, 경우에 따라서는 반복적으로 읽혀지기도 한다는 점에서 잡지는 매우 매력적인 매체가 된다. 또한 기사에 대한 독자들의 관여도가 비교적 높은 편이기 때문에, 잡지의 특성과 잘 조화되는 광고는 독자의 높은 관심을 유도할 수 있다.

반면 잡지는 다른 매체와 비교하여 구독자의 수가 적고 광고비가 비교적 고가이기 때문에 전달범위가 제한된다. 또한 일반적으로 광고를 6~8주 전에 준비해야 하므로 광고가 노출될 때까지의 기간이 길고, 대부분의 경우 많은 광고가 뭉쳐서 한 군데에 집중되어 나오기 때문에 광고 간 간섭현상이 심하여 광고효과가 줄어들 수 있는 단점이 있다.

3) 옥외광고

옥외광고물이란 공중에게 항상 또는 일정 기간 계속 노출되어 공중이 자유로이 통행하는 장소에서 볼 수 있는 것으로서 간판 · 입간판 · 현수막(懸垂幕) · 벽보 · 전단(傳單)과 그 밖에 이와 유사한 것을 말한다. 여기에는 대통령령으로 정하는 교통시설 또는 교통수단도 포함되는데 교통시설에는 지하도, 철도역, 지하철역, 공항, 항만, 고속국도 등이 있고, 교통수단에는 철도차량, 도시철도차량, 자동차, 선박, 항공기 및 초경량 비행장치 등이 해당된다.

옥외광고는 고정된 위치에 설치되어 24시간 내내 노출되기 때문에 지속적이고 반복적인 노출효과가 있다. 특히 집밖에서 대부분의 시간을 보내는 사람이나 비교적 TV나 신문을 잘 보지 않는 젊은 사람들에게는 중요한 광고매체가 될 수 있다. 옥외광고는 일단 설치되면 장기적으로 보존되기 때문에 노출비용이 상대적으로 낮으며, 대형광고물의 경우 시야를 지배하는 극적인 시각효과를 유도할 수 있다는 장점이 있다. 또한 상품 또는 서비스와 관련된 지역 또는 그 지역을 지나는 교통수단에만 선택적으로 광고

할 수 있다.

그러나 지하철, 버스, 택시 등과 같은 대중교통 수단이나 버스정류장이나 지하철역 등을 이용한 교통광고는 동행인들이 광고물을 보는 시간이 짧기 때문에 여기에 사용되는 옥외광고는 눈에 잘 띄는 색상이나 디자인을 사용해야 하며, 비교적 간결하면서도 분명한 정보만을 전달하도록 해야 한다.

4) 인터넷 광고

인터넷 매체는 전통적 매체와 달리 쌍방향성을 가지고 있기 때문에 고객과 광고주 간의 상호 커뮤니케이션을 원활하게 할 수 있으며, 그 결과 고객과 브랜드 간의 관계형성 및 관리에 유용하다. 인터넷은 시간과 공간의 제약이 없기 때문에 24시간 내내 고객들을 상대로 광고를 할 수 있다. 또한 인터넷은 다른 매체에 비하여 광고 제작비용이 상대적으로 낮고, 제작 및 수정작업이 비교적 용이하기 때문에 소비자들의 반응에 적극적으로 대처할 수 있다. 인터넷 매체를 이용한 광고들로는 홈페이지, 스폰서십, 팝업, 배너광고 등이 있다.

스폰서십(sponsorship) 광고는 특정 사이트를 지원하는 병원의 로고나 브랜드를 특정 사이트상에 노출시킴으로써 이 사이트를 방문한 이용자에게 병원의 브랜드에 대한 인지도를 높이기 위한 목적의 인터넷 광고를 말한다.

팝업광고는 의료서비스 제공자의 홈페이지가 열릴 때 새로운 창과 함께 그 위로 나타나는 광고를 의미한다. 이러한 팝업광고는 홈페이지를 이용하는 고객들은 강제적으로 팝업광고에 노출되기 때문에 의료서비스 고객의 주목을 끌 수 있다는 점에서는 장점이 있다. 하지만 팝업광고가 해당 사이트를 방문할 때마다 뜬다면 홈페이지 방문자들이 귀찮다거나 방해를 받는다고 생각할 수 있기 때문에 지나친 팝업광고는 오히려 그 의료기관의 홈페이지에 대하여 부정적인 영향을 미치기도 하므로 주의해야 한다.

배너광고는 인기 있는 홈페이지의 한쪽에 특정 웹사이트의 이름이나 내용을 부착하여 홍보하는 그래픽 이미지를 뜻한다. 마치 현수막처럼 생겨 배너(banner)란 명칭으로 불린다. 초기의 배너광고는 주로 사각형 모양에 도메인과 사업내용을 알리는 단순한 형태로 시작되었으나, 최근에는 동영상을 넣거나 홈페이지를 열면 화면에 고정적으로 배치되는 등 효과적인 광고를 위해 그 기술과 방법들이 점차 다양화되고 있다.

도표 8-6

주요 광고매체의 특징

매체	장점	단점
신문	• 독자층이 광범위하고 독자파악이 쉬움 • 신속한 광고, 많은 양의 정보를 전달 • 신뢰성이 높음	• 광고의 수명이 짧고 회독률 낮음 • 다른 광고물과 혼합되어 접근이 곤란 • 유심히 보는 독자가 적음
TV	• 시각과 청각효과를 동시에 추구 • 짧은 시간 내에 많은 사람들에게 광고메시지가 전달됨 • 보는 사람의 주의를 끄는 힘이 강함	• 광고비용 높고, 과다경쟁, 광고변경 곤란, 광고시간이 짧음 • 표적고객층의 선별적 수용이 불가능함 • 노출시간이 짧아 복잡한 메시지 불가능
라디오	• 광고비가 저렴, 광고메시지를 방송프로와 방송지역에 맞출 수 있음 • 목표고객이 많이 사는 지역이나 많이 듣는 프로를 골라서 광고를 내보낼 수 있음	• 상품을 보여줄 수가 없음 • 주의를 끄는 힘이 TV보다 낮음 • 광고시간이 짧음
잡지	• 장기간의 광고 수명, 반복광고 가능 • 목표고객이 많이 보는 잡지를 골라서 광고를 할 수 있음 • 많은 양의 정보전달이 가능 • 신문에 내기 어려운 높은 질의 칼라광고 가능	• 광고계약을 하고 광고가 실리기까지의 시간이 오래 걸림 • 광고비용이 높음
옥외광고 (차량 등)	• 반복노출 가능, 낮은 비용 • 지역적 선택성, 높은 가시성, 경쟁이 낮음	• 불특정다수에게 전달(선별고객 어려움) • 많은 양의 정보를 전할 수 없음 • 주변 환경에 좋지 않은 영향
우편	• 목표고객의 입맛에 맞게 메시지를 제작하고 또 목표고객을 골라 우편광고물을 보낼 수 있음 • 자사의 광고만 전달 가능 • 광고비용의 개인화, 낭비 없음 • 발행통제가 가능, 광고효과 측정이 가능	• 비교적 비용이 많이 듦 • 쓰레기 우편물(junk mail)을 보내오는 병원이라는 이미지를 남길 수 있음
케이블TV	• 광고주가 원하는 목표고객에 대한 정확한 메시지 전달이 가능 • 광고비가 저렴 • 메시지 중심의 광고 제작이 가능하고 상세한 정보제공	• 낮은 시청률 • 광고가 나오면 다른 채널로 변경
인터넷	• 쌍방향커뮤니케이션이 가능하고 분량이나 시간에 제한이 없음 • 값싸고 빠르게 다양한 정보를 목표고객에게 보낼 수 있음 • 전 세계 모든 사람이 볼 수 있고 광고효과 측정이 용이	• 인터넷 사용자는 자기가 관심이 없는 분야의 광고물에 대해서는 부정적 • 다양한 부가적 재미를 제공하지 않으면 다시 이용하지 않음 • 사생활 침해 가능성

이상 살펴본 광고매체에 대한 주요 특징을 정리하면 도표 8-6과 같다. 물론 이들 광고매체에는 의료서비스에 대한 광고가 제한적이거나 할 수 없는 경우가 있기 때문에 광고기획자는 법규 검토와 제반 사항을 고려한 뒤 광고매체를 선정하고 의료광고심의를 신청하여야 한다.

Ⅲ 홍보

1. 홍보의 개념

1) 정의

홍보(publicity)는 방송이나 인쇄매체를 통하여 사람이나 상품 또는 서비스에 관한 사실을 객관적인 입장에서 의료기관에 관한 내용을 기사화하여 의료기관을 알리는 방법이다. 홍보는 스폰서에 의해 공표되지만 그에 의해서 요금이 지불되지 않는 상품, 서비스 및 아이디어에 관한 뉴스나 정보를 말한다. 따라서 메시지 전달에 사용되는 지면이나 시간에 대해 요금이 지불되지 않는 의미에서 무료인 것이다.

많은 사람들이 홍보와 PR(public relations)을 동의어처럼 사용하고 있지만 엄밀히 말하자면 홍보는 PR보다는 범위가 좁다고 할 수 있다. 즉 PR은 홍보 활동뿐만 아니라 고객, 언론, 정부, 국회, 시민단체 등 조직과 직접 또는 간접으로 관련이 있는 여러 집단들과 좋은 관계를 구축하고 유지하는 활동, 합법적인 로비활동, 조직의 경영진에 대하여 조직 이미지나 사회적 이슈에 대하여 조언을 하는 활동, 조직에 위기가 닥쳤을 때 이를 관리하는 등의 활동을 모두 포함하기 때문이다. PR의 가장 대표적인 수단이 홍보라고 할 수 있다.

2) 홍보와 광고의 차이점

홍보와 광고는 그 의도하는 바가 상품이나 서비스의 판매를 증진시키고자 하는 것이며 동시에 상품이나 기업에 대한 공중의 관심을 끌려고 한다는 점에서는 궁극적으로 큰 차이는 없다. 다만 일반적으로 소비자는 광고에 대해서는 종종 편견을 가지는 경우가 있으나 신문기사나 방송뉴스와 같은 것에는 상당히 높은 신뢰감을 가지게 된다. 즉 선전의 냄새가 없기 때문에 소비자들은 홍보의 내용을 믿으며 자연스럽게 병원의 정보를 받아들인다. 또한 홍보는 광고보다 소비자의 기억 속에 오래 남는다. 따라서 홍보는 그 효과가 매우 높으며 병원의 사회적 이미지에도 지대한 영향을 미친다.

홍보는 판매목적으로 신문이나 잡지 혹은 TV를 통해 기업의 이름이나 상표를 알리는 광고와 다르다. 홍보는 공공집단이 객관적인 관점에서 자료를 수집하거나 평가해서 얻은 내용을 기사형식으로 취재하여 대중에게 제공하는 것이다. 홍보와 광고의 차이점을 살펴보면 다음과 같다.

① 광고는 원래 직접적으로 판매를 촉진하고자 하는 것인 반면, 홍보는 공중에 새로운 서비스나 관심 있는 정보를 교육적으로 알리고자 하는 목적을 가지기 때문에 판매에는 간접적 영향을 미친다.

② 광고는 유료인데 비해 홍보는 무료이다.

③ 광고내용은 광고주가 자의적으로 통제할 수 있으나, 홍보는 정보 제공자의 의사와 관계없이 내용이 결정된다.

④ 광고는 광고주를 확인할 수 있지만 홍보는 반드시 그렇지는 않다.

⑤ 홍보는 뉴스형식으로 제시되어 보다 객관성 있게 보이기 때문에 소비자들에게 광고에 비하여 훨씬 더 신뢰감 있게 인식된다.

⑥ 광고는 조직이 동일한 메시지를 반복적으로 이용하여 소구할 수 있지만 홍보는 일반적으로 1회적이라는 한계가 있다.

⑦ 광고는 제공되는 정보의 양이나 메시지의 내용구성이 상대적으로 자유롭지만 홍보는 많은 제약을 받는다.

3) 홍보의 중요성

홍보라는 촉진수단이 성공하기 위해서는 매체들이 흥미를 가질만한 특별한 '이벤트'를 서비스 조직이 어떻게 개발하느냐 하는 것이다. 즉 다른 곳에서는 발견할 수 없는 자신만의 독특한 사건이나 화제를 개발하고 이를 언론에 효과적으로 공개하는 것이 홍보 성공의 관건인 것이다.

예를 들어 신설대학이 학교 인지도를 높이고 또 인지도를 바탕으로 원활한 학생유치를 획득하고자 할 경우에는 뉴스거리가 될 만한 많은 에피소드를 발굴해야 한다. 뛰어난 경력이 있거나 특별한 프로젝트에 참여하고 있는 교수가 있는가? 새로운 강좌 또는 특이한 강좌가 있는가? 캠퍼스에는 자랑거리가 될 만한 상징물이나 명소가 있는가? 재학생 중에 명물이나 유명인이 있는가? 등의 질문을 통해 자신을 탐색하고 기사화 될 가치가 있는 내용을 발굴해 내야 한다.

신문, 잡지, TV 그리고 라디오라는 매체는 그들의 속성상 시청자나 구독자가 흥미를 가질만한 사건에 관심을 가지며 이러한 흥미진진한 사건만을 기사 혹은 뉴스로 다룬다. 따라서 조직이 어떠한 분야에서 놀랄만한 성과를 거두었다 할지라도 매체가 판단할 때 뉴스로서의 가치가 없다면 또 독자들의 관심을 끌수 없는 것이라면 기사화되지 못한다.

그러나 일단 기사화되고 뉴스화 된다면 홍보는 고객에게 강력한 영향력을 미친다. 광고나 인적판매는 고객들의 입장에서 보면 조직의 자화자찬에 불구할 수 있고 따라서 소비자들은 기본적으로 경계의 눈길로 이들을 살핀다. 또 대중매체의 다양한 발달과 함께 수많은 광고들이 무차별적으로 소비자들에게 접근함으로써 이제 소비자들은 광고의 범람 속에서 아예 광고자체를 기피하는 현상까지 보이고 있다. 이같은 상황에서 소비자들은 신뢰할 만한 신문이나 방송이 제공하는 홍보에 당연히 귀를 기울이게 되며 이를 왜곡 없는 객관적 정보로 간주하게 된다. 이처럼 현대사회에서 홍보의 중요성이 증가함에 따라 현재 많은 서비스 조직에서 별도로 홍보부서를 독립적으로 설치 운영하고 있다. 내용다지기 8-3

내용다지기 8-3

“겨울방학 집중되는 이벤트성 치과 의료광고 등 소비자피해 주의”

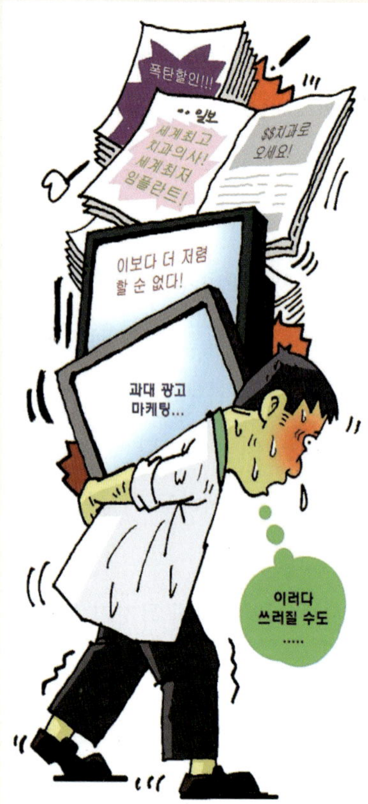

서울특별시치과의사회와 한국인터넷광고재단이 실시한 ‘인터넷상의 치과 의료광고 실태조사’ 결과, 현행 의료법상 금지된 ‘환자 유인 · 알선’ 및 ‘거짓 · 과장 광고’ 등의 부당 의심행위를 한 치과 의료기관 124곳을 확인했다고 밝혔다. 양 기관은 지난 10월부터 2개월간 홈페이지 등 인터넷을 통한 치과의료기관의 과도한 유인행위 등 이벤트성 의료광고를 포함한 1037건의 광고물을 점검하고 의료법 위반 여부를 조사했다. 조사결과 인터넷상의 치과의료광고 187건이 의료법 위반 의심광고로 확인됐다. 세부 위반유형은 ▲심의 받지 않은 것으로 의심되는 광고 101건(54%), ▲부작용 등 중요정보 누락 광고 25건(13.4%), ▲치료경험담 광고 18건(9.6%) 순으로 나타났다. 매체별 위반 심의 비율을 보면 포탈사이트 검색 광고가 83건, 의료기관 홈페이지 62건 순으로 나왔다. 정제오, 진승욱 서울시치과의사회 법제이사는 “인터넷을 통한 불법 치과의료광고는 청소년에게 쉽게 노출될 뿐 아니라 불필요한 의료비 지출과 의료시장의 건전한 질서를 저해한다는 점에서 엄정 대응이 필요하다”고 밝혔다. 서울시치과의사회는 부당 의심행위를 한 치과 의료기관에 자진 시정을 요구하는 한편, 수험생 · 취업준비생 등을 겨냥해 겨울방학에 집중되는 이벤트성 의료광고로 인한 소비자피해 주의를 당부했다.

2. 홍보매체

의료기관의 홍보를 위한 구체적인 수단으로는 언론관계, 서비스 홍보, 의료기관 촉진, 로비, 자문활동 등이 있다. 이러한 여러 가지 홍보활동들의 적절한 배합(홍보믹스)을 통하여 의료기관에 맞는 홍보 전략을 구성하여야 한다.

1) 언론관계(press relations)

언론관계 또는 언론홍보는 사람이나 서비스에 대한 주의를 끌기 위해 조직체가 뉴스가치가 있는 정보를 능동적으로 언론기관에 제공하여 그것이 기사화되도록 하는 것이다. 언론관계는 언론기관에 의하여 취급될 수 있는 가치, 즉 뉴스가치가 있는 자료나 정보를 언론인들에게 제공하는 것이 중요하다고 하겠다. 이러한 언론관계는 매스커뮤니케이션을 이용하기 때문에 파급효과가 크며, 신뢰성이 높다는 장점을 가지고 있지만, 홍보하고자 하는 내용을 의료기관이 자유롭게 선택할 수 없다는 제한점을 가지고 있다. 즉 언론기관이 기사화할 내용과 매체 지면, 시간 등을 직접 결정하기 때문에 의료기관은 기사내용을 뉴스로 보도할 것인지, 신문에 게재할 것인지, 언제 보도할 것인지에 대해 주도권을 가지지 못한다.

2) 서비스 홍보(service publicity)

서비스 홍보는 의료기관이 생산하는 특정 서비스에 대한 홍보활동을 뜻한다. 서비스 홍보를 위해 자주 이용되는 도구에는 신문이나 뉴스와 같은 보도자료, 사외보 등이 있다.

3) 의료기관 촉진

의료기관 촉진은 의료기관 내 · 외를 대상으로 의료기관에 대한 이해를 촉진시키려는 활동이다. 의료기관의 촉진을 위한 수단으로 자주 이용되는 방법이 견학이나 홍보지 발간, 홍보영화 제작 등이다. 또한 병원에 대한 인식을 증가시키기 위하여 바자회나 음악회, 전시회, 강연회, 자원봉사 등과 같은 지역사회 행사를 개최하고 있다.

4) 로비(lobby)

의료기관과 관련된 입법이나 규제를 촉진 또는 완화하기 위해 입법부나 행정부의 인사나 관리들과 접촉하여 진정을 하는 활동이다.

5) 자문활동(counselling)

관련기관이나 단체에 대해 의학이나 의료행위들을 자문함으로써 의료기관의 이미지 행상에 기여하고자 하는 활동을 말한다. 예를 들어 TV에 의학상식에 관한 프로그램에 참석하여 조언하거나, 지역사회의 의료정책에 참여하여 필요한 자문을 해주는 것 등이 이에 포함된다.

한편 구체적인 홍보도구로는 홍보문서, 시청각 문서, 뉴스, 이벤트, 연설, 전화 정보서비스 등을 들 수 있다. 이 중 많이 사용하고 있는 홍보도구로는 소식지, 연간보고서, 안내책자(brochures), 정기적인 간행물 등이 있다.

6) 인터넷을 이용한 홍보

인터넷을 이용한 의료기관의 홍보는 정보화시대에 가장 적절한 홍보수단이 된다. 인터넷을 통한 홍보는 다음과 같은 점에서 장점을 가진다.

① 홍보와 관련하여 투자비용이 크게 들지 않는다. 인터넷은 의료기관의 전산화에 대한 추가적인 하드웨어 투자 없이도 쉽게 이용가능하며 홈페이지를 작성하는데 기술의 전문성이 크게 필요하지 않기 때문에 이를 개발하기 위한 개발비용도 많이 소요되지 않는다.

② 지속적인 홍보가 가능하다. 일단 인터넷에 올려놓고 나면 언제든지 접근 가능하기 때문에 고객이 원할 때마다 필요한 정보를 제공할 수 있다.

③ 광범위한 홍보가 가능하다. 인터넷은 지역에 관계없이 세계 어느 곳에서나 접근가능하기 때문에 세계적인 홍보가 가능하다.

④ 고객의 욕구에 맞춰 홍보내용을 손쉽게 변경할 수 있다. 따라서 환자들의 욕구변화나 환경변화에 맞추어 언제든지 내용을 쉽게 변경할 수 있다. 즉 고객의 욕구에 맞추어 수시로 홍보내용을 변화함으로써 홍보의 효율성을 증가시킬 수 있다.

⑤ 예약이나 건강 문진 등과 같이 상호대화가 가능하므로 직접적인 홍보활동이 가능하다. 홈페이지를 통한 일방적인 정보전달을 탈피하고 실시간 정보교환을 통해 소비자의 욕구에 즉각적으로 반응할 수 있는 것이 가능하다.

3. 홍보활동 전략

1) 전략

의료기관 홍보는 지역사회에 우수한 병원이라는 인식을 확보하고, 지역주민에 대한 병원의 이미지 향상과 서비스 내용을 적극적으로 알려줌으로써 다른 병원과의 차별성을 강조하는데 목적을 두어야 한다. 이러한 목적을 달성하기 위해서는 일시적인 홍보가 아니라 예산의 확보가 뒷받침 된 중장기적 목적을 가지고 의료사업과 연계하여 홍보를 실시하여야 한다.

의료기관이 홍보 전략을 세울 때 고려해야 할 사항으로는 다음과 같다.

① 지역사회에 적극 참여하여 지역사회와 좋은 관계를 유지해야 한다.
② 세심한 환자관리를 통하여 내원에서부터 퇴원까지의 전 과정뿐 아니라 퇴원 후까지도 지속적으로 관리해야 한다.
③ 의료시설을 지역사회에 개방함으로써 의료기관을 지역사회의 좋은 공간이 될 수 있도록 하며, 동시에 환자들에게 좋은 쉼터를 제공할 수 있게 한다.
④ 전문 컨설턴트를 활용함으로써 보다 효과적인 홍보가 될 수 있도록 하는 것이 유리하다.
⑤ 언론에 관심을 가지고 지속적으로 언론에 올릴 수 있도록 한다.
⑥ 균형 있는 홍보를 통하여 다른 의료인이나 병의원을 비방하거나 비교우위에 있음을 지나치게 내세우지 말아야 한다. 이는 의료기관에 대한 국민들의 인식이 아직은 비영리성을 강조하기 때문에 너무 지나친 홍보는 오히려 거부감을 유발할 수 있다.

2) 홍보효과 및 사례

적절한 홍보를 실시함으로써 얻는 효과는 내부고객과 외부고객 모두에게 영향을 미친다.

(1) 내부고객

의료기관내 모든 내부직원들에게 조직에 대한 신뢰성을 확보하고, 자신이 소속된 의료기관의 이미지와 브랜드 향상을 통하여 소속감의 증대와 외부고객에 대한 의료서비스 제공에 동질성을 가질 수 있게 한다. 내부고객에 대한 홍보는 홍보교육프로그램, 병원보, 원내방송, 온라인, 홈페이지 등을 이용할 수 있다.

(2) 외부고객

외부고객이 자신의 병원을 선택할 수 있도록 도움을 주는 역할을 수행한다. 의료서비스에 대한 신뢰감과 모든 직원의 친절, 물리적 환경의 청결유지, 응급서비스의 적절한 제공, 의료장비와 시설의 현대화, 새로운 의료서비스 등을 제공하여 신뢰할 수 있는 병원으로 인식하도록 하여 계속 이용할 수 있도록 도움을 준다. 외부고객에 대한 홍보는 대외홍보용 병원보나 뉴스레터, 병원소개 책자, 진료안내서, 홈페이지, 건강교육 프로그램, 보도자료 생산 및 배포, 지역사회 관련 이벤트, 언론인에 의학지식 제공, 지역주민을 위한 커뮤니케이션 활동, 병원 견학기회 제공 등이 있다.

의료기관의 긍정적 이미지를 제고하기 위하여 의료기관에서 주로 사용하는 홍보에는 도표 8-7과 같은 것이 있다.

도표 8-7

병원에서의 대표적인 홍보사례

- ○ 의료진이 방송에 출연하여 질병과 질환 정보의 제공
- ○ 신문, 잡지 등에 질병과 질환 정보의 제공
- ○ 원내 소식지를 통한 병원소식, 진료시간, 질환정보 등 안내
- ○ 지역사회에 대한 무료진료, 무료 건강강좌
- ○ 원내사진, 화분, 그림, 포스터 등 전시회
- ○ 환자위안 행사, 영화상영, 음악제, 연주 등 공연활동
- ○ 다문화가정 초청 건강진단
- ○ 지역사회 각종 행사 참여
- ○ 친절직원과 진료절차의 간소화
- ○ 대기시간에 향기, 음료수, 볼거리, 읽을거리 등 제공
- ○ 의료진의 진료시간 엄수 및 예약진료 실시
- ○ 특화중심의 센터운영
- ○ 친절하고 자세한 의사의 설명 강화
- ○ 퇴원 전 및 퇴원 후 간호사 면담을 통하여 불평 불만의 최소화
- ○ 입원 및 외래의 편의시설(인터넷, 휴게 공간, 모유수유 공간, 종교시설 등)
- ○ 각종 검사의 신속한 시행 및 결과 제시
- ○ 직장인을 위한 토요진료, 평일 저녁진료 시행 등

자료 : 김수배(2015)

Ⅳ 판매촉진

1. 판매촉진의 정의와 목적

1) 정의

판매촉진(sales promotion)은 편의상 줄여서 '판촉'이라고 부르는 경우가 많은데 일반적으로 소비자의 구매동기를 직접 자극하여 즉각적으로 상품과 서비스에 대한 구매를 유인하거나, 유통경로에 참여하는 중간상을 지원하거나 자극하여 마케팅 활동의 효율성을 높이는 활동으로 대부분 단기적 수단으로 활용된다. 즉 판매촉진은 샘플이나 판촉물을 이용하거나 이벤트를 활용하여 상품의 매출을 증대시키는 마케팅 방법으로 광고, 홍보, 인적판매에 속하지 않는 모든 촉진활동을 말한다.

일반적으로 광고는 소비자의 인식을 통해서 매출증가에 이르기까지 상당한 시간이 필요하지만, 판매촉진은 그 효과가 매우 즉각적이며, 시장에 즉각적인 자극을 줌으로써 단기적인 매출증가를 가져온다. 그러나 주목률이 높아 단기간 매출은 증가하나 망각률 또한 높아 그 효과는 광고에 비해 매우 단기적이다.

2) 목적

판매촉진은 다양한 상황에서 유용하게 사용될 수 있는데 일반적으로 다음과 같은 목적을 달성하기 위해 사용된다.

(1) 신규고객의 방문과 재방문 유도

신규고객의 방문과 재방문을 유도하기 위한 목적으로 판매촉진을 사용한다. 의료시장의 무한경쟁으로 도산하거나 폐업하는 병원들이 발생하고 있는데 이러한 원인에는 여러 가지가 있겠으나, 특히 주변에 새롭게 설립된 병원들로 인해 기존 내원고객의 수가 감소하거나, 새롭게 개원한 병원의 경우 신규고객 확보를 위한 마케팅 전략이 미흡해서 실패하는 경우가 많다. 이러한 경우 고객을 확보하기 위한 방법으로 판매촉진이 활용될 수 있다.

(2) 기존고객의 유지

현재의 내원고객들을 다른 병원의 마케팅전략으로부터 방어하기 위한 수단으로 판매촉진을 사용한다. 새로운 병원들이 많이 생겨나면 날수록 경쟁이 치열해져서 기존의 내원고객들은 타병원의 공략대상이 될 수밖에 없다. 이러한 상황에서 병원의 기존 고객들을 지키는 것이 시급한 과제가 된다.

(3) 특정 표적시장 공략

판매촉진은 아주 특정한 표적시장을 효과적으로 공략하기 위하여 사용하기도 한다. 일반적으로 광고는 불특정 다수를 대상으로 한다. 이러한 이유는 광고가 대중적인 접근이 용이하기 때문이기도 하나, 반면 특정한 소비자 집단만을 겨냥하는데 적합하지 않기 때문이다. 이에 반해 많은 판매촉진 수단들은 아주 특정한 표적집단을 집중적으로 공략하는데 비교적 효과적이다.

(4) 브랜드자산 강화

병원의 브랜드자산을 강화하기 위한 목적으로 판매촉진을 사용한다. 판매촉진은 현재 병원브랜드를 애호하는 고객들에게는 병원의 브랜드 자산 강화에 기여할 수 있다. 특히 강연이나 추첨과 같은 수단은 내원고객들의 관여도도 높일 수 있어서 더욱 효과적이다.

2. 의료서비스 판매촉진의 유형

앞서 살펴본 바와 같이 판매촉진은 다양한 상황에서 유용하게 사용될 수 있는 방법인데, 즉 신규고객의 방문과 재방문을 유도하기 위해서, 현재의 고객이 다른 경쟁병원에 가는 것을 방지하기 위해서, 특정 고객을 대상으로 집중적인 판매촉진 방법을 사용하기 위해서 이용될 수 있다. 이러한 판매촉진 수단이 제조업 분야에서는 가격할인, 환불과 상환, 쿠폰, 프리미엄, 경연대회, 경품(추첨), 끼워팔기, 샘플제공, POP(point of purchase) 진열, 무료시용, 리베이트 등 많은 방법들이 동원되고 있으나 의료서비스에서의 판매촉진은 정부규제, 의료수가 등으로 인해 한계가 있을 수 밖에 없다. 따라서 여기서는 의료서비스에서 적절하게 운영되는 판촉을 중심으로 살펴보고자 한다.

1) 캐릭터(character)

캐릭터란 병원브랜드가 일관된 개성을 갖도록 하고 그 병원이나 의료서비스의 특성에 대한 강한 인상을 고객들에게 남기고자 할 목적으로 병원을 나타내는 상징적인 사물이나 동물을 의인화시켜 표현한 것이다.

캐릭터는 딱딱한 병원이미지 대신에 보다 친근감 있고 편안한 느낌을 전달할 수 있기 때문에 병원의 부드러운 이미지 전달에 매우 효과적일 수 있다. 특히 어린이 고객들이 많은 병원의 경우 캐릭터는 병원을 방문함으로 인한 긴장감을 완화시켜서 자연스럽게 접근할 수 있도록 도움을 주기도 한다. 또한 병원은 병원 캐릭터 외에도 어린이 환자들을 대상으로 병원 방문 시 애니메이션이나 게임에 나오는 다양한 캐릭터를 한 가지씩 선물로 제공함으로써 병원에 대한 두려움을 완화시키고 재방문을 유도하기도 한다.

2) 회원카드

의료기관에서 회원카드를 이용한 방법이 많이 사용되는데 이 방법은 개인이 병원을 방문한 횟수와 지불한 의료수가를 기록하여 병원의 방문빈도와 지출한 의료수가 정도에 따라 별도의 서비스 및 의료비 할인 혜택을 제공함으로써 내원고객들의 충성도를 높이고자 하는데 목적이 있다. 특히 이러한 회원제카드를 활용한 판매촉진 방법은 전국에 다양한 네트워크를 형성하고 있는 프랜차이즈 병원의 경우 보다 효과적으로 활용될 수 있다.

또한 회원제카드는 고객에 대한 데이터베이스를 확보할 수 있기 때문에 고객별 맞춤서비스를 제공할 수 있으며, 장기적으로는 고객관계관리(CRM)를 통해서 고객의 이탈을 방지하고 병원에 대한 충성도를 높일 수 있다는 장점이 있다.

3) 무료체험

무료체험은 장래 고객이 될 가능성이 있는 고객들에게 서비스를 무료로 체험할 수 있는 기회를 제공함으로써 이에 만족한 고객들의 재방문을 유도하는 방법이다. 일반적으로 이러한 무료체험은 신규서비스를 도입하는 경우에는 매우 효과적인 방법이나 초기 비용이 많이 든다는 단점이 있다.

4) 쿠폰(coupon)

쿠폰은 고객이 특정서비스를 받을 때마다 쿠폰을 소지한 소비자에게 쿠폰에 제시된 내용에 따라 혜택을 주는 판매촉진 수단이며, 할인쿠폰(discount coupon)이 가장 일반적으로 쓰인다. 쿠폰을 소지한 고객이 특정 서비스를 이용하는 경우, 소지한 쿠폰의 내용에 따라 할인 및 서비스 혜택을 받을 수 있다. 즉 쿠폰 소비자는 특정한 서비스를 구해한 대가로 쿠폰서류에 제시된 보상을 받을 수 있으며 보상형태로는 할인이나 무료이용 등이 있다. 무료체험이나 쿠폰 등의 판매촉진 활동은 주로 비급여 항목이 많은 피부과, 성형외과, 치과 등에서 많이 활용한다.

5) 품질보증제도

품질보증제도는 의료서비스를 제공받은 고객들에게 병원이 제공한 서비스품질에 대해 일정기간 동안 또는 전 기간에 걸쳐 이를 보증하는 제도이다. 일반적으로 판매촉진 전략들은 단기적인 효과만 있는 반면에, 품질보증제도는 고객들에게 서비스 품질에 대한 신뢰도를 높여 준다는 점에서 장기적으로 효과가 크다는 장점이 있다.

우리나라도 사보험의 경우 이와 비슷한 애프터서비스를 펼치는 사례가 있다. 애프터서비스를 운영하는 병원들은 대부분 비보험 시술이 주가 되는 성형외과, 치과, 피부과 등이다.

언론에 소개된 품질보제도의 내용을 보면 시술보증제를 운영하고 있는 모아치과네트워크가 그 대표적인 예다. 시술보증제는 보철이나 임플란트 시술을 받은 환자 중 환자의 잘못이나 외부 요인을 제외한 원인으로 시술 결과가 좋지 않을 경우 무상으로 치료해 주는 서비스다. 모아치과네트워크는 이 외에도 369리콜제라고 해서 3의 배수에 해당하는 달이면 전화를 걸어 치아관리를 잘하고 있는지 체크하는 사후관리를 하고 있다. 병원 관계자는 9달 정도 지나면 환자들이 치아관리가 소홀해 지는 경우가 많아 이 같은 서비스를 하고 있다고 전한다. 모아치과 네트워크 외에도 적지 않은 치과가 이와 비슷한 제도를 운영하고 있으며, 전액은 아니더라도 시술에 문제가 있어 다시 병원을 찾게 되면 어느 정도 감안하는 것이 보통이다.

치과뿐만 아니라 다른 분야에서도 애프터서비스를 실시, 환자들로부터 좋은 반응을 이끌어 내는 사례도 있다. 퇴행성관절염 수술을 많이 하고 있는 힘찬병원은 방문간호서비스를 통해 좋은 반응을 얻고 있는 예다. 힘찬병원에서 실시하고 있는 애프터서비스인 방문간호서비스는 고령의 퇴행성관절염 환자들이 제대로 약을 먹고 있는지, 혹은 냉찜질과 온찜질을 제대로 하고 있는지 챙기는 서비스이다.

V 인적판매

1. 인적판매의 개념

1) 정의

인적판매(personal selling)는 해당 직원이 예상고객과 직접 접촉하여 서로 대화를 나누면서 고객들의 욕구와 필요를 환기시켜 구매(소비)행동을 일으키도록 하는 커뮤니케이션 활동을 말한다. 판매원 판매 혹은 종업원 판매라고도 한다. 즉 인적판매란 전문상담원(coordinator), 의사, 간호사, 직원 등 의료서비스 제공자의 인적자원을 매개체로 하는 촉진수단을 의미한다. 일반적으로 인적판매는 고객의 상품이나 서비스에 대한 확신과 구매행동을 유발시키는데 가장 효과적인 촉진수단이 될 수 있다.

또한 의료기관에서 종합건강검진이나 산업장 건강진단과 같은 경우 마케팅 담당자가 기업을 방문하여 해당 서비스나 의료기관의 특성을 소개하는 경우, 의료기관의 직원들이 고객들을 대상으로 의료서비스에 대한 정보를 제공하고 서비스 이용에 대한 확신을 부여하는 것도 인적판매의 유형이며 향후 촉진수단으로 그 중요성이 높아가고 있다.

2) 인적판매의 장 · 단점

인적판매 방식은 고객과 직접 대면한 상태에서 이루어지므로 가장 효과적인 커뮤니케이션의 활동이다. 그러나 인적판매는 마케팅 측면에서 보면 촉진의 속도가 매우 느리고 고객 1인당 촉진비용 또한 매우 높기 때문에 일반대중을 표적으로 하는 경우에는 적합하지 않다. 이러한 인적판매의 장 · 단점을 보면 다음과 같다. 우선 장점을 살펴보면 다음과 같다.

① 고객의 요구에 즉각적으로 그리고 융통성 있게 대처할 수 있다. 다른 커뮤니케이션 수단과는 달리 인적판매는 상담원이 고객의 욕구와 표정 및 행동에 맞춰서 융통성 있게 대응하는 것이 가능하다.

② 고객이 될 만한 사람에게만 초점을 맞춰 접근할 수 있다. 광고의 경우에는 목표로 하는 특정한 잠재고객들에게만 전달하고자 하는 메시지를 전달할 수 없다. 그러나 인적판매는 구매가능성이 높은 잠재고객들만을 선택하여 접근할 수 있으므로 커뮤니케이션으로 인한 자원의 낭비를 최소화할 수 있다.

③ 고객들의 선택을 즉시에 실시간으로 유도할 수 있다. 인적판매는 고객과의 상담이 구매와 직접적으로 연계될 수 있다. 특히 목표로 하는 표적시장에 대하여 효율적으로 자원을 집중해서 관리할 수 있기 때문에, 효과적인 피드백을 통한 즉각적인 대응으로 고객의 선택을 용이하게 유도할 수 있다.

그러나 이러한 인적판매는 다음과 같은 단점을 가지고 있다.

① 판매원이 직접 대면하면서 커뮤니케이션 활동이 이루어지니까 비용이 많이 든다.

② 판매원들이 직접 접촉을 통해 메시지를 전달하니까 상황이나 고객특성에 따라 메시지가 일관성이 결여되고 불일치성이 높다.

③ 판매원은 한정된 시간 내에 직접 대면할 수 있는 고객의 수는 극히 제한적이다.

④ 판매원 교육이 계속적으로 이루어지기가 어렵다. 그리고 최근에는 인터넷의 활성화로 상품의 정보수집 및 가격노출이 쉽기 때문에 대인접촉 상황에서 즉시 판매성과로 이루어지기가 쉽지 않다.

2. 인적판매의 활용

1) 다른 촉진믹스와의 병행 실시

광고는 구매자의 반응 초기에 상품에 대하여 인지도를 높이는데 효과적인 반면, 인적판매는 최초구매를 유발시키는데 효과적이다. 따라서 병원은 추구하는 목표에 따라 그에 적합한 효과적인 방법을 활용한 촉진전략을 수립해야 한다. 신상품의 경우에는 표적시장 내의 많은 사람들에게 신속하고도 효과적으로 상품에 대한 인지도를 높여야 하기 때문에 광고가 효과적일 수 있다. 그러나 상품이나 서비스가 복잡해서 명확한 설명이 어렵고 이해하기도 용이하지 않은 경우에는 일방향적인 광고보다 인적판매가 더 효과적일 수 있다. 그러나 인적판매는 다른 촉진방법들과 단절되어 독립적으로 시행하기보다는 다른 촉진활동과의 시너지 효과를 고려해서 계획적으로 병행 실시하는 것이 보다 효과적이다. 예를 들어 판매원에 대한 인식도 조사에서 광고비 지출이 많은 기업의 판매원들이 지출이 없는 기업의 판매원들에 비하여 고객들에게 접근하기가 용이했으며, 또한 판매원들에 대한 고객들의 인지도 및 호감도가 더 높은 것으로 나타났다.

2) 코디네이터 활용

인적판매를 활용한 병원의 대표적인 예로는 코디네이터를 이용한 병원의 대고객 활동을 들 수 있다. 환자들의 의료서비스 수준에 대한 요구가 증가됨에 따라 고객만족을 최우선 전략으로 삼는 병원들이 늘어나고 있다. 병원의 코디네이터 제도는 바로 이러한 고객만족을 효과적으로 수행하기 위한 목적으로 많이 활용되고 있다. 이러한 병원의 코디네이터는 병원의 중간관리자로서 병원 근무 분위기를 원만하게 조성하고 고객들에게는 차별화된 서비스를 제공함으로써, 의료진과 내원고객, 고객과 직원, 그리고 원장과 직원들 간의 관계를 원활하게 조정함으로써 이들 간에 최적의 시너지 효과가 나도록 하는 중간자 역할을 담당한다. 즉 코디네이터는 접수에서 수납에 이르기까지 병원의 모든 관리를 원활하게 함으로써, 내원고객들과 병원간의 친밀감을 높일 뿐만 아니라 가정과 같은 밝은 병원 분위기를 연출함으로써 고객들로 하여금 편한 마음으로 병원을 찾을 수 있도록 하고 있다. 국내 경기침체 및 의료기관 경쟁심화로 병원경영이 위기를 맞으면서 경쟁력 강화 차원에서 치과, 성형외과, 피부과, 한방병원, 비만클리닉 등을 중심으로 의료코디네이터를 두는 의료기관이 증가하고 있다. 내용다지기 8-4

3) 국제의료관광코디네이터 활용

2009년 5월 의료법 개정을 통해 해외 외국인 환자의 국내 병원 유치활동을 허용하였다. 또한 정부는 2009년도에 의료관광을 '차세대 신성장 동력산업'으로 선정하여 추진하여 왔는데 외국인 의료관광객이 늘어가는 현실에서 필요한 인력을 양성하기 위하여 보건복지부 소관 국가기술자격증인 '국제의료관광코디네이터'를 2013년부터 실시하고 있다. 따라서 지금까지 민간에서 실시해온 민간자격시험은 법적 보호를 받기가 어려울 수도 있다. 국제의료관광코디네이터는 국제화되는 의료시장에서 외국인환자를 유치하고 관리하기 위한 구체적인 진료서비스지원, 관광지원, 국내외 의료기관의 국가 간 진출을 지원할 수 있는 의료관광 마케팅, 의료관광 상담, 리스크관리 및 행정업무 등을 담당함으로써 우리나라 글로벌 헬스케어 산업의 발전 및 대외경쟁력을 향상시키는 업무를 수행할 것으로 보인다.

내용다지기 8-4

외국인 환자 'K의료' 만족도 높지만...의료코디네이터 전문성 부족은 '옥의 티'

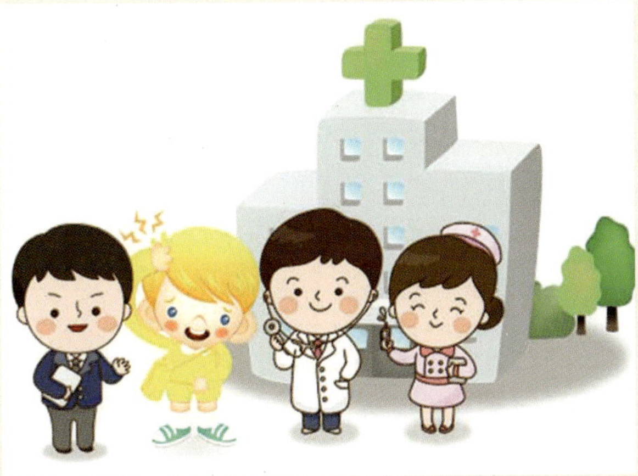

외국인 의료코디네이터들의 전문성을 강화해야 한다는 목소리가 높다. 의료코디네이터들은 해외 환자들을 유치하고 통역 · 관리를 한다. 그러나 기초의료지식과 의료서비스에 대한 이해도가 낮아 통역 및 서비스 제공에 있어 외국인 환자들의 불만요소로 지적되고 있다. 보건복지부가 외국인환자 1200명을 대상으로 의료서비스 만족도를 조사한 결과 평균 90.5점으로 나타났다고 11일 밝혔다. 이러한 높은 만족도에도 불구하고 의사소통 및 환자존중 서비스는 외국인 환자들에게 다소 부족한 점으로 지적됐다. 실제로 '의료기술(41.5%)', '의료진의 명성(18.4%)'외 '외국어 서비스(13%)'는 외국인 환자들이 한국 의료를 선택할 때 중요 요소로 꼽힌다. 하지만 전문적인 용어가 많은 의료 특성상 관련 지식이 없는 의료코디네이터들에겐 명확한 통역이 쉽지 않은 현실이다. 서희원 부평 힘찬병원 의료코디네이터는 "한국에서 의료코디네이터로 일하고 있는 여성들 90%가 일반 통역은 가능하지만 깊이있는 의료용어가 포함되면 외국인 환자에게 풀어서 설명이 힘든 경우가 많다"며 "이들에게 기본적인 의료교육이 지속적으로 이뤄져야 질적인 서비스 제공이 가능할 것"이라고 조언했다. 또한 의료 서비스에 대한 직업 의식 부재로 현장에서 마찰이 생기는 경우가 발생하기도 해 철저한 교육 후 실무에 투입돼야 한다는 것이 현장 전문가들의 전언이다.

이에 해외환자 유치가 활성화되고 있는 병원들은 이러한 문제점에 초점을 맞추고 의료코디네이터들을 위한 교육서비스를 제공하고 있다. 한림대학교강남성심병원은 2015년부터 의료통역사 벤토 (VENTO) 양성을 위한 교육과정을 진행하고 있다. 벤토들은 총 5일간 총 14회 강의를 통해 △진료과의 이해 △ 의료통역의 개념 및 역할 △병원에서의 의무기록과 의학용어 등 14개 과목을 통해 의료기초지식을 배우게 된다. 자생한방병원 국제진료센터도 의료통역 질 평준화 및 향상을 위해 주기적으로 기초의료와 서비스 마인드 교육을 진행하고 있다. 한림대학교강남성심병원 사회사업팀 최경애 팀장은 "의료통역 교육은 단순한 통역이 아닌 전문적인 통역과 아픈 사람들의 마음을 이해해 줄 수 있는 공감서비스가 함께 이뤄져야 하는 것"이라며 "외국인 환자들이 국내 의료서비스에 대한 만족도가 높은 만큼 이들의 전문 교육도 동반돼야 할 것 "이라고 말했다.

사람이 고프다

이창현

밥 한 끼 하자!
차 한 잔 하자!
술 한 잔 하자!
배가 고파서…
목이 말라서…
술이 고파서…
하는 말이 아니다.
모두 다
사람이 고파서
하는 말이다

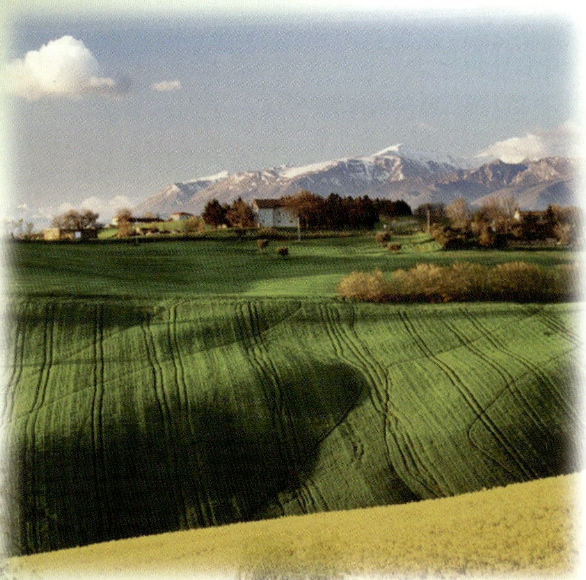

제9장

의료서비스 사람관리

Ⅰ 서비스 사람관리의 개요

1. 서비스 사람관리의 중요성

1) 의의

서비스 조직에서 가장 중요한 사람은 물론 고객이다. 고객과의 좋은 관계를 유지하는 것이 서비스 조직의 사활을 결정한다고 말할 수 있다. 따라서 서비스 조직의 대고객 활동, 즉 관계마케팅의 중요성은 아무리 강조해도 지나치지 않을 것이다. 그러나 고객 마케팅을 실시하기 위한 선결조건이 있는데 이는 바로 서비스 조직에서 일하는 직원을 대상으로 하는 내부마케팅이다.

서비스 조직이 성공적으로 운영되려면 고객과 직원 모두를 잘 관리해야만 한다. 이것이 서비스 조직의 사람관리다. 서비스를 제공받는 고객을 외부고객이라고 한다면, 직원은 내부고객이다. 외부고객을 대상으로 하는 마케팅을 외부마케팅 또는 관계마케팅이라고 한다면, 내부고객을 대상으로 하는 마케팅은 내부마케팅이다. 또한 서비스 조직과 고객이 만나는 접점을 외부시장이라고 한다면, 조직과 직원이 만나는 접점 역시 내부시장이라고 할 수 있다. 이미 2장에서 살펴본 바와 같이 서비스 조직은 두 개의 고객 또는 두 개의 시장이 존재하며 따라서 조직은 두 가지 다른 마케팅을 실시해야 한다. 이 두 가지 중 어느 한 가지도 소홀히 해서는 안 된다. 내부마케팅은 외부마케팅의 선결조건이며 이는 곧 내부고객의 만족 없이 외부고객의 만족은 불가능하다는 것을 의미한다. 외부마케팅의 성과는 내부마케팅에 의존하는 동시에, 조직의 성과에 직결된다.

도표 9-1을 좀 더 부연설명을 하자면 삼각형의 오른쪽은 기업의 고객의 기대를 형성하고 고객과 약속하는 일과 관련된 외부마케팅(external marketing)을 의미한다. 즉 서비스제공 이전에 고객과 커뮤니케이션하는 모든 것은 바로 이 외부마케팅 활동으로 볼 수 있다. 그러나 외부마케팅은 단지 서비스 마케팅을 위한 시작에 불과하다. 약속은 반드시 지켜져야 의미가 있기 때문이다.

도표 9-1

고객-기업-종업원 관계에 따른 서비스마케팅 삼각형

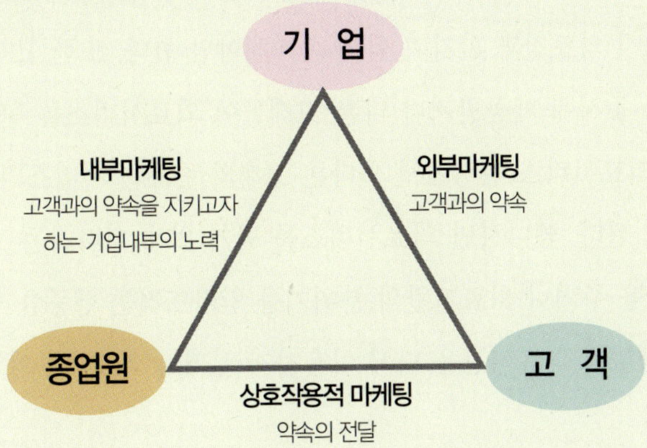

삼각형의 아래쪽은 상호작용마케팅(interactive marketing) 또는 리얼타임마케팅(real-time marketing)이라고 부른다. 여기가 바로 조직이 약속한 것을 직원, 하청업자, 대리인이 제대로 지키는지 아니면 약속을 깨지는지가 판가름 나는 곳이다. 여기서 사람이 결정적인 역할을 하며 약속이 지켜지지 않아 고객이 불만족하게 되면 결국 떠나게 된다.

삼각형의 왼쪽은 내부마케팅(internal marketing)의 중요성을 보여주고 있다. 경영자가 서비스약속을 이행하는 제공자들을 돕는 활동을 말한다. 장비와 기술을 마련하고, 동기를 부여하고, 보상하고, 제공하는 활동이 내부마케팅이다. 서비스하는 직원이 고객에게 한 약속을 제공할 의지나 능력이 없다면 서비스 조직은 그 약속을 지킬 수 없게 된다.

삼각형의 세 변 모두가 전체를 만드는 데 없어서는 안 되는 핵심적인 역할을 하며, 삼각형의 각 면은 균형을 갖추어야 한다. 즉 외부마케팅을 통해 약속한 것과 동일한 것을 고객에게 제공해야 한다. 그리고 조직 내의 지원활동이 서비스제공자가 기대하는 바와 일치해야 한다.

2) 고객의 중요성

고객은 의료서비스 생산과정에 참여하기 때문에 이들은 의료서비스의 생산과정에 필수불가결한 요소이며 의료서비스의 한 구성요인이 된다. 즉 의료서비스가 이루어지기 위해서는 반드시 의료진과 환자가 함께 존재해야만 한다. 또한 고객들은 의료서비스를 다른 고객들과 동시에 제공받거나 다른 고객들이 의료서비스를 받는 동안 기다려야만 한다. 따라서 의료서비스 환경에서의 다른 고객의 존재는 서비스의 결과물이나 과정에 영향을 미치게 된다. 왜냐하면 의료서비스를 받기 위해 기다리는 고객들 중 많은 수가 주위에 불쾌감을 주거나 의료기관의 분위기를 망가뜨리는 행동을 한다면 그 고객들 때문에 다른 고객들이 의료기관을 다시 이용하지 않거나 의료기관의 서비스를 낮게 지각하기 때문이다.

3) 내부직원(종업원)의 중요성

매일 고객들을 서비스 현장에서 대하고 있는 직원을 접점요원(contact personnel)

도표 9-2

경계연결자로서의 직원

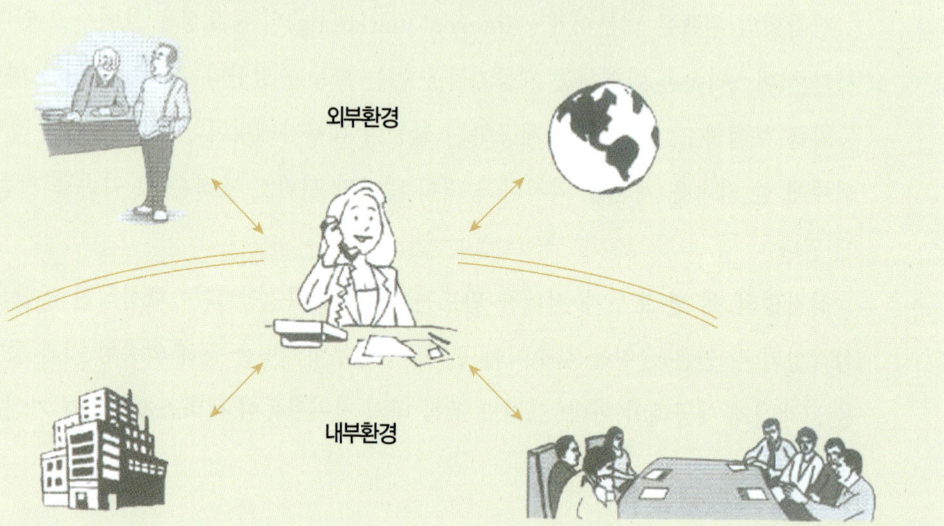

혹은 경계연결자(boundary spanner)라고 한다. 이들은 그들이 몸담고 있는 조직과 고객 사이에서 연결고리 역할을 한다. 직무나 직책에 관계없이 접점에서 일하는 직원이면 누구나 경계연결자가 될 수 있다. 패스트푸드점, 호텔, 텔레커뮤니케이션, 소매업 등은 조직 내에서 가장 숙련이 안 되어 있고 가장 임금이 낮은 직원들이다. 이들은 주문을 받는 사람, 프론트데스크 직원, 전화교환원, 점원, 트럭운전기사, 배달직원들이다. 또 다른 분야의 접점직원은 좋은 보수의 가장 교육을 잘 받은 전문가들도 해당되는데 의사, 변호사, 회계사, 컨설턴트, 건축설계사, 교사 등이다. 기술이 있든 없든, 임금이 높든 낮든 관계없이 경계연결이란 직책은 스트레스를 많이 받는 직무이다. 정신적 · 신체적 기술과 더불어 엄청난 수준의 감정노동(emotional labor)을 요구하며, 개인 간 및 조직 간 갈등을 조정하는 능력을 필요로 한다. 이와 같이 고객과 직접 대면하여 서비스를 제공하는 접점직원의 중요성을 살펴보면 다음과 같다. 내용다지기 9-1

(1) 이들은 곧 서비스 그 자체이다

고객과 상호작용하는 종업원 그 자체는 서비스이다. 예컨대 대부분의 인적 · 전문적 서비스(이 · 미용실, 청소, 택시, 유아원, 법률서비스, 카운슬링 등) 접점직원이 단독으로 전체 서비스를 제공한다. 서비스 제공물 자체가 바로 직원이다. 그래서 서비스를 향상시키기 위해 직원에 투자하는 것은 제조업체가 제품을 개선하기 위해 투자하는 것과 같은 것이다.

(2) 이들이 고객의 시각에서는 서비스 조직 그 자체이다

접점직원이 혼자서 서비스를 수행하지 않을지라도 고객의 눈에는 접점직원이 바로 서비스조직으로 보인다. 예컨대 병원의 모든 직원(서비스를 제공하는 의료인에서 접수원 및 사무직원에 이르기까지) 고객들에게는 병원을 대표하는 것으로 보이며, 이들이 행동하고 말하는 모든 것이 조직에 대한 고객의 지각에 영향을 미칠 수 있다. 휴식시간의 비행기 승무원이나 음식점 직원과 같이 비번인 직원들조차도 그들이 몸담고 있는 조직을 대표한다. 직원이 비록 비번일지라도 만약 이들이 고객에게 전문적인 지식을 갖추지 못한 것처럼 보이거나 무례한 언행을 한다면 그 조직에 대한 고객의 지각은 좋지 않을 것이다.

내용다지기 9-1

감정노동은 영혼을 잠식한다...마음의 골병든 보건의료노동자

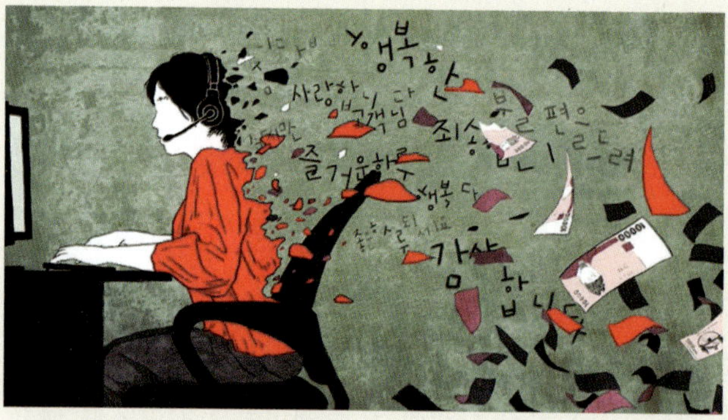

감정노동자 보호법이 시행에 들어갔지만 의료 현장에서는 유명무실한 것으로 나타났다. 여전히 보건의료 노동자 상당수가 직장 내에서 폭언과 폭행, 갑질과 괴롭힘에 시달리고 있다. 병원에 근무하는 노동자 10명 중 7명은 지나친 감정노동으로 인해 신체적·정신적으로 소진된 상태라고 호소했다. 전국보건의료노조가 지난 2월부터 3월까지 병원에 근무하는 간호사와 방사선사·임상병리사, 사무행정직 등을 대상으로 실시한 노동실태 전수조사(3만 6447명 참여) 결과에 따르면 69.2%가 폭언을 경험한 사례가 있다고 응답했다. 또 폭행 경험 13%, 성폭력 피해 경험도 11.8%로 나타났다. 직종별로 보면 폭언 피해 경험은 간호사가 79%로 가장 높았다. 다음으로 간호조무사 61.7%, 사무행정 원무 57%, 방사선사 51.3%, 임상병리사 45.4% 순이었다. 폭행 피해 경험도 간호사가 16.2%로 타직종에 비해 높았고, 이어서 간호조무사 9.5%, 방사선사 6.2%, 사무행정·원무 4.5%, 임상병리사 2.1%로 조사됐다. 성폭력 피해 경험은 간호사 직종이 14.5%로 가장 높았으며 방사선사가 4.5%로 가장 낮았다. 폭언·폭력의 주요 가해자를 보면 폭언은 환자가 68%로 가장 높았으며 보호자 53.6%, 의사 32.1%, 상급자 20.6% 순이었다. 폭행의 경우 주된 가해자는 환자가 86.6%에 달했다. 또 보호자가 18.4%, 상급자 3.9%, 동료 2.8%로 집계됐다. 성폭력의 주된 가해자도 환자가 81.2%로 가장 높았다. 다음으로 보호자 19.2%, 의사 9.7%, 상급자 5.6% 순이다. 병원 안에서 발생한 폭언·폭행·성폭력 피해 당사자들이 취하는 대응방식은 문제해결을 적극적으로 해결하기 보다는 소극적인 방법을 선택하는 경우가 많았다. 폭언 경험자의 82.3%, 폭행 경험자의 63.8%, 성폭력 경험자 74.3%가 주변 사람에게 하소연하는 것을 포함해 스스로 참고 넘겼다고 응답했다. 병원내 노동조합이나 고충처리위원회 등을 통해 공식적인 문제 해결을 요청했다는 응답자는 3%에도 못 미쳤다. 보건의료노동자가 근무 중 겪는 감정노동도 타 산업에 비해 높은 수준을 보였다. 근무 도중 '나의감정을 억제하고 일해야 한다'는 응답자가 89.5%에 달했고, '퇴근 후에도 힘들었던 감정이 남아 있다'는 응답자가 80.2%였다. 특히 '부당하거나 막무가내 요구로 업무수행의 어려움이 있다'는 응답자가 69.1%로 조사됐다. 이렇게 감정노동이 심한데도 불구하고 병원에서 문제 해결을 위한 공식적인 규정이나 절차가 있다는 응답은 31.4%에 불과했다. 감정노동 대응 매뉴얼이 마련돼 있다는 응답도 30.4%에 그쳤다. 직종별 감정노동 소진도를 보면 타 직종에 비해 환자 및 보호자 대면 업무가 많은 간호사가 더 심하게 감정노동을 겪고 있었다. 직종별 직무스트레스에 관한 조사도 이뤄졌다. '자신이 하는 일에 대해 자부심과 열정을 갖고 있는가'에 대해서는 53.6%만이 긍정적인 답변을 했다. '신체적·정신적으로 모두 지쳐있다'는 응답이 70.6%로 나타났고, '업무에 집중하는데 어려움이 있다'는 응답자도 47.5%에 달했다. 병원 내에서 직원들의 인권을 침해하는 사례도 적지 않은 것으로 드러났다. 외모, 연령, 학력, 지역, 성별, 비정규직 등을 이유로 인격이 비하된 사례가 11.5%이며, 다른 직원들 앞에서 또는 온라인(단체방)등에서 모욕감을 받은 적이 있다는 응답도 9.2%로 파악됐다. 심지어 직원들이 일하거나 휴식을 취하는 모습을 감시당한 사례가 있다는 응답도 19.8%나 됐다. 보건의료노조는 "산업안전보건법 개정으로 작년 10월 18일부터 감정노동자 보호법이 시행됐고, 오는 7월 16일부터는 직장내 괴롭힘 방지법이 시행될 예정이지만 의료기관 현장에서 얼마나 실효성있게 작동할지 의문"이라며 "환자의 건강과 생명을 담당하고 있는 의료기관에 만연한 폭언, 폭행, 직장내 갑질, 괴롭힘 등의 감정노동은 환자안전을 위협하고 국민건강을 위협하는 매우 심각한 사회적 문제"라고 지적했다. 한편 보건의료노조는 '인권이 존중받는 안전한 병원 만들기'를 2019년 산별중앙교섭 주요 의제로 선정하고 노사 교섭을 통해 ▲폭력으로부터 안전한 의료환경 조성 ▲직장내 괴롭힘과 인권보호 등에 합의하고 노사 TF팀을 구성해 세부 실행계획을 마련하기로 했다.

(3) 이들은 곧 브랜드이다

일선직원과 서비스는 종종 브랜드의 핵심 분야이다. 브랜드의 약속을 전달하거나 혹은 하지 않을 사람이 바로 직원이기 때문이다. 우리 대부분이 서비스 조직에서 겪었던 불쾌한 경험을 말할 수 있다. 동시에 이런 이야기를 하는 많은 사람들 또한 아주 좋은 서비스를 받은 경험을 가지고 있다. 서비스 직원은 일반적으로 그러한 이야기 속에서 중요한 역할을 수행한다. 고객이 가지는 조직에 대한 전체적 이미지는 고객과 직원과의 상호작용에 의해 형성된다.

(4) 이들이 곧 마케터이다

고객과의 접점에서 종업원은 고객에게 구매를 권유하고, 설명하며, 주문을 받는 등의 행위를 통하여 서비스 조직에서 매출을 직접 담당할 뿐만 아니라 고객의 목소리를 모니터링하여 경영자에게 전달하는 등 마케터(marketer)로서의 역할을 수행한다. 이들은 서비스를 유형화하고 걸어 다니는 광고게시판 역할을 한다.

2. 만족한 종업원의 파급효과

만족한 서비스 직원은 고객을 만족시킨다. 마음 속에 있는 좋은 기분이 자연스럽게 고객에게 전달되기 때문이다. 이것은 억지로 되지 않는다. 우리가 많은 사람을 상대하면서 상대방이 나에게 정말로 마음에서 우러나오는 성의를 베풀고 있는지, 아니면 어떤 목표를 달성하기 위해 억지로 웃고 있는지 정도는 알 수 있다. 마케팅 분야의 연구결과를 보면 서비스 종업원 자신이 불만에 차 있으면 고객을 절대 만족시킬 수 없다고 한다. 이와는 반대로 고객을 만족시킬 수 있는 직원이라면 그 성취감에 그의 만족도도 더욱 높아진다고 한다. 즉 직원만족도와 고객만족도는 서로 상승작용을 하는 것이다.

고객만족도는 비용인가, 투자인가? 조직이 고객만족을 위해 쓰는 돈은 비용 처리되어 흘러가는 돈인가? 아니면 나중에 조직에 이익을 안겨주는 투자의 개념인가? 많은 마케팅 연구결과에 의하면 고객만족은 결국 조직에 대해 많은 수익을 올리게 해주는 훌륭한 투자대상이라고 한다. 즉 만족한 고객은 같은 조직을 통해 반복구매를 하게 되어 고객충성도가 올라간다. 조직의 입장에서는 이러한 충성고객의 수가 늘어감에 따라 수익성이 높아진다. 충성고객에 대해서는 유지하는데 들어가는 비용도 크지 않고, 이들이 조직에 대해 좋은 입소문을 내주기 때문이다. 결론적으로 종업원 만족은 고객만족으로 직결되고, 고객만족은 조직의 수익성을 높여준다.

3. 서비스 사람관리 전략

고객에게 한 약속을 성공적으로 지키도록 직원들을 독려하고 또 그렇게 할 수 있도록 지원하는 인적자원관리나 전략이 조직의 주요 목표로 설정되면, 조직은 사람을 통하여 양질의 서비스를 제공하는 전략을 확실히 실행할 수 있을 것이다. 이러한 전략에는 4가지 기본적인 주제로 요약할 수 있다. ① 적임자를 채용해야 한다. ② 고품질의 서비스를 제공하도록 직원을 개발해야 한다. ③ 필요한 지원시스템을 제공해야 한다. ④ 우수한 인력을 지켜야 한다. 도표 9-3에서 보는 바와 같이 이들 각각의 기본적인 전략을 달성하기 위한 구체적인 하위전략들이 포함되어 있다.

1) 적임자의 채용

최고의 서비스를 제공하기 위해서는 최고의 인력이 필요하다. 따라서 조직에서는 이러한 인력을 확보하는 것이 급선무이다. 서비스 업무에 꼭 맞는 적임자를 구하는 것처럼 중요하고도 어려운 일이 없다. 적임자를 채용하기 위한 구체적인 방법은 3가지로 나눌 수 있다.

- 우수인력을 확보하기 위해 경쟁하라. 이를 위해 조직에서는 인력확보 담당자나 부서를 마련해서 이 일에 집중하도록 한다.
- 서비스 역량과 서비스 성향을 갖춘 사람을 채용하라. 서비스 역량(service compentencies)은 그 일을 수행하기 위한 지식과 기술(교수, 의사, 변호사 등과 같이 학위나 자격증이 필요한 업종도 있고 그렇지 않은 업종도 있음)을 말한다. 사실 이보다 더 중요한 것은 지원자의 서비스 성향(service inclination), 즉 근본적으로 고객을 대하는 태도나 서비스 정신이 투철한 사람을 채용해야 한다.
- 선호 받는 고용주, 즉 사람들이 일하고 싶어 하는 직장이 되어라. 서비스 조직자체

도표 9-3

서비스 사람관리 전략

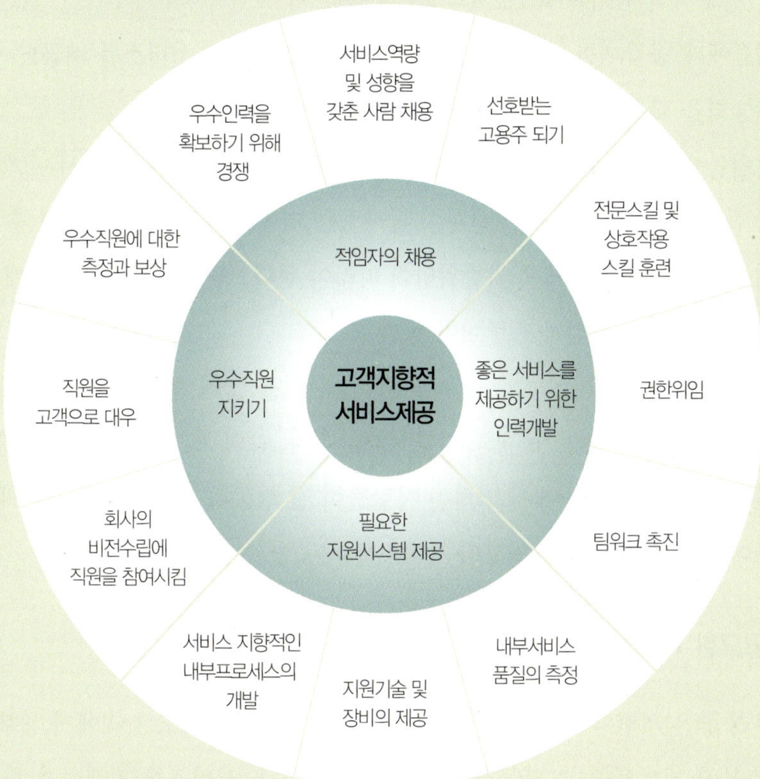

자료 : 전일수, 배일현 역(2013)

가 훌륭하게 성장 · 발전하면 구직자들이 자원해서 지원할 것이고 그렇게 되면 지원자들 중에 최선의 인재들을 가려 뽑을 수 있다. 이는 경쟁력을 확보하는 지름길이 된다.

2) 좋은 서비스를 제공하기 위한 인력개발

훌륭한 서비스를 창출하고 제공하기 위해서는 직원의 능력을 개발해야 한다. 즉 일단 적임자를 서비스 직원으로 채용했다면 품질 좋은 서비스를 제공할 수 있도록 이들을 훈련시키고 개발해야 한다.

- 서비스 기술과 대인능력 훈련을 받아야 한다. 품질 좋은 서비스를 제공하기 위해서는 전문지식과 기술(예 : 호텔의 회계계산시스템, 보험회사의 계약과정), 일선직원이 고객들에게 공감대를 이끌어내고 친절하게 인간적으로 서비스를 제공할 수 있는 접객능력을 갖추도록 해야 한다.
- 직원들에게 권한을 위임하라. 고객의 욕구를 잘 충족시키기 위해서, 고객욕구를 즉각 들어줄 수 있고 잘못된 상황이 발생했을 때 즉각 시정조치를 취할 수 있도록 하기 위해 접점직원들에게 권한위임이 따라야 한다. 즉 직원들에게 고객에 대한 의사결정의 권한을 적절하게 주어야 한다.
- 팀워크를 촉진하라(promote teamwork). 예를 들어 병원에서 같은 환자에 대해 여러 종류의 서비스, 즉 병의 진단, 치료, 검사, 약의 제조 등 다양한 서비스가 필요한 것처럼 여러 분야에서 일하는 사람들이 잘 협동하고 원활한 커뮤니케이션이 이루어져야 환자에 대해 최고의 서비스를 제공할 수 있다.

3) 필요한 지원시스템 제공

아무리 좋은 사람을 채용하고 그들을 잘 훈련시켰다고 해도 조직에서 내부적으로 그들을 충분히 지원해줄 수 있는 시스템이 없다면 좋은 서비스를 기대하기 힘들다. 서비스는 사람과 사람 간의 상호교류를 통해서 창출이 되고 제공되는데 이때 서비스 직원이 서비스 과정에 필요한 기술력과 도구가 필요하다.

- 내부서비스 품질을 측정하고 보상하라. 소비자들에게 외부적으로 제공되는 서비스품질 향상을 위해서는 종업원들에게 내부적으로 제공되는 서비스 품질을 관리할 필요가 있다. 종업원들이 조직의 지원에 대해 만족하는지 불만족 하는지, 불만족이라면 어떤 점에서 불만족 하는지를 파악해 내어 종업원에 대한 최상의 서비스를 구상하고 제공해야 한다.
- 기술과 장비를 지원해야 한다. 직원에게 적합한 장비가 없거나 있더라도 제대로 작동되지 않으면 양질의 서비스를 제공하려는 직원의 의지가 쉽게 꺾일 수 있다. 따

라서 서비스 직원이 직무를 효율적이고 능률적으로 처리하기 위해서는 적합한 장비와 기술이 필요하다. 의사가 최신의 의료기기, 최첨단의 의료기기 없이 의료지식과 친절함만으로 환자에게 좋은 서비스를 제공할 수 없다.

- 서비스 지향적인 내부프로세스를 개발하라. 점점직원이 좋은 서비스를 제공하도록 잘 도와주기 위해서는 조직의 내부프로세스가 고객가치와 고객만족을 염두에 두고 설계돼야 한다.

4) 우수 직원 지키기

적임자를 직원으로 선발하고, 좋은 품질의 서비스를 제공하기 위해 교육하고, 필요한 지원시스템을 갖추는 것 외에 우수한 직원이 떠나지 않도록 해야 한다. 직원의 이직, 특히 우수한 직원의 이직은 고객만족, 직원사기, 전반적인 서비스 품질에 치명적인 손상을 입힐 수 있다. 최고의 직원을 유지하기 위해서는 다음과 같은 실천방안들이 뒤따라야 한다.

- 조직의 비전을 직원에게 이해시켜라. 직원들이 회사비전에 대해 분명히 이해하고 공감하여 이에 대한 신념을 갖게 되면, 그들이 현재 그 비전 상의 어디에 있고 어느 방향으로 가고 있는지를 알 수 있기 때문에 일에 몰두하게 된다.
- 직원을 고객처럼 대우하라. 서비스 직원이 조직에서 소중한 존재로 존중받고, 그들의 욕구가 중요하게 여겨진다면 직원들은 조직에 오래 머물려고 할 것이다.
- 우수 직원에 대해 포상하라. 만약 조직이 훌륭한 직원을 잡아두고 싶다면 그들의 성과에 대해 봉급인상, 승진, 보너스, 상금 등 보상을 주어야 한다. 아무리 열심히 해도, 아무리 성과가 좋아도 인정을 하지 않고 알아주지 않는다면 그 조직에 남아 있기가 어려울 것이다.

Ⅱ 내부마케팅

1. 내부마케팅의 개념

1) 정의

전통적인 마케팅에서는 외부고객 또는 의료기관 밖에 있는 사람을 주 대상으로 하였다. 따라서 마케팅이라고 하면 곧 외부고객에 대한 여러 가지 활동만을 강조하였다. 하지만 의료기관 내의 고객, 특히 직원들에 대한 마케팅 활동의 중요성이 강조되면서 내부마케팅(internal marketing)에 관심을 갖기 시작하였다. 내부마케팅이란 의료기관 내의 직원을 최초의 고객 또는 일차적인 시장으로 보고 그들에게 서비스 정신이나 고객 지향적 사고를 심어주는 것을 말한다. 만약 직원들이 자신의 역할이나 자신이 속한 의료기관에서 제공하는 서비스 품질이 중요하다고 생각하지 않는다면 고객에게 성심성의껏 봉사하는 마음이 없을 것이기 때문이다. 내부마케팅의 기본개념은 다음과 같다.

① 만족스러운 서비스의 제공은 내부고객에 달려있다.
② 내부고객의 만족 없이는 외부고객의 만족도 없다.
③ 내부고객은 의료기관의 가장 소중한 자원이다.
④ 내부고객은 직무를 통하여 만족시켜야 한다.

도표 9-4

외부마케팅과 내부마케팅의 비교

구분	외부마케팅	내부마케팅
대상	소비자(외부고객)	직원(내부고객)
제공물	상품	직무 및 작업환경
가격	상품의 대가	직무의 대가
목표	소비자 만족	직원만족

2) 중요성

인적의존도가 높은 서비스 종업원은 앞에서 살펴본 바와 같이 그들 자체가 서비스 상품이고, 고객 눈에 보이는 조직 그 자체로서 조직 이미지에 지대한 영향을 미치며, 현장에서 고객과 접촉하는 과정에서 스스로 마케팅 활동을 수행하는 마케터이므로 내부고객에 대한 마케팅이 중요시되고 있다. 흔히 조직 내에 불만이 있는 종업원을 '테러리스트'라고 한다. 불만을 가진 종업원이 서비스 품질을 모두 파괴할 수 있기 때문이다. 서비스 품질에는 '10-1=0'이라는 공식이 있는데, 10명의 종업원이 잘해도 1명의 종업원이 잘못하면 고객만족은 불가능하다는 것이다. 따라서 서비스 종업원은 중요한 존재로서 인식하고, 이들에게 욕구충족과 동기부여를 제공하는 등의 내부 마케팅이 필요하다. 외부고객만 고객이 아니라 내부고객도 중요한 고객인 것이다.

또한 종업원 서로는 상대방을 동료고객으로 인정하고 외부고객에 대해 갖는 것과 동일한 서비스 정신을 발휘해야만 한다. 예를 들어 병원이 제공하는 서비스의 총체적 품질은 병원 전체 구성원 각자가 제공하는 서비스에 의해 좌우된다. 의사는 간호사나 방사선 기사와 같은 사람들로부터 진료에 필요한 자료와 지원이라는 서비스를 받아야만 하고, 간호사는 간호보조원이나 약사와 같은 조직 구성원들의 서비스를 제공받아야만 환자들에게 양질의 서비스를 제공할 수 있다. 다시 말해 조직에 속해 있는 모든 종업원들은 그들이 무슨 일을 하던 관계없이 조직 내에서 그들이 봉사하고 또 만족시켜 주어야 할 어떤 사람, 즉 내부고객을 가지고 있다는 사실을 인식해야만 한다.

3) 내부마케팅의 효과

내부마케팅의 효과는 고객만족의 실현과 종업원 이직에 따른 기회비용의 절감이라고 할 수 있다.

(1) 고객만족 실현

내부마케팅의 기본적인 개념이 '만족한 종업원이 만족한 고객을 만든다.' 이기 때문에 내부마케팅은 결국 종업원을 만족시켜 고객을 만족시킨다는 것이다. 서비스업은 내부마케팅을 통하여 내부고객인 종업원을 만족시킨 후 외부고객의 만족이 실현되도록 노력해야 한다. 이와 같이 종업원이 만족하면 고객을 만족시킬 수 있고, 고객만족은 고객애호도를 증가시켜 결국 수익이 증대된다.

(2) 기회비용의 절감

서비스 종업원의 이직은 많은 기회비용을 발생시킨다. 예를 들어 서비스 품질이 우수한 종업원이 내부 불만을 품고 퇴사한다면 그 자리에 서비스에 숙련되지 못한 신규종업원 또는 아르바이트생으로 대체될 것이다. 따라서 서비스 품질은 저하되고 다음과 같은 종업원의 이직에 따른 기회비용이 발생할 것이다.

① 신규종업원에 대한 교육시간의 투자 및 비용
② 신규종업원이 업무를 익히는 동안의 임금비용
③ 신규종업원에 의한 고객의 불만비용
④ 신규종업원이 실수를 범하는 비용
⑤ 대체근무자가 결정될 때까지 조직(병원)이 겪게 되는 혼란
⑥ 이직한 직원이 가지고 있는 조직의 각종 노하우 상실에 따른 비용

2. 내부마케팅의 성공요인과 실천전략

1) 성공요인

내부마케팅을 제대로 수행하기 위해서는 크게 두 가지 측면의 관리가 중요하다. 하나는 직원의 태도관리이고 다른 하나는 의사소통 관리이다.

(1) 태도관리

태도관리란 직원들의 태도와 고객지향적 서비스에 대한 동기를 관리하는 것으로 관리자들의 태도변화와 업무를 담당하는 직원들의 태도변화를 들 수 있다. 관리자의 태도변화는 부하직원을 감독, 지시하는 전통적인 관리에서 벗어나 그들을 격려해주고 지원해주는 관계로 변화하는 것을 말한다. 즉 일선에서 외부고객을 만나는 부하 직원들의 애로사항을 들어주고 그들에게 자부심을 심어주며 능력을 발휘할 수 있는 여건을 조성해 주는 것을 말한다. 상사가 부하직원을 인격적으로 대할 때 부하직원은 더 열심히 일

하게 되고, 이런 효과는 자연스럽게 고객들에게 전해지게 되는 것이다.

업무를 담당하는 사람으로서 직원들의 태도변화는 고객지향적인 서비스를 제공할 수 있는 사고를 가지고 모든 직원이 마케팅 담당자가 된다는 의식을 가지는 것을 말한다. 특히 의료인의 경우 단지 의료서비스를 제공하는 생산자로서의 역할만이 아니라 직접 고객을 접하는 마케팅 제공자로서의 역할을 인식해야 한다. 의료기관에서 마케팅의 성공은 의료인이 서비스제공자로서 자신의 역할을 얼마나 정확하게 인식하느냐에 달려 있다.

(2) 의사소통관리

의사소통관리란 관리자, 의료인, 행정직원들이 내부와 외부고객들에게 서비스를 제공하는데 필요한 정보를 상호 교환하는 것을 말한다. 모든 직원들이 업무절차, 서비스의 특징, 내원환자들의 특성 등을 공유할 수 있어야 하며, 이러한 정보를 통하여 상호 의사소통이 가능하여야 한다. 의료기관에서 의사소통 관리는 기술적으로는 의료기관 내 정보망을 통하여 이루어지고 있으나, 내용면에서는 아직도 폐쇄적이고 부분적인 경향이 강한 편이다.

2) 내부마케팅 실천전략

서비스 종업원은 주변 환경과의 많은 직무스트레스를 받고 있으며, 갈등을 겪기도 한다. 직무스트레스와 갈등은 조직뿐만 아니라 개인에게도 정신적 · 신체적으로 유해한 영향을 미친다는 점에서 관리가 요망된다. 이와 같은 직무스트레스와 갈등은 이직으로 연결되고, 한 조직에서 이직자가 많다는 것은 그 조직의 조직문화를 해칠 뿐만 아니라 대외적으로 조직의 이미지를 추락시켜 결국 고객이 등을 돌릴 우려가 있다는 점에서 체계적인 관리가 요구된다.

서비스를 제공하는 직원의 만족도는 서비스 품질의 결정 요인이 되기 때문에 직원의 갈등과 스트레스를 관리하는 것이 중요하다. 일반적으로 직원의 직무스트레스와 갈등의 유형과 관리방안을 살펴보면 도표 9-5와 같이 정리할 수 있다.

도표 9-5

직원의 직무스트레스와 갈등 유형 및 관리방안

유형	원인	관리방안
직원 자신	• 직무불만족	• 인사시스템의 구축: 채용 및 선발, 동기부여, 적재적소의 배치(전환배치 등)
직원-조직	• 조직문화에 대한 불만 • 수직적 지시	• 조직의 서비스 문화 창조 • 내부커뮤니케이션 강화 • 역피라미드 조직 구축
직원-직원(동료)	• 승진 및 임금의 격차 • 업무의 이기주의	• 공정한 직무평가 • 팀워크 향상
직원-고객	• 고객의 불평불만 • 자신의 역량 한계	• 교육 및 훈련 • 임파워먼트의 강화

자료 : 이정학(2018)

(1) 인사시스템의 구축

직원 자신의 갈등은 대부분 직무와 관련된 것이므로 효율적인 인사시스템에 대한 구축이 요구된다. 인사시스템이란, ① 적합한 종업원의 채용에서부터 시작하며, ② 능력개발을 위한 교육 · 훈련을 실시하고, ③ 육성된 인적자원을 적재적소의 원칙에 따라 각 조직의 부문에 배치하며, ④ 책임과 권한을 주고, ⑤ 고과 및 보상 등으로 평가를 하며, ⑥ 적절한 동기부여를 제공하는 경영활동을 말한다.

(2) 동기부여와 보상

동기부여란 조직의 경영층이 하부의 종사원에게 일을 하고자 하는 의욕이 생기도록 영향력을 행사하여 조직의 목표달성을 위한 행동을 유발시키는 과정이며, 보상역시 일정한 성과에 대하여 금전적 또는 비금전적으로 대가를 줌으로써 조직의 목표를 달성하고자 하는 방법이다. 동기부여를 위한 보상에는 다양한 방법이 있는데, 금전적 보상을 비롯하여 승진, 지위나 권한 부여, 동아리나 취미활동 및 교육비 지원 등을 들 수 있다.

(3) 서비스 문화의 정착

종업원을 고객 지향적이고 서비스 지향적으로 움직이게 하려면 문화를 창출할 필요가 있다. 서비스 문화(service culture)란 서비스에 대한 이념과 가치관의 집합체로서 고객 · 종업원 · 조직 등에 있어서 일정한 패턴이 형성되어 표출되는 방식이다. 보다 구체적으로 정의하면 좋은 서비스를 존중하고, 외부 고객뿐만 아니라 내부고객에게 좋은 서비스를 제공하는 것을 모든 구성원이 중요한 규범이자 자연스러운 생활방식으로 간주하는 문화이다. 이러한 문화는 종업원들에게 근로의욕 및 환경을 조성해 준다는 점에서 건전한 서비스문화가 정착될 수 있도록 노력해야 할 것이다. 예를 들어 세계적인 서비스기업인 월마트에서는 종업원을 비즈니스의 협조자(associate)라고 하며, 디즈니월드는 종업원을 캐스트(cast)라고 명칭하고 청소부까지도 연극을 제작하는 사람과 같은 의식을 갖고 즐겁게 일하는 문화를 만들어 주고 있다.

(4) 내부 커뮤니케이션 강화

종업원의 불만요인을 파악하기 위해서는 만족도를 주기적으로 조사하는 등 내부 커뮤니케이션을 강화해야 한다. 즉 일에 대한 만족도, 직장에 대한 만족도, 인사에 대한 만족도, 근로조건에 대한 만족도, 회사에 대한 만족도를 주기적으로 조사하고, 제안제도 · 고충상담실 · 대화광장 등을 통하여 내부고객의 목소리를 개방적이고 진지하게 수렴해야 한다. 또한 열린 경영을 통하여 종업원에게 경영정보를 제공하고 경영계획과 의사결정과정에 종업원이 참여하는 등의 내부 커뮤니케이션 강화에도 노력해야 한다.

(5) 역피라미드 조직의 구축

종업원의 불만 중의 하나는 수직적 조직에 의한 일방적 업무지시를 들 수 있다. 서비스 종업원은 고객접점에서 창의적인 서비스를 수행해야 한다. 전통적인 피라미드 조직은 고객을 제일 아래로 두고 최고경영자와 중간관리자들은 위에서 군림하는 등 관료적이고 기업지향적인 모습이다. 따라서 혁신적 서비스 조직에서는 역피라미드로 바꾸어야 한다. 역피라미드 조직이란 고객을 제일 위에 두고 최고경영자와 중간관리자들이 고객을 위해 일선종업원을 지원하는 고객지향적 조직을 말한다. 역피라미드 조직의 가치관은 고객접점에 있는 종사원을 가장 중요하게 생각하고, 고객에게 가까운 존재일수록 그 역할의 중요성을 강조하며, 관료적인 색채는 배격하고, 관리자는 지원하기 위한 존재로 생각하는 것이다.

도표 9-6

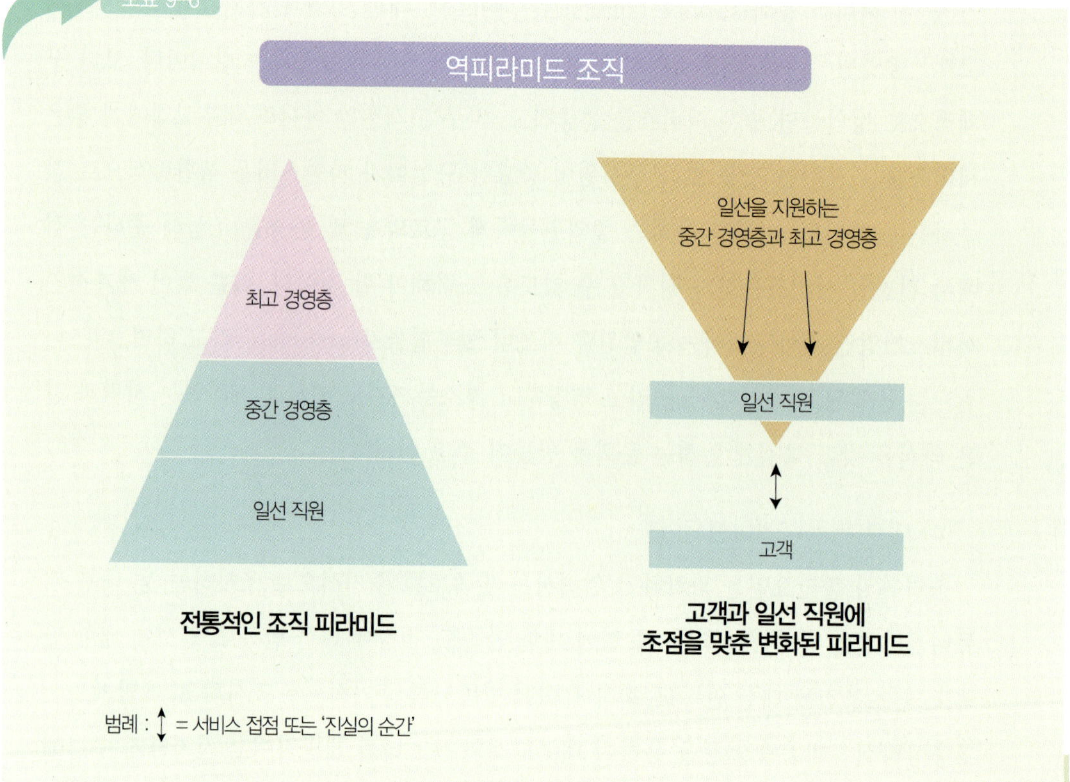

강력한 서비스 문화를 가진 조직에서는 최고경영자가 많은 정보를 제공받고, 적극적으로 참여한다. 그들은 정규적으로 일선직원, 고객과 대화하고 함께 일하고, 심지어 스스로 직접 고객을 접대하는데 시간을 보냄으로써 적극적으로 기여한다. 예를 들어 디즈니월드의 관리자는 현장에서 실제로 일어나는 일을 더 잘 이해하기 위해서 매년 2주씩 거리를 청소하고, 아이스크림을 팔거나 놀이기구 안내원으로서 일선직원으로 일한다.

(6) 공정한 직무평가

서비스 업종에서 많은 이직은 공정한 직무평가와 임금에 대한 불만으로서, 특히 동료 종업원과의 비교에서 갈등이 야기된다. 따라서 다음과 같은 원칙을 수립하여 종업원의 불만요소를 제거해야 한다.

- 조직 내의 여러 직무를 비교 · 평가하여 상대적인 가치를 결정함으로써 직계제도를 객관화한다.

- 동일노동 · 동일임금의 원칙을 실현할 수 있는 직무체계를 확립한다.
- 조직 내의 임금격차를 합리화함으로써 종업원 간의 이해를 증진시킨다.

(7) 팀워크의 향상

서비스는 여러 고객접점들로 구성된 하나의 과정(process)으로 구성되어 있으며, 고객은 프로세스를 경험한 후 대가를 지불하고 만족도를 평가한다. 따라서 하나의 서비스 프로세스를 완성하기 위해서는 종업원들 간의 팀워크(teamwork)가 매우 중요하다. 서비스 과정에서 발생하는 스트레스와 긴장은 팀워크로 줄일 수 있으며, 힘든 일을 서로 도와주는 공동체 의식은 피곤을 해결해주는 청량제이기도 하다. 따라서 조직의 공동목표 달성과 종업원들 간의 갈등을 해소하기 위해서는 팀워크를 향상시키는 노력이 요구된다.

(8) 임파워먼트의 강화

서비스 종업원은 일선현장에서 고객과 상호작용을 하므로 스스로 의사결정을 할 수 있는 임파워먼트가 요구된다. 임파워먼트(empowerment)란 종업원에게 권한을 이양함으로써 인간존중의 경영을 실천하여 결국 개인과 조직 간의 갈등상태를 해소하고, 개인목표와 조직목표의 균형을 통해 조직에 유효성을 제고하려는 경영방식이라고 할 수 있으며, 새로운 관점에서의 동기부여이론이라고 할 수 있다. 또한 임파워먼트는 종업원의 직무만족은 물론 불평을 하는 고객에 대하여 즉각적으로 응대함으로써 고객의 이탈을 방지하고, 서비스 회복을 통하여 고객의 만족도도 증진시킬 수 있다.

효과적인 임파워먼트를 시행하기 위해서는 서비스 과업에 대한 재량권 부여는 물론, 서비스 전달과정에서 필요한 직원들의 역할을 이해시키고, 권한에 대한 정보를 사전에 숙지하도록 해야 한다. 그리고 권한이 위임된 직원들에게는 책임과 보상이 따른다는 것을 주지시킬 필요가 있다.

Ⅲ 관계마케팅

1. 관계마케팅의 개념

1) 대두배경

관계마케팅(relationship marketing)이란 고객과의 거래관계가 아니라 기존고객을 파트너의 관점에서 관계를 지속적으로 유지하여 장기적으로 조직과 고객 모두에게 이익을 보호하자는 개념이다. 즉 단기적인 실적보다는 고객과의 장기적인 관계를 유지함으로써 자연스럽게 수익을 창출하여 고객과 서비스 조직이 함께하는 동반자(partnership)적 관계를 구축하는 것을 말한다.

전통적인 마케팅 연구는 유형의 소비재 상품을 대상으로 고객의 창출에 관한 문제를 규명하는데 초점을 두었으나, 시장이 성숙기에 접어들고 기업 간에 시장점유율 확보를 위한 경쟁이 치열함에 따라 1990년대 이후부터 고객의 창출보다 고객을 유지하기 위한 노력을 전개할 수밖에 없었다. 즉 신규고객의 창출은 기존고객보다 마케팅 비용이 5배 더 필요하다는 점에서 기업들은 충성도 높은 단골고객 유지가 중요하다는 것을 인식하게 되었다. 따라서 기업은 한정된 시장에서 점유율을 유지하고 높이기 위하여 고객과의 관계를 중요시하게 되었고, 다수에 대한 무차별적 마케팅에서 개별고객에 대한 맞춤 마케팅으로의 변화에 의하여 관계마케팅을 도입하게 되었다.

관계마케팅 개념의 대두는 경쟁의 심화와 신상품의 홍수, 변덕스럽고 요구가 다양해지는 고객의 취향 등 마케팅 환경의 변화로 인해 더 이상 신규고객을 확보하는 것이 용이하지 않게 되었다는 점이다. Rust는 이러한 상황을 '양동이의 물'의 개념으로 설명하고 있다. 즉 조직의 전체 시장점유율을 물통의 물로 비유할 때, 물통 안에 담기는 물의 양은 물의 유입과 관련된 변수로서 신규 고객수와 경쟁기관으로부터 전환된 고객의 수, 물의 유출과 관련된 변수로서 경쟁기관으로 이탈하는 고객, 그리고 시장을 완전히 떠나는 고객의 수에 의해 결정된다(도표 9-7). 물통 안의 물을 늘리기 위해서는 유입량을 늘리거나 유출량을 감소시켜야 할 것이다. 그동안 마케팅 전략의 주요 관심은 물의 유입을 늘리는 것이었으나 최근에 유입을 늘리는 것이 쉽지 않을 뿐만 아니라 유출이 많을 경우 유입을 아무리 늘려도 시장점유율 향상에 도움이 되지 않는다는 측면에서 관계마케팅의 개념이 대두되었다.

도표 9-7

양동이에 비유해 본 시장 점유율

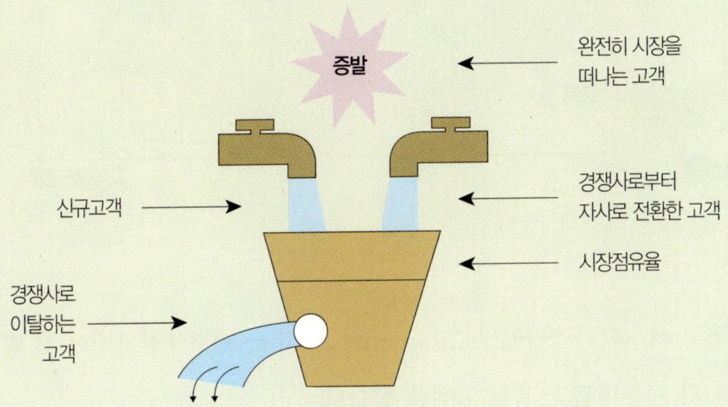

2) 정의

일찍이 관계마케팅의 개념을 제시한 바 있는 Berry(1982)는 관계마케팅이란 '유익한 고객이 조직에 몰입할 수 있는 고객기반을 구축하기 위해 고객관계를 수립하고(establishing), 유지하며(maintaining), 강화하는(enforcing) 활동'이라고 정의하였다. 즉 관계마케팅은 고객충성도의 수준을 높이는 방향으로 관계를 진행시켜 가는 것으로 설명할 수 있는데 이를 도식하면 도표9-8과 같다.

관계마케팅은 특히 의료기관을 찾는 고객들이 단골고객, 나아가 옹호자와 동반자가 될 수 있도록 의료기관과 고객과의 긴밀한 관계를 구축하려는 노력이다.

① 예상고객(prospector) : 구매능력은 있지만 정보가 없고 구매동기가 구체화되어 있지 않은 고객이다. 따라서 구매동기가 구체화되었을 때 거래가 이루어질 수 있는 단계의 고객이다.

도표 9-8

서비스 제공자와 고객 간의 발전과정

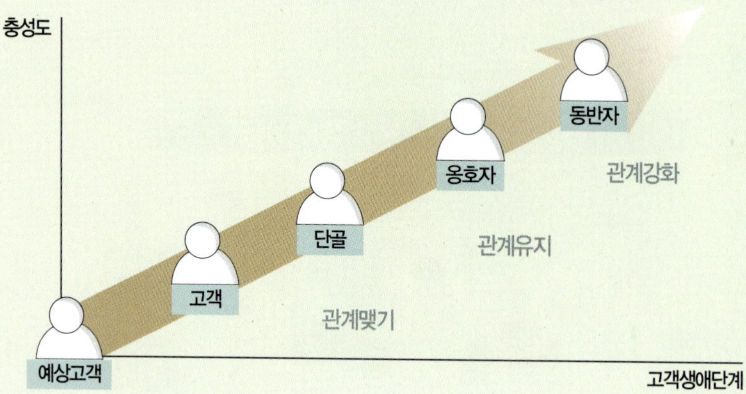

② 고객(customer)/신규고객(first-time customer) : 예상고객이 첫 번째 거래(의료이용)가 이루어진 단계의 고객을 말한다.

③ 단골고객(clients) : 2번 이상의 거래가 이루어진 고객을 말한다.

④ 옹호고객(advocates): 이용의 만족도에 의하여 거래기간이 비교적 길고 충성도도 높아 해당 의료기관의 서비스나 상품을 주변에 스스로 알리는 등 그 의료기관을 옹호하는 고객을 말한다.

⑤ 동반고객(partner) : 고객의 관계발전 중 마지막 단계로서, 거래기간이 길고 충성도도 높아 옹호의 차원을 넘어 서비스제공 조직은 서비스나 상품기획시 의견을 구하고, 고객은 제안 등을 통해서 조직의 의사결정에 참여하는 등 상호 동반자의 입장에서 이익을 함께 나누고 어려움을 같이 고민하는 단계의 고객을 말한다.

관계마케팅이 고객과의 관계를 강조한다면 기존의 마케팅은 고객 간에 발생하는 거래에 중점을 두기 때문에 거래 중심의 마케팅이라고 할 수 있다. 관계마케팅을 기존의 거래중심마케팅 개념과 비교해 보는 것은 관계마케팅의 개념을 보다 명확하게 이해하는데 도움이 된다.

거래중심 마케팅은 고객과의 거래발생에 관심을 두기 때문에 시장점유율의 증가와 같은 단기적이고 직접적인 이익이 목표가 되며 이러한 목표를 달성하는데 필요한 수준 내에서 고객관계에 관심을 갖는다. 반면 관계마케팅은 고객 유지에 관심이 있기 때문에 거래 순간을 포함하여 다음 거래까지의 기간 동안에도 고객에게 관심을 갖는다. 또한 지향 목표 역시 장기적으로 고객 관계를 얼마나 제대로 유지하였는지에 두기 때문에 이를 위해 적극적으로 고객과 접촉하고 모든 단계에서 고객의 기대에 부응하려고 노력한다.

도표 9-9

거래중심 마케팅과 관계마케팅의 차이

특성	거래중심 마케팅	관계중심 마케팅
주요 관심대상	판매에 초점을 둠	고객유지에 초점을 둠
교환 수단	마케팅 믹스	관계
관계 지속기간	단기적	장기적
지향 목표	단기적 이익보장	장기적 성과 안정
이익창출 수단	시장점유율	고객과의 관계 강화
고객관계	한정적, 제한적 고객 접촉	적극적, 포괄적 고객 접촉
서비스 전략	서비스 특성에 주안점, 고객서비스에 대한 관심 적음	서비스 효과에 주안점, 고객서비스 강조
서비스 품질	생산단계의 품질에 대한 관심	생산에서 이용, 이용 후까지 모든 단계의 품질에 관심

3) 발전과정

관계마케팅을 마케팅의 역사적 흐름 속에서 보면 도표 9-10과 같이 나누어 볼 수 있다. 즉 마케팅 개념이 대두되기 시작한 1950년대에는 주로 소비재 부문에 대한 관심에서 출발하였으며 1960년대에는 산업재 시장에 대한 관심으로 확대되었다. 1970년대에는 비영리 조직 및 사회적 마케팅의 의미가 대두되었으며 1980년대에는 서비스 마케팅에 대한 관심이 부각되었다. 1980년대 후반부터 환경의 질적 변화 외에 기존 마케팅 개념에 대한 반성적 성찰 속에서 조직과 고개 간의 새로운 관계모색에 대한 논의가 제기되기 시작하였으나 본격적으로 관계마케팅의 틀 속에서 공론화되기 시작한 것은 1990

년대에 들어서라고 할 수 있다.

이러한 마케팅 발전과정은 다음과 같은 세 가지 중요한 시각의 변화를 반영하고 있다.

① 고객과의 관계에 대한 시각이 거래중심에서 장기적인 고객 유지를 목표로 하는 관계로 이동하고 있다.

② 조직이 관계를 맺는 시장의 초점이 외부고객에게만 머무르지 않고 내부고객, 공급자를 포함하여 영향을 주는 외부시장 관계자에게까지 확대되고 있으며 이들과의 안정적이고 지속적인 관계의 중요성에 의미를 두게 되었다.

③ 고객과의 지속적인 관계를 유지하기 위해서는 고객이 원하는 품질에서부터 의사소통, 조직내외의 다양한 마케팅 활동들이 유기적인 관계를 맺는 것이 필요하다. 따라서 마케팅 활동의 영역이나 관심이 보다 포괄적이고 전사적으로 확장되고 있다.

도표 9-10

마케팅의 발전과정

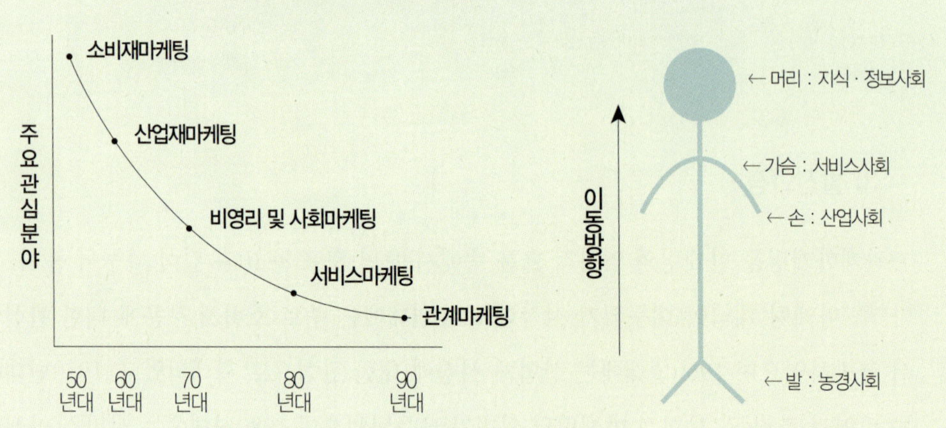

자료 : 이상환 등(2013)

2. 관계마케팅의 목표와 유용성

1) 목표

관계마케팅의 주요 목표는 조직의 수익성을 제고시켜줄 수 있는 핵심고객에 대한 기반을 구축하고 유지하는 것이다. 그리고 장기적으로는 브랜드 충성도(brand loyalty)를 완성하는 것이라 할 수 있다. 이 목표를 달성하기 위해 의료기관은 고객관계를 창출(신규고객 유치)하고 유지하며 제고시키는 데 주안점을 두게되며 일반적으로 다음과 같은 세 단계 과정을 거친다.

(1) 고객창출(신규고객의 유치)

의료기관은 장기적으로 병원에 공헌도가 크고 지속적으로 관계를 가질 확률이 높은 고객들을 탐색하고 고객관계를 맺고자 한다. 시장세분화를 통해서 의료기관은 지속적인 고객관계를 구축하는데 가장 알맞은 표적시장을 인식하고 선정할 수 있게 된다. 이러한 관계들이 지속되면 충성스러운 고객들은 스스로 유사한 관계 잠재력을 지니고 있

도표 9-11

관계마케팅의 본질

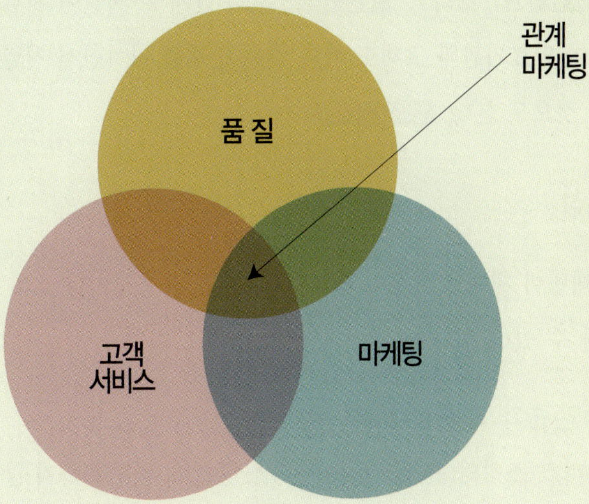

다고 생각되는 신규고객들을 구전 등을 통해서 끌어 모으는데 적극적으로 도움을 주게 된다.

(2) 고객의 유지

일단 의료기관과 관계를 갖게 되면 고객들은 고품질 서비스와 가치를 지속적으로 제공받는 한 그 관계를 유지하고자 할 것이다. 만약 해당 의료기관이 그들의 변화하는 욕구를 이해하고 있으며 의료서비스를 개선하고 발전시키는 데 지속적인 투자의향이 있는 것으로 고객이 느끼게 된다면 그들은 경쟁병원들의 유인에도 그들 병원으로 전환할 가능성은 매우 희박하게 된다.

(3) 고객관계 제고

고객관계 제고의 목표는 브랜드 충성도를 지닌 고객을 만드는 것이다. 즉 충성스러운 고객들은 그 병원에서 제공하는 의료서비스를 장기간에 걸쳐 보다 많이 이용하게 된다. 이와 같은 충성고객은 그 병원에서 굳건한 기반을 제공할 뿐만 아니라 성장잠재력을 나타내 준다. 예를 들어 고객이 당뇨질환의 치료를 위해 특정 병원에서 진료를 하게 되면 기간이 경과하면서 당뇨의 합병증으로 인해 특정 병원에서 향후에도 의료서비스를 계속 이용할 가능성이 높아지게 되는 것이다.

관계마케팅을 흔히 결혼에 비유하기도 한다. 처음엔 친구로 만난 지내는 '친구단계', 그 후의 '연인단계', 그리고 '결혼단계', '부부단계'로 시간이 지남에 따라 새로운 국면에 접어들 듯이 의료기관과 고객도 이와 같은 단계를 거치면서 친밀하고 견고한 관계를 이루어 가는 것으로 본다. 내용다지기 9-2

2) 유용성

관계마케팅이 제대로 이루어 질 때 얻어지는 유용성이나 효과 또는 혜택은 다음과 같은 것을 들 수 있다.

(1) 구매의 증가 및 시장점유율 유지

특정 서비스 조직의 단골고객은 서비스 품질에 불만족하지 않는 한 지속적으로 거래하기를 원하기 때문에 관계마케팅은 결국 구매를 증가시킬 뿐만 아니라 고정고객을 확

내용다지기 9-2

병원을 바꾸는 첫 응대 "ABC"

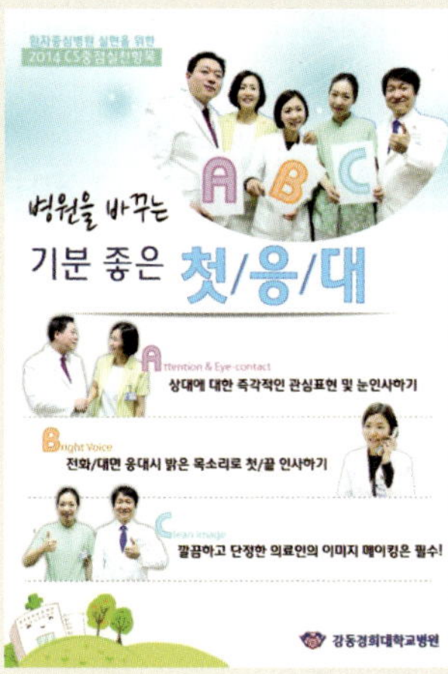

강동경희대학교병원(원장 곽영태)은 환자중심병원 실현을 위한 2014년도 고객만족(CS) 중점실천항목 선포식을 개최했다. 강동경희대학교병원은 '행복한 경험을 드리는 병원'이라는 CS비전 아래 지속적이고 활발한 고객만족활동을 벌여왔다. 이날 병원은 밝고 적극적인 첫 응대로 고객에게 다가가겠다는 의지를 담아 '병원을 바꾸는 첫 응대 ABC'를 2014년도 중점실천항목으로 선포했다. '병원을 바꾸는 첫 응대 ABC'는 'A(Attention&Eye-contact) : 상대에 대한 즉각적인 관심표현 및 눈인사하기, B(Bright Voice) : 전화/대면 응대 시 밝은 목소리로 첫/끝인사하기, C(Clean image) : 깔끔하고 단정한 의료인의 이미지 메이킹은 필수!'를 뜻한다.

보함으로써 최소한의 시장점유율을 유지시켜준다. 고객유지를 통한 경제적 편익으로 가장 일반적으로 인용되는 것 중의 한 가지는 시간이 지속됨에 따라 구매가 증가한다는 사실이다. 즉 매우 만족한 고객들은 해당 서비스 제공자에 대해 더 많이 지불하려는 경향이 있다는 사실이 밝혀지고 있다.

(2) 마케팅 비용의 절감

몇몇 통계치들을 보면 확고한 고객에 의한 반복구매가 마케팅 비용을 90%나 절감시킬 수 있음을 보여주고 있다. 신규고객을 유인하는 데는 많은 초기비용(광고 및 기타 촉진비용, 운영비용, 신규고객을 친숙하게 하기 위한 시간비용 등)이 들어간다. 단기적으로 볼 때 이러한 초기비용은 신규고객으로부터 얻는 수익을 초과할 수 있기 때문에 고객과 장기적 관계를 구축해야 서비스제공 조직에게 이익이 된다. 관계를 유지하는 비용은 시간이 지남에 따라 점점 낮아지는 경향이 있다.

(3) 구전마케팅을 통한 무료광고

구전(word of mouth) 마케팅이란 소비자들이 자발적으로 메시지를 전달하게 하여 상품에 대한 긍정적인 입소문을 내게 하는 마케팅 기법으로 '입소문 마케팅' 또는 꿀벌이 윙윙거리는(buzz) 것처럼 소비자들이 상품에 대해 말한다고 하여 '버즈(buzz) 마케팅'이라고도 한다. 특히 서비스는 구매 전에 테스트를 할 수 없다는 점에서 구전마케팅의 효력은 대단하다. 즉 서비스 상품은 주변 사람의 구전에 의하여 의사결정이 되는 경우가 많으며, 고객들은 사전에 인지된 서비스의 위험(risk)과 불확실을 줄여 주는 수단으로 구전에 의지하게 된다.

구전은 서비스를 구매할 때 사전 구매에 대한 정보의 원천으로서 참고가 될 뿐만 아니라 신뢰성을 높여주는 수단이기도 하다. 이와 같은 구전은 자신의 상업적인 의지와는 무관하게 대화를 통해서 정보를 전달하는 행위이며 광고의 수신자가 친구나 동료에게 이야기함으로써 때때로 정보의 원천이 되는 형태의 커뮤니케이션이라고 할 수 있다. 또한 표적 수신자에 도달하면 과정이 끝나는 것이 아니라 전달을 받은 수신자가 또 다른 사람에게 구전의 경로를 통해서 그 내용을 다시 확산시키게 된다. 따라서 구전은 자신의 경험을 주위사람들에게 긍정적으로 전달하는 등 무료광고의 효과를 가져다준다는 점에서 구전만큼 효과가 좋은 광고는 없다. 내용다지기 9-3

(4) 종업원 유지

고객관의 긴밀한 관계는 내부 고객으로 조직구성원의 직무만족에 영향을 줄 수 있으며 그 결과 구성원 유지가 보다 용이해질 수 있다. 사람들은 고객이 기뻐하고 선호하는 조직에서 일하기를 원한다. 고객이 사랑하는 조직에서는 내부 구성원도 일하는 긍지를 갖게 된다. 또한 신규고객 확보에 소요되는 심리적 부담감을 줄일 수 있다면 기존 고객과의 관계를 깊게 하는데 많은 노력과 시간을 사용할 수 있으며 그로 인해 고객만족도 향상뿐만 아니라 구성원의 업무 스트레스도 감소될 수 있다.

(5) 서비스 편익의 증대

고객이 한 의료기관을 선택한 후 계속적으로 이용한다는 것은 경쟁 의료기관이 제공하는 서비스 편익보다 높은 편익을 제공한다는 것을 의미한다. 서비스 편익은 제공받은 서비스 가치를 인지하는 정도와 이를 제공 받기 위해 고객이 지불한 비용의 차이에 대한 평가이다. 이러한 평가결과 한 의료기관을 이용한 서비스 편익이 다른 의료기관을 이용함으로써 얻게 되는 편익보다 크거나, 의료기관을 변경하는데 소요되는 비용보다 크다면 고객은 이 의료기관을 계속적으로 이용하려고 할 것이다. 의료기관은 고

내용다지기 9-3

구전 마케팅이 구매에 영향을 끼치는 이유

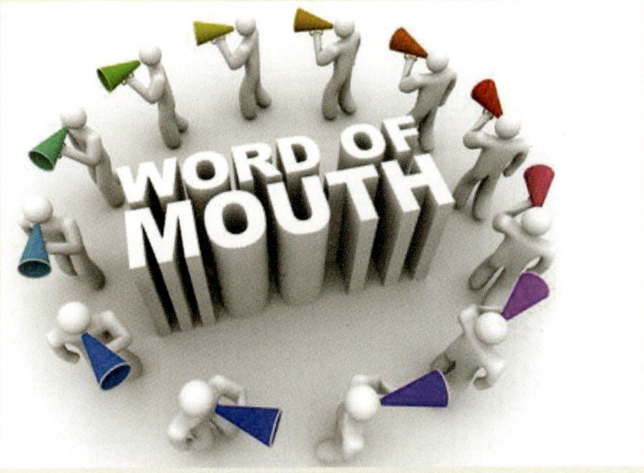

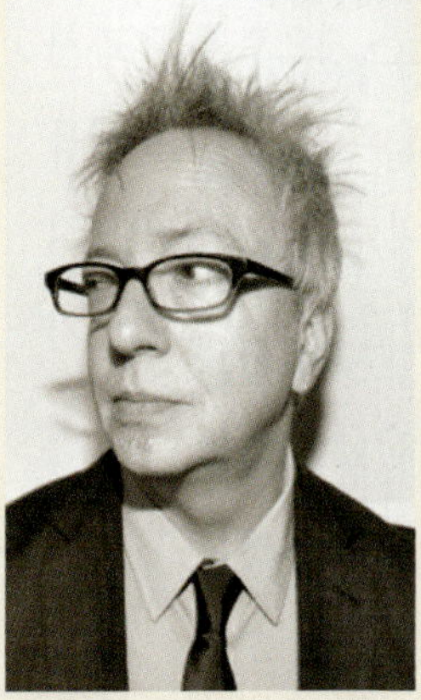

세계적인 구전 마케팅(WOM) 전문가 제노 처치는 구전 마케팅이 모든 구매 의사 결정에서 50%를 차지하며 마케터들의 온오프라인 접근 전략에서 점점 더 중요해지고 있다고 주장했다. 2013년 10월 23일 컨설팅 업체인 디 인플루언스 그룹(The Influence Group)가 관련 업계를 초대해 개최한 조찬 행사에서 연사로 나선 처치는 소비자의 90%가 기업에 대해 이야기하고 기업들이 여전히 오프라인으로 활동을 벌이고 있다고 지적했다. 게다가 3/4의 기업 활동은 대면으로 이뤄지고 있다. 처치는 〈Brains on Fire : Igniting Powerful Sustainable, Word-of-Mouth Movements〉와 〈The Passion Conversation〉의 공동 저자이기도 하다. 이 행사에서 그의 발표 주제는 '직원과 고객들에게 당신의 브랜드를 사랑하도록 하는 열정적인 대화'였다. "커뮤니티와 긴밀한 관계를 구축하고 성공적으로 그 커뮤니티에 제품을 선보이고자 하는 기업들이 늘어나면서 온오프라인에서 마케팅 옵션을 탐색하는 게 기업들에게 점점 더 중요해지고 있다" 처치는 밝혔다. 사람들이 현재 기업에 대해 나누는 대화의 78%가 광고로 나타나지 않는 내용이라는 점을 감안할 때 이는 특히 중요하다고 그는 강조했다. 처치는 사람들이 기능적이고 사회적이며 감정적으로 이야기하는 이유 뒤에는 3가지 요소가 있다고 주장하며 그 중에서도 감정은 오프라인 대화에서 가장 중요한 요인이라고 말했다. 그는 영향력 있는 마케팅이란 오프라인 커뮤니케이션만큼 온라인에서도 중요하다며 기업들이 커뮤니티와 감정적인 유대관계를 맺으라고 권유했다. "기업은 온라인에서 개인 설정으로 얘기하는 사람들도 포용하고 독려해야 한다"고 처치는 말했다. 소비자는 기업을 가족이나 친구처럼 대하고 싶어 하기 때문에 그러한 대화의 힘은 유용하다고 그는 덧붙였다. "현대 사회에서 기업 브랜드는 사람들이 그것을 통해서 보는 렌즈와도 같다. 당신은 그 렌즈를 통해 소비자들을 바라보고 소비자들은 그 렌즈 뒤에 무엇이 있는지 궁금해 한다"라고 그는 말을 이었다.

객과의 지속적인 관계를 유지하기 위해 가능한 다른 의료기관보다 높은 서비스 편익을 제공하려 노력할 것이며 그 결과 고객은 관계유지를 통해 기본적인 서비스 편익의 확대 효과를 누릴 수 있다.

(6) 사회적 지지 확보

의료기관과 지속적인 관계를 유지하는 것은 관계의 친밀성을 높일 수 있으며 이로 인해 사적인 지원까지 받을 수 있다. 예를 들어 환자는 단골의사로부터 자신과 가족의 건강에 대한 정보나 조언을 추가적으로 얻을 수 있으며 그외 사적인 도움도 받을 수 있다.

또 다른 예를 들면 물리치료클리닉에서 무릎수술 후 회복중인 환자는 재활치료를 받는 동안 다른 환자들이 격려해주고 감정적으로 응원을 해줄 때 훨씬 더 치료를 잘 받을 수 있다. 또한 단골고객은 제공자와의 경험 때문에 멘토로서 활동할 수 있다. 즉 다른 고객들이 정해진 행동규칙을 명시적 또는 묵시적으로 이해할 수 있도록 돕는다.

3) 관계마케팅의 양면성

관계마케팅의 관점으로 보면 대개의 경우 장기적 관계는 양쪽 상대방에게 모두 이익을 가져다줄 것으로 이해되어진다. 하지만 때로는 이와는 반대로 관계 기간이 오래될수록 부정적인 결과를 초래하는 경우도 있어서 주의가 요망된다. 고객은 게으르게 되고 시장에서 일어나는 일에 대해서 무관심하게 된다. 즉 경쟁관계에 있는 의료기관들이 새롭고 더 나은 기술을 개발하고 장비를 도입하고 있는 와중에도 기존 의료기관과의 안정적인 거래에 익숙한 나머지 이러한 변화에 주의를 기울이지 못한다. 한편으로 공급자는 기존 거래 고객과의 안정적인 거래로 인하여 새로운 의료기술이나 변화에 소홀하게 된다. 결국 양 당사자들의 이러한 태만은 결국에는 치명적인 부정적 결과를 가져오게 된다. 따라서 이러한 거래에 있어서의 '어두운 측면'을 조기에 인식하고 서로에게 짐이 되지 않도록 윈윈(win-win) 관계로 나아갈 수 있도록 각별히 주의를 기울일 것이 요구된다.

3. 관계마케팅의 구축 전략

1) 고객의 데이터베이스를 구축하라

고객의 기본적인 인적사항 외에 의료이용과 관련된 개별사항을 기록하여 다음 서비스 제공시 활용한다면 보다 고객의 욕구에 부합하는 서비스를 계획할 수 있다. 의료기관의 경우 고객에 대한 정보는 인적사항 외에 의무기록의 건강과 관련된 사항, 원무기록의 진료비와 관련된 사항이 기본적인 구성내용이다. 그러나 이들 정보조차도 주로 의무기록정보가 진료를 위해 제한적으로 활용되고 있을 뿐 이용행태에 대한 정보로까지는 활용되지 못하는 실정이다. 그 동안의 의료이용 횟수나 이용내역을 모아서 정리하면 해당 환자의 의료수요나 경향을 알 수 있으며 미래의 필요수요도 유추해 낼 수 있다.

아울러 고객의 라이프스타일이나 가치, 개성 등에 대한 정보까지 데이터베이스화한다면 고객을 보다 폭넓게 이해할 수 있으며 이는 고객에게 보다 개별화된 서비스를 제공할 수 있는 토대가 된다.

2) 관계혜택을 구축하라

과거에는 판매자와 구매자와의 관계를 이기고 지는 Win-Lose 관계였다면 관계 마케팅에서는 모두가 승리하는 Win-Win 전략의 구축이 요구된다. 관계마케팅은 서비스 조직이 일방적으로 고객으로부터 장기적인 거래에 의한 이점을 일방적으로 받는 것이 아니라 서비스 조직도 고객에게 상응한 보상을 해 주어야 한다. 즉 서비스 조직과 고객 간에는 상호이익을 주고받는 관계혜택(relational benefits)이 발생되어야 한다.

이와 같이 서비스 조직이 고객에게 제공할 수 있는 관계혜택은 직접혜택과 간접혜택으로 나눌 수 있다. 직접혜택이란 고객의 장기적인 거래에 대한 실질적인 보상으로서, 구체적인 수단으로는 회원카드나 할인카드의 발급, 무료사용권 및 초대권, 전용주차장의 사용권 제공 등과 같이 특별대우를 해주는 것을 말한다. 간접혜택은 사회적 혜택과 심리적 혜택으로 구분된다. 사회적 혜택이란 친밀감이나 우정의 표시 및 동반자(partnership) 관계라는 인식의 전달 등을 들 수 있는데, 예를 들어 지역사회 등에 공감이 가는 이벤트 등을 통하여 지역사회의 고객과 동반자적인 관계를 보여주는 서비스 조직이 지역고객에게 제공하는 사회적 혜택이라고 할 수 있다. 그리고 심리적 혜택은 장기적 고객에게 편안함이나 신뢰감의 제공 등이라고 할 수 있다.

도표 9-12

관계혜택의 분류

구분		내용
직접혜택		회원카드나 할인카드의 발급, 무료사용권 및 초대권, 전용주차장의 사용권 제공 등과 같은 특별대우
간접혜택	사회적 혜택	친밀감이나 우정의 표시, 동반자관계라는 인식의 전달 등
	심리적 혜택	편안함이나 신뢰감의 제공 등

3) 고객과의 관계를 모니터링하라

고객관의 관계가 제대로 유지되고 있는지를 지속적으로 파악하고 부족한 점을 개선하려는 노력은 고객유지를 위해 필수적인 사항이다. 이러한 고객관계를 모니터링하는 작업은 고객의 기본적인 인적 정보와 이용사항에 대한 고객 데이터베이스를 구축하는 것은 물론이고 주기적으로 고객의 평가와 태도를 조사하는 것을 포함한다. 가장 대표적인 고객관계 모니터링 활동은 정기적인 환자만족도 조사라고 할 수 있다. 의료서비스를 이용한 환자들에게 주요 서비스 과정에 대한 평가, 불편사항 등을 조사하고 이를 토대로 서비스 개선노력을 기울인 후 다시 조사하여 실제로 얼마나 개선효과가 있는지를 추적하는 것이다. 그 외에 이탈고객이 얼마나 되는지, 이탈 이유는 무엇인지에 대해 조사하거나, 고객 충성도에 대한 조사, 불만조사 등도 고객관계 모니터링에 포함되어야 할 내용들이다.

4) 고객의 전환비용을 높여라

관계마케팅의 출발은 고객관의 관계이다. 고객관의 관계를 긴밀하게 유지하기 위해서는 고객의 서비스 제공자에 대한 의존도를 높여야 한다. 고객이 서비스 제공자를 바꿀 경우엔 현재 자신의 욕구와 관련된 주관적, 객관적 정보를 공급자에게 다시 제공하고 관계를 구축하여야 한다. 이를 위해 고객은 금전적 비용 이외에도 시간적, 심리적 비용을 지불하여야 하는데, 고객이 공급자를 바꿀 경우 지불해야 하는 이러한 모든 비용을 총칭하여 '전환비용(switching costs)'이라고 한다. 전환비용을 높여 다른 서비스 제공자로의 이동을 방지하는 가장 좋은 방법은 관계구축이라고 할 수 있다. 일반적으로 고객들은 조직이 자신에 대한 정보를 파악하고 자신의 개별적인 욕구를 해결해 주는 긴밀한 관계를 맺을수록, 다른 조직과 이러한 관계를 맺기 위해 지불해야 하는 노력에 부담을 느끼고 새로운 관계를 포기하는 경향이 있다고 한다. 즉 전환비용이 클수록 고객은 평생고객이 될 가능성이 많으므로 전환비용을 높이는 것이 관계마케팅의 핵심이라고 할 수 있다.

5) 관계유대를 강화하라

전환장벽(고객의 타성, 전환비용 등)은 고객이 극복해야 하기(have to) 때문에 서비스 조직과의 관계를 유지하는 제약으로 작용한다. 그러나 고객이 원하기(want to) 때문에 서비스 조직과의 관계를 유지하도록 촉진하는 활동을 할 수도 있다. 고객과의 관계를 유지하는 수준을 다음과 같이 세 단계로 분류할 수 있는데, 이들 수준이 높아질수록 고객과의 관계가 강화되고 전환비용을 높일 수 있다.

(1) 제1수준 : 재무적 유대(financial bonds)

재무적 유인을 통하여 고객과 관계를 유지하는 전략으로서 예를 들면 많은 양을 구매하는 고객이나 오랫동안 거래한 고객에게 가격할인을 해주는 것이 이에 해당한다. 항공업이나 호텔에서 자신의 기업을 자주 이용하는 고객에게 재무적 인센티브를 제공하는 '상용고객 우대제도'등이 대표적이다. 의료기관의 경우 가격이 의료수가에 의해 규제되고 있기 때문에 활용범위에 제한이 있으나 일부 비급여에 대해 실시할 수 있는 여지는 있다. 재무적 유인이 중요하기는 하지만 경쟁자가 쉽게 모방할 수 있으며 재무적 유대관계만으로는 확고한 고객충성도를 유지하기 어렵다는 측면에서 초보적인 관계유지 전략이라고 볼 수 있다.

(2) 제2수준 : 사회적 유대(social bonds)

재무적 유대관계를 넘어서 고객과 보다 친밀한 사회적 유대를 마련하는 것이 고객관계를 유지하는 강력한 방법이 될 수 있다. 이는 고객의 개별적인 특성과 욕구를 파악함으로써 동일한 유형의 서비스를 제공하더라도 이러한 고객의 취향을 반영한 서비스를 제공하도록 노력하는 것을 의미한다. 대표적인 예가 고객의 결혼기념일이나 생일 등 자신만이 특별한 기념일에 축하카드를 보낸다거나 고객과 개인적인 정보를 교환하는 활동 등을 들 수 있다.

의료서비스의 경우 의사가 진료하면서 환자의 가족관계에 대한 정보를 공유하고 가정사에 대해 관심을 보이거나 개인의 생활에 대해 기억해 주고 관심을 표현해 준다면, 많은 환자들은 의사에게 친밀감과 신뢰를 느끼게 되고 의사와 환자와의 관계는 공식적인 관계이상으로 가까워질 수 있다.

(3) 제3수준 : 구조적 유대(structural bonds)

재무적 유대나 사회적 유대보다 좀 더 강력하고 효과적인 고객유지 전략으로서 구조적 유대를 강화하는 방법이 있는데, 이는 고객에게 개별적인 욕구를 충족시켜 줄 수 있는 서비스 제공체계를 제도적으로 마련하는 방안이다. 사회적 유대관계가 재무적 유대관계에서 제공하지 못한 정서적 가치와 친밀성을 제공할 수 있는 장점이 있다면, 구조적 유대는 사회적 유대관계의 가변적이고 임의적인 서비스 제공방식을 구조를 통해 항시적으로 전환한다는 장점이 있다.

의료서비스의 경우 전화예약제를 통해 환자들이 의료기관을 직접 방문하여 예약하거나 당일진료 때 진료신청을 함으로써 발생하는 대기시간이나 불필요한 방문비용을 줄이고 환자만족을 높이는 예가 이에 해당한다.

구조적 유대를 제대로 갖추기 위해서는 전체 조직차원에서 고객서비스 개선을 위한 체계적인 노력이 있어야 한다. 최근 많은 의료기관들이 관심을 갖고 있는 질 향상 활동체계를 이용하여 구조적 유대를 강화할 수 있다. 의료기관에서는 이러한 활동을 통해 고객만족을 높이기 위해 개선해야 할 서비스 분야를 찾아내고 제도적인 과정의 개선을 통해 서비스를 향상시킬 수 있다. 질 향상 활동을 통해 외래대기시간의 단축, 각종 절차의 간소화, 퇴원절차의 간소화와 퇴원대기시간의 단축, 응급실 진료체계의 개선 등 다양한 분야에서 구조적 유대를 강화할 수 있다.

6) 관계회복 전략을 구축하라

의료기관을 선택한 고객에 대해 재무적, 사회적, 구조적 유대관계를 확장시켜 나가면서 고객과의 관계를 지속적으로 유지하는 것이 고객관계의 기본적이고 일상적인 유형이다. 그러나 아무리 탁월한 조직이라도 서비스의 실패를 경험할 수 있으며, 서비스 실패로 인한 고객의 불만은 지속적인 관계유지를 막을 뿐만 아니라 여러 가지 부작용을 초래하게 된다. 연구에 따르면 만족한 고객들은 그들의 긍정적 경험을 4~5명에게 전하는 반면, 불만족한 고객은 부정적 경험을 9~16명에게 전한다고 한다. 따라서 한명의 고객이 불만을 갖게 되면 이 고객을 통해 부정적인 경험을 전해들은 예비고객 9~16여명을 상실하게 될 뿐만 아니라 이 고객이 만족했을 경우 긍정적 경험을 전해 듣고 이용할 가능성이 있는 4~5명의 고객도 상실하게 되므로 불만고객 당사자를 포함하여 총13~21여명의 미래고객을 상실하게 되는 것이다.

그러므로 서비스 제공과정에서 문제가 생겼을 경우 이를 인정하고 신속하게 관계를 회복하는 것이 필수적이라고 할 수 있다. 효과적인 관계의 회복은 때로 고객과의 관계를 강화하는 역할도 하기 때문에 위험을 기회로 바꾸려는 적극적인 사고가 서비스 현장에서 필요하다. 관계를 회복하기 위한 방법들로 제시되고 있는 것은 다음과 같다.

① 서비스 실패를 지적하고 불만을 표현하는 고객에게 귀를 기울이고 이를 해결하기 위해 노력한다. 왜냐하면 불만을 표현하는 고객은 불만의 정도가 매우 크거나 이 기관에 애착이 있음을 반증하는 것이므로 무엇보다 불만고객의 관리가 중요하다.

② 현장에서 신속하게 문제를 해결한다. 대부분의 경우 환자가 기대하는 것은 문제에 대한 인정과 사과, 발생경위에 대한 설명, 서비스의 회복들이기 때문이다. 이러한 요구에 대해 책임을 회피하거나 문제해결이 지연될 경우 불만은 증폭되기 마련이다.

③ 현장 서비스제공자에게 권한을 위임한다. 문제를 해결할 수 있는 권한을 부여하고 업무규정을 유연하게 적용하는 것이 필요하다. 이러한 과정은 서비스 제공자가 책임감과 자부심을 가지고 자신의 업무를 수행하게 하는 동기요인이 될 뿐만 아니라 문제가 발생했을 경우 보다 적극적으로 고객과 대면하고자 하는 마음을 갖게 한다.

④ 회복서비스 경험을 학습한다. 문제가 발생했을 때 이에 대처하거나 개선시킨 사례들을 모아 평가함으로써 향후 유사한 실패가 발생했을 때 보다 잘 대처할 수 있는 방안들을 모색한다면 동일한 실패로 인한 고객상실을 줄일 수 있다.

7) 서비스접점 관리를 강화하라

(1) 의의

고객의 관점에서 보면 서비스에 대해 가장 생생한 인상은 고객이 서비스 조직과 상호작용을 하는 '서비스 접점(service encounters)' 또는 '진실의 순간(moments of truth, MOT)'에서 받게 된다. MOT의 본래 어원은 투우사가 투우의 급소를 내리찍는 결정적인 순간에서 유래했다고 한다. 병원의 예를 들면 전화로 진료에 대한 문의를 하고, 주차장에서 주차를 하고, 안내데스크에서 안내를 받고, 원무과에서 접수를 하고, 진료과에서 진료를 받고, 의사의 설명을 듣고, 원내조제약국에서 약을 수령하고, 병원 문을 나서는 경우 등이 이에 해당한다. 고객이 의료기관의 서비스 품질을 경험하게 되는 곳이 바로 서비스 접점이며 또한 서비스 접점은 고객의 전반적인 만족도를 형성하게 되고 재이용의도를 갖는데 영향을 미친다.

(2) 중요성

서비스 접점이 왜 중요한지는 스칸디나비아항공사(SAS)의 CEO인 얀 칼존(Jan Carlzon)의 '진실의 순간(moments of truth)'에 잘 나타나 있다. 그는 1981년도 800만달러의 적자를 취임 1년만에 7,100만달러의 흑자경영으로 전환시켰다. 물론 비즈니스 고객을 주타겟으로 한 마케팅적 노력이 있었지만, 그보다 서비스 접점에 있는 직원들의 우수한 서비스가 더 중요하다는 것을 주지시켰다. 즉 한해에 1천만명의 승객이 각 5명의 SAS항공사 종업원과 접촉을 한 사실을 강조하였으며, 1명당 1회 접촉시간은 평균 15초였다는 것이다. 따라서 1회 15초라는 짧은 시간을 1년간 5천만회 정도 고객의 마음에 SAS항공사의 이미지를 새겨 넣은 것이다. 이 한 순간 한 순간이 결국 SAS항공사의 성공을 좌우하기 때문에 종업원들은 이 결정적 순간이 항공사 전체 이미지를 결정한다는 사실을 인지해야 한다고 역설하였다. 서비스 접점에서 이 15초의 순간을 '결정적 순간' 또는 '평가의 순간'이라고도 한다.

따라서 대부분의 경우 고객만족이 결정되는 것은 이 짧은 첫 순간이며 이 순간이 그 의료기관 전체의 이미지를 결정한다. 그러므로 이 순간에 고객으로 하여금 이 의료기관을 선택한 것이 최선의 선택이었다고 느끼도록 해야만 한다. 또한 100번의 고객접점 중 99번을 만족시켰어도 단 한 번의 불만족이 발생하면 고객의 종합만족도는 '100-1=99'가 아니라 '100-1=0'이 된다. 따라서 모든 고객접점에서 빠짐없는 규명이 매우 중요하다. MOT에 대한 보다 상세한 내용은 11장에서 다룬다. 내용다지기 9-4

내용다지기 9-4

하나로의료재단, '2019 고객감동경영대상' 3년 연속 수상

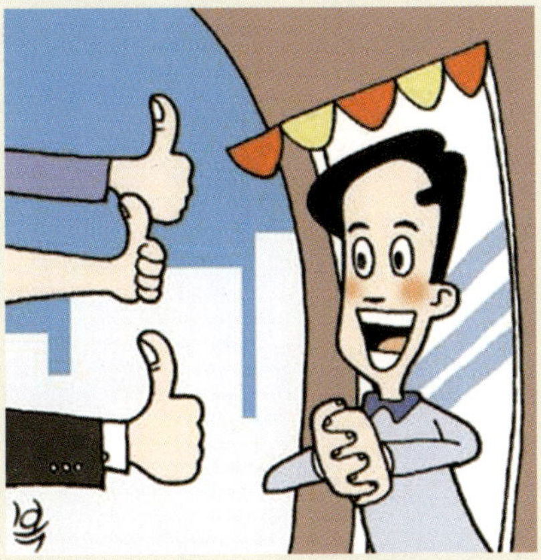

의료법인 하나로의료재단(이사장 권혜령)은 2019년도 '제13회 고객감동경영대상 시상식' 전문 서비스/의료(병원) 부문에서 3년 연속 대상을 수상했다고 밝혔다. 롯데호텔에서 열린 '제13회(2019) 고객감동경영대상'은 한국경제신문사에서 주최하고 한국지속경영평가원에서 주관하는 시상으로 고객만족 경영을 성공적으로 실천하고 소비자의 권익과 국가 및 기업 경쟁력 강화에 기여한 기업을 선별하는 권위 있는 상으로 평가 받고 있다. 하나로의료재단은 1983년 '서비스 · 품질 · 연구로 건강 사회를 이룩한다'라는 기본 정신을 바탕으로 설립되어, 진단과 치료를 분리하는 국내 최초의 건강검진 전문기관이다. 지난 35년간 질병의 정밀 진단과 효율적인 예방에 힘써 왔으며, '검진에서 치료까지' 최상의 의료서비스를 제공하고 있다. 그 결과 연간 2,000개의 기업체 건강 검진 등 30만 명이 하나로의료재단을 내원하고 있다. 재단은 유수의 대학병원에서 풍부한 임상경험을 가진 교수진은 물론 미국 전문의 자격증을 보유한 46명의 우수한 의료진이 상주하고 있다. 3차 의료기관급 최첨단 의료장비(3.0T MRI, 128Ch MDCT 등)를 다수 보유하고 있으며, 차세대 초정밀 3.0테슬라 MRI가 도입되어 더욱 빠르고 정확한 진단을 제공한다. 특히 검진 시 질환 유소견자가 발생 할 경우 One-Stop Service를 제공하기 위해 외래진료소를 개설하였다. 외래진료소는 혈액검사, 영상검사 등 검사시간을 효율적으로 관리하도록 도움을 주고 있다. 그밖에 각종 예방접종 실시, 처방전 및 진료의뢰서 당일 발급을 통해 '검진'에서 '치료'까지 외래진료연계 서비스를 제공한다. 이 밖에도 하나로의료재단은 검진센터 내에 고객의 검진 동선 및 대기시간을 고려하여 검진 시 몰려올 수 있는 피로와 부담감을 정서적으로 완화시켜줄 수 있도록 아트갤러리를 마련하였다. 검진센터 곳곳에 Jean Pierre Raynaud, Robert Indiana 등 해외 유명 작가들의 작품 90여 점을 선보이고 있다. 이러한 대기공간의 아트갤러리, 카페테리아, 안마의자 운영은 단순히 검진만 받는 공간을 넘어 의료, 휴식, 정보와 문화가 공존하는 공간을 제공하여 고객 만족을 최상으로 이끌어 냈다는 평가를 받고 있다. 하나로의료재단 종로센터의 경우 1호선 종각역과 연결, 강남센터는 선릉역 도보 1분 거리에 위치해 편의성이 매우 높다는 장점이 있다. 한편, 고객 만족을 최우선으로 하는 양질의 의료 서비스를 바탕으로 하나로의료재단은 국내 최초로 중국 최대 진단검사 기관인 디안진단 유한공사와 공동으로 지난 2014년 6월 중국 절강성 항주시에 '한눠건강검진센터' 설립을 시작으로 최근 2호점(절강성 온주시)까지 개소하는 성공적인 행보를 보이고 있다.

첫사랑

이윤학

그대가 꺾어준 꽃
시들 때 까지 들여다 보았네
그대가 남기고 간 시든 꽃
다시 필 때까지
첫사랑은 이루어지지않아서
더 애달프고 기억나는게 아닌가합니다.
그대가 남기고 간 시든 꽃
다시 필 때까지
이 말이 가슴 아프네요.
시든 꽃이 다시 필지 못하는걸 알기에
첫사랑이 더욱 아련해지는거 같네요.
아련한 그 첫사랑이
갑자기 떠오르네요.

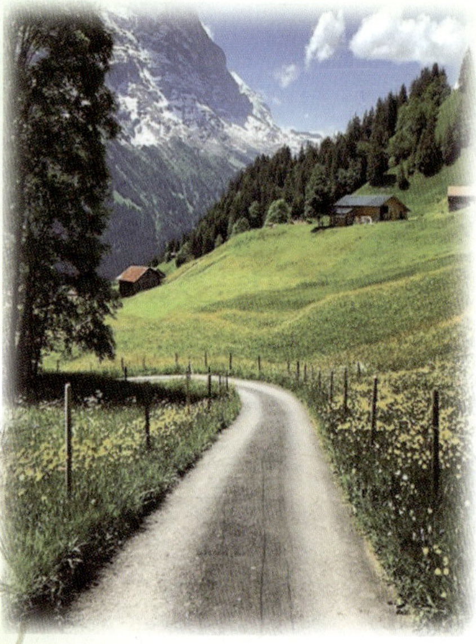

제 10 장

의료서비스 물리적 증거관리

Ⅰ 물리적 증거의 이해

1. 물리적 증거의 개념

1) 물리적 증거의 정의

인간의 행동은 어떠한 형태로든지 물리적 환경에 영향을 받게 되어 있다. 서비스 분야에서도 서비스와 관련된 물리적 환경은 고객이나 서비스 종업원 모두에게 영향을 끼치고 있다. 특히, 서비스는 무형적이기 때문에 고객은 흔히 유형단서(tangible cues)인 물리적 증거(physical evidence)로 구매 전에 서비스의 가치를 측정하고, 소비기간이나 소비 후의 서비스에 대한 만족을 평가한다.

물리적 증거는 서비스가 제공되는 의료기관과 고객이 상호작용하는 환경을 말하는 것으로 서비스의 커뮤니케이션이나 서비스의 성과를 촉진하는 유형재를 일컫는다. 서비스 과정에서 이러한 물리적, 유형적 환경의 효과적인 설계는 고객이 기대하는 서비스와 서비스 지각 간에 발생하는 차이를 줄이는데 중요하게 작용한다.

이러한 물리적 증거 중에서 물리적 시설만을 따로 구분하여 이를 서비스스케이프(servicescape)라 한다. 서비스스케이프는 서비스 진행 장소에서 고객이 접하게 되는 주변 시설의 외양이나 스타일, 기타 경험적인 요소들을 의미하는 것으로 이것은 service와 경치, 풍경을 의미하는 landscape의 접미사인 scape를 합성한 것으로 인간이 창조한 서비스 환경을 의미한다. 이러한 물리적 증거를 가장 잘 활용하고 있는 기업 중의 하나가 미국의 디즈니 테마파크이다. 밝은 원색의 디스플레이, 음악, 환상적인 놀이시설, 유명캐릭터의 복장 등을 통해 디즈니를 찾는 고객이 원하는 즐거움과 흥분을 충분히 유도하여 항상 고객을 극도로 자극하며, 청결하고 최상의 완벽한 시설관리로 결코 고객과의 약속을 저버리지 않는다.

2) 물리적 증거의 요소

물리적 증거 또는 물리적 환경의 구성요소로는 서비스스케이프(servicescape)라 불리는 물리적 시설과 기타 유형적 요소로 이루어져 있다. 고객에게 영향을 미치는 서비스스케이프는 표지판, 주차장, 조경과 같은 시설외부와 설계, 배치, 실내장식과 같은 시설내부로 구성된다.

도표 10-1

물리적 증거의 요소

구 분		내 용
서비스스케이프(물리적 시설)	시설외부	외관설계, 방향/안내표시, 주차장, 조경, 주변환경
	시설내부	내부설계, 설비나 의료장비, 대기장소, 입원실, 회복실, 방향/안내표시, 배치, 실내공기, 온도, 사운드, 음악, 향, 조명
기타 유형적 요소		업무용 명함, 사무용품, 영수증, 진료차트, 처방전, 청구서, 보고서, 유니폼, 브로셔, 웹사이트

3) 물리적 증거는 고객에게 어떤 영향을 미치는가?

양질의 물리적 증거의 영향은 고객의 구매결정에 긍정적 영향을 미치며, 서비스의 무형성을 극복하고, 의료기관에 대한 좋은 이미지를 형성할 뿐 아니라 직원의 행동에도 영향을 미치게 된다.

(1) 서비스품질 평가와 재이용

의료기관에서 물리적 환경의 다양한 요인들은 고객의 행위와 구매, 서비스 경험과 재이용에 영향을 미친다. 의료서비스를 대상으로 연구한 결과 서비스 접점의 주변요인과 디자인 요인의 물리적 증거는 서비스품질 평가에 긍정적인 영향을 미치고 부정적 감정을 낮추는 것으로 나타났다. 따라서 의료기관에서는 양질의 물리적 증거를 제공하기 위하여 노력해야 하며, 온도, 습도, 소음 등의 요인은 필수적인 사항이다. 나아가 의료서비스 이용자들이 편리하게 이용할 수 있는 대기공간의 충분한 확보 및 디자인, 설계, 인테리어 등 매력적인 시설을 제공해야 한다. 또 의료장비의 추가도입이나 무인자동 접수 혹은 계산기 설치, 대기시간 표시시설 개선 등 유형적인 시설이나 장비 도입을 통하여 물리적 증거를 개선해야 한다.

(2) 서비스의 무형성 극복

고객들은 기업이 제공하는 물리적 환경 내에서 서비스를 이용하기 때문에 서비스 기관의 물리적 환경은 매우 중요한 영향력을 가지고 있다. 서비스의 물리적 환경은 서비스나 그 품질에 대한 정보적 단서를 고객들에게 제공해주는 의사소통의 역할을 담당한다. 의료서비스는 서비스 제공에 따른 무형성이라는 특징에 따라 고객이 서비스 상품을 이해하거나 평가하는데 많은 어려움을 가지게 된다. 따라서 고객들은 종종 그 상품에 대한 평가를 내리는데 도움이 될 수 있는 유형적인 단서를 찾고자 하며, 이때 서비스제공자는 소비자들의 이러한 욕구에 부응하기 위하여 물리적 환경이라는 유형적 실체를 제공함으로써 소비자 이해와 의사결정에 도움이 될 수 있다.

(3) 이미지 형성

서비스 조직의 물리적 환경은 서비스 조직의 이미지 형성에 있어서 매우 중요한 역할을 한다. 의료기관에서 직원들에게 깔끔하고 깨끗한 유니폼을 입게 하고, 고객의 수준에 따라 의료진의 가운도 달라지는 것을 볼 수 있다.

색상, 조명, 음향, 실내공기, 온도, 공간배치, 가구 스타일 등 서비스에 대한 고객의 인상에 영향을 미칠 수 있는 물리적 환경은 서비스에 대한 고객의 감정을 형성하는데 도움을 준다. 내부의 고유한 색깔을 고정하고 있는 의료기관이 점차 늘어나고 있으며, 소아청소년과 병동은 어린이가 좋아하는 색상으로, 산부인과는 분홍색으로 편안함을 제공하는 병원이 늘어나고 있다. 물리적 환경의 이러한 측면은 계속 발전하고 있으며 궁극적으로 서비스 자체에 대한 긍정적 인식을 창조하기 위한 것으로 좋게 구축하고 조성해 주어야 한다.

(4) 직원행동에 영향

서비스조직의 물리적인 환경은 고객뿐만 아니라 조직의 내부고객, 즉 종업원에게도 많은 영향을 미치게 된다. 수준 높은 인테리어, 적당한 사무공간과 적당한 온도, 신선한 공기 등 쾌적한 근무환경은 업무에 대한 만족도에 영향을 미치고 직원의 생산성 향상과 동료 직원들이 서로 조화롭게 지낼 수 있는 분위기를 제공해 준다.

2. 물리적 증거의 형태

물리적 증거는 서비스 대상과 복잡성의 정도에 따라 다음과 같이 구분할 수 있다.

1) 물리적 증거의 대상

조직은 물리적 증거로 인해 실제로 영향을 받는 사람이 누구인가에 따라 나눌 수 있다. 즉 고객, 직원 아니면 전체 중 누가 서비스 시설에 들어와서 영향을 받을 수 있는가? 도표 10-2처럼 물리적 증거의 대상은 세 가지 유형으로 나눌 수 있다.

도표 10-2

물리적 증거의 대상과 복잡성에 따른 서비스기관 유형

물리적 증거의 대상	물리적 증거의 복잡성	
	복잡함	단순함
셀프서비스 (고객만 관계)	테마파크, 골프장	ATM, 티켓자동발매기, 운송화물 접수창구, 영화관 등
대인서비스 (고객과 직원)	병원, 호텔, 레스토랑, 은행, 항공사, 학교, 헬스클럽	세탁소, 패스트푸드점, 미장원
원격서비스 (직원만 관계)	유무선 통신회사, 회계법인, 보험회사 등 대다수의 전문서비스	통신판매업체, 자동음성사서함서비스

(1) 셀프서비스

셀프서비스(self-service)는 고객 스스로가 대부분의 활동을 수행하고 직원이 관여하더라도 많은 영향을 미치지 않는 것이다. 이러한 예로는 ATM, 영화관, 티켓자동발매기, 골프와 테마파크 같은 셀프서비스 위락시설, 무인 진료접수, 인터넷 예약, 원외처방전 자동발급기 서비스 등이 있다. 셀프서비스 환경에서 마케팅의 목표는 먼저 표적시장을 분명하게 정하고 이들이 즐겁고 그리고 쉽게 그 시설들을 이용할 수 있도록 하는 방향으로 설계되어야 한다.

(2) 대인서비스

대인서비스(interpersonal service)는 물리적 증거와 관련하여 고객과 직원이 물리적 시설 내에서 함께 활동하며 서비스를 생산하는 것으로 원격서비스와 셀프서비스의 중간 형태에 해당한다. 병원, 호텔, 레스토랑, 은행 등 대부분의 서비스 활동이 이에 해당한다. 병원에서 수술하는 장면을 보호자가 참관할 수 있도록 하거나 수술 장면을 비디오를 통하여 외부에서 볼 수 있도록 하여 고객과의 접촉을 확대하고 신뢰를 확보한다. 이러한 경우 물리적 증거는 고객과 직원을 동시에 만족시킬 뿐만 아니라 모두에게 편리함을 주도록 설계되어야 한다. 병원에서 제공하는 대부분의 의료서비스는 대인서비스에 해당하는 것으로 진료접수, 진료, 검사, 촬영, 수술, 마취, 간호 등이 해당한다.

이 경우 물리적 증거는 고객과 종업원들이 모두 동시에 매력을 느끼고 만족하며 활동을 증진시킬 수 있도록 설계되어야 한다. 특히 어떻게 물리적 증거가 고객과 종업원, 고객과 고객, 종업원과 종업원 간의 상호작용에 대한 특성과 질에 영향을 미치고 있는지를 고려하여야 한다.

(3) 원격서비스

원격서비스(remote service)는 고객의 참여가 거의 없는 경우에 해당한다. 예를 들면 유무선통신회사, 금융컨설팅, 통신판매회사, 우편주문서비스 등은 고객이 서비스시설을 보지 않고 제공받을 수 있는 서비스 예이다. 원격서비스에서 고객은 물리적 증거를 전혀 방문할 필요가 없기 때문에 시설은 직원의 동기를 유발시킬 수 있고 생산성, 팀워크 및 운영의 효율성을 높일 수 있도록 설계되어야 한다. 포춘지에 가장 일하기 좋은 직장으로 선정된 IT기업 SAS는 11,000여명이 넘는 직원에게 건강관리센터, 높은 수준의 육아센터, 자동차클리닝, 미용실, 체육관 등을 기업 내에 갖추어 제공하고 있다. 대부분의 고객이 SAS캠퍼스라 불리는 이 기업을 방문할 필요가 없기 때문에 시설 대부분이 직원들의 웰빙과 생산성 향상을 위해 설계될 수 있었다.

2) 물리적 증거의 복잡성

(1) 단순한 환경

어떤 서비스 환경은 공간이나 설비, 그리고 서비스 제공에 관계되는 요소측면에서 단순하다. 이러한 서비스 환경을 평이한(lean) 환경 또는 단순한 환경이라 부른다. 전자티켓발매소나 택배화물접수대 등은 바로 평이한 환경으로 간주될 수 있는데, 이는 두 경우 모두 단순한 구조에서 서비스가 제공되기 때문이다. 단순한 물리적 증거에 있어서 디자인 결정은 상대적으로 단순하고 특히, 종업원과 고객 사이에서 상호작용이 전혀 일어나지 않는 셀프서비스나 원격서비스 상황에서는 더욱 단순하다.

(2) 복잡한 환경

병원처럼 많은 진료실과 의료장비를 보유하여 다양한 기능을 수행하는 환경을 정교한(elaborate) 환경 또는 복잡한 환경이라 부른다. 종합병원의 경우 여러 동의 고층건물, 많은 병실, 정교한 시설들, 그리고 그러한 물리적 설비 내에서 이루어지는 복잡하고 다양한 기능들이 정교한 환경을 이루는 구성요소들이다. 이러한 정교한 환경에서 조직의 경영목표에 부합되는 여러 가지 마케팅 활동을 하기 위해서는 이론적으로 물리적 시설의 세심한 관리를 통해서 접근되어야 한다. 예를 들어 환자의 병실은 환자의 심리적 안정과 만족을 증대시키며 동시에 의사, 간호사 등 병원직원들의 생산성을 증진시킬 수 있도록 설계되어야 한다.

Ⅱ 서비스스케이프가 행동에 미치는 효과

1. 기본적인 틀

서비스스케이프가 다양한 역할과 그것이 서로 어떻게 상호작용하는지에 관해 전략적인 관점에서 사고하는 것이 매우 유용하다 할지라도, 서비스스케이프의 설계에 대하여 실질적인 결정을 하기 위해서는 왜 효과가 일어나고 또 그것을 어떻게 관리해야 하

도표 10-3

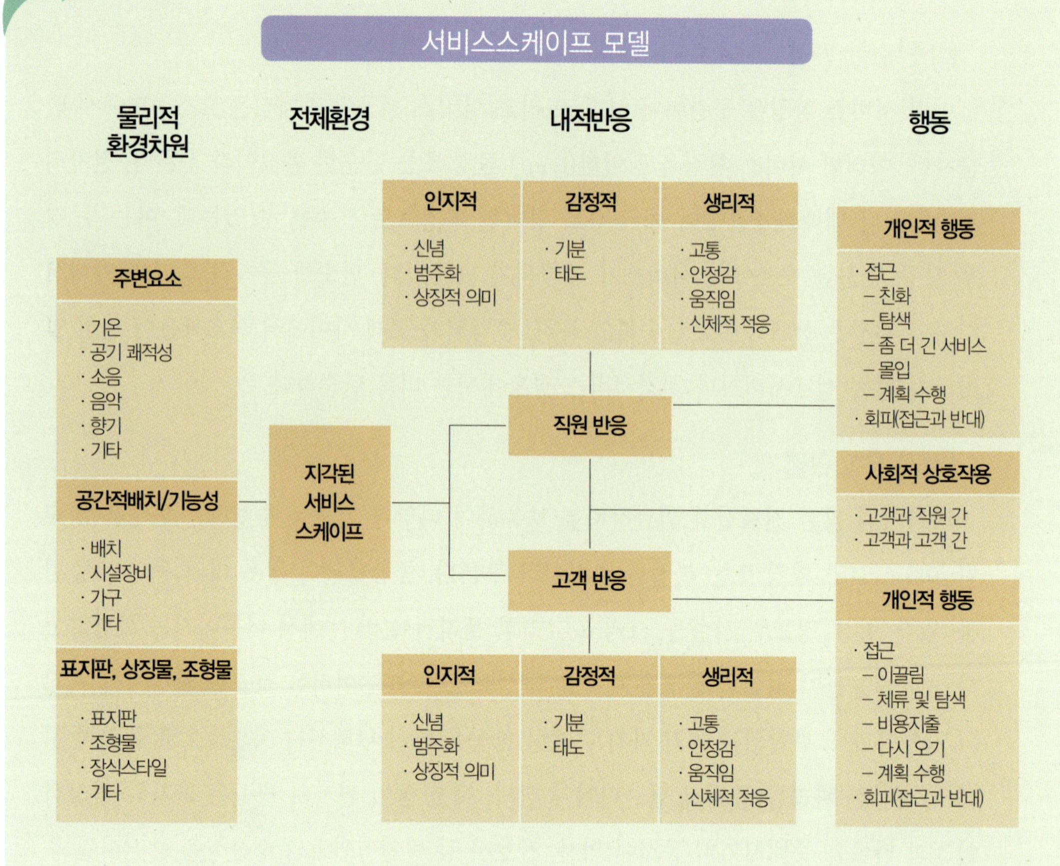

자료 : 전인수 등 역(2013)

는지에 대한 이해가 필요하다.

서비스스케이프가 행동에 미치는 영향을 이해하기 위한 틀은 기본적으로 자극-유기체-반응(stimulus-organism-response) 이론을 따르고 있다. 다차원적인 환경은 자극(stimulus)이며, 고객과 직원은 자극에 반응하는 유기체(organism)이고, 유기체는 환경에 맞춘 행동반응(response)을 하게 된다. 즉 뒤에서 살펴볼 서비스스케이프의 환경적 차원은 '자극', 서비스스케이프에 대한 내적반응은 '유기체', 서비스스케이프에서의 행동은 '반응'을 의미한다.

환경심리학의 연구를 통해서 Bitner는 서비스 환경 전반에 걸친 여러 요소들을 포함하는 서비스 환경의 종합적인 모델이라 할 수 있는 서비스스케이프 모델을 개발하였다. 도표10-3은 서비스스케이프 모델의 주요 구성요소들을 보여주고 있으며 서비스 환경 분야의 세 가지 구성요로서 주변여건(ambient condition), 공간배치와 기능성(space and functionality), 표지판 · 상징물 · 조형물(signs, symbols, and artifacts)을 제시하고 있다. 일반적으로 서비스 시설을 이용하는 고객들은 서비스 환경을 구성하고 있는 여러 요소들을 개별적으로 평가하기 보다는 전체적으로 묶어서 평가하는 경향이 있기 때문에 이러한 시설을 설계할 시에는 각각의 구성요소들이 다른 전체적인 요소들과 잘 어울리게끔 설계하는 것이 중요하다.

다음으로 서비스스케이프 모델에서 보여주는 것은 고객 및 직원반응에 있어서 각각에 해당되는 조절변수로 이는 동일한 서비스 환경이라 하더라도 반응과 관련된 조절변수가 있어서 그들의 선호여부에 따라서 다르게 영향을 미친다는 것이다. 서비스 환경에 대한 평가는 주관적일 수밖에 없다는 의미이다. 랩 뮤직이 어떤 고객에게는 즐거움을 안겨주지만 다른 고객에게는 고문과 같은 고통을 줄 수도 있기 때문이다.

Bitner의 모델에서 서비스마케팅 분야에 공헌한 점 중의 하나는 서비스 환경에 현장직원의 반응을 포함시켰다는 점이다. 서비스 현장에서 고객들보다도 더 많은 시간과 활동을 하는 것이 직원인 점을 상기하여 서비스 환경의 설계자는 현장직원들을 고려한 시설이 서비스 현장의 생산성과 서비스의 질을 증가시킨다는 점을 반드시 명심하여 이를 설계에 반영하여야 한다.

내부고객 및 직원들의 반응은 크게 인지적 반응(예 : 서비스 품질에 대한 인식과 신념), 정서적 반응(예 : 감정 및 무드), 생리적 반응(예 : 고통 및 안락감) 등 세 가지로 구분할 수 있다. 이러한 내적반응은 여러 가지 고객행동 반응을 이끌어 내게 되는데, 예를 들면 고객들은 혼잡한 백화점을 일반적으로 회피하는 습성이 있어 아예 처음부터 방문하지 않거나 방문하더라도 짧은 시간동안만 머무르게 된다. 한편 고객이 편안한 환경에 긍정적인 반응을 보이게 되는 경우 쇼핑시간을 늘리거나 충동구매를 느끼면서 추가적인 비용을 지불하는 경우도 있게 된다. 고객 및 직원들의 행동반응은 서비스 생산성을 증대시키거나 고품질의 서비스 제공을 용이하게 하는 방안들이 반드시 구성되도록 하는 것이 중요하다.

2. 서비스스케이프의 환경차원

의료서비스 환경은 복잡하고 다양한 요소로 구성되어 있는데 주변여건(ambient condition), 공간배치와 기능성(space and functionality), 표지판 · 상징물 · 조형물(signs, symbols, and artifacts) 등으로 분류할 수 있다. 환경심리학자들은 사람들이 이러한 요소들 각각에 대해 반응하는 것이 아니라 이러한 요소들이 만들어내는 전체적인 기분과 분위기에 반응한다고 주장한다. 이러한 전체적인 반응을 서비스스케이프 모델에서 본 바와 같이 '지각된 서비스스케이프(perceived servicescape)'라고 한다.

1) 주변여건(ambient condition)

주변여건은 실내온도, 조명, 소음, 음악, 냄새, 색채 등과 같은 환경의 배경요소들을 의미한다. 이러한 주위 환경은 우리의 오감을 자극하며, 때로는 사람들이 인식하지 못하는 경우에도 무의식적으로 정서적 상태, 인식 혹은 태도 및 행동에 영향을 미치게 된다.

(1) 청각적 환경

음악(music)의 유무 및 템포 등으로서 구매를 자극하는데 영향을 미치는 요소를 말한다. 예를 들어 와인매장에 클래식 음악을 사용하면 비싼 고급와인의 판매가 증대되고, 레스토랑의 느린 템포음악은 식사시간이 길어지고 음료수 주문이 증대되며, 패스트푸드점의 경우 빠른 템포음악은 짧은 시간 내에 식사를 완료시켜 좌석회전율을 높이기도 한다. 레스토랑 관련 연구를 보면 빠른 음악보다는 느린 음악을 활용하여 식음료 부문의 수익을 44% 증가시켜 전체 수익의 15% 증가를 가져온 사실을 밝히고 있다. 한편 음악을 효과적으로 사용하게 되면 고객이 서비스를 기다리는 시간에도 대기시간에 대한 인식측면에서 좀 더 짧은 시간으로 인식하게 되며 고객만족을 증대시키는 효과를 가져온다. 병원의 수술 대기실에서도 듣기 편한 음악은 환자들의 심신을 안정시켜 스트레스를 감소시키는 효과가 있다. 학교식당의 연구에서도 음악이 없는 경우보다 클래식 음악을 틀어 놓았을 때 학생들에게서 나오는 소음(허락 없이 일어남, 마구소리를 내면서 먹는 등의 무례한 행동)이 현저하게 줄어든다는 보고도 있다.

음악 이외에 청각적 요소를 보면 전화벨소리, 시계소리, 동료직원 간의 소리 등 다양한데 이들 요소도 고객에게 심리적으로 영향을 준다. 예를 들어 레스토랑의 경우 정숙은 영업장의 분위기를 좌우하므로 영업장 내를 보행할 때, 식탁을 준비할 때, 식사를 제공하거나 식기를 세척할 때, 동료직원을 부를 때 등 큰소리가 나면 고객에게 불쾌감을 주고 안정된 분위기 속에서 식사를 못하게 된다. 특히 주방 안에서 식기 다루는 소리가 홀까지 들려서는 안 된다. 따라서 원하지 않는 소리는 고객의 감정에 영향을 미쳐 구매과정에 부정적으로 작용하므로 청각적 환경관리가 요구된다. 내용다지기 10-1

내용다지기 10-1

핫도그 가게 위장 술집의 비밀, 서비스스케이프

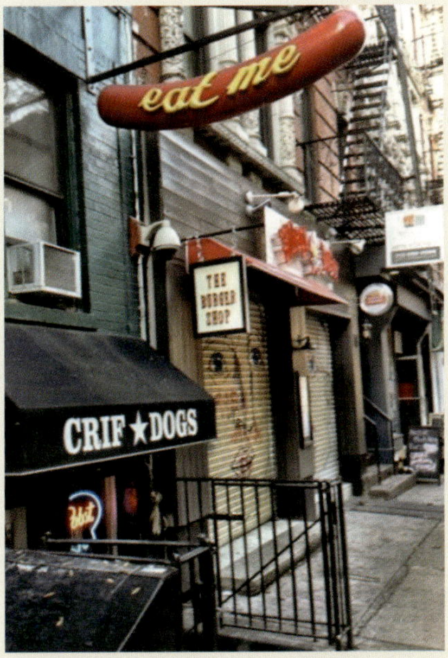

미국 최대의 도시, 뉴욕시의 113 St Marks Place, East Village는 얼핏 보기에는 평범한 주택가처럼 보인다. 밤에 이곳에 가게 되면 유일하게 보이는 간판이라고는 소시지 모양의 간판에 적혀있는 'eat me'라는 문구와 핫도그 가게임을 알 수 있게 해주는 CRIFF DOGS라는 문구뿐이다. 하지만 매일 밤, 이곳은 핫플레이스가 된다. 엄청난 핫도그의 달인이라도 있는 것일까? 핫도그 가게를 들어가면 작은 문이 있다. 그 문 안에는 빨간 레트로 공중전화가 놓여있고, 그 위에 이는 가게의 초인종(door bell)이며, 들어가기 위해서는 1번을 누르라고 적혀있다. 1번을 누르고 나면 가게와 통화가 되고, 잠시 기다리라는 말을 하고는 잠시 후 비밀의 공간으로 손님을 인도한다. 사실 여기는 다양한 형태의 술을 파는 바(bar)로, 술집 이름도 PDT(Please, Don't Tell) 이라고 한다. 이와 비슷한 가게는 한국에서도 꽤 찾아볼 수 있다. 모 위스키 바에서는 아예 간판이 없기도 하고, 어떤 위스키 바에서는 입구에 책장을 두고 책장에서 어떠한 미션을 해결해야만 내부로 입장할 수 있다. 이런 상황에서 우리는 의문을 품지 않을 수 없다. 적극적으로 고객에게 홍보하고, 입구에 잘 보이는 간판이나 네온사인이 있어야 하는 것은 경영의 기본 중 기본이 아닌가? 왜 이 술집들은 오히려 자신들을 감추려 애쓰는가? 이에 대해 이해를 하기 위해서 우리는 18세기 중반으로 거슬러 올라가야 한다. 잉글랜드가 스코틀랜드를 점령하고 스코틀랜드 위스키에 대해 매우 높은 세금을 매겼다. 하지만 위스키를 사랑했던 스코틀랜드인들은 깊은 산속이나 계곡으로 들어가 몰래 술을 제조했다. 이른바 밀조주인 것이다. 글렌피딕, 글렌리벳 등 싱글 몰트 스카치위스키의 종류 중 앞의 글렌(Glen)이 산골짜기나 계곡을 의미하는 단어라는 것도 여기서 기인한다. 이렇게 몰래 만들어진 술은 당연히 몰래 마셔야 했다. 드러내놓고 홍보를 할 수도, 간판을 걸어 놓을 수도 없었다. 놀랍게도 이러한 고난의 과정을 거치면서 스코틀랜드만의 독특한 싱글 몰트 위스키는 발전에 발전을 거듭하게 된다. 또한 이러한 과거의 위스키 판매 관습대로, 최근에는 이와 같은 고난이 없음에도 불구하고 현대의 술집도 비슷한 형태로 술을 판매하는 것이다. 즉, 위에서 언급한 위스키 바를 찾는 손님들은 18세기 중반, 몰래 숨어서 술을 마시던 스코틀랜드인이 되는 간접 경험을 할 수 있게 된다. 거기에서 특별함을 느끼게 되고, 본인이 즐겨 찾는 곳이 되며, 홍보하지 않아도 스스로 주변인들에게 고객이 스스로 홍보하게 된다. 이것이 바로 서비스스케이프(Servicescapes)다. 서비스스케이프란 서비스가 제공되는 공간을 의미한다. 즉, 이러한 공간은 서비스에 추가적인 무엇인가를 더하지 않고도 고객에게 새로운 경험을 제공한다. 실제로 신선식품 진열장의 밝은 조명이나, 정육점의 붉은 조명도 하나의 서비스스케이프의 예시라고 할 수 있으며, 테마파크에서 대기줄의 손님을 위해 퍼레이드를 하는 것이나, 쇼핑센터에서 틀어주는 음악 등도 서비스스케이프라 할 수 있다.

(2) 향기(scent)

매장의 냄새 혹은 향기가 쇼핑고객의 행동에 미치는 영향에 대한 연구도 있다. 커피숍이나 제과점에서 풍겨 나오는 구수한 커피 향, 빵 굽는 냄새를 그냥 스쳐 지나갈 사람은 많지 않을 것이다. 매장의 향기는 사람들을 끌어 모으는 효과가 있을 뿐만 아니라 매장 내에서 보내는 시간이 짧게 느껴지게 하며, 매장에 대한 호의적인 평가를 가져오게 한다. 연구결과 Las Vegas의 카지노에서 분위기를 상승시켜주는 인공 향을 매장 내 사용 시 슬롯머신을 이용하는 고객들은 평소보다 45%나 더 많은 코인을 사용하게 되고, 향의 강도를 좀 더 올리게 되면 그 비율은 53%까지 급등하게 된다는 보고도 있다.

(3) 색(color)

연구자들은 음악과 향기 외에 색이 사람들의 감정에 강한 영향을 미친다는 것을 발견했다. 심리학 연구에서 색은 색상(hue), 명암(value), 채도(chroma)의 세 가지 구성요소로 이루어져 있다고 규정한다. 색상(hue)은 기본색상이 빨강, 주황, 노랑, 초록, 파랑, 남색, 보라 등으로 구분된다. 일반적으로 통용되는 색상의 수는 대략 40여 가지 정도이며, 색상은 따뜻한 색상(빨강, 주황, 노랑)과 차가운 색상(파랑, 초록)으로 구분되며 가장 따뜻한 느낌을 주는 색은 주황, 가장 차가운 색은 보라색이다. 명암(value) 또는 명도는 색의 진하기나 연한 정도를 말한다. 명암은 색상의 세기를 나타낸 것으로서 명암이 강하게 되면 색의 풍부함과 생생함을 주게 되며, 약할 경우에는 색채가 다소 둔하게 인식되어진다. 채도(chroma)는 색조의 밀도, 색의 포화도(백색과의 혼합 정도) 또는 밝은 정도를 말한다. 채도가 높은 색은 색소의 밀도가 높으며, 농후하며 밝게 보인다. 채도가 낮은 색은 우중충하게 보인다.

서비스 환경 하에서 색에 대한 선호도는 사람들마다 다르겠지만 일반적으로는 따뜻한 색에 대해 더 끌리는 것으로 연구되어 왔다. 그러나 역설적으로 일부 연구에서는 소매시설에서 빨강색이 차가운 색보다는 부정적이며 덜 눈길을 끄는 것으로 조사되었다. 따뜻한 색은 빠른 의사결정에 도움을 주고 저관여 상황의 의사결정 및 충동구매에 가장 적합한 색이며, 차가운 색은 고관여 상황의 의사결정에 시간이 필요한 경우 도움이 된다.

한편 의료서비스 기관에서 조명과 색을 적절히 활용하여 고객들의 서비스 경험 및 고객만족을 향상한 사례로서 미국 플로리다 주의 한 의료기관을 들 수 있다. 이 병원에서는 주변에서 쉽게 접할 수 없는 다양한 색상의 조명으로 꿈길 같은 느낌을 주는 로비를 설계하여 환자들이 아픈 몸을 이끌고 근심스러운 마음으로 병원을 들어서게 될 때 입구에서부터 그들에게 조명을 받게 하여 좀 더 활동적이고 원기가 넘치는 느낌을 갖도록 하였다. 또한 로비 벽면은 높은 채도의 파랑, 초록, 보라, 빨강, 주황 및 노랑색의 램프로 장식하여 환자들에게 좀 더 활기찬 느낌을 제공하였다.

2) 공간배치와 기능성(space and functionality)

서비스 환경 하에서 공간적 배치와 기능성은 고객의 요구 및 특정 목적을 수행하는 측면에서 특별히 중요하게 여겨진다. 공간적 배치는 가구, 수납공간, 장비 및 기계류의 정렬되는 모양이나 크기를 말하며 이들 간의 공간적 관계를 말한다. 기능성은 고객과 직원의 목적달성을 용이하게 하는 능력을 뜻하는 것으로서 상기 물품들이 서비스 업무의 수행을 용이하게끔 하는 정도를 의미한다. 이러한 공간적 배치와 기능성은 고객들의 구매행위, 고객만족 그리고 서비스 기관의 업무수행에 영향을 미친다.

서비스 환경의 공간배치와 기능성은 직원에 대한 의존 없이 자신이 직접 서비스를 수행해야 하는 셀프서비스 환경에서 특히 중요하다. 따라서 ATM, 셀프서비스 식당, 주유소, 인터넷 쇼핑의 기능성은 고객만족에 결정적인 영향을 미치게 된다. 설비배치(facility layout)의 중요성은 특히 소매업, 접객업(hospitality), 그리고 레저시설 등에서 특히 중요하다. 이러한 업종과 관련된 연구들에서 설비배치가 고객만족, 점포성과, 그리고 고객탐색 행위에 영향을 미칠 수 있는 것으로 제기되고 있다.

3) 표지판 · 상징물 · 조형물(signs, symbols, and artifacts)

서비스 시설의 많은 외적인 요소들은 조직의 이미지를 전달하거나 특정구역 및 부서, 출입구의 안내, 금연 및 줄서기 안내 등의 행동지침을 제공하고 있다. 서비스 시설에 처음 내방하는 고객들은 시설 내의 표지판, 상징물과 조형물을 이용하여 각종 시설 등을 이용하는 경우가 많으며 서비스 과정 및 시설에 대한 수준과 형태의 기대감에 대한 단서 또한 얻는 경우가 많다.

고객들이 서비스 시설의 표지판, 상징물과 조형물로부터 올바른 의미전달을 못 받게 되면 서비스 진행이 불확실해지거나 불안감을 가져오므로 바람직한 서비스 전달이 어려워지게 된다. 이러한 표지판, 상징물과 조형물이 혼란스럽게 되어 있으면 특히 경험이 없거나 처음 내방하는 고객들은 간혹 길을 잃어버려 서비스 실패를 경험하게 된다.

서비스 시설환경의 설계자들은 서비스 전달과정에서 고객들이 명확하게 안내될 수 있도록 표지판, 상징물과 조형물을 설계해야 한다. 특히 서비스 현장 내 직원들이 부족하거나, 셀프서비스의 비중이 높거나, 신규고객이나 이용 빈도가 낮은 고객들이 비율이 높은 경우에는 표지판, 상징물과 조형물의 역할이 더욱 중요하게 작용한다. 이러한 상황하에서 표지판, 상징물과 조형물은 고객들에게 서비스 과정이 어떻게 이루어질 것인가를 예측하게 해줌으로써 서비스 과정이 명확하게 이루어지게끔 하는 역할을 하게 된다.

3. 서비스스케이프에 대한 내적 반응

앞에서 설명한 서비스스케이프의 여러 자극에 대해 서비스 종업원과 고객들의 반응은 인지적 반응(cognitive response), 감정적 반응(affective response), 생리적 반응(physiological response)의 3가지 형태로 나타난다. 이러한 반응은 각각 별도로 설명되고 있지만 실제로는 상호의존적이고 동시다발적으로 발생한다는 사실을 기억해야 한다. 예를 들어 치과병원에 오는 환자는 잘 정돈된 내부시설을 보고 불안감을 감소시킬 것이며(감정적 반응), 동시에 의사가 능력이 있을 것이라 믿을 것이다(인지적 반응).

1) 인지적 반응

서비스스케이프에 대한 개인의 인지적 반응(cognitive response)은 서비스 조직과 종업원들에게 영향을 주고 있다. 지각된 서비스스케이프는 장소에 대한 사람들의 신념(belief)뿐만 아니라 그 장소에 있는 사람과 제품에 대한 신념에도 영향을 미친다. 만약 어떤 식당이 제대로 유지가 안 되어 있고 계산대도 없어 수동으로 계산하며, 주변이 지저분하게 보이면 고객들은 그 식당의 주인이 제대로 관리를 하지 않고 있다고 믿게 된다. 그들은 또한 그 식당에서 근무하는 종업원들도 예외가 아니라고 생각하게 되는데 왜냐하면 훌륭한 종업원들이라면 그와 같이 형편없는 환경에서 일하는 것을 원치 않을 것이라고 믿기 때문이다. 이와 같은 모든 것들은 고객들로 하여금 그 식당이 훌륭한 서비스를 제공하지 못할 것이라고 믿게 만든다. 의원의 경우에도 내부가 너무 지저분하거나, 전산화가 안 되어 있거나, 너무 오래된 의료장비를 사용하는 경우 마찬가지로 적용된다 하겠다.

2) 감정적 반응

어떤 서비스의 서비스스케이프는 개인들의 감정과 정서에 영향을 주게 된다. 물리적 환경은 두 가지 차원으로 정서에 영향을 준다. 즉 즐거움(pleasure) · 불쾌함(unpleasant), 환기(arousal)의 정도(자극 또는 흥분의 양)를 갖는 감정을 유발한다고 한다.

도표 10-4

Russel 모델의 감정적 반응

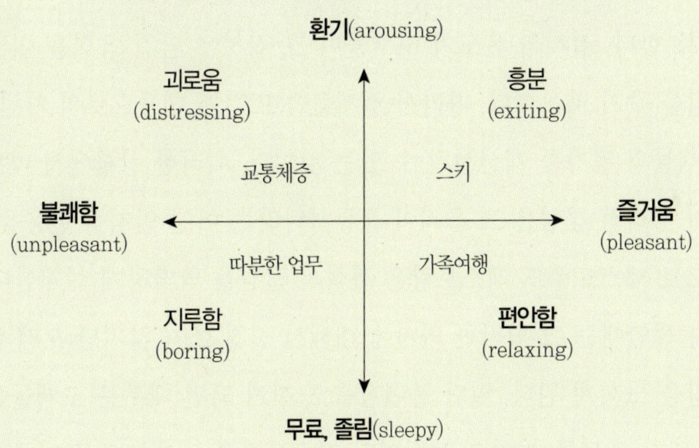

자료 : 최호 등(2008)

즐거움을 주면서 환기적인 서비스스케이프를 흥분(exciting)이라 하고 이에 반해 즐거움은 주지만 비환기적이거나 활기가 없는 경우를 이완(relaxing)이라고 부른다. 한편 불쾌하면서 환기적인 경우를 괴로움(distressing)이라 하며 불쾌하고 따분한 경우는 지루함(boring)이라 한다. 비록 서비스는 이러한 여덟 가지 형태의 정서상황에서 제공될 수 있지만 경영진들은 직원 및 고객들을 위해서 가능한 한 서비스 환경을 즐겁게 만들도록 노력해야 한다. 고객들이 느끼는 정서를 이해하게 되면 병원은 서비스품질을 높이기 위해서 어떤 물리적 시설을 만들어야 되는지를 알게 된다.

병원과 같이 의료서비스를 제공하는 곳은 고민이라는 정서 상태에서 예민함의 수준을 낮추고자 하는 서비스가 좋은 예라고 하겠다. 일반적으로 환자들은 신체적인 고통으로 인해 예민해져 있기 때문에 대부분은 기분이 안 좋은 상태에 있게 된다. 따라서 의료서비스를 제공하는 쪽에서는 환자들의 이러한 예민한 상태 및 안 좋은 감정 상태를 누그러뜨릴 수 있도록 서비스스케이프를 설계하여야 한다.

3) 생리적 반응

소리, 온도, 공기, 그리고 빛 등과 같은 주변 조건들은 사람들에게 신체적으로 영향을 준다. 신체적 반응은 인지적 반응이나 감정적 반응 혹은 둘 다 모두를 만들어 낸다. 예를 들어 고급 레스토랑일수록 접시를 뜨겁게 데워 그 온기가 고객들에게 그대로 전달될 수 있도록 한다. 접시의 온도가 고객들이 그 접시에 담긴 음식을 어떻게 평가할 것이냐에 영향을 주기 때문이다. 따라서 접시들을 뜨겁게 데움으로써 자신들의 레스토랑에 대한 고객들의 평가를 개선시킬 수 있는 것이다. 이러한 상황에서 따뜻한 접시에 대한 고객들의 생리적 경험은 그 음식이 훌륭하다라는 어떤 인지적 반응을 유발시킨다.

일반적으로 패스트푸드 레스토랑은 좌석의 질감을 딱딱하게 설계한다. 고객들은 음식물을 먹는 동안에는 그 딱딱한 의자에 대해서 신경 쓰지 않지만 오래 앉아 있는 경우 이내 불편함을 느끼게 된다. 일단 불편함을 느끼게 되면 대부분 고객들은 일어나서 나가게 된다. 또한 조도를 높임으로써 어떤 레스토랑은 고객들로 하여금 음식물을 보다 빨리 먹게 만들 수 있다. 그러나 만약 그 레스토랑에서 고객들을 보다 더 오랫동안 붙잡아 두려고 한다면 부드럽고 분산되는 조명효과를 활용할 수 있다. 레스토랑에서의 조명은 감정적 반응을 유발시켜 고객들로 하여금 보다 더 오랫동안 그 장소에 머물게 하는 효과를 발휘하는 경향이 있기 때문이다.

4) 개인반응의 차이

일반적으로 인간은 환경에 대해서 인지적, 감정적, 생리적으로 반응하며, 이들 반응은 어떤 환경에서 인간의 행동에 영향을 미친다. 그러나 그 반응이 모든 개인에게 그리고 모든 시간에 동일한 것은 아니다. 기분이나 이곳에 온 목적과 같은 임시 상황뿐만 아니라 개성의 차이가 서비스스케이프에 대해 인간이 반응하는 차이를 가져온다. 일반적으로 기분전환 추구여부, 환경적 자극투과 여부, 그리고 상황요인 등으로 생각해 볼 수 있다.

(1) 환기(기분전환) 추구여부

어떤 개인들은 상당히 자극적인 서비스 환경에 처하기를 좋아하는 반면, 어떤 개인들은 환기(기분전환) 정도가 심하지 않은 환경에 있기를 좋아한다. 이 경우 환기 추구형(arousal seekers)은 높은 수준의 환경적 자극을 즐기는 개인들이며, 환기 회피형(arousal avoidance)은 낮은 수준의 환경적 자극을 선호하는 개인들이다.

이러한 차이는 왜 어떤 사람은 하루에도 수백 명의 고객들을 접대해야 하는 유람선이나 관광가이드로 일하기를 좋아하는 반면, 어떤 사람들은 변호사나 회계사무소 같은 한적한 곳에서 일하기를 좋아하는지를 설명해 줄 수 있다.

(2) 환경자극 투과여부

환경자극을 어떻게 투과하는지에 따라서도 개인들은 차이를 보이고 있다. 환경자극 투과형(environmental stimuli screeners)은 높은 수준의 자극을 경험하나 영향을 받지 아니하는 개인들을 지칭한다. 이들은 마치 주변에서 일어나고 있는 어떤 현상도 자신들과는 상관없는 것처럼 행동하고 있다.

환경자극 비투과형(environmental stimuli nonscreeners) 바로 정반대의 경우인데 조그마한 자극에도 영향을 받는 개인들을 말한다. 역사와 전통이 있는 유명한 레스토랑에 들어갔을 때, 어떤 고객은 낡고 오래된 서비스 환경이 신경이 거슬리기도 하지만 다른 고객들은 전혀 눈치도 못 채고 신경을 쓰지도 않는다. 또한 어떤 세탁소에서 일하고 있는 종업원은 잘 작동될 것 같지 않아 보이는 시설 및 장비에 좌절감을 느끼지만, 어떤 종업원들은 그 설비가 작동이 잘 안되고 있다는 사실조차 모르고 있는 경우가 있다.

(3) 목적요인

서비스스케이프에 와 있는 특별한 목적 역시 그 서비스스케이프에 대한 사람들의 반응에 영향을 미칠 수 있다. 한 시간의 여행을 위해 비행기에 탑승한 사람은 서울에서 뉴욕까지 14시간 여행을 위해 국제선 비행기에 탑승한 사람에 비해 비행기의 분위기의 영향을 덜 받는다. 마찬가지로 외래환자는 병원에 2주 동안 입원해야하는 환자에 비해 병원환경에 대한 민감도와 요구정도가 낮을 것이다. 또한 사업상 리조트호텔을 방문한 사람은 신혼여행을 위해 그곳에 온 사람들과는 다르게 환경에 반응할 것이다.

(4) 일시적 기분(mood)

일시적인 기분 역시 사람들로 하여금 환경자극에 대하여 상이하게 반응하도록 한다. 장시간의 하루 작업을 마치고 난 후 무기력하고 피곤한 상태에 있을 때, 3일의 주말 연휴로 피로가 풀렸을 때 매우 환기적인 식당에 대해 사람들이 보이는 반응은 각각 다를 것이다.

(5) 문화적 차이

문화적 차이 역시 특징과 선호도 그리고 소비자의 차별적 반응 때문에 서비스스케이프 디자인에 영향을 준다. 예를 들면 중국에서는 빨간색에 대한 선호가 전국적으로 매우 강하지만 서구에서는 이러한 선호도를 공유하지 않는다. 인도사람들은 쇼핑하는 사람들이 뒤범벅이 되는 혼잡한 환경을 선호한다. 이는 인도의 토종 소매유통기업인 판타룬 리테일(Pantaloon Retail Ltd.)이 서구스타일의 슈퍼마켓을 인도에 도입했을 때 알게 된 것이다. 처음에는 고객들이 넓은 쇼핑통로를 걸으면서 구경하고는 아무것도 구입하지 않고 점포를 떠나버렸다. 인도인의 소비자행동과 소비자(엘리트가 아닌 하녀, 요리사, 유모, 농부)들의 선호도를 분석한 결과에 의해, 판타룬은 슈퍼마켓을 시장의 분위기를 느낄 수 있도록 좀 더 혼잡스럽고, 시끄럽고, 비좁게 설계했다. 이러한 재설계로 인하여 목표시장에서 소구할 수 있었고 당초 서구스타일의 슈퍼마켓 형태보다 매출액이 증가했다. 내용다지기 10-2

내용다지기 10-2

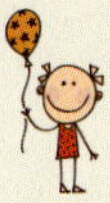

정리 · 정돈 '치워'… 혼란 마케팅 '대박'

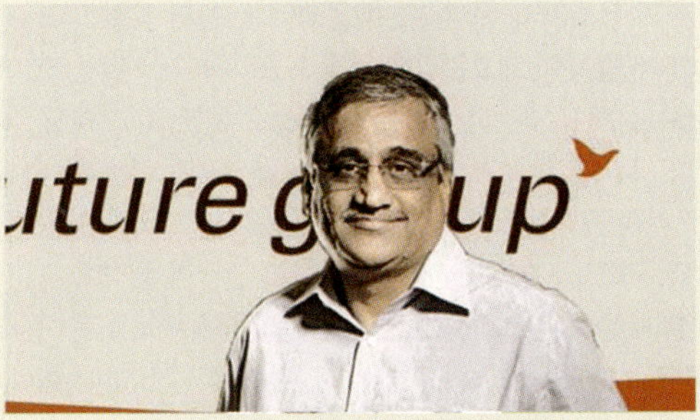

인도 도시에 가면 슈퍼체인 '빅 바자르(바자르는 인도어로'마켓'을 의미)', 식품체인 '푸드바자르', 의복체인 '판타룬(Pantaloon)' 등을 쉽게 볼 수 있다. 이들은 인도의 대표 소매체인업체다. 이들 체인의 모기업인 퓨처그룹은 2012년 현재 인도 전국 80여개 도시에 3000여 개의 매장을 갖고 있다. 매장 규모가 3000만 평방피트가 넘고 고용인원은 3만5000여 명에 이른다. 퓨처그룹의 주력 기업은 판타룬 리테일로 소매가 핵심 분야다. 그러나 최근에는 사모펀드PE, 소비자금융, 보험 등 금융 부문으로도 사업영역을 급속히 확장하고 있다. 2014년 회계연도(2013년 7월~2014년 6월) 매출은 1550억 루피(약 3조원)로 인도 소매 체인분야 최대를 기록했다. 경쟁사는 인도 최대의 재벌 릴라이언스 그룹이 운영하는 릴라이언스 리테일로, 이 회사는 같은 해 1440억 루피의 매출을 기록했다. 퓨처그룹 창업주인 키쇼르 비야니(Kishore Biyani) 회장은 2001년 빅바자르를 창업한 후 브랜드 소매 체인시장의 불모지인 인도에 '소매 혁명'을 일으키며 인도 유통의 영웅으로 부상했다. 그가 보유한 재산은 2015년 10월 현재 13억 달러. 그는 2007년 명망있는 미국의 소매업자연맹 ANRF에 의해 '올해 최고의 글로벌 소매업자'로 선정되었고, 하버드 경영대학원의 〈하버드 비즈니스리뷰〉에 성공사례로도 소개됐다. 비야니 회장은 1961년 뭄바이 교외 작은 마을에서 태어났다. 아버지는 의류와 가구 판매점 등을 운영했다. 그는 대학시절부터 인도의 전설적 기업인 디루바이 암바니 회장의 성공담에 매료됐다. 암바니 회장은 인도 최대의 릴라이언스 그룹을 일군 장본인으로, 무에서 출발해 거대 기업의 총수에 오른 기업가였다. 그때부터 청년 비야니는 암바니 회장과 같은 자수성가형 성공 기업인을 꿈꾼다. 그 결과 약관의 나이인 26세 때(1987년) 그는 친구 아버지와 함께 남성복 의류업체 '판타룬'을 창업한다. 인도 최초의 남성 정장 바지 브랜드를 생산하는 업체였다. 현재 판타룬 리테일의 모태가 된 기업이다. 직원은 비야니를 포함해 10명이었다. 그의 과감한 소매시장 진출로 판타룬의 매출은 급속히 성장했다. 1998년 매출 10억 루피를 넘더니 2001년에는 20억 루피로 불과 3년 만에 두 배가 되었다. 판타룬의 작은 성공에 자극받은 그는 2001년 큰일을 낸다. 인도에는 없는 하이퍼마켓 '빅바자르'를 설립했다. 재래시장 혹은 구멍가게 밖에 없는 인도에 유통혁명을 불러일으킨 것이다. 빅바자르는 의복에서 가전, 가구, 가정용품 등 식품을 제외한 거의 모든 가정용품을 파는 슈퍼마켓 체인이다. 비야니 회장은 이듬해인 2002년 서구식 식품 슈퍼마켓 체인 '푸드바자르'를 설립해 역시 대성공을 거둔다. 그러나 이에 만족하지 않은 비야니 회장은 2006년에는 퓨처캐피탈이라는 회사를 세워 사모펀드와 부동산펀드, 소비자금융 등 유통업을 넘어 금융 부문으로 적극 진출했다. '빅바자르'와 '푸드바자르'의 성공으로 비야니 회장은 인도 비즈니스계의 주변인에서 '인도의 유통영웅' '소매판매 제왕'으로 떠올랐다. 비야니 회장은 어떻게 짧은 시간에 기업가로서 '대박'의 꿈을 실현했을까. 그의 성공 전략과 비결은 무엇일까. 비야니 회장의 대표적인 성공전략은 '혼란(Chaos) 마케팅'이다. 다음은 미국의 유력 경제지 〈월스트리트저널〉에 보도된 글이다. 비야니 회장이 뭄바이의 한 빅바자르 매장을 예고 없이 방문했다. 당황한 매니저가 비야니 회장을 매장 안으로 안내했다. 매장은 난장판이었다. 비좁은 통로 옆에 상품들이 정돈되지 않은 상태로 수북이 쌓여 있다. 진열대에서 흘러넘친 밀, 콩 등이 여기저기 널부러져 있고, 신선한 야채로 채워져 있어야 할 채소 코너엔 거무티티하게 썩은 양파가 드문드문 눈에 띄었다. 쇼핑 카트는 통로 한구석에 처박혀 있고, 안내 방송은 너무 시끄러워 매장 내에서 대화가 불가능할 정도였다. 쇼핑 매장을 이런 식으로 유지하면 대개는 경영자로부터 불호령이 떨어지기 마련이다. 그러나 비야니 회장의 반응은 달랐다. 그는 매장 매니저를 흡족한 미소로 바라보며 칭찬했다. 인도 최대의 토종 소매 유통 기업인 판타룬리테일은 이런 독특한 매장 운영 방식으로 인도 소매 유통 시장을 장악했다. 비야니 회장은 이를 '혼란 마케팅'으로 부른다. 빅바자르나 푸드바자르의 '혼란 마케팅'은 매장 분위기를 인도 재래시장처럼 만든 것이다. 왜냐하면 인도인들은 넓고 깨끗하며 쾌적한 서구식 매장에선 오히려 불편함을 느낀다고 판단했기 때문이다. 물건들을 통로에 지저분하게 늘어놓은 것도, 매장 바닥을 회색 화강암 타일로 깐 것도, 높은 선반 대신 큰 박스에 물건을 담아 사람들이 내려다보며 고를 수 있게 만든 것도 모두 인도 재래시장 분위기를 조성하기 위한 의도였다. 또 서구식 슈퍼마켓과 달리 매장 안에 많은 직원을 두고, 여러 인도 지방 사투리로 안내 방송을 하게 한 것도 마찬가지 이유다. 인도 재래시장에서 소비자들은 직원들에게 끝없이 질문을 해댄다. 또한 인도에는 지방어 밖에 모르는 고객이 많기 때문이다. 이에 대해 비야니 회장은 "우리는 사람들이 꿈을 꿀 때 사용하는 언어로 광고한다. 나 역시 영어로 꿈꾸는 사람이 아니다"며 영어만이 아닌 인도 지방어로 광고하는 이유를 설명했다. 그러나 그의 판매 전략이 '혼란 마케팅'이라 해서 경영도 인도 재래시장 같은 구식이 아니다. 퓨처그룹의 자금과 인력관리 등은 여느 세계 유수기업 못지않게 효율적이다. 현재 독일 테크놀로지 대기업인 SAP AG로부터 기술지원 및 자문을 받고 있고, 5만여 개 품목의 재고관리를 위해 도요타의 '저스트 인타임' 방식을 채택하고 있다. 비야니 회장은 시간이 아까워 좋아하는 골프도 치지 않는다. 즐기던 테니스도 쳐본 지 오래다. 대신 주기적으로 명상과 요가를 한다. 시간이 나면 경영서를 한 줄이라도 더 본다. 그가 서구식 경영을 배우지만 이는 자신이 잘 알고 있는 인도 사회와 문화 등과 결합하기 위해서다. 그는 인도를 대표하는 소매제왕이지만 승용차는 소나타급 중형차인 혼다 어코드를 몬다. 그 이유에 대해 그는 다음과 같이 설명했다. "최고급 호텔에 가면 키가 크고 건장한 체격에 위엄 있게 차려 입은 경비원을 보게 되지요. 나도 그렇지만, 일반인은 호텔에 들어서기도 전에 이 같은 경비원에 주눅들기 마련이지요. 벤츠 등 고급차를 타는 것도 비슷합니다. 사람들이 부러워하긴 하지만 쉽게 접근하기 어려워합니다." 비야니 회장은 2007년 〈인도에서도 그런 일이 벌어졌다(It Happened in India)〉라는 저서에서 기업과 기업인에 대한 자신의 생각을 다음과 같이 밝혔다. "저는 기업가로서 자신을 창조자인 동시에 파괴자라고 생각합니다. 현상유지란 제 사전에 없습니다. 끊임없는 변화와 성장이 모든 기업의 중심이 되어야 합니다. 만약 기업이 변화하고 발전하지 않는다면 그것은 기업이 아닙니다."

4. 서비스스케이프에서의 행동

물리적 환경이 인간행동에 영향을 미친다는 것은 너무나 자명한 사실이다. 그러나 1960년대까지만 해도 인간행동을 설명하던 심리학자들이 이러한 물리적 환경의 영향력을 간과하였다. 그 후 실로 많은 연구가 환경과 인간행동의 관계를 설명하기 위해 이루어졌다. 최근 서비스마케팅 분야에서도 물리적 공간 및 디자인이 고객행동에 미치는 영향에 대해 많은 연구가 이루어지고 있다.

1) 소비자 개인행동(individual behavior)

환경심리학자들은 소비자들이 어떤 장소에 대해 접근 혹은 회피 행동을 보인다고 설명한다. 접근행동(approach behavior)은 행동적 반응(behavioral response)의 한 형태로서 어떤 장소에 대한 긍정적인 행동, 즉 그곳에 오래 머물고 싶고, 구경하기 원하며, 거기서 무엇인가를 하고 싶고, 나와의 관계를 쌓아가기 원하는 행동을 말한다. 회피행동(avoidance behavior)은 그와 반대로, 어떤 장소에 대한 부정적인 행동, 즉 그곳을 피하고 싶고, 빨리 떠나고 싶으며, 나와의 관련성을 지워버리고 싶어 하는 행동을 이야기한다. 한 연구에 의하면 쇼핑고객의 쇼핑몰에 대한 접근행동 혹은 회피행동은 쇼핑몰의 물리적 환경, 즉 서비스스케이프의 지대한 영향을 받는다고 한다. 어떤 편의점 주인은 젊은 사람이 많이 찾게 되자 이미지가 손상되는 것을 막기 위해 엘리베이터음악(맥 빠지는 옛날 음악)만을 틀어 놓았다고 한다. 고객으로 하여금 회피행동을 유발하기 위한 전술이라고 볼 수 있다.

소비자들이 소매점에 쉽게 접근하기 위해 마케터들은 일단 매장입구의 교통정리, 편리한 주차시설 등을 갖추어야 하고, 눈에 띄는 표시판, 안내문구 등이 필요하며, 쇼핑고객들이 편리하게 이용할 수 있는 스낵코너, 음식점, 화장실 등이 제대로 갖추어져야 한다. 이렇게 함으로써 서비스스케이프가 원하는 고객의 접근행동을 유발시킬 수 있다.

2) 사회적 상호작용(social interaction)

서비스스케이프는 소비자 개인행동뿐만 아니라 고객-종업원 간의 상호교류에 영향을 미친다. 고객과 종업원 간의 물리적인 거리, 좌석배치, 공간의 규모, 유동가능성 등 물리적 변수가 사회적 상호작용을 결정하는 중요 요인이 되는 것이다. 은행에서 고객이 개방된 공간에서 여러 창구직원과 사람들이 듣고 보는 앞에서 은행원과 대화를 나눌 때와 칸막이가 된 공간이나 작은 회의실에서 은행원과 상담을 할 때의 기분은 무척 다를 것이다. 그리고 그러한 기분이 서비스 직원에 대한 태도나 그들에 대한 행동, 그리고 서비스에 대한 만족도를 결정짓는 중요한 요인이 될 것이다. 서비스 마케터들은 소비자들에게 서비스 현장에서 좋은 체험을 제공해주고 그들과 종업원 간의 상호교류를 촉진하기 위해 다양한 노력을 한다.

Ⅲ 물리적 증거의 전략

1. 모든 환경요소를 결합하라

서비스 직원 개개인은 가끔 특정한 면으로 인식되거나 혹은 서비스 환경의 개인적 측면으로 인식될 경우도 있으나 대체로 고객반응을 결정하는 모든 디자인의 전체적인 형태로 인식된다. 고객들은 서비스 환경을 통합적으로 인식하고, 이러한 시설에 대한 고객반응은 시설이나 형태에 대해 전반적이고 통합적으로 고객들이 느끼는 느낌으로 다가온다. 따라서 어느 한 가지 요인만으로 고객들이 확실히 선호하는 서비스를 제공할 수는 없으며, 서비스 시설의 디자인과 여러 요인들을 통합하고 배치함으로써 효과를 거둘 수 있게 된다.

1) 통합적인 관점에서 디자인하라

진하고 윤이 나는 나무로 된 바닥이 완벽한 바닥재이기 위해서는 서비스 환경의 다른 요소가 중요하다. 즉 시설형태, 색상, 재질, 조명, 판촉물, 전반적인 브랜드, 서비스기관의 포지셔닝 등과 같은 여러 요소들과 어떻게 조화롭게 이루어져 있는가에 달려있다. 서비스 환경은 고객들에게 통합적으로 보이도록 설계가 되어야 하는데 그 이유는 어떤 시설의 일부만 분리해 가지고는 최적의 효과를 거두기 어렵기 때문이다.

이러한 서비스 환경의 통합적 관리방안은 고객의 느낌을 예술적으로까지 승화시킬 수 있는데 전문디자이너들은 어느 특정한 형태의 서비스 환경에 초점을 맞추곤 한다. 예를 들면 어떤 디자이너는 다른 분야는 일체 설계를 하지 않고 전 세계의 호텔로비만 집중해서 설계하며, 레스토랑, 카페, 의료시설 등 어느 한 분야만 전문적으로 설계하는 전문기업이나 전문가들이 많이 늘어나는 추세이다. 내용다지기 10-3

내용다지기 10-3

서비스 디자인의 중요성

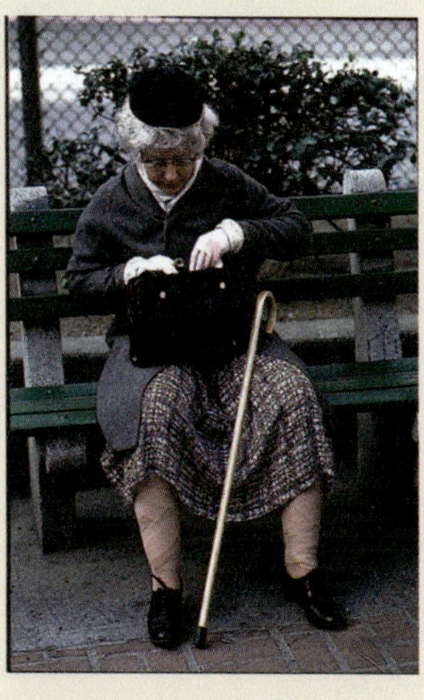

사진 속의 할머니는 '페트리샤 무어(Patricia Moore)'라는 분이다. 한눈에 보기에도 거동이 불편해보이니 주변의 시민들이 대신 문을 열어 주거나 짐을 들어주는 호의를 베풀기도 한다. 그녀는 당시 실제로는 26세였다. 페트리샤 무어는 26세였던 1979년부터 자그마치 3년간이나 자발적으로 80세의 노파로 사는 경험을 했다. 대체 왜 그랬던 걸까? 노인의 삶을 체험해보고 그들에게 맞는 눈높이로 디자인을 하기 위해 그녀는 그 일을 해냈던 것이다. 그녀는 이렇게 말한다. "당시 건축이나 디자인은 물론이고 사회 전반에 노인은 소비자가 아니라는 잘못된 시각이 있었죠. 근본적으로 노인을 무시하는 경향이 있었습니다. 관찰이나 설문조사 같은 방법도 있지만, 그런 방법으로는 충분히 소통하기 어렵다고 판단했습니다. … 3년간의 경험으로 나는 젊은 사람들을 위해 만들어진 세상에서 노인의 삶이 어떤 것인지 알 수 있었습니다." 현재 페트리샤 무어는 세계에서 가장 유명한 유니버설디자인의 거장 중 한명이다.

2) 고객관점에서 디자인하라

많은 서비스 시설의 설계 시, 간혹 디자이너들이 심미적 관점만 갖고 설계를 함으로써 최종적인 서비스시설의 이용자가 고객이라는 가장 중요한 요소를 고려하지 않는 실수를 범하는 경우가 있게 된다. 서비스 컨설턴트 Ron Kaufman이 언급한 서비스시설 설계에서 실수를 범한 사례 하나를 소개하면 다음과 같다.

- 홍콩의 신공항 라운지에는 색색의 유리칸막이가 천장에 걸려있다. 내가 안으로 걸어 들어갔을 때 내짐에 살짝 칸막이가 닿았다. 전체 칸막이가 흔들리더니 서너 개의 판넬이 떨어져 버렸다. 한 직원이 급하게 오더니 조심스럽게 그 판넬을 다시 조립하기 시작했다(아무것도 부서지지 않아 다행이다). 나는 죄송한 마음으로 사과를 했다. '걱정 말아요.' 그녀는 '매번 이래요.' 라고 말했다.

공항 라운지는 사람이 많이 다니는 곳이다. 사람들이 항상 들어가고 나가는 곳이다. Kafuman은 누구를 위한 라운지인지 생각 없이 인테리어 디자인을 했기 때문에 이런 결과가 나온 것이라고 얘기하고 있다. 많은 서비스 시설 건축 시 막대한 투자에도 불구하고 고객들이 이용하기 불편하게 설계가 됨으로 실패로 돌아가게 된다. 그는 서비스 환경이 아무리 멋지고 우아하게 디자인되더라도 처음부터 끝까지 철저히 고객의 입장에서 생각하지 않으면 투자한 만큼의 효과를 거두지 못한다고 강조한다.

Alain d'Astous는 소비자를 짜증나게 하는 환경적인 부분을 알아보았는데 그는 다음과 같은 공통적인 문제가 있다고 지적하였다.

① 주변여건(얼마나 부정적이고, 얼마나 짜증나게 하는 것에 따른 순서임)

- 매장이 깨끗하지 않다.
- 매장 안이나 쇼핑센터 안이 너무 덥다.
- 매장 안의 음악이 너무 시끄럽다.
- 매장 안에서 악취가 난다.

② 환경디자인 요소

- 드레스 룸에 거울이 없다.
- 필요한 것을 찾을 수가 없다.

- 매장 내의 안내 설명이 불충분하다.
- 매장 내의 제품의 위치가 바뀌었다.
- 매장규모가 너무 작다.
- 대형 쇼핑센터에서 길 찾기

3) 서비스스케이프 디자인에 도움이 되는 도구를 사용하라

어떻게 하면 서비스 환경에서 고객들이 불편을 겪는 각종 요소들을 발견하고 해결함으로써 좀 더 나은 서비스 환경을 조성할 수 있을까? 고객의 입장 및 반응에 기초하여 다음과 같은 방법들을 사용할 수 있다.

(1) 주의 깊은 관찰

경영자, 관리자, 접점직원이 서비스 환경에 대해 고객이 어떻게 행동하고 반응하는지 주의 깊게 관찰함으로써 좀 더 나은 서비스 시설 환경을 위한 아이디어를 얻게 된다.

(2) 접점 직원과 고객의 피드백 활용

focus 그룹에서의 제안, 설문지 등을 통해 서비스 매장 내 직원들과 고객들로부터 각종 요구사항을 접수하고 처리 및 활용함으로써 서비스 환경을 위한 아이디어를 얻게 된다.

(3) 현장실험

서비스 환경하의 어떤 특정한 부문의 현장실험을 통하여 얻게 되는 효과를 활용할 수 있다. 예를 들면 여러 음악 및 향기 등의 형태와 종류를 사용하였을 경우 고객들이 지출하는 구매시간 및 비용, 고객만족 수준 등을 평가하거나 혹은 현장에서 쉽게 변경할 수 없는 매장 내 색상, 공간배치, 각종 설비류의 스타일 및 디자인 등에 한해서 컴퓨터를 활용하여 가상체험을 하게 함으로써 변화에 대한 고객들의 반응을 측정할 수도 있다.

(4) 청사진 기법

제11장에서 논의될 서비스청사진 기법을 서비스 환경까지 확대하여 적용해 본다. 서비스 과정이 진행되는 동안 고객의 움직임에 따라 여러 디자인 요소들과 유형적 요소들

에 대하여 문서화시킨다. 또한 단순히 그림으로 제시되는 사진 및 비디오를 보강하여 활용하게 되면 좀 더 생생하게 묘사할 수 있게 되어 쉽게 이해될 수 있다. 이러한 서비스 환경의 디자인과 관련하여 도표10-5는 병 · 의원 환경하의 디자인 요소를 나열한 것이다.

도표 10-5

병 · 의원 환경하의 디자인 요소

속성	디자인 요소
외부시설	건축스타일, 빌딩높이, 빌딩규모, 빌딩색상, 외부벽 및 간판, 시설배치, 대형천막, 정원, 창문배치, 입구, 가시성, 독창성, 주변 의료기관, 주변지역, 주차 및 접근성, 혼잡성 등
일반적 인테리어	마루 및 장식재, 전반적 색상조화, 조명, 향기, 악취, 음향 및 음악, 벽체구성, 벽체재질, 천정구성, 온도, 청결도, 복도 넓이, 엘리베이터, 진료안내 및 진열, 수납위치 등
진료실 배치	바닥공간 할당, 진료실 위치, 진료그룹별 분류, 장비위치, 수납위치, 엘리베이터, 대기지역, 보행흐름, 대기행렬, 사무용가구, 진료지원부서 위치, 장비정리, 진료대기 장소 등
내부진열	알림판, 포스터, 사인(sign), 도표 및 조형물, 벽체장식, 주제선정, 서랍 및 케이스, 진료관련 제품 진열, 수가표시, 이동, 도서진열대 등
사회적 요소	개인적 성격, 직원유니폼, 혼잡성, 고객특성, 개인사생활, 셀프서비스 등

자료 : 최호 등(2008) 수정

2. 물리적 증거 전략을 위한 지침

효과적인 물리적 증거 전략을 위한 몇 가지 일반적인 지침(guideline)을 제시하면 다음과 같다.

1) 물리적 증거의 전략적 영향력을 파악하라

물리적 증거는 소비자들의 서비스에 대한 기대와 인식을 결정하는데 매우 중요한 역할을 한다. 이러한 물리적 증거의 효과를 인정하고 인식하는 것이 전략적 응용의 첫걸음이라 하겠다. 효과적인 증거전략(evidence strategy)을 위해서는 그 전략이 조직의 목적 및 비전과 정확히 연계되어야 한다. 따라서 전략수립자는 의료기관의 목적이 무엇인지를 이해해야 하며, 그런 후 어떠한 물리적 증거가 조직의 목적을 지원할 수 있는지를 결정해야 한다. 이를 위해서는 의료기관의 최소한 기본적인 서비스 개념이 정의

되어야 하고, 내부 및 외부의 목표시장이 정의되어야 하며, 조직의 장기적인 비전이 마련되어야 한다. 물리적 증거에 대한 대부분의 의사결정은 비교적 많은 시간과 고비용이 요구되므로(특히 서비스스케이프에 대한 의사결정) 신중히 계획되고 관리되어야 한다.

2) 서비스의 물리적 증거를 청사진에 표시하라

다음 단계는 물리적 증거에 대한 상세한 계획을 세우는 것이다. 조직구성원 모두가 서비스 프로세스나 물리적 증거의 여러 요소들을 볼 수 있어야 한다. 서비스 증거를 디자인하는 좋은 방법은 서비스 청사진을 기초로 하는 것이다. 서비스 청사진은 서비스의 모든 프로세스를 상세히 도식화한 계획도이다. 이러한 상세한 계획을 도식화시켜서 보면 어떠한 물리적 증거를 어떠한 상황에 위치시켜야 효과적일지를 쉽게 판단할 수 있다. 청사진 안에서는 서비스 프로세스와 이에 관여된 사람들 및 물리적 증거 등을 모두 한 눈에 살펴볼 수 있다. 즉 서비스 청사진을 보면 서비스 활동이 이루어지는 부분, 복잡한 서비스프로세스, 그리고 종업원 고객 간의 상호교류가 이루어지는 부분 등을 명확히 파악할 수 있기 때문에 어떠한 물리적 증거가 어떠한 상황에 위치해야 하는지를 결정할 수 있는 것이다. 서비스 청사진을 이미지 자료, 사진, 비디오 자료 등으로 보완하면 더욱 유용해질 것이다.

3) 서비스스케이프의 전략적 역할을 분명히 하라

호텔이나 리조트, 학교나 유치원처럼 서비스스케이프가 매우 중요한 서비스도 있고, 텔레커뮤니케이션 회사나 전기회사처럼 서비스스케이프가 별로 중요하지 않은 서비스도 있다. 따라서 서비스스케이프가 어떠한 상황에서 어떠한 역할을 하는지를 분명히 해야 적절한 물리적 증거에 대한 기회를 포착할 수 있고, 이를 디자인하기 위해 누구와 상의해야 가장 적당할지도 결정할 수 있다. 그러기 위해서는 소비자들에게 즐거운 체험을 안겨주는데 서비스스케이프가 얼마나 중요한 역할을 하는지를 먼저 인식해야 한다.

4) 물리적 증거의 기회를 파악하고 평가하라

서비스스케이프의 전략적 역할이 제대로 이해되었다면 현재의 상황에 어떠한 변화나 개선의 기회가 있는지를 생각해 보아야 한다. 혹시 생각하지 못했던 기회가 있겠는가? 아무리 서비스 청사진이 완벽해 보여도 잘 생각해보면 좋은 아이디어가 떠오를 수 있다. 예를 들어 어떤 기계나 장비를 제공하는 회사에서 개발한 원격수리서비스가 있다. 이 서비스는 기계장비에 문제가 생기면 자동으로 원격수리를 해주는 서비스이다. 이는 서비스 고객이 인식하거나 지불하지 않아도 되는 서비스이므로 기업이 제공하는 서비스의 가치를 높일 수 있는 좋은 기회를 제공해준다. 이러한 서비스의 기회는 청사진에 나와 있지 않을 수도 있다. 기본적으로 현재의 서비스스케이프가 목표시장 소비자들의 욕구와 취향에 잘 맞는지를 점검하다 보면 물리적 증거를 변화시키고 개선할 수 있는 여러 기회를 잡을 수 있을 것이다.

5) 물리적 증거를 최신화하고 현대화하라

서비스 환경, 특히 서비스스케이프는 자주 또는 정기적으로 최신화(updating)하고 현대화 할 필요가 있다. 비록 의료기관의 비전, 목적, 목표가 변하지 않더라도 시간이 지나면 최신화와 현대화가 불가피한 경우가 생긴다. 즉 시간이 지남에 따라 유행하는 색상, 인테리어, 스타일 등도 따라서 변하기 때문에 최초 의료기관에서 의도한 메시지를 서비스스케이프가 제대로 전달할 수 없게 되므로 이러한 요소들을 지속적으로 최신화하여야 한다는 의미이다.

6) 타부서와 협조하라

물리적 증거에 대한 디자인이나 결정은 비교적 오랜 시간과 여러 부서를 거쳐 이루어지기 때문에 그 일관성을 유지한다는 것이 종종 어려운 일로 부각이 된다. 예를 들어 종업원들의 유니폼을 만드는 결정은 인사부에서 할 수 있고, 인테리어 디자인은 시설관리부에서, 그리고 광고에 대한 결정은 마케팅 부서에서 하는 경우가 많다. 이렇게 서비스의 물리적 증거에 대한 결정이 여러 부서에서 이루어지기 때문에 부서 간 협동과 협력이 이루어지지 않으면 물리적 증거가 통합되고 일관성 있는 이미지를 발현하기 힘들다. 시설계획과 관리는 공간디자이너, 상품디자이너, 소비자행동 전문가, 환경심리학자 등이 함께 일을 해 나가야 한다.

호수

김민아

난 평생 깊은 호수로 널 담고 가지만
말갛게 웃고 가는 저 뭉개구름처럼
그렇게 스쳐만 가는거니
내 안에 너를 담고 말 못 할 그리움
철썩이는 잔물결로 가슴치며
파랗게 이끼로 멍들고 탁해지는 수심
보이지 않는다고 그냥 가는거니
너를 품고 가는 외사랑으로
밤새 아주 섧게 울고 나면
아침 물안개 드리우지만
또 다시 태양은 떠오르고
널 담고 가는 난 호수

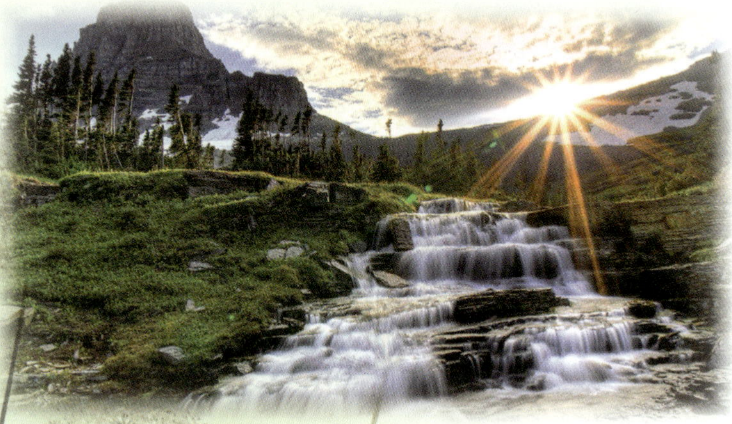

제11장

의료서비스 프로세스 관리

Medical Servicе Marketing

Ⅰ 의료서비스 프로세스의 이해

1. 서비스 프로세스의 의의

1) 서비스 프로세스의 개념

서비스 프로세스(service process)란 서비스가 전달되어지는 절차나 흐름을 말하며, 그 자체가 서비스 상품이고 유통의 성격도 가지고 있다. 즉 서비스는 고객과의 첫 접점에서부터 마감될 때까지 전 과정이 시스템화 되어 있고, 묶음(bundle)으로 제공되며, 고객은 전 과정을 경험해야 그 대가를 지불한다. 특히 서비스는 제품과는 달리 현장에서 고객의 주문(요구)에 의하여 서비스를 생산하게 되고, 고객이 생산과정에도 참여하며, 생산이 되면 곧 소비되어 생산과 소비가 분리되지 않는 동시성을 가지고 있다는 점에서 프로세스의 관리는 더욱 요망된다.

예를 들어 고객이 병원을 찾는 이유는 질병의 치료나 완화를 위해 방문하는 것이 목적이지만, 그것을 해결하기 위해서는 '예약-안내-접수-대기-진료-계산'이라는 일련의 서비스 과정을 거치게 된다. 만약 그 과정에서 오류가 발생하면 고객은 전반적으로 불만족을 느낄 것이다. 이와 같은 프로세스는 서비스 업종 또는 전략에 따라 크게 표준화 및 고객화 서비스 프로세스로 나눌 수 있다.

(1) 표준화(standardization) 서비스 프로세스

서비스 전달 과정을 표준화함으로써 대량 또는 일관성 있는 서비스를 지향하는 프로세스를 말한다. 표준화는 제품생산의 전유물로 간주되어 왔으나 일부 서비스업체에서는 표준화된 서비스 프로세스를 통하여 경영합리화 및 고객욕구 충족을 시도하고 있다. 대표적인 예로는 맥도날드의 표준화 서비스 프로세스를 들 수 있다.

(2) 고객화(customization) 서비스 프로세스

서비스 전달 과정을 고객화함으로써 고객의 다양한 요구에 즉각 응대하도록 하는 프로세스를 말한다. 즉 서비스 프로세스를 서비스업체의 측면에서 설계되는 것이 아니라 고객의 욕구충족에 초점을 두고 설계되는 것을 말한다.

2) 서비스 프로세스의 중요성

서비스는 환자의 이송이나 의료장비의 수리 등과 같이 일정한 결과물을 갖는 경우도 있지만 대부분의 서비스는 일련의 과정이며 흐름의 형태로 전달되어 진다. 서비스 과정에서의 고객은 과정 자체에 참여하게 되어 일정한 역할을 수행하기 때문에 단지 서비스 결과물만을 평가하는 것이 아니라 서비스를 제공받는 전 과정과 거기서 얻어지는 경험을 훨씬 더 중요하게 받아들인다. 이러한 서비스 과정과 직원들의 업무처리 능력은 고객의 눈에 가시적으로 보여 지게 되므로 이러한 요소들은 서비스의 품질을 결정하는 매우 중요한 역할을 하고, 구매 후 고객만족과 재구매 의사에 결정적인 영향을 끼칠 수 있다. 그렇기 때문에 서비스 과정을 설계할 때에는 고객이 느끼는 점들에 대해 특별히 주의해야 하고 반드시 고객의 관점에서 접근하여야 한다. 이를 위해서 마케팅과 관련부서는 상호 밀접하면서도 긴밀한 협조 및 협력관계를 유지해야 한다.

2. 서비스 프로세스의 분류

슈메너(Schmenner)는 서비스 프로세스 매트릭스를 제안하여 노동집중도의 정도와 고객과의 상호작용 정도, 즉 표준화와 고객화의 지향에 따라 서비스 업종을 4개의 군으로 분류하였다. 일반적으로 서비스 팩토리(factory)와 대중서비스에 해당하는 서비스업은 표준화 프로세스를, 서비스 숍과 전문서비스에 속한 서비스업은 고객의 욕구에 따라 수행되는 고객화 위주의 서비스 프로세스를 지향하고 있다.

여기서 노동집중도(labor intensity)란 서비스 전달에 필요한 장비나 설비 등 자본에 대한 의존도와 사람에 의존하는 정도인 노동에 대한 의존도의 상대적인 비율을 말한다. 따라서 노동집중도가 높다는 것은 상대적으로 기계나 설비에 대한 의존도가 낮고 종업원의 근무시간이나 노력 등이 상대적으로 크다는 것이다. 예를 들어 변호사, 회계사 등의 전문서비스는 대표적으로 노동집중도가 높은 것이다.

노동집중도가 낮은 경우는 그 반대의 경우로 상대적으로 기계나 설비에 대한 의존도가 높은 것을 말한다. 여기서 중요한 것은 '상대적'이라는 용어이다. 예컨대 병원 같은 경우에는 의사, 간호사, 행정직원 등 수많은 종업원이 있다. 하지만 이 많은 사람들도 병원의 고가의료장비나 설비 등에 비해 상대적인 비중이 작기 때문에 병원은 노동집중도가 낮은 쪽에 속한다.

또 하나의 차원인 고객과의 상호작용(interaction)과 개별화(customization)의 개념이다. 전자는 고객이 서비스 프로세스와 상호작용하는 정도이고 후자는 서비스가 고객에 따라 개별화(고객화)되어지는 정도이다.

도표 11-1

서비스 프로세스 매트릭스

		표준화 ← 고객과의 상호작용/개별화 → 고객화	
		낮음	높음
노동 집중도	낮음	서비스 공장(service factory) 예: 운송업, 호텔, 리조트, 항공업	서비스 샵(service shop) 예: 병원, 자동차 수리센터, 이 · 미용실, 의상실
	높음	대중 서비스(mass service) 예: 소매점, 도매점, 학교, 은행	전문 서비스(professional service) 예: 의사, 변호사, 회계사, 건축사, 컨설턴트

(1) 서비스 공장(service factory)

대량서비스를 생산하는 곳으로서 노동집약의 정도가 낮고 고객과의 상호작용과 개별화의 정도가 낮은(표준화) 서비스 프로세스를 지향하는 서비스 업체를 말한다. 예를 들면 항공사, 호텔, 맥도날드와 같은 프랜차이즈 음식점, 운송회사 등을 들 수 있다.

(2) 서비스 샵(service shop)

노동집중도는 낮지만 고객과의 상호작용이 중요시되는 고객화서비스 프로세스를 지향하는 서비스 업체를 말한다. 예를 들면 병원, 자동차정비소, 이 · 미용실, 의상실 등의 업체를 들 수 있다.

(3) 대중 서비스(mass service)

대중서비스는 노동집약도가 높고 고객과의 상호작용이나 개별화의 정도는 낮은 대중적인 서비스 업체를 말한다. 예를 들면 도매점, 소매점, 학교, 은행, 사우나 등의 업체를 들 수 있다.

(4) 전문 서비스(professional service)

시설이나 장비에 의존하는 것과 대비하여 노동에 의존하는 정도가 상대적으로 높고 고객과의 상호작용이나 개별화의 정도도 높은 프로세스 서비스 업체를 말한다. 예를 들면 의사, 변호사, 회계사, 건축사, 컨설턴트 등을 들 수 있다.

3. 서비스 프로세스 모델

서비스 프로세스 모델은 서비스 프로세스를 분석하고 계획할 때 사용되는 모델이다. 이는 다양한 자원들이 체계적인 방식으로 결합되어 서비스 품질이 창출됨을 보여준다.

도표 11-2

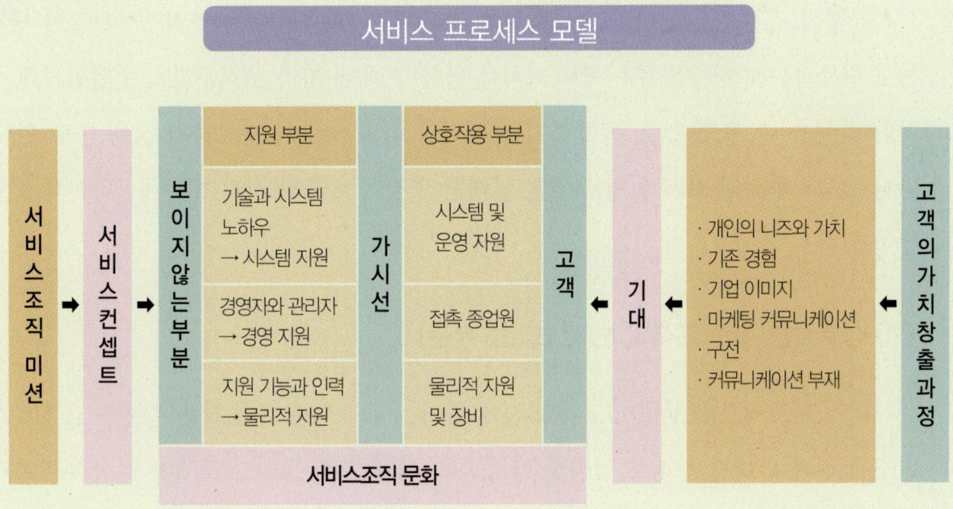

중앙의 큰 사각형은 고객입장에서 바라본 서비스 생산구조를 의미한다. 생산자 입장에서는 서비스 생산과정이 다양한 기능들과 부서들로 이루어진다고 생각할 수 있으나 고객은 이를 하나의 과정이나 시스템으로 인식한다. 가령 맥도날드 종업원이 고객으로부터 빅맥을 주문받아 전달하는 과정은 다양한 구성원들의 공동작업에 의해 이루어지지만, 고객은 주문한 제품이 신속하게 제공되었는지만을 지각한다. 서비스 고객은 서비스 프로세스에 참여하는 자원의 역할을 수행하기 때문에 서비스 생산구조 안에 포함되게 된다. 많은 서비스 기업들이 제조업 중심의 사고방식으로 인하여 고객을 외부요인으로 인식하지만 실제로 고객은 서비스 생산구조 내에서 서비스 생산요소의 하나로 프로세스에 포함되어야 한다.

서비스 생산구조는 가시선(line of visibility)에 의해 보이는 부분과 보이지 않는 부분으로 나누어진다. 사각형 오른쪽은 고객의 기대와 이에 영향을 미치는 요소들을 보여주는데, 고객의 욕구, 과거경험, 전반적 기업이미지, 구전, 마케팅커뮤니케이션 등이 이에 해당한다. 사각형의 왼쪽은 서비스 시스템의 계획과 운영에 영향을 주는 서비스 조직 미션과 서비스 컨셉이 위치하고 있는데, 이들은 서비스시스템을 계획하고 관리하는데 지침이 된다.

사각형의 밑부분은 서비스 조직문화가 위치하고 있는데, 이는 조직구성원들이 생각하고 행동하는데 영향을 주는 공유가치를 말한다. 때에 따라 조직문화가 종업원에게 상당한 영향을 줄 수도 있고, 존재하기는 하지만 이의 영향이 명료하지 않을 수도 있다. 만약 고객지향적 문화가 성립되지 않을 경우 조직이 훌륭한 서비스를 제공하는데 걸림돌이 된다.

1) 상호작용 부분(고객의 눈에 보이는 부분)

서비스 프로세스 모델에서 고객의 눈에 보이는 부분 혹은 상호작용 부분은 고객이 서비스 조직과 만나는 서비스 접점을 말하는데, 이는 고객 그리고 고객과 직접적으로 상호작용하면서 서비스 품질을 창출하는데 이용되는 자원들로 구성된다. 상호작용 부분에서 서비스 품질을 창출하는데 투입되는 자원들에는 서비스 프로세스에 참여하는 고객, 고객접촉 종업원, 시스템과 일상적 업무, 물리적 자원과 설비 등이 있다.

(1) 서비스 프로세스에 참여하는 고객

고객은 공동생산자로서 서비스 프로세스에 직접 참여한다. 생산과 소비의 동시성이라는 서비스 특성으로 인해 고객들은 수동적으로 서비스를 제공받는 사람으로 머무르는 것이 아니라 서비스 생산과정에 적극적으로 참여하고 생산된 서비스를 소비하는 것이다. 어떤 경우에는 고객들은 대규모 서비스 프로세스와 상호작용하기도 하고(예 : 호텔 투숙), 또 다른 경우에는 한정된 서비스 시스템에만 접속되기도 한다(예 : ATM 이용). 그러나 서비스 제공 상황의 유형에 상관없이 고객들은 서비스 프로세스와 서비스 생산에 적극적으로 참여하게 된다.

(2) 고객접촉 현장종업원

고객들과 직접 상호작용하는 종업원들은 고객접촉 종업원(customer contact employee)이라고 부르는데, 이들은 대면접촉, 전화통화, 이메일, 팩스, 혹은 편지를 통해 고객들과 상호작용한다. 많은 경우 고객접촉 종업원들은 서비스 기업에서 가장 소중한 자원이다. 고객접촉 직원들은 고객의 행동을 주시하고, 어떠한 도움이 필요한지 질문하고, 고객행동에 대응함으로써 진실의 순간에 고객의 바람과 욕구를 파악하고 충족시킬 수 있는 위치에 있다. 나아가 그들은 제공된 서비스의 품질을 곧바로 추적 조사해 문제가 된 부분에 대해 즉각적인 시정조치를 취할 수 있다.

(3) 시스템과 일상 업무

시스템과 일상 업무는 일상적으로 이루어지는 업무와 운영적 · 관리적 시스템으로 구성되는데, 대기관리시스템(queuing system), 콜센터시스템, ATM에서 예출금 거래를 관리하는 방법, 자판기를 운영하는 방법, 웹사이트에서 구매하는 방법 등이 그 예이다. 시스템에 따라 서비스 지향성의 수준에서 차이가 있을 수 있는데, 예를 들어 고객이 작성해야 할 서류의 양식이 매우 복잡한 것은 덜 서비스 지향적인 시스템이다. 서비스 지향적이지 못한 시스템은 지각된 서비스 품질을 저하시킨다. 즉 고객들이 편안하게 느끼는 시스템은 서비스 지향적이지만, 고객 자신을 강제로 맞추어야 하는 시스템은 개선의 여지가 있는 시스템이다.

또한 시스템과 일상 업무는 내부 종업원들에게 영향을 미친다. 시대에 뒤떨어지고, 복잡하며, 서비스 지향적이지 않은 시스템으로 업무를 수행해야 하는 종업원들은 좌절감을 느낄 수 있고, 이는 그들의 동기부여에 부정적인 영향을 미치게 된다.

(4) 물리적 자원과 설비

이는 서비스 시스템 내에서 사용되는 모든 유형의 자원들을 포함하는데 컴퓨터, 문서, 도구 등이 이에 해당한다. 물리적 자원들은 서비스 산출물이 좋은 기술적 품질을 갖기 위한 필요조건이다. 그러나 이들은 서비스 프로세스가 제공하는 기능적 품질에도 영향을 미치는데, 그 이유는 고객들이 셀프서비스를 보다 쉽게(혹은 어렵게) 수행하거나 고객에게 긍정적(혹은 부정적) 인상을 형성하는데 영향을 미치기 때문이다. 또한 물리적 자원과 설비는 내부고객인 종업원들에게도 영향을 미친다.

의료서비스에서 자동접수등록, 진료비 안내, 진료정보, 무인수납기, 무인원외처방전 발행기, 최신 의료장비 구비는 고객에게 좋은 서비스를 제공할 수 있다는 믿음을 준다.

2) 지원부분(고객의 눈에 보이지 않는 부분)

고객들과 직접적인 접촉이 이루어지는 상호작용 부분(즉 가시선)의 배후에 지원부분이 존재하는데, 고객들은 가시선의 후방에서 어떠한 일이 진행되는지를 볼 수 없으며, 종종 그 부분에서 이루어지는 서비스 생산이 지각된 서비스 품질에서 차지하는 중요성을 인식하지 못한다. 이로 인해 두 가지 문제점이 발생한다. 첫째, 가시선 뒤에서 훌륭한 기술적 품질의 서비스가 제공되더라도 접점에서의 서비스가 나쁘면 고객은 서비스 품질을 나쁘게 인식하게 된다. 둘째, 접점에서의 서비스가 간단해 보이고 보이지 않는 부분의 서비스가 복잡할 경우 고객은 눈에 보이는 부분만을 고려하여 서비스 가격이 지나치게 높다고 생각하게 된다.

고객의 눈에 보이지 않는 후방에서 일어나는 지원활동은 상호작용 부분에 영향을 미친다. 상호작용 부분에서 이루어지는 서비스 생산을 위해 가시선 후방에서 이루어지는 지원활동은 크게 경영지원(management support), 물리적 지원(physical support), 그리고 시스템 지원(system support)으로 나누어진다.

(1) 경영지원

가장 중요한 지원활동 유형은 경영지원인데 모든 관리자와 현장 책임자들은 부하직원들에게 경영지원을 제공해야 한다. 관리자들은 조직문화와 서비스 문화를 유지시키고, 종업원들에게 조직문화의 가치를 인식시켜야 한다. 그들의 역할은 가치의 공유 및 구성원의 사고와 업무수행 방식에 영향을 미치는 것이다. 종업원이 서비스 지향적 태도와 행동을 유지하도록 하는데 있어 핵심역할을 하는 구성원이 바로 관리자들이다. 서비스 지향성과 고객지향성을 고취시킬 만한 리더십을 갖지 못한다면 조직구성원들의 고객 및 훌륭한 서비스 제공에 대한 관심이 떨어질 것이다.

(2) 물리적 지원

접점직원들은 종종 가시선 후방의 지원부서에 의해 제공되는 물리적 지원(예 : 창고에서 트럭에 상품을 적재하는 것)에 의존해야 한다. 이러한 지원부서 직원들은 고객접촉 종업원들을 내부고객으로 간주해야 한다. 내부고객에게 제공되는 서비스가 외부고객에게 제공되는 서비스만큼 우수하지 못하다면 외부고객에 의해 지각된 서비스 품질은 낮아질 것이다.

(3) 시스템 지원

시스템 지원은 컴퓨터 시스템, 정보기술, 건물, 사무실, 차량, 설비, 문서 등을 포함한다. 만약 서비스 조직이 신뢰성이 낮고 속도가 느린 컴퓨터시스템을 설치하여 고객의 문의에 신속하게 응답하지 못하거나 혹은 고객접촉 종업원들에게 편리하고 신속하게 고객정보를 제공해 주지 못하는 데이터베이스를 구축한다면, 이러한 서비스 시스템은 훌륭한 시스템 지원을 실현하지 못한 것이다. 적절한 시스템 지원이 이루어지지 않을 경우 시스템의 잦은 충돌이나 접점직원에 대한 불충분한 지원으로 고객의 품질지각에 악영향을 미치게 된다. 내용다지기 11-1

내용다지기 11-1

2020년부터 의료분야 '인공지능' 도입 본격화

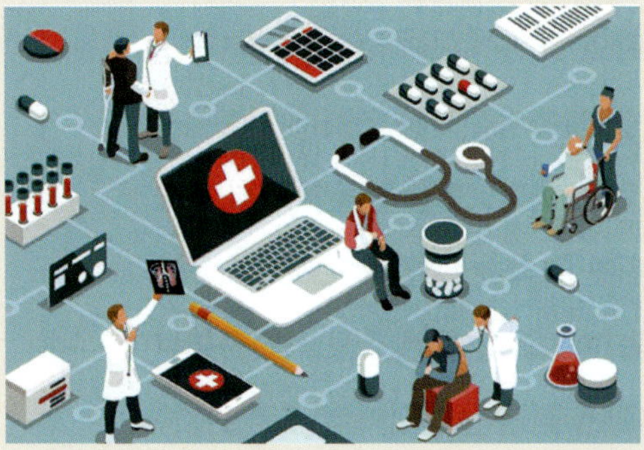

2020년부터 신약개발이나 의료기관의 의료데이터 활용 등 의료현장에서 인공지능 활용이 본격화될 전망이다. 정부 대통령 주재로 열린 제 53회 국무회의에서 과학기술정보통신부를 비롯한 전 부처가 참여해 마련한 '인공지능(AI) 국가전략'을 발표했다. 이번 전략은 우리의 강점을 살려 잘할 수 있는 분야에 선택과 집중을 추구하는 동시에, AI 기술 · 산업의 경쟁력 강화뿐만 아니라 사람 중심의 AI 실현을 위한 추진과제들을 균형 있게 담은 점이 특징이다. 정부는 이번 전략을 통해 'IT 강국을 넘어 AI 강국으로'라는 비전으로 2030년까지 ▲디지털 경쟁력 세계 3위 ▲AI를 통한 지능화 경제효과 최대 455조원 창출 ▲삶의 질 세계 10위를 목표로 3대 분야의 9대 전략과 100대 실행과제를 마련했다. 이 중 보건의료분야 주요 내용을 살펴보면 AI를 활용한 바이오 · 의료분야를 차세대 주력산업으로 중점 육성한다. 이를 위해 오는 2021년까지 신약개발 AI 플랫폼을 구축하고 이를 통해 신약 개발기간을 현행 평균 15년에서 7~8년으로 획기적으로 단축하는 것은 물론 최적의 신약물질 도출 · 검증에도 AI를 활용할 방침이다. 또한 의료데이터 중심병원 지원, 의료 AI 서비스와 제품의 병원 현장 실증 등 의료기관 중심 데이터셋 구축 및 AI개발 생태계 조성을 2020년부터 본격 시작한다. 의료데이터 중심병원 지원의 경우 2020년부터 의료 연구역량을 보유한 병원을 우선적으로 5개 지정할 계획이며, 이를 통해 의료데이터 생산 · 활용 및 정보시스템 구축 등을 지원한다. AI 서비스와 제품의 병원 현장 실증의 경우 응급상황 대응, 의료 음성지원, 환자상담 등 다양한 의료서비스에서 실증연구를 지원한다. 이 외 2021년을 목표로 임상검증용 표준데이터 마련 및 전문적 심사체계 구축을 추진하며, 이를 통해 AI 의료기기 품질제고 및 제품화 기간을 단축할 방침이다.

4. 고객의 프로세스 참여

1) 고객참여의 중요성

서비스는 비분리성이라는 특성으로 인해 고객들이 서비스과정에 직접 참여하여 독특한 활동을 수행하고 있다. 의료서비스 제공과정에서 고객의 중요성은 의사와 환자라는 특수한 관계에서 이루어지는 것이므로 고객중심의 프로세스가 수립되어져야 한다.

서비스 제공은 서비스 제공자만으로 이루어지는 것이 아니라 반드시 서비스를 이용하는 고객이 필요하다. 버스를 타고 이동하는 경우 이동수단에 참여하는 것만으로 가능하지만, 의료서비스에서는 고객에게 효과적인 서비스가 전달되기 위해서는 일부분 고객과의 공동노력이 투입되어야만 한다. 진료접수, 의료진과의 면담을 통한 증상의 호소, 증상에 맞는 처방과 다양한 검사를 통해 비로소 핵심서비스를 제공할 수 있다.

대부분의 경우 서비스를 받는 고객은 다른 고객들과 함께 서비스를 받거나 다른 고객이 서비스를 받는 동안 대기해야만 한다. 어떤 경우라도 다른 고객은 서비스 제공 환경 내에 존재해야 하고 서비스의 결과나 과정에 영향을 미치게 된다.

2) 고객의 역할

(1) 임시직원

고객을 조직구성원의 일부로 보고 임시직원이라고 보는 입장이다. 즉 고객은 직원과 마찬가지로 서비스의 생산과 전달과정에서 적극적인 역할을 수행 할 수 있기 때문에 임시직원으로 간주되는 것이 마땅하다. 하지만 반드시 유의해야 할 사항은 임시직원으로서 고객이 가져올 수 있는 생산 활동에서의 불확실성이다. 자사의 직원이야 항상 관리하고 교육훈련 과정을 통해서 최상의 서비스를 생산할 수 있도록 적극적으로 관리되지만 고객의 경우는 그렇지 못하다. 따라서 고객에게 너무 많은 것을 기대하고 요구하면 부담을 느껴 다른 의료기관을 찾아 떠날 수 있다. 단지 임시로 직원의 역할을 수행하기 때문에 자사의 직원처럼 효과적인 관리에는 한계가 있는 불확실성의 문제를 항상 고려해야 한다.

(2) 인적자원

서비스조직이 고객에게 최적의 역할을 부여하면 고객은 스스로 자신의 생산역할을 더욱 적극적으로 수행하게 된다. 그 결과 고객은 생산성의 원천이요, 품질, 가치 및 만족에의 공헌자로 부상하게 된다. 예를 들어 연말정산시에 세무신고를 하려는 세무사에게 필요한 정보를 충실하게 제공하는 고객은 자신이 원하는 절세와 세금감면과 같은 혜택, 즉 서비스 품질에 직접적으로 공헌한다.

스웨덴 가구회사 이케아(IKEA)는 경쟁사에 비해 30%이상 저렴하게 가구를 판매하고 있는데 이것은 고객들이 직접 가구를 조립하게 하는 회사의 방침 덕분이었다. 고객을 생산시스템 내로 자연스럽게 유도함으로써 고객은 해당 기업을 더 잘 이해하고 자신의 원하는 만족을 얻을 수 있었다.

의료서비스에서 고객이 자신의 신체에 대한 증상과 변화를 정확하게 제공하면 의사는 이를 바탕으로 정확하고 빠른 치료효과를 나타낼 수 있는 서비스를 제공해 준다.

(3) 능력의 원천

얼마 전까지만 해도 고객은 병원이나 의사 앞에 절대적 약자였으나 정보통신이 눈부시게 발전하는 환경에서 고객은 수많은 정보수집이 가능하게 되었다. 의료기관이 모든 서비스 정보를 독점하고 고객은 매우 제한된 정보를 바탕으로 서비스를 이용하였으나 환경의 급변으로 고객은 많은 정보와 힘을 축적하고 자신의 이용경험을 적극 활용하여 상호작용을 통하여 가치를 스스로 창출해 나가고 있다. 따라서 의료기관은 고객들이 자신들의 서비스 접점을 보다 효율적이고 효과적으로 활용할 수 있도록 업무개선과 서비스 프로세스를 조정해야 한다.

(4) 혁신자

고객은 새로운 상품과 서비스 개발의 전면에 나서고 있다. 즉 서비스 조직에게 혁신자로서 역할을 수행하고 있다. 이는 선도이용자(lead-user)의 형태로서 고객들은 적극적으로 조직의 혁신 프로세스에 참여하고 있는데, 이들은 시장에 있는 어느 고객보다도 먼저 서비스의 문제점을 발견하고 해결안을 제시함으로써 시장 내 다른 고객들에게 큰 혜택을 가져다 줄 수 있다.

3) 셀프서비스 기술(self-service technology, SST)

가장 높은 고객참여 수준은 서비스 조직이 제공하는 시설이나 시스템을 이용해 고객 스스로 특정한 서비스 활동을 직접 수행하는 것이다. 이 경우 고객의 시간과 노력이 서비스 직원의 업무를 대체하게 된다. 셀프서비스의 도입은 경제적 합리성에 논리적 근거를 두고 있다. 즉 종업원이 수행하던 일을 고객이 떠안게 되면 생산성 향상과 비용절감을 실현할 수 있다는 것이다. 병원에서 자동접수 및 진료비 자동계산 · 납부, 원외처방전 자동발급기가 점차 확대 사용되고 있다. 고객입장에서도 접수나 계산, 원외처방전을 받기 위해 기다릴 필요가 없으므로 혜택을 받는 것과 같다.

(1) 셀프서비스의 심리적 요인

셀프서비스는 고객의 편의성을 증대시키기 위한 것이지만 직원이 하던 업무를 수행하는 것이다. 어떤 경우 가격할인을 하는 경우도 있어 적극적으로 이용하는 경우도 있으나 조직의 입장에서는 셀프서비스 설계와 관리에 소요되는 막대한 시간과 비용을 감안하면 셀프서비스와 인적서비스 중 어떻게 선택하는지를 제대로 이해하는 것이 중요하다.

셀프서비스는 시간과 비용을 절약하고 서비스 제공 과정에 통제력을 높이고 맞춤 서비스나 사용에 따른 즐거움이나 재미 등 긍정적인 감정도 가질 수 있다. 그러나 고객은 셀프서비스 이용이 익숙하지 않아 불편하고 사용에 따른 두려움과 근심, 불안 또는 스트레스를 경험할 수 있다.

(2) 셀프서비스의 성공과 실패

셀프서비스 이용을 좋아하는 고객은 시간과 노력을 절약할 수 있는 장점을 다양하게 전달하고 있다. 병원에서 접수는 대기번호표를 뽑고 기다려 직원에게 진료과와 담당의사 등을 직접 이야기해야 하지만 자동접수는 컴퓨터나 인터넷을 이용하여 쉽게 접근이 가능하다는 것이다.

반면 셀프서비스를 싫어하는 고객은 나름의 어려움이 존재한다. 먼저 셀프서비스에 접촉하기 위해 등록번호와 진료과, 의사 등을 입력해야 하고, 경우에 따라서는 인터넷 등 정보화 기기가 불량하거나, 절차 복잡, 결제방법이나 경로가 불편한 경우도 있다. 따라서 병원에서는 셀프서비스 이용에서 단순화, 표준화로 쉽게 접근할 수 있도록 설계하여야 한다.

4) 고객참여 증대 방안

서비스 성격에 따라 고객이 서비스 과정에 참여하는 수준이 다르므로 서비스 제공 과정에 고객이 참여할 수 있는 범위를 결정하여야 한다. 의료서비스에서는 서비스 제공의 모든 과정에 고객이 직접 참여하게 되므로 고객의 마음에 자리 잡을 수 있도록 프로세스를 설계하고 설치한다. 병원선택에 유용한 정보를 제공할 수 있도록 의사결정, 접근, 이용, 핵심편익을 비롯하여 사후 서비스까지 고객이 직접 참여하고 이용할 수 있게 한다. 컴퓨터를 이용한 진료접수, 계산방법, 증명서 발급, 진료기록지나 검사, 촬영 결과지 복사 신청 등을 할 수 있다.

서비스에는 적합한 고객유치가 필요하다. 최근 자신의 증상이 어느 진료과를 이용해야 하는지 많은 정보를 가지고 있지만, 건강교육이나 정보, 서비스 내용 등을 다양한 커뮤니케이션을 통해 고객에게 제공하고 기대를 관리해야 한다.

고객유치 후에는 고객에 대한 역할을 효과적으로 수행하도록 교육하거나 소통이 되어야 한다. 특히 의료서비스는 고관여 서비스로 인해 많은 진료비가 발생할 수 있으므로 각종 검사나 촬영, 진료과정에 대한 사전정보를 제공하거나 교육을 시행하는 것이 매우 중요한 요인이다.

아울러 서비스에 대한 고객의 공헌도에 따라 금전이나 시간, 심리적인 보상이 필요하다. 인터넷 뱅킹을 이용한 은행거래는 시간이나 수수료를 절약할 수 있는 혜택을 고객이 가지며, 병원에서는 시간절약과 진료과 의사 선택에 따른 의사결정의 편의를 가질 수 있다.

Ⅱ 의료서비스 구매과정에 따른 관리

의료서비스 구매과정에 의한 서비스 프로세스는 구매 전 - 구매 중 - 구매 후 3단계로 되어 있으며, 구매 전 프로세스는 대기관리, 구매 중 프로세스는 서비스 접점관리, 구매 후 프로세스는 사후 고객관리에 초점을 두고 관리하여야 한다.

도표 11-3

구매과정에 의한 서비스 프로세스 관리 초점

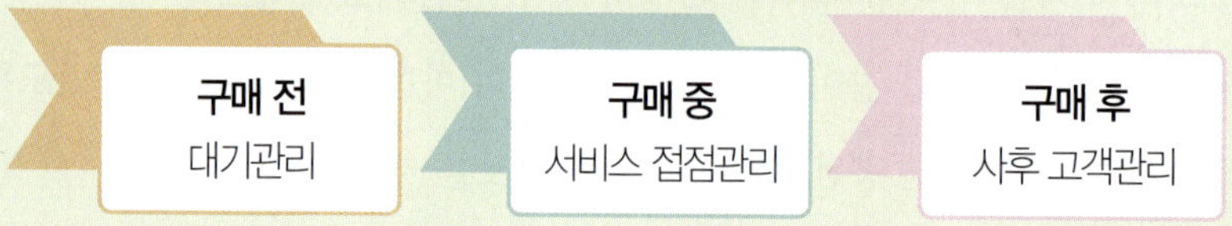

1. 구매 전 프로세스 관리

1) 구매 전 프로세스 관리의 초점

구매 전 프로세스 관리는 소비자의 대기시간(waiting time), 즉 기다림의 단축에 초점을 두고 있다. 기다림의 경제적 가치는 서비스 공급자의 입장에서는 비용이고, 서비스 소비자의 입장에서는 돈이다. 즉 어떤 서비스 시스템에서나 현재의 수요가 공급능력을 초과하면 대기행렬이 생긴다. 대기행렬은 하나 또는 그 이상의 서비스 제공자에게 서비스를 요구하는 고객의 기다리는 줄을 말한다. 예를 들면 병원, 극장, 은행, 레스토랑 등에서 서비스를 받기 위해 대기하는 것을 들 수 있다. 대기행렬 과정에서 고객의 선택은 대기를 하든지 아니면 포기를 해야 한다. 만약 고객이 포기를 하게 되면 조직(기업)은 수익의 기회를 잃어버리고 서비스를 지연하게 되면 고객 불만족으로 나타날 수 있다.

따라서 대기수요를 어떻게 관리하느냐 하는 것은 서비스 마케팅의 주요한 과제라 할 수 있다. 의료서비스 불만 중에서 대기시간은 항상 주요 불만족 원인 중의 하나이다. 고객의 대기시간을 효과적으로 관리하여 고객에게 만족을 주기 위해서는 '대기열에 대한 심리'란 논문에서 David Maister가 언급한 사실을 주목할 필요가 있다. 이들 각각은 조직이 어떻게 기다림을 보다 즐겁게 혹은 적어도 참을 수 있게끔 만들 수 있는가에 대해 많은 시사점을 던져주고 있다. 대기시간 관리에 대한 보다 자세한 내용은 제14장 의료서비스 수요공급관리 분야에서 기술한다.

① 무료한 시간은 무언가를 하는 시간보다 길게 느껴진다.
② 서비스 과정 이전의 대기시간은 서비스 과정 중의 대기시간보다 길게 느껴진다.
③ 불안한 고객은 편안한 고객의 대기시간보다 더욱 길게 느껴진다.
④ 불확실한 대기시간은 예정된 대기시간보다 길게 느껴진다.
⑤ 설명되지 않은 대기시간은 설명된 대기시간보다 길게 느껴진다.
⑥ 불공정한 대기시간은 공정한 대기시간보다 길게 느껴진다.
⑦ 서비스 가치가 높을수록 기다림이 덜 길게 느껴진다.
⑧ 혼자 대기하는 것은 많은 사람이 기다리는 것보다 길게 느껴진다.

⑨ 신체적 상태가 불편할수록 편안한 대기시간보다 길게 느껴진다.

⑩ 친숙하지 않은 대기시간은 익숙한 대기시간보다 길게 느껴진다.

2) 구매 전 프로세스관리 전략

(1) 서비스 프로세스를 단순화하라

서비스 프로세스 중에 대기하는 시간이 길어지면 서비스 구매를 완료하는 시점이 늦어지고, 다른 고객들에게도 연쇄적으로 늦어질 수 있다. 따라서 가능한 프로세스를 단순화하도록 노력해야 한다. 예를 들면 레스토랑의 경우 요리명은 대부분 길게 설명되어 있는데, 여러 명의 고객에게 긴 요리명을 주문받아 적으면 많은 시간이 소요되어 다른 고객에게 서비스할 시간이 늦어지므로 약어로 표기하는 시스템을 들 수 있다.

(2) 대기시간을 짧게 느껴지도록 하라

일반적으로 고객들은 기다리는 시간을 실제시간보다 더 길게 과대평가하는 경우가 많다. 이와 같은 이유는 대기시간에 대한 지루함이 심리적 지각으로 나타나기 때문이다. 따라서 대기시간 동안 지루함을 방지하기 위하여 아이디어를 동원해야 한다. 은행이나 미장원의 경우 잡지를 제공하거나, 병원에서는 예약제도 활용 및 자동혈압측정기 등을 설치하여 활용하는 방안들이 그 예가 될 수 있다.

(3) 대기시간을 고지하라

무작정 기다림은 확실한 기다림보다 더 길게 느껴지고, 사전설명이 없는 기다림도 길게 느껴진다. 따라서 대기시간을 고지함으로써 기다림의 시간을 심리적으로 단축시켜주어야 한다. 이때 대기시간을 여유 있게 고지하여 예상보다 빠른 시간에 서비스가 시작될 경우 고객은 만족하지만 예상보다 늦게 시작될 경우 고객의 불만은 가중된다.

(4) 공정한 대기시스템을 마련하라

대기순서가 불공정하게 진행되면 고객의 저항에 부딪히게 된다. 즉 먼저 들어온 사람이 먼저 서비스를 받는 원칙을 준수해야 한다. 서비스고객은 누구나 자신이 존중되고 대접받기를 원한다. 따라서 대기번호표의 활용, 대기자의 액정표시장치 활용 등을 통하여 공정한 대기시스템을 마련해야 한다.

(5) 예약을 활용하라

수요가 몰리면 대기시간은 길어진다. 수요가 집중되는 시간 및 시기를 피하여 예약을 관리함으로써 대기수요를 분산시킬 수 있다. 예를 들어 병원의 경우 예약접수를 할 때 고객이 원하는 날짜에 수요가 많으면 대기시간을 고지함으로써 다른 날짜로 유도하는 것을 들 수 있으며, 레스토랑의 경우 예약을 하면 대기시간 없이 곧 바로 서비스가 제공된다는 것을 고지하여 수요관리를 할 수 있다.

(6) 고객을 교육시켜라

이는 서비스의 구매시점에서 수요가 몰리는 시간대와 성수기를 피하고 여유 있는 시간대와 비수기를 이용할 경우 대기시간이 없이 충분한 서비스를 받을 수 있다는 것을 고지하여 고객 스스로 대기시간을 피하도록 하는 전략이라고 할 수 있다.

2. 구매 중 프로세스 관리

1) 서비스 구매는 진실의 순간이다

서비스 구매(service encounter)는 고객이 서비스 공급자와 상호작용하는 시간을 의미한다. 제9장에서 잠깐 살펴본 바와 같이 진실의 순간은 고객이 병원의 종업원 또는 특정자원과 접촉하는 순간으로서 서비스 품질 인식에 영향을 미친다. MOT(moment of truth)는 서비스 품질평가에 결정적인 역할을 담당하기 때문에 결정적 순간이라 부르기도 한다. 이는 한 사람의 직원과 고객이 만나는 짧은 순간에 서비스 조직에서 제공하는 모든 서비스에 대한 판단과 평가를 내리고 만족과 불만족을 가르는 순간임을 가리킨다. 이러한 평가는 첫 만남이 이루어지는 15초만에 대부분 결정된다고 하는 것이다. 의료기관에서 외래진찰을 받는 환자가 접하게 되는 진실의 순간을 나열해 보면 다음과 같다.

단순한 외래진료에서도 이처럼 수많은 접점의 순간이 생긴다. 이러한 고객접점은 인간적인 접점과 인간 외적인 접점으로 나누어 볼 수 있다.

도표 11-4

의료기관 외래환자의 MOT 순간

- 병원에 전화하여 진찰에 대한 문의를 한다.
- 병원에 도착하여 주차를 한다.
- 병원 안내에서 진찰 접수증을 기입한다.
- 접수증을 가지고 원무과에서 수납을 한다.
- 진찰받고자 하는 과의 접수창구에서 접수를 한다.
- 자신의 차례가 될 때까지 진찰 대기실에서 기다린다.
- 차례가 되면 의사의 진찰실로 들어가서 의사의 진찰을 받는다.
- 처방된 약, 검사 등의 설명을 듣는다.
- 다시 원무과의 수납창구에 가서 약과 검사에 대한 수납을 한다.
- 약국 앞에서 자신의 약이 나올 때까지 기다린다.
- 자신의 약이 나오면 약사로부터 복용에 대한 설명을 듣는다.
- 병원 문을 나선다.

자료 : 조우현 등(1999)

(1) 인간적인 고객접점

인간적 접점이란 고객의 의료기관 구성원과 직접 접하게 되는 순간으로 의료기관의 경우 환자가 의료기관을 방문하여 얼굴을 대하게 되는 안내직원이나 수납창구 직원, 접수창구 직원, 진찰실의 의사, 검사실의 직원 등과 만나는 순간을 말한다.

(2) 인간 외적 고객접점

인간 외적 고객접점은 건물자체, 내부인테리어, 조명, 자동화 시스템, 주차장 등의 시설 및 환경을 말하여 의료기관 외래 진찰실의 위치와 구조, 대기실의 의자, 청소상태 등이 이에 해당한다.

의료기관의 안내직원, 원무과 직원, 의사, 약사들은 매일 수많은 환자와 보호자를 접하고 비슷한 업무를 수행하고 있으므로 일상적이고 타성에 젖은 태도를 취하게 되는 경우가 많다. 그러나 고객들은 각 순간들이 유일한 경험이 되므로 각 접점에서 도표 11-5에 제시된 바와 같은 경험을 하게 될 경우엔 외래진료 서비스에 만족하겠지만 그렇지 못할 경우엔 불만을 갖게 된다.

도표 11-5

외래진료서비스에서 만족한 고객접점의 예

인간적 접점		인간외적 접점
• 문의전화를 받는 직원이 친절하게 전화를 받고 자세히 대답하였다.	진료문의전화	• 전화가 즉시 연결되었다.
• 주차장 관리인이 친절하였다. • 안내에서 진료하고자 하는 과와 담당의사에 대해 친절히 상담해 주었고 접수용지의 작성을 도와주었다.	병원방문	• 병원입구가 넓고 깨끗하며, 주차장을 찾기 쉬웠다. • 주차장에서 외래까지 가까웠다. • 안내데스크는 넓고 기록하기 편안한 높이이며, 접수용지는 알아보기 쉽고 작성하기에 편리하게 인쇄되었다.
• 접수/수납창구의 직원이 친절하였다. • 진료비 내역에 대해 즉시 자세히 설명해 주었다.	접수/수납	• 접수/수납을 위해 오래 기다리지 않았다. • 여러 곳을 거치지 않고 한 곳에서 처리되었다. • 지불해야 할 금액이 알아보기 쉽도록 크게 표시 되었다.
• 의사는 따뜻하고 친절하게 대해 주었고 질문에 알아듣기 쉽고 성실하게 답해 주었다. • 간호사는 검사 및 예약 절차에 대해 자세히 설명해 주었다.	진찰	• 진찰대기 시간이 짧았다 • 진찰대기 동안 자가건강검진 코너나 읽을 것이 있어서 지루하지 않았다. • 대기실의 의자가 편안했다. • 검사접수, 검사실 등이 찾기 쉬운 위치에 있었다.

자료 : 조우현 등(1999) 일부 수정

2) 서비스 구매에서 고접촉과 저접촉 범위

서비스는 운영방법에 따라 다양한 수준의 접촉이 있다. 어떤 서비스 구매는 고객이 고객센터에 전화를 거는 것과 같이 간단한 단계로 이루어질 수도 있고, 반대로 몇 단계로 이루어지기도 한다. 다른 경우에는 다양하고 복잡한 상호작용을 포함할 수도 있고 오랜 시간이 걸릴 수도 있다. 예를 들면 테마공원을 방문하는 것은 온종일 시간이 걸릴 것이다. 도표 11-6은 서비스를 고객접촉의 세 가지 수준으로 나눈 것이다. 이것은 서비스 직원, 물리적인 서비스 요소나 양자 간의 상호작용의 정도를 나타내 준다.

(1) 고접촉서비스(high-contact service)

고객들이 서비스 시설에 직접 방문해서 서비스 전달과정을 통하여 서비스 제공기관 및 그 직원들과 활발하게 접촉하는 경우이다. 집으로 배달되는 경우를 제외한 모든 고객참여 서비스가 이 범주에 속하고 고객들은 서비스 제공 장소나 현장에 가서 서비스 제공이 끝날 때 까지 머무르게 된다. 고객이 서비스 시설을 방문할 때 그들은 공장(factory)에 들어가는 것이다. 이러한 관점에서 병원은 의료처치 공장(health treatment factory), 레스토랑은 음식서비스 공장의 관점으로 보게 된다.

따라서 마케터는 이러한 서비스 분야에서 고객들의 경험을 서비스 직원들과의 상호행동과 물리적 환경에 호소할 수 있게끔 만들어야 한다. 이러한 서비스들의 전달과정에서 고객들은 서비스기관의 많은 물리적 증거에 노출되며 여기에는 건물의 내부 및 외부, 장비 및 설비, 직원들과 심지어는 다른 고객들의 외양 및 행동까지도 포함되게 된다. 병원에서는 원무 및 진료, 간호부서의 서비스들이 고객들과 상대적으로 접촉이 높은 서비스로 볼 수 있다.

도표 11-6

서비스 조직에 따른 고객접촉 정도

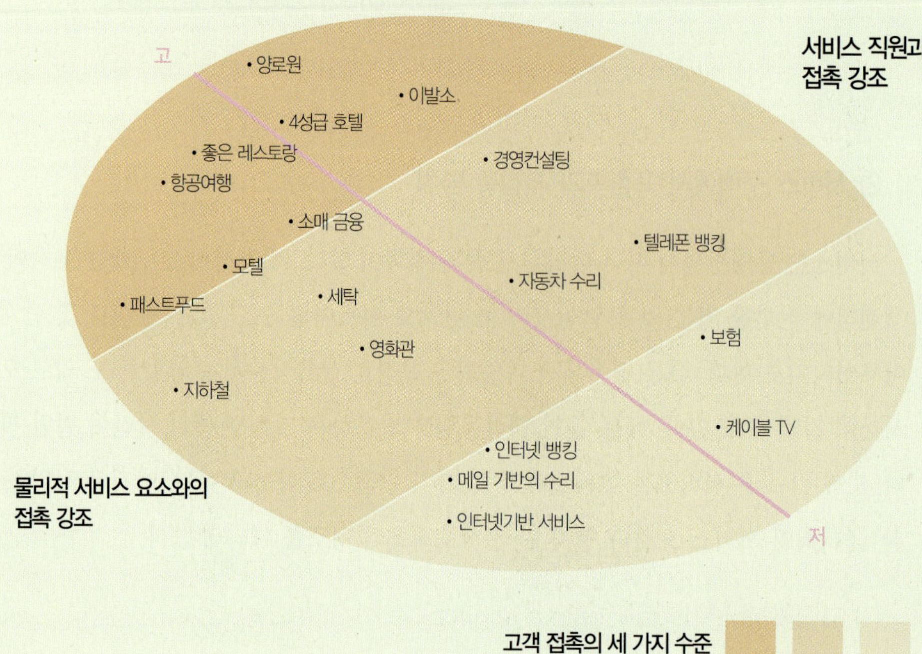

(2) 저접촉 서비스(low-contact service)

고객과 서비스 제공자 사이에 신체적 접촉이 거의 일어나지 않는 경우이다. 그 대신에 접촉은 전자매체나 유통망을 통하여 격리된 상태에서 발생한다. 정신적 자극서비스(케이블 TV) 및 정보처리 서비스(보험) 등이 이 범주에 속한다. 또한 서비스가 요구되는 물건이 서비스 제공 장소로 운송되어질 수 있거나 정보기술을 통해서 전자적으로 서비스 제공이 가능한 소유물처리 서비스도 여기에 해당한다. 궁극적으로는 서비스 직원들과의 접촉이 높은 고접촉서비스와 중간 수준의 서비스들이 편의성 추구의 현대사회의 빠른 서비스를 지향하는 경향을 반영하면서, 홈쇼핑이나 인터넷 등의 활성화 등에 힘입어 고객들과의 접촉수준이 낮은 저접촉서비스들로 변환되어 가고 있다. 따라서 고객들은 셀프서비스를 이용하거나, 인터넷으로 보험을 처리한다거나, 웹사이트 등을 방문하여 각종 필요한 정보들을 얻어내곤 한다. 병원의 경우 전산실이나 재고물류관리부서, 의무기록관리부서의 서비스가 고객들과의 접촉이 낮은 서비스로 분류될 수 있다.

3) 의료기관에서의 MOT관리 수칙

의료기관을 방문하는 대부분의 환자나 보호자는 불안감과 불편함을 느낀다. 의료기관에서의 서비스는 즐겁고 기대되는 것이 아니라 고통이 수반되는 불편한 것이다. 그러므로 약간의 불친절과 무관심이 더욱 크게 느껴질 수 있다. 그러나 고객 입장을 고려하여 서비스를 제공해야 한다는 원칙을 알고 있어도 실제 서비스 현장에서 고객을 대면하면서 직면하게 되는 다양한 문제들을 실수 없이 잘 처리해 나가기란 용이하지 않다. 무엇보다 조직에서 체계적이고 지속적인 교육과 훈련을 지원하는 노력이 필요하며 각 서비스 제공자의 책임의식과 충분한 경험습득이 갖춰질 때 성공적인 MOT관리가 가능하다. 도표 11-7은 각 서비스 접점에서 직면하게 되는 문제의 유형에 따라 대처할 수 있는 행동수칙의 예를 제시한 것으로 MOT관리 현장에서 유용하게 활용될 수 있을 것이다.

도표 11-7

서비스접점 사건에 근거한 서비스 행동지침

주제 (문제유형)	권유사항	금지사항
① 회복 (잘못된 서비스 제공으로 인한 실패를 회복해야 할 때)	– 문제를 인정한다 – 원인을 설명한다 – 사과한다 – 보상한다/업그레이드 한다 – 옵션을 제공한다 – 책임진다	– 고객을 무시한다 – 고객을 비난한다 – 고객이 알아서 하도록 놓아둔다 – 다운그레이드 한다 – 잘못이 없는 것처럼 행동한다 – 책임을 전가한다
② 적응성 (고객이 특별한 요구를 하거나 또는 욕구에 대한 해결을 요구할 때)	– 욕구의 심각성을 파악한다 – 인정한다 – 예측한다 – 수용하려 애쓴다 – 시스템, 업무과정을 조정한다 – 규정 및 방침을 설명한다 – 책임을 진다	– 무시한다 – 약속을 하지만 지키지 못한다 – 고객의 욕구를 기꺼이 들어주려 하지 않는다 – 고객을 당황하게 한다 – 고객을 비웃는다 – 책임을 회피한다 – 책임을 전가한다
③ 자발성 (고객의 요구 · 문제점이 없더라도 공급자가 자발적으로 서비스를 추가하는 경우)	– 여유를 갖는다 – 준비한다 – 고객의 입장에서 생각한다 – 욕구를 예측한다 – 경청한다 – 정보를 제공한다 – 공감을 보인다	– 안절부절한다 – 무시한다 – 고함친다/비웃는다/욕한다 – 고객의 것을 훔친다 – 차별대우한다
④ 대처 (문제고객을 접하였을 경우)	– 경청한다 – 수용하려 애쓴다 – 정중하게 이해시킨다 – 설명한다 – 조직이나 공급자 자신에게 문제가 없는지 되돌아 본다	– 고객불만을 개별적, 우연한 것으로 생각한다 – 고객불만이 다른 고객에게 영향을 미치게 놓아둔다

자료 : 전인수 · 배일현 역(2013) 일부수정

3. 구매 후 프로세스 관리

구매 후 단계에서 고객들은 그들이 받았던 서비스를 평가하게 되며 이전에 받았던 서비스와 비교하게 된다. 품질과 만족이라는 용어는 가끔 상호 간에 바뀌어서 사용되기도 한다. 물리적 환경과 서비스 직원에 의해 제공받은 서비스는 더더욱 서비스에 대한 인식에 영향을 준다. 만약 고객이 기대했던 서비스가 충족되거나 기대 이상의 서비스를 받게 된다면 고객은 양질의 서비스를 받았다고 생각할 것이다. 만약 다른 상황적 요소나 개인적 요소 또한 긍정적이라면 고객은 더 큰 만족을 할 것이며 재구매로 이어져 충성고객이 될 것이다. 반면에 서비스에 대한 고객의 기대가 충족되지 않으면 실망하게 될 것이다. 이 경우 고객은 불평을 하게 될 것이고, 불만족한 서비스를 침묵으로 인내하거나, 서비스 공급업체를 변경할 것이다. 경쟁이 치열한 서비스 시장에서 고객은 그들의 요구를 서비스 공급업체가 충족시켜 주길 기대한다. 고객만족과 미래의 재구매 의사와 기대가 어떻게 연결되는지 살펴보면 다음과 같다.

1) 고객만족

고객만족은 구매행동 후의 판단 또는 고객과 제품 간 상호작용 후의 판단과 같은 하나의 태도이다. 만족에 대한 대부분의 연구는 고객의 기대에 대한 일치 · 불일치가 만족을 결정짓는 주요 원인이라는 이론에 기반을 두고 있다. 이것은 고객이 구매를 하기 전에 특정한 서비스 기준을 마음속에 생각하고 있다는 것을 의미한다. 고객이 마음속으로 생각하는 기준은 일반적으로 그들이 특정서비스를 구매하겠다고 결정을 내리고, 서비스에 대한 정보를 탐색하고 선택하는 과정의 결과에서 얻어진다. 고객은 서비스를 경험하고 그들의 마음속에서 생각했던 기준과 실제로 행해진 서비스를 비교한다. 따라서 이러한 비교가 만족을 결정짓는다. 만약 서비스에 대한 평가가 기대했던 것보다 좋지 않다면 부정적 불일치라 한다. 그러나 서비스에 대한 평가가 기대 이상이라면 긍정적 불일치라 한다. 만약 서비스에 대한 평가가 기대했던 정도라면 그것은 단순히 일치라고 한다.

2) 기쁨

기쁨은 세 가지 요인, 즉 ① 기대했던 것보다 훨씬 높은 수준의 서비스, ② 자극(놀람, 흥분), ③ 긍정적 효과(기쁨, 행복)를 말한다. 보험과 같은 재미없는 분야에서 조차 고객을 기쁘게 할 수도 있다. 그러나 한 가지 알아두어야 할 점은 고객이 기쁨을 경험한 뒤에는 그들의 기대가 높아진다는 것이다. 만약 서비스 수준이 이전과 같다면 고객은 불만족할 것이고 후에 고객을 기쁘게 하려면 더 많은 노력이 필요할 것이다.

3) 피쉬본 다이어 그램

피쉬본 다이어그램(fishbone diagram)은 일본의 품질 전문가인 카오루 이시가와(Karou Ishkawa)에 의해서 개발된 것으로 잘못된 결과에 대한 원인을 찾아서 연결하는 것이다. 따라서 인과관계도표(cause and effect diagram)라고도 한다. 피쉬본 다이이

도표 11-8

항공기 출발지연 분석을 위한 피쉬본 다이어그램

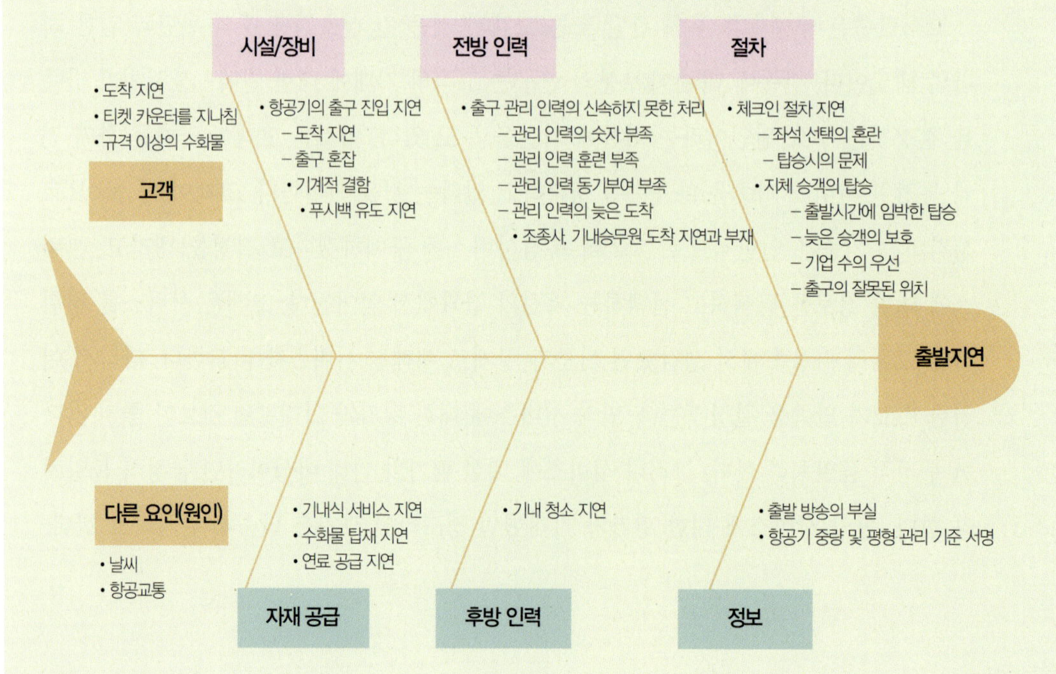

자료 : 김재욱 등 역(2014)

어그램은 조직이 고객의 불만을 직접 추적하는데 도움을 준다. 이것은 또한 특정한 고객의 불만족한 응대나 서비스만을 고치는 것이 아니라 그것의 근본원인을 알아내는 데에도 기여한다. 그리고 특정한 불만에 영향을 끼치지 않는 응대나 의료서비스는 그 불만에 대한 피쉬본 다이어그램에는 나타나지 않을 것이다.

한 가지 사례를 언급하자면, 미드웨이 항공사(Midway Airlines)는 대부분의 항공기가 목적지에 늦게 도착하는 문제를 갖고 있었다. 이를 조사해 본 결과 대개 항공기의 이륙이 늦어지기 때문에 그러한 문제를 야기한 것이었다. 이륙 지연에 대한 원인을 조사한 결과 인력(manpower), 시설, 장비(equipment), 원자재 공급(material), 절차(procedure), 기타 요인 등 다섯 가지가 중요한 요인들로 파악되었다. 서비스 조직에 이 도구를 더 잘 적용하기 위해 다섯 가지 차원보다 8가지 차원의 확장된 틀을 사용한다. 이 중 인력을 전방인력(front-stage personnel)과 후방인력(back-stage personnel)으로 나누었다. 정보는 절차로부터 얻어지는데 이는 많은 서비스 문제가 정보 부족에서 야기된다는 사실을 보여준다. 예를 들면 이런 실패는 전방인력이 고객에게 언제, 무엇을 해야 하는지 알리지 않기 때문에 일어나곤 한다. 피쉬본 다이어그램은 그림의 생김새 때문에 붙여진 이름이다.

먼저 물고기의 머리에 해당하는 부분에는 직면하고 있는 문제점을 기술한다. 미드웨이 항공의 경우 이륙지연이 파악된 문제이다. 다음으로 머리에서 꼬리로 중심 뼈가 그려졌고, 여기서 갈라져 나온 뼈들에는 문제를 일으키는 중요한 요소들(절차, 정보, 전 · 후방인력, 시설/장비, 원자재 공급, 고객, 기타 원인 등)을 표시하였다. 그리고 난 후 원인에 대한 상세한 이유들을 가지 치듯이 기술한다. 예를 들어 절차의 이유에는 체크인 절차 지연, 지체 승객의 탑승 등이 포함될 수 있고, 지체 승객의 탑승 원인에는 출구의 위치가 나쁘다든지 지체한 승객을 지나치게 보호하려 한다는 등의 문제를 찾을 수 있다. 도표 11-8에서 비행기 출발 지연의 26가지 발생 가능한 원인이 있을 수 있음을 보여준다. 일단 비행지연을 유발할 수 있는 모든 주요 원인이 나열되면, 실제로 각 원인이 비행기 지연에 얼마나 많은 영향을 주는지 확인하는 것이 필요하다. 이처럼 피쉬본 다이어그램을 이용하면 품질문제를 일으킨다고 의심이 되는 요인과 그에 관계되는 부수적인 요소들을 함께 고려하여 이 중 어떤 것이 문제를 야기하고 있는가를 확인할 수 있다.

Ⅲ 의료서비스 프로세스 개선

1. 서비스 청사진에 의한 프로세스 관리

1) 서비스 청사진이란?

새로운 서비스를 디자인하기 위한 유용한 방법은 바로 서비스 청사진(service blueprinting)이다. 서비스 청사진이란 핵심서비스 프로세스를 그 특성이 나타나도록 알아보기 쉬운 방식의 그림으로 나타낸 것이다. 직원, 고객, 조직 측에서 서비스 전달 과정에서 해야 하는 각자의 역할과 서비스 프로세스와 관련된 단계와 흐름 등 서비스 전반을 이해하도록 묘사해 놓은 도표 또는 지도라고 할 수 있다. 즉 서비스 청사진은 서비스를 제공하는 과정, 고객과 직원의 역할, 고객과의 접점, 그리고 서비스의 요소들을 동시에 묘사함으로써 서비스를 시각적으로 볼 수 있게 한다. 또한 서비스 청사진은 고객이 체험하게 되는 서비스 환경이고, 업무수행의 지침이며, 서비스 제공과정의 단계를 나누는 방법이기도 하다.

청사진이란 용어의 유래를 보면 새로운 건물이나 선박에 대한 설계는 일반적으로 '청사진'이라 불리는 건축설계도가 만들어진다. 이때 설계도면이 푸른색으로 그려지기 때문에 청사진이라는 용어가 사용된다. 이러한 청사진은 제품이 어떻게 만들어져야 하는지 구체적 명세에 대해 보여준다. 그러나 건물이나 선적의 설계와는 달리 서비스 프로세스는 주로 무형적인 구조이기 때문에 시각화하기가 더욱 어렵다. 그래서 흐름, 순서, 관계, 기타 부가사항에 대한 프로세스를 기술하기 위해 청사진과 같은 기법을 사용하는 것은 매우 유용하다.

2) 서비스 청사진의 구성요소

서비스 청사진은 고객의 관점에서 서비스 제공 과정의 각 단계를 분류하는데 유용한 도구로서, 접점 직원들이 수행해야 할 업무의 지침이 되며, 고객이 서비스 접점에서 실제로 체험하게 되는 증거를 보여준다. 서비스 청사진의 주요 요소는 고객의 행위, 현장 접점직원 및 후방 접점직원의 행동, 그리고 지원과정이 주요 요소이다.

도표 11-9

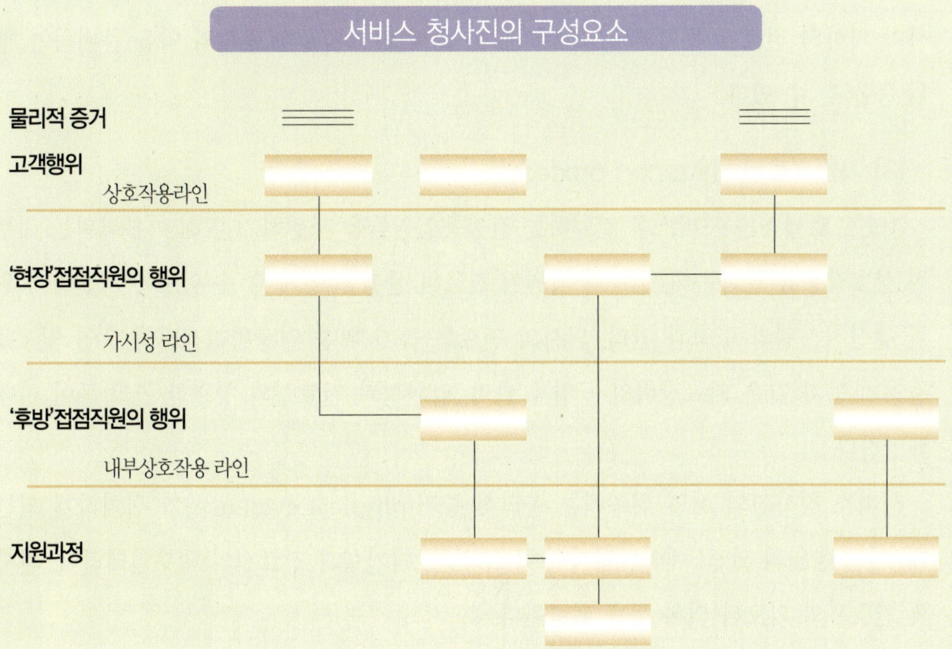

서비스 청사진을 그리는 규칙이 명확히 정의되어 있지 않기 때문에 사용하는 상징, 수평라인의 수, 각 부분을 나타내는 라벨은 청사진의 복잡성에 따라 다르게 사용할 수 있다.

(1) 고객의 행위(customer action)

고객행동은 고객이 서비스를 구매 · 소매하는 과정에서 수행하는 선택, 고객-직원 상호작용, 기타 활동 등을 포함한다. 의료서비스를 예로 들면, 병원의 선택, 진료예약, 예진, 의사와의 직접대면, 처방된 약 받기, 진료비 수납 등을 포함한다.

(2) 직원의 행동(contact employee action)

종업원 행동은 고객의 눈에 띄는 현장 접점직원 행동(onstage/visible contact employee action)과 고객의 눈에 보이지 않으면서 현장 직원의 활동을 지원하는 후방 접점직원 행동(backstage/invisible contact employee action)으로 구성된다. 예를 들면 의료서비스에서 현장 접점종업원 행동은 병원 안내데스크의 진료안내 서비스, 간호사의 진료카드 작성, 의사와 간호사의 진료서비스, 원무과 직원의 진료비 계산 등을 포함한다. 후방 접점종업원 행동의 예로는 직원이 환자의 예약전화를 받거나 간호사가 의사의 진료를 돕기 위해 진료카드를 준비하거나 혹은 주사와 약을 준비하는 행위 등을 들 수 있다.

(3) 지원프로세스(support process)

지원프로세스는 서비스를 전달하는 접점종업원들을 지원하기 위해 이루어지는 내부적 상호작용을 말하는데, 원무과 직원이 진료비 산정을 쉽게 할 수 있도록 지원하기 위한 전산시스템의 구축과 관리, 의사의 진료를 돕기 위한 임상병리센터의 운영 및 CT 촬영기 등과 같은 의료장비의 구입과 관리, 입원실과 진료실의 청결한 관리 등이 이에 해당한다.

서비스 청사진의 제일 위쪽에는 물리적 증거(physical evidence)가 위치하게 되는데, 이는 병원의 외관, 예약담당자의 목소리 톤, 대기실과 진료시의 내부인테리어, 의사와 간호사의 외모와 의복 등을 포함한다.

네 가지 주요 행위, 즉 고객행동, 현장 접점종업원 행동, 후방 접점종업원 행동, 그리고 지원프로세스는 3개의 수평선에 의해 구분되는데, 상호작용선, 가시선, 그리고 내부 상호작용선이 그것이다.

(4) 상호작용선(line of interaction)

상호작용선은 고객과 직원(서비스 제공자) 간에 직접적인 상호작용이 일어나는 것을 보여주며 고객과 조직이 상호작용할 때는 수직선을 내려 고객과 직원과의 관계가 성립한다는 것을 표시한다. 상호작용 수평라인과 수직라인이 교차하는 어느 때에 고객과 조직 또는 서비스 제공자와의 직접적인 만남이 발생한다.

(5) 가시선(line of visibility)

두 번째 수평선인 가시선은 고객에게 보이는 현장 접점종업원의 일선활동과 고객에게 보이지 않는 후방 접점종업원의 지원활동을 구분한다. 의사가 실제로 환자를 진찰하는 행위는 가시선 위쪽의 일선활동의 예이며, 미리 환자의 차트를 읽어 보거나 간호사에게 처방을 지시하는 행위는 가시선 아래쪽에 위치한 후방활동의 예이다.

(6) 내부 상호작용선(line of internal interaction)

세 번째 수평선인 내부 상호작용선은 후방종업원의 활동과 기타 지원부서의 활동을 구분하는데, 수평선인 내부 상호작용선과 수직선(후방종업원과 기타 지원부서 직원들 간의 상호작용)이 교차되는 점은 내부서비스 접점(internal service encounter)을 뜻한다.

3) 서비스 청사진의 개발

(1) 의의

서비스 청사진의 개발을 위해서는 서비스 창출 및 전달과정에 포함되는 모든 주요활동들을 인식하고, 이러한 서비스 활동들이 어떻게 연관되어 있는지를 알아야 한다. 이를 위해서 우선 서비스 활동들 간의 상호 연관되어 있는 측면을 생각하면서 개략적인 큰 그림을 그린 후, 좀 더 구체적이고 세부적인 내용으로 파고 들어가서 이를 기술한다. 서비스 청사진 개발의 주요 요소 중의 하나는 현장직원에 의해 제공되는 서비스 고객경험과 고객이 볼 수 없는 후방에서 이루어지는 서비스 지원과정 간의 차이를 구별하는 것이다.

서비스 청사진은 고객과 직원 간의 상호활동과 이러한 상호활동이 어떻게 서비스 과정상의 부가적인 활동과 후방구역 지원시스템에 의해 지원되는가를 명확히 아는 것이다. 이를 위해 서비스 청사진은 직원들 간 각자의 역할에 대한 상호연관성, 운영과정, 정보기술, 고객 상호작용이 어떻게 이루어지는가를 보여주어야 하며 조직 내에서 마케팅, 서비스 운영, 인적자원 관리 기능들이 서로 원활히 이루어질 수 있도록 하여야 한다.

또한 서비스 청사진은 관리자에게 서비스 운영과정상 서비스가 잘못 이루어질 위험이 크거나 서비스 품질을 떨어지게 하는 잠재적인 서비스 실패점(failure point)을 인식시킬 수 있게끔 되어야 한다. 이러한 서비스 실패점의 인식은 관리자로 하여금 이러한 서비스 실패가 일어나지 않도록 서비스 과정을 구성하거나, 서비스실패 시 대처할 수 있게끔 준비할 수 있도록 도와준다. 그리고 서비스 청사진에는 서비스 전달과정상 대기시간이 길어지는 지점에 대해서도 표시해주어야 한다. 또한 서비스 과정상 각각의 활동에 대해서는 임무소요 시간, 최장 대기시간, 고객과 직원 간의 상호활동에 대한 행동지침 등이 개발되도록 해야 한다. 내용다지기 11-2

(2) 서비스 청사진의 장점

서비스 청사진을 이용하여 프로세스를 설계하면 다음과 같은 장점이 있다.

① 청사진은 고객이 경험할 수 있는 전방(front-stage)과 고객이 눈으로 볼 수 없는 종업원의 활동과 지원프로세스인 후방(backstage)으로 구분한다. 이 둘 사이에는 가시선(the line of visibility)이 존재한다. 종업원으로 하여금 자신이 하는 일과 전체 서비스와의 관계를 파악할 수 있어 자기의 직무는 물론 고객지향적인 사고를 고취할 수 있다.

② 서비스 청사진은 서비스 프로세스에서 정확히 어디에서 문제가 발생되었는지를 상세한 알려준다. 즉 서비스 실패지점을 파악하는 강력한 도구가 된다. 서비스 청사진은 서비스 실패가 가장 발생하기 쉬운 잠재적 실패지점을 확인하고, 이를 통해 서비스프로세스 재설계팀이 그런 실패요소를 시스템에서 제거할 수 있다.

③ 서비스 청사진은 또한 한 지점에서의 실패(예: 부정확한 검진일자)가 나중에 프로세스(예 : 고객이 병원에 도착하지만 의사가 부재중임)에 어떻게 영향을 주는지 알 수 있게 해준다. 실패빈도의 계산을 통해 관리자는 가장 흔히 발생하고 주의가 꼭 필요한 실패의 유형을 파악할 수 있다.

④ 청사진은 보통 고객이 기다려야 하는 프로세스의 단계를 가르쳐 준다.

⑤ 가시선은 고객이 볼 수 있는 영역과 어떤 종업원이 고객과 접촉하는지를 알려주어 합리적인 서비스를 설계하도록 도와준다.

⑥ 내부 작용선은 부서 고유의 상호의존성 및 부서 간 경계영역을 명확히 해주어 점진적인 품질개선 작업을 강화할 수 있다.

⑦ 서비스를 구성하는 요소와 연결고리를 알려줌으로써 해당부서의 관점뿐만 아니라 전체 서비스를 통합하여 전략적 회의진행이 가능하다.

⑧ 상향식 · 하향식 접근을 용이하게 한다. 즉 일선종업원의 품질개선 노력을 매니저

내용다지기 11-2

개원 25주년 삼성서울병원…미래의료 중심 비전 선포

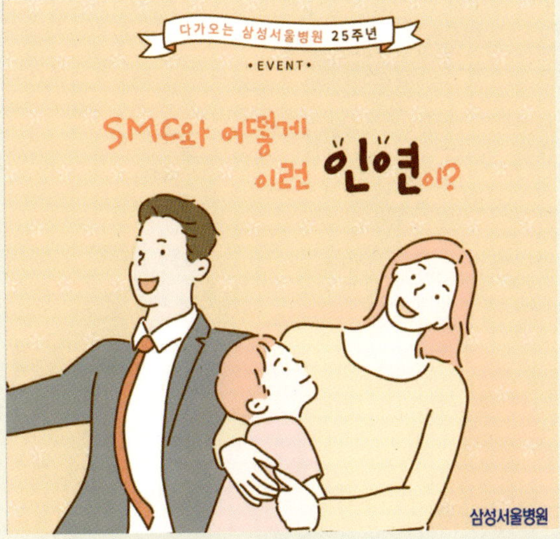

삼성서울병원이 개원 25주년을 맞아 새로운 슬로건과 비전을 선포했다. 삼성서울병원은 지난 8일 개원 25주년 기념식을 갖고 새로운 비전 '미래 의료의 중심 SMC'와 슬로건 슬로건 '함께하는 진료, 함께하는 행복'을 발표했다고 밝혔다. 이를 위한 첫 걸음은 지능형 병원으로 탈바꿈하기 위한 리모델링이다. 최근 KT와 MOU를 체결하며 5G 진료 환경 구축에 가장 먼저 뛰어든 것도 이러한 이유 때문이다. 삼성서울병원은 일원역 캠퍼스와 양성자 치료센터, 암병원 등에 KT 5G 통신망을 활용한 의료 환경을 만들어 나가기로 했다. 이를 통해 양성자 치료정보에 대한 실시간 치료계획을 확인하고 디지털 병리 데이터 실시간 판독 시스템을 갖추며 수술에 대한 실시간 교육 및 협진이 그 골자다. 특히 삼성서울병원은 유리 슬라이드 안에 머물러 있던 방대한 양의 병리 정보를 디지털화해 언제 어디서나 확인이 가능하도록 할 방침이다. 이 밖에도 삼성서울병원은 중증,고난이도 환자 치료에 전념하기 위한 공간을 확충하고 상호 유기적인 진료 환경을 구축한다는 계획이다. 외래, 입원, 검사 등의 수요 예측 시스템을 통해 환자 치료와 검사,입원 및 외래 공간을 환자 동선에 최적화되며 효율적으로 배치 조정이 이뤄진다. 현재 교수 연구실, 행정 사무실을 비롯한 비 진료공간은 새로 건립한 일원역 캠퍼스로 이전하는 등 밑작업이 한창이다. 권오정 삼성서울병원 원장은 "리모델링을 통해 최신 ICT 기술도 적용해 우리 병원의 미래를 책임질 공간으로 탈바꿈시킬 것"이라며 "동시에 암, 심장, 뇌혈관 등 중증 질환 분야의 초격차 경쟁력 확보를 위해 역량과 자원을 집중시키고 투자도 선제적으로 대응하겠다"고 말했다. 개원 25주년을 맞은 삼성서울병원은 또 한 번 변화를 예고하고 있다. 삼성서울병원은 전 구성원의 호칭을 '선생님'으로 단일화하는 동시에 병원 내 모든 직종을 케어기버(Caregiver)로 새롭게 정의했다. 케어기버는 환자 경험을 강조한 말로, 환자가 병원을 선택하는 순간부터 퇴원할 때까지 최상의 치료 성과를 만드는 전문가를 의미한다. 권 원장은 "삼성서울병원은개원 때부터 현재까지 환자중심 병원 문화를 만들고 이끌어왔다"며 모든 케어기버들이 미래 의료의 중심으로 우뚝 서는 그 날까지 총력을 다할 것"이라고 밝혔다.

가 확인하고 지원하도록 도와주고, 종업원들은 청사진의 작성에 참가하여 서로의 경험을 공유하며 개선을 위한 제안을 할 수 있다.

4) 의료기관에서의 서비스 청사진 구성

서비스 청사진을 작성하는 가장 일반적인 방법은 서비스현장에서 일어나는 과정을 하나하나 그림으로 제시하는 것으로 도표 11-10은 병원에서 가장 기본적인 서비스 청사진 구성요소를 보여주는 그림이다. 각 단계마다 혹은 각 부서에서 이루어지는 서비스

도표 11-10

의료기관에서의 서비스 청사진 구성요소

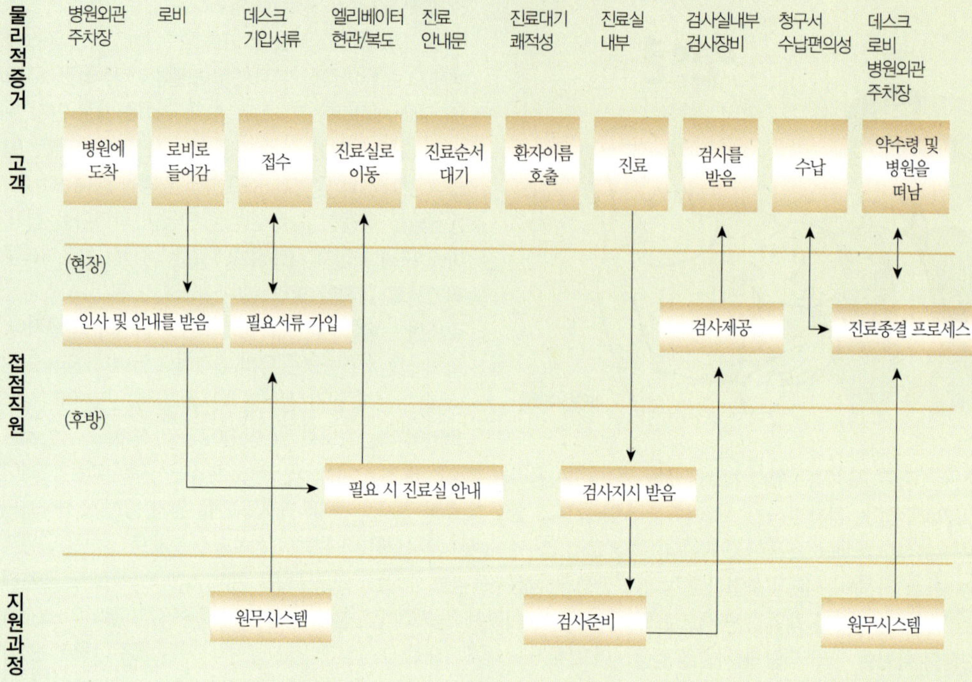

자료 : 최호 등(2008)

가 구체적이고 세부적인 서비스 청사진으로 그려질 때, 내부프로세스보다 완벽히 개발될 수 있다. 청사진에서는 세 가지의 수평라인을 이용하여 네 가지 행위 영역뿐만 아니라 각 단계에서 고객의 관점에서 본 서비스의 물리적 증거를 보여 줄 수 있다.

그림을 보면 고객이 접수를 하고, 다양한 행위가 이루어지는 진료실로 가서 진료를 받고, 마지막으로 수납을 하게 된다. 만일 병원에서 입원이나 수술하는 것을 나타내는 서비스 청사진을 그린다면 훨씬 더 다양하고 복잡한 프로세스와 상호작용이 일어나게 될 것이다. 또한 청사진을 보면 누가 고객에게 서비스를 제공하는지 확실하게 알 수 있게 되며, 고객행위의 각 단계는 병원주차장, 로비, 접수실, 진료실의 내 · 외부 공간 등 다양한 물리적 환경에서 이루어진다. 병원의 시설 그 자체는 병원의 이미지를 전달하는 데 있어 매우 중요하며, 고객과 직원 간의 상호작용을 용이하게 할 수 있기 때문에 고객을 만족시키는데도 중요하다. 병원의 경우 어느 정도는 표준화되어 있지만 점점직원이 다양하고 물리적 환경 또한 여러 가지이기 때문에 그 프로세스가 그림에서 보는 것처럼 상대적으로 복잡하다.

2. 서비스 프로세스 재설계

1) 필요성

서비스 프로세스 재설계(service process redesign)는 낡은 프로세스에 새 생명을 불어넣은 과정이다. 이는 통상적으로 서비스 과정 자체가 처음부터 잘못되어 재설계한다기보다는 과학기술의 진보, 고객들의 새로운 서비스의 요구증대, 추가로 부가되는 서비스의 출현 등으로 인해 기존에 제공되던 서비스 프로세스가 맞지 않는다는 것이다. 미국의 미첼 랩킨(Mitchell T. Rabkin)은 낡은 서비스 프로세스를 조직의 부식화(institutional rust)라고 표현하였는데 조직은 철강재와 같이 한 때 원활하고 부드럽게 작동되는 조직도 시간이 지나면 부식된다는 것이다. 이러한 부식화 현상이 일어나는 이유를 두 가지로 설명하는데 외부환경의 변화와 내부환경의 변화가 그것이다.

첫째, 외부환경의 변화는 기존의 관행을 진부화시키기 때문에 조직은 외부환경 변화에 적절히 대응하기 위해 서비스 프로세스를 재설계하여야 한다. 의료서비스에서의 외부환경 변화는 새로운 형태의 경쟁병원 출현, 건강보험정책의 변화, 새로운 기술의 개발, 법과 제도의 변화, 고객욕구의 변화 등을 들 수 있다.

둘째, 조직의 부식화는 조직내부의 변화로부터 기인할 수 있다. 내부운영과정의 자연스러운 진부화, 관료주의의 확대, 불필요하고 비공식적인 서비스 표준의 형성 등이 그 예이다.

서비스 프로세스가 원활하게 이루어 지지 않고 재설계가 필요함을 알려주는 몇 가지 징후가 있는데, ① 지나치게 광범위한 정보교환, ② 유용하지 않고 넘쳐나는 데이터, 즉 자료의 중복, ③ 예외적 업무처리의 증가, ④ 부가가치 활동에 있어 확인과 통제활동 비율의 증가, ⑤ 불편하고 불필요한 절차에 대한 고객 불만의 증가 등이다. 이러한 현상이 나타나는 것 자체가 조직 내 업무처리가 원활히 수행되지 않고 있음을 의미하는 것이며 서비스 과정의 재설계가 요구됨을 보여주는 것이다.

서비스 프로세스 재설계를 담당하는 관리자는 서비스 품질과 생산성 향상을 동시에 도약시킬 수 있는 기회를 찾아야만 한다. 이러한 업무수행 방식의 개선은 서비스 효과 증대 측면에서 영향력이 크다고 할 수 있으며, 특히 지원부서 서비스직원들의 역할이 중요시 된다. 이러한 서비스과정 재설계는 주로 다음과 같은 성과지표를 달성하는 방향으로 이루어져야 하는데, ① 서비스 실패 발생빈도의 감소, ② 서비스 프로세스를 시작해서 종료하는데 소요되는 총 서비스 시간의 감소, ③ 생산성 향상, ④ 고객만족도 향상이 그것이다.

2) 서비스 프로세스 재설계 유형

서비스 프로세스 재설계는 서비스 프로세스를 재구성, 재배치, 대체를 하려는 노력인데 다음과 같은 다섯 가지 형태를 통해 구체화될 수 있다.

(1) 의미 없는 서비스 단계를 제거하라

서비스 프로세스의 최전방, 최후방에서 이루어지는 일부 서비스 전달활동을 간소화함으로써 가치를 창출하는 서비스 접점활동에 마케팅 노력을 집중시킬 수 있다. 가령 자동차 렌트를 원하는 고객은 문서작성, 지불절차, 자동차 반납 등에는 관심이 없다. 서비스 재설계는 의미 없는 서비스 단계를 제거함으로써 이러한 업무를 단순화 시킨다. 일부 렌탈회사는 고객으로 하여금 온라인으로 차량을 렌트하도록 하고 있다. 이곳에서 자동차는 대여된 자리로 반납되고, 키는 안전한 장소에 반납하기 때문에 서비스 직원을 직접 접할 필요가 없다. 이에 대한 결과로 생산성과 고객만족이 증가한다.

(2) 셀프서비스로 전환하라

셀프서비스가 증가할 때 서비스 품질과 생산성이 향상될 수 있다. 예를 들어 FedEx는 전화주문의 50%이상을 인터넷 주문으로 유도함으로써 2만여명의 콜센터 직원을 감축하는 효과를 거두었다.

(3) 서비스를 고객에게 직접 전달하라

조직은 서비스 프로세스 재설계를 통해 고객이 서비스 조직을 찾아오도록 하는 것이 아니라 서비스를 고객에게 직접 전달할 수 있다. 이러한 조치는 고객의 편의성을 높일 뿐 아니라 생산성 증대의 효과를 가져오게 된다.

(4) 묶음서비스를 제공하라

서비스 묶음(bundling service)은 여러 가지 서비스들을 하나로 묶어서 제공하는 것인데 조직의 생산성과 고객만족 증가에 도움이 된다. 묶음 서비스는 주로 사전에 특정 세분시장에서 필요한 사람들을 위해 서비스들이 적합하게 미리 구성되게 된다. 그렇기 때문에 서비스 제공이 보다 빠르게 진행되고 각각의 서비스에 대한 마케팅비용이 절감됨으로써 고객들이 느끼는 가치가 높아지게 되고, 좀 더 고객취향에 부합되는 서비스가 제공되게 된다.

도표 11-11

서비스 재설계의 다섯 가지 유형

접근/개념	병원의 잠재적 편익	고객의 잠재적 편익	문제 및 한계점
무의미한 단계의 제거 (능률단계)	• 효율성 향상 • 생산성 향상 • 고객화된 서비스 역량증가 • 병원 차별화	• 서비스 효율성, 속도 향상 • 고객에서 서비스 조직으로 업무이전 • 고객화된 서비스	• 서비스의 원활하고 효율적 진행을 위한 고객교육 및 직원훈련 필요
셀프서비스 (고객역할 강조)	• 비용절감 • 생산성 개선 • 기술적 명성 향상 • 병원 차별화	• 서비스 속도향상 • 서비스 접근성 향상 • 비용절감 • 통제의 인식 증가	• 역할수행을 위한 고객훈련 필요 • 관계형성과 대면 상호작용 기회의 제한 • 고객반응 파악 곤란
직접서비스 (고객이 위치한 장소에 서비스 제공)	• 병원위치의 한계 제거 • 고객기반 확장 • 병원 차별화	• 편의성 증대 • 서비스 접근성 향상	• 물류 부담 증가 • 비용증대 가능성 • 신뢰와 역량 필요
묶음 서비스 (패키지형태로 다양한 서비스 연계)	• 병원 차별화 • 고객유지에 도움 • 1인당 서비스이용 증가	• 편의성 증대 • 서비스 고객화	• 표적고객에 대한 광범위한 지식 요구 • 낭비로 인식될 수 있음
물리적 서비스 (서비스와 관련된 유형적 요소를 가시화)	• 직원만족도 향상 • 생산성 향상 • 병원 차별화	• 편의성 증대 • 기능 향상 • 흥미유발	• 모방의 용이성 • 효과 및 유지를 위한 비용소요 • 고객기대수준 상승

자료 : 최호 등(2008) 일부 수정

(5) 서비스 프로세스의 물리적 요소들을 재설계하라

물리적 서비스 재설계는 고객경험의 개선을 위해 서비스 시설과 장비의 변화 등 서비스 프로세스의 유형적 요소에 초점을 둔다. 이는 편의성과 생산성을 높이고 접점직원의 생산성과 만족을 고취시키기도 한다.

도표 11-11은 서비스 재설계 과정의 5가지 형태에 대해 고객 및 병원의 입장에서 특성들을 분류한 것으로 제한점과 극복해야 할 내용들이 명시되어 있다.

의료서비스마케팅

Medical Service Marketing

의료서비스마케팅

Medical Service Marketing

III
PART

의료서비스마케팅의 주요 전략

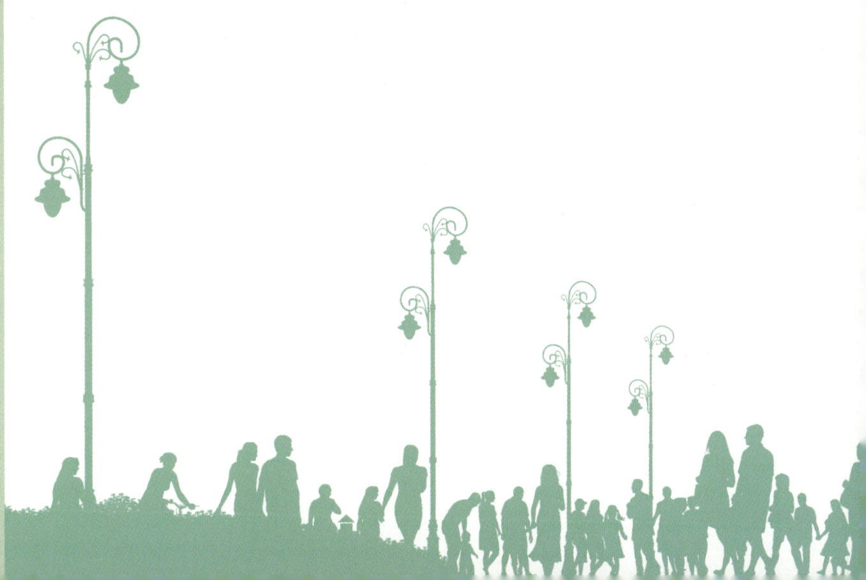

매미의 꿈

정정희

축축한 땅 속 뿌리 밑 숨죽이고 기다린다
깜깜한 꿈속에서 꽃님이 되길 기다린다
아주 깊은 밤 아주 맑은 달밤 느티나무 위로
슬금슬금 빛을 향해 올라간다
툭 몸이 부서지고
새로운 빛을 향해 파르르 날개짓을 한다
찬란한 태양의 빛을 본다
몸을 떨며 사랑의 노래를 부른다

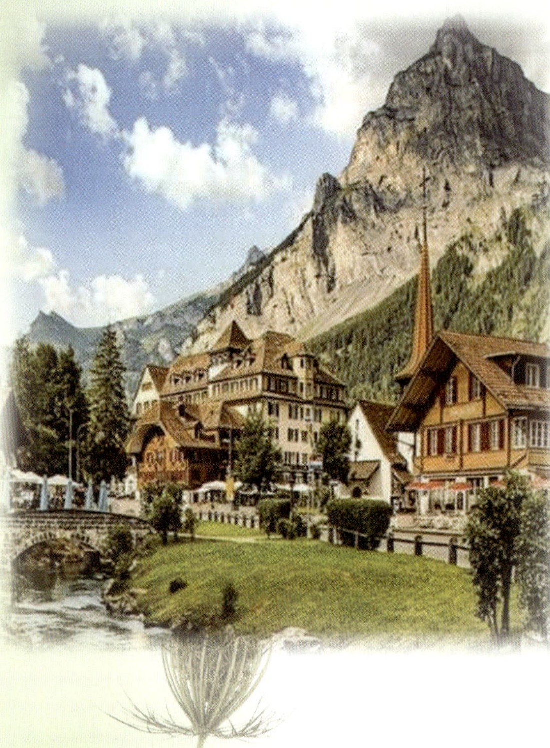

제12장

고객관계 유지 전략

Medical Service Marketing

Ⅰ 고객관계관리

1. 고객관계관리의 이해

1) 고객관계관리(CRM)란?

신규고객을 만들어 팔까 아니면 기존 고객을 계속 유지할까? 모두가 비용이 들어가는 일이지만 최근의 경향은 신규고객보다 기존고객을 잘 모시고 유지하는 마케팅 전략이 늘어나고 있다. 자동차 판매원이 한 번 팔고 다른 소비자를 찾는 것보다 한 사람의 고객과 관계를 잘 맺어 놓으면 수년 후에 새로운 자동차를 살 때에 다시 그 판매원을 찾도록 함으로써 평생고객을 만들어 놓는 것이다. 따라서 고객관계관리(customer relationship management, CRM)가 중요하지 않을 수 없다. 고객관계관리는 고객정보를 효과적으로 이용하여 고객과의 관계를 유지 · 확대 · 개선함으로써 고객의 만족과 충성도를 제고하고, 조직의 지속적인 운영 · 확장 · 발전을 추구하는 고객과 관련된 제반 과정 및 활동을 말한다. 즉 고객의 필요를 파악하여 그들이 편리하고 즐거운 삶을 영위할 수 있도록 도와줌으로써, 한 번의 고객을 평생고객으로 만들어, 지속적인 매출과 장기적인 수익을 얻고자 하는 제반활동과 시스템을 의미한다. 병원이 환자의 일상생활과 건강도 체크해 주고 식단을 만들어 주면서 일생을 같이 한다든지 보험설계사가 고객의 보험은 물론 재테크까지 항상 함께 의견을 나누면서 도움을 주는 형태는 이미 CRM 마케팅이 우리 생활 깊숙이 들어온 것임을 알 수 있다.

2) CRM의 도입배경

CRM의 필요성이 적극적으로 대두된 배경은 정보기술의 발달로 인한 산업의 디지털화와 정보화 그리고 인터넷의 발달과 확산 때문이다. 즉 컴퓨터와 정보기술의 발달로 산업 내의 많은 자료가 공유되고, 인터넷이라는 획기적인 커뮤니케이션 매체의 등장으로 고객은 외부로부터 많은 정보를 얻고 또한 자신의 것을 손쉽게 전달할 수 있게 되었다. 이와 같은 정보의 자유화와 보편적 서비스화가 급속도로 진행됨에 따라 정보의 단절로 인하여 어느 정도 제한되던 조직 간의 경쟁이 점차 심해지고 있다. 이러한 경쟁에서 살아남고 발전하는 길은 오직 고객에 있음을 깨닫고 조직이 자신의 역량을 고객에 집중함으로써 CRM이 필요하게 되었다.

정보기술의 발달과 인터넷의 확산은 고객으로 하여금 용이하게 정보를 획득할 수 있도록 함으로써 고객의 힘을 강화시키는 역할을 하고 있다. 또한 산업 간의 경계가 무너지고 시장진입이 용이해 짐에 따라 새로운 기회와 위협에 직면하게 된 조직은 변화의 필요성을 강하게 느끼게 되었다. 더욱이 정보의 공개화로 인하여 가격경쟁이 점차 가속화됨에 따라 조직은 생존하기 위하여 충성스럽고 가치 있는 고객을 선별 · 유지 · 관리할 필요성을 느끼게 되었다. 이러한 배경 하에서 등장한 것이 CRM이다. 한편 병원의 입장에서 CRM은 다양한 세부적인 고객정보를 기초로 하여 고객층을 세분화시킴으로써 고객에 대한 좀 더 높은 이해를 가질 수 있게 만든다.

3) CRM의 목적

서비스 조직은 신규고객을 확보하는 것보다 기존 고객을 유지하고 관리하는 것이 더 비용 효율적이라는 것을 알게 되었다. 실제로 신규고객 한 명을 확보하는데 필요한 비용은 학자마다 차이는 있지만 기존고객을 유지하는데 필요한 비용의 7~10배에 달한다고 알려져 있다. 또한 고객 1인으로부터 창출될 수 있는 이익규모는 오래된 고객일수록 높다는 것도 잘 알려져 있다. 한 연구에 의하면 신용카드 산업의 경우 1년된 고객으로부터 연평균 이익이 30달러인 반면, 5년 된 고객으로부터의 연평균 이익은 55달러로서 월등히 높다고 보고하고 있다. 또한 불만족 고객의 4%만이 불만족을 직접적으로 표현하는 반면, 65~90%는 재구매를 하지 않는 방법으로 불만족을 나타낸다. 이러한 현상은 거의 모든 산업에서 유사하게 나타나고 있다고 한다. 이와 같은 현실로 인해 기존 고객 유지에 대한 중요성이 더욱 커지고 있다. 따라서 CRM의 주된 목적은 다양한 고객관리를 통해 고객과의 관계를 매우 장기적으로 발전시켜 가자는 것이다. 특히 이러한 장기적인 고객과의 관계유지를 통해서 고객이 서비스 조직에 기여하는 수익을 극대화시키려는 노력이다.

그러면 고객과의 관계를 어떻게 발전시켜야 하는가? 우리는 제9장의 '관계마케팅'

부분에서 고객의 단계를 '예상고객(prospector) → 고객(customer)/신규고객(first-time customer) → 단골고객(clients) → 옹호고객(advocates) → 동반고객(partner)'으로 발전하는 과정을 살펴보았다. 따라서 고객관계관리는 고객이 현재 어떤 단계에 있는지를 파악하고 이에 적합한 마케팅 활동을 전개할 뿐만 아니라 이에 대한 반응을 또한 추적하며 이를 토대로 미래의 마케팅 활동을 지속적으로 수정해 나감으로써 고객들과의 관계를 발전시키려는 노력이 필요한 것이다. 이러한 과정을 통하여 기존고객과의 장기적인 관계를 구축함으로써 고객가치의 증대 및 고객관리 비용을 감소시킬 수 있을 뿐 아니라 더 나아가서 고객에 대한 정보를 바탕으로 새로운 시장을 창출 · 선점할 수 있는 역량과 신규고객의 확보 등도 가능하게 된다.

2. 매스마케팅과 CRM 비교

CRM은 고객의 욕구를 이해하고 이를 충족시키기 위하여 마케팅믹스를 포함한 여러 마케팅 수단을 적절히 활용함으로써 고객만족을 극대화하고, 나아가 이를 토대로 시장에서의 경쟁력을 확보한다는 본질적인 면에서 대중마케팅과 동일하다. 그러나 고객만족을 추구하는데 있어서 고객욕구를 어떻게 파악하고 어떠한 수단을 활용하는가라는 측면에서 CRM은 다음과 같은 차별적 특성을 가진다.

첫째, CRM은 과거 대중마케팅에서 지향하고 있는 불특정다수를 대상으로 하는 마케팅 노력이 아닌 고객 개개인을 대상으로 하는 일대일 마케팅을 지향한다는 점이다. 따라서 고객의 인구통계학적 특성, 과거 구매패턴, 판매촉진에 대한 민감성과 같은 상세한 고객지식을 토대로 고객 개개인의 독특한 처지를 알아내고 각자에게 특화된 제품과 서비스를 제공하는 것이다.

둘째, CRM에서는 쌍방향적이면서도 개인적인 커뮤니케이션이 필수적이다. 고객과의 관계를 지속시키기 위해서는 고객들에게 많은 정보를 제공해주어야 할 뿐만 아니라 동시에 개별고객들로부터 많은 정보를 얻어야 하기 때문이다. 즉 서비스 조직의 마케팅 활동에 대한 고객의 반응을 즉각적으로 측정하고 고객센터를 통해 상품에 대한 고객평가 혹은 사용상의 문제점을 실시간으로 파악할 수 있게 해 주는 고객피드백(feedback) 경로가 구축되어 있어야 하는 것이다. 그리고 이를 토대로 조직과 고객 간에 학습의 관계를 구축하는 것이다. 이는 매스마케팅에서의 일방적인 정보전달과 대조를 이룬다.

고객으로부터의 피드백 정보는 전통적으로 대인접촉이나 전화를 활용하여 수집되어 왔다. 그러나 최근에 와서는 구매시점의 POS(point of sale) 시스템을 이용하여 고객 구매정보를 실시간으로 포착한다거나 인터넷을 이용하여 고객이 가지고 있는 의문사항이나 의견을 24시간 접수하는 등 고객의 반응을 파악하는 방법이 매우 다양해지고 있다. 특히 인터넷은 고객으로부터 정보를 받는 수단인 동시에 고객 개개인에게 접근하여 특화된 정보를 전달할 수 있는 중요한 매체가 되고 있다. 사실 이러한 정보기술의 발달이 CRM을 가능하게 해 주는 것이다.

셋째, CRM은 개별고객에 대한 상세한 DB구축이 있어야 비로소 가능해진다는 점에서 매스마케팅과 두드러진 차이를 보인다. 고객이 상품에 대한 정보를 요청할 때, 상품을 구입할 때, 구매 후 고객등록 카드를 보내올 때, 혹은 상품사용에 대한 문의를 해올 때 등 고객과의 접촉이 일어나는 모든 시점에서 포착된 정보를 DB에 기록하여 그것을 토대로 고객별로 적합한 마케팅전략을 계획하고 이를 효과적으로 집행하며 나아가 전략의 효과까지 측정하게 되는 것이다. 내용다지기 12-1

도표 12-1

매스마케팅, 표적마케팅, CRM 비교

구분	매스마케팅	표적마케팅	CRM
시대	1960년대	1970~80년대	1990년대 이후
매체형태	대중매체	대중매체의 효과측정	대중매체+디지털 매체
목표고객	불특정 대다수	특정 고객집단	고객 개개인
소비자의 욕구	동질적 구매요구	이질적 구매요구	특화된 요구
의사소통 방식	일방향 의사소통	쌍방향 의사소통	개인적 의사소통
생산방식	대량생산, 대량판매	소품종 대량생산	다품종 소량생산

자료 : 박충환 등(2011)

내용다지기 12-1

세브란스병원, 9년 연속 국가고객만족도 1위

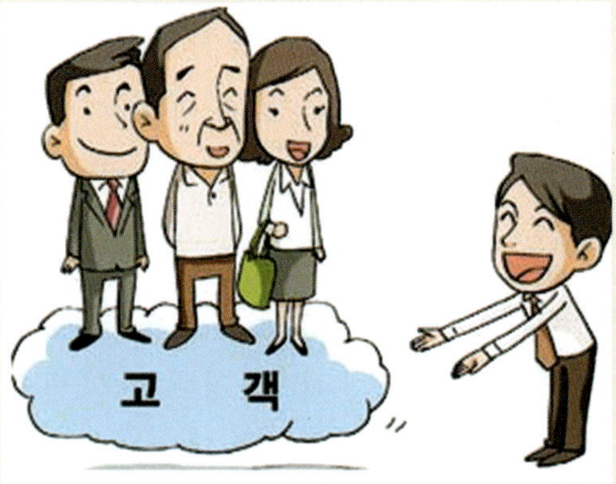

세브란스병원이 9년 연속 국가고객만족도(NCSI) 1위에 올랐다. 세브란스병원은 먼저 환자의 경험을 공유하기 위해 모든 퇴원환자를 대상으로 자체 만족도 조사를 진행했다. 실시간모니터링이 가능한 SMS방식의 시스템을 구축해 조사된 결과는 실시간으로 모든 전문병원과 임상과, 병동별과 자료를 공유하면서 고객의 경험을 병원에 반영했다. SMS 방식으로 연간 약 2만 4,000건의 만족도를 수집함과 동시에 여러 의견을 수집할 수 있는 채널들이 적용되면서 자연스럽게 환자의 이야기를 공감할 수 있는 채널들이 마련됐다. 국내 최초로 실손보험 청구 서비스를 도입한 '마이 세브란스(My Severance)'앱은 예약을 활성화하기 위해 카카오 아이디 로그인이나 자녀/부모 간편 예약 서비스, 직불결제 방식 등 시스템을 업그레이드했다. 또한 QR코드를 활용한 모바일 VOC(voice of customer) 접수 채널을 환자들이 쉽게 찾을 수 있도록 확대했다. 외래 예약 통합창구를 운영해 환자 편의성을 높였고, CS 교육을 통해 친절도를 높였다. 설명간호사 역할을 강화하고, 외래 방문 후 귀가한 환자를 대상으로 의견을 수렴해 환자의 불편사항을 개선해 나갔다. 환자 안전을 위한 노력도 진행했다. 세브란스병원은 2007년부터 다수의 사상자 발생, 유행성 감염 질환 발생, 유해화학물질 유출 등 다양한 상황을 가정하고 재난훈련을 진행해왔다. 재난훈련뿐만 아니라 2014년부터 중환자실이나 수술실 등 특수 파트를 포함해 다양한 모의도상훈련도 진행 중이다. 세브란스병원은 의료의 질적 수준 향상에도 노력하고 있다. 의료 수준이 높아질수록 그 혜택은 환자 치료로 돌아가기 때문에 세브란스병원은 135년 역사의 임상경험을 바탕으로 방대한 데이터를 활용한 인공지능(AI)을 활용한 연구에도 적극적으로 투자하고 있다. 이병석 병원장은 "의료의 질적 수준을 높이기 위해서는 임상을 바탕으로 한 연구, 연구를 중심으로 한 임상이 연계돼야 한다"면서 "이런 연구를 통한 다양한 기술개발은 결국 환자들의 안전은 물론 치료성적으로 이어지기 때문에 지속적인 투자가 필요하다"고 말했다.

3. 고객관계관리 시스템

1) CRM 시스템의 개념

고객관계관리 시스템, 즉 CRM 시스템이란 고객들의 나이, 직업, 취미 등 다양한 개인정보와 상품의 구매빈도를 바탕으로 개인별 맞춤상품 정보를 제공하는 것으로 '고객별 족집게'식 마케팅 전략이라 할 수 있다. 고객의 특성과 소비성향을 DB로 축적한 뒤 정확하게 분석, 고객의 소비욕구에 맞는 상품과 서비스를 골라 판매함으로써 조직의 수익을 극대화하려는 의도인 것이다. 많은 서비스 기관들이 CRM을 도입하는 이유는 '수익에 도움이 되는' 고객에게 마케팅을 집중하기 위해서이다.

예를 들어, 국내 시중은행의 고객 수익기여도 분석에 따르면 상위 7%의 고객이 은행 순이익의 80%를 벌어 주고 있는 반면, 전체 고객의 50%는 비용만 증가시키는 '적자고객'으로 나타나고 있다. 따라서 병원의 입장에서는 제한된 자원과 인력을 흑자고객에게 집중하면 할수록 더 많은 수익을 올릴 수 있다는 계산이다. 하지만 CRM이 반드시 이익 창출의 만병통치약이 될 수는 없다는 비판도 있는데 CRM의 속성자체가 CRM의 하드웨어 그 자체보다는 이를 운영하는 노하우가 더욱 중요하기 때문이다.

2) CRM시스템의 목표

서비스기관들은 현장 창구직원, 콜센터 직원, 웹사이트, 셀프서비스 기기 등 각양각색의 서비스 접촉창구(touch point)와 다양한 지리적 위치를 통해서 수많은 고객관리를 수행하게 된다. 단일 대규모 시설에서 고객이 동일직원에 의해서 두 번 이상 연속적으로 마주하게 되는 경우는 드물어 과거에는 관리자들이 관계마케팅을 수행하기 위한 수단을 필요로 하였다. 그러나 오늘날에는 고객관계관리 시스템이 이를 가능케 하여 다양한 장소에서 서비스 직원들에게 고객에 대한 정보를 제공하게 된다. 고객의 입장에서 잘 조직되어 관리된 고객관계관리 시스템은 통합된 고객 인터페이스(unified customer interface)를 제공할 수 있게 되어 고객에게 서비스를 제공하는 직원들에게 과거 고객이 경험하였던 서비스 문제점, 고객선호도 및 거래내역에 대한 정보, 유용한 재정상의 정보 등을 즉각적으로 활용할 수 있게끔 만들어 준다. 한편 병원의 입장에서는 고객관계관리 시스템은 다양한 세부적인 고객정보를 기초로 하여 고객층을 세분화시킴으로써 고객에 대한 좀 더 높은 이해를 가지게 만든다.

3) CRM 시스템의 실패요인과 올바른 추진

불행하게도 많은 고객관계관리 시스템 운용이 실패를 경험하였다. 일부 연구에 따르면 55%(Gartner 그룹)라고 하였으며 Accenture는 대략 60%라고 하였다. 이러한 높은 실패율의 가장 중요한 원인은 고객관계관리 시스템의 유대를 고객관계관리 전략의 수립과 동등하게 보는데 있다. 그들은 CRM 시스템의 구축이 단지 고객관계관리 능력을 향상시키는 것이지 고객관계관리 전략 그 자체는 아니라는 점을 간과하고 있기 때문이다. 일반적으로 CRM실패의 공통적인 이유를 다음과 같이 언급하고 있다.

① CRM을 기술에 기반한 것으로 보는 것이다. 최고관리자층이나 마케팅부서에서 CRM 전략을 수행하는 것이 아니라 기술적(IT) 부서가 중심이 되어 CRM 전략을 수행한다. 결과적으로 수행하는 동안 고객과 시장에 대한 이해 및 방향성을 자주 상실하게 된다.

② 고객중심(customer focus) 사고의 부족이다. 많은 서비스 기관들이 모든 서비스 과정과 전달채널을 대상으로 일관된 서비스를 제공하기 위해 궁극적인 목적의식 없이 CRM이 실행되고 있기 때문이다.

③ 고객평생가치(customer lifetime value)에 대한 인식이 부족하다. 고객평생가치에 대한 인식부족으로 많은 마케팅 프로그램이 다양한 수익성과 각양 각색의 고객들을 대상으로 충분히 구조화되어 있지 않기 때문이다.

④ 최고경영층의 CRM에 대한 무관심이다.

⑤ CRM의 실행은 새로운 서비스과정 개선인데 효과적인 변화관리와 직원들의 적극적인 참여가 부족하기 때문이다.

⑥ 데이터 통합효과에 대한 과소평가이다. 데이터통합 효과에 대한 과소평가로 직원들이 필요로 하는 고객들의 정보를 실시간으로 전달할 수 있는 CRM이 구축되지 않기 때문이다.

많은 비용과 고객관계관리 시스템이 투입되더라도 성공적인 결과를 가져오는 경우가 많지 않은 것이 현실인데, 고객관계관리 시스템을 제대로 실행하기 위해서는 다음과 같은 의문점을 해소할 수 있는 전략이 필요할 것이다.

① 우리의 가치문제는 고객충성도가 증가함에 따라 어떻게 변화해야 하는가?

② 어느 정도의 고객화(개인별 맞춤화) 또는 일대일 마케팅과 서비스전달이 적절하고 이익이 되는가?

③ 현재 고객으로 지출비중을 증가시킴으로써 증가되는 이윤은 얼마인가? 고객층이 변화함에 따라 이윤은 얼마나 변화하는가?

④ 지금 우리는 CRM에 얼마나 많은 시간과 자원을 할애할 수 있는가?

⑤ 우리가 CRM에 대해 신뢰한다면, 왜 과거에는 이런 방향에서 더 고려해볼지 못했는가? 오늘날 우리는 기술적인 부분을 제외하고 고객관계에서 무엇을 향상시킬 수 있는가?

이런 질문에 대한 대답은 CRM시스템이 한 시점에서 최상의 투자나 가장 좋은 우선대안은 아니라는 결론에 도달할 것이다. 어떠한 경우든 CRM 시스템은 고객전략을 추구하기 위한 하나의 도구에 불과하며 무엇보다 조직의 전략수행에 적합하게 시스템을 고객화시켜야 한다. 내용다지기 12-2

내용다지기 12-2

유비케어, '플러스CRM' 프로모션 '만원의 행복'

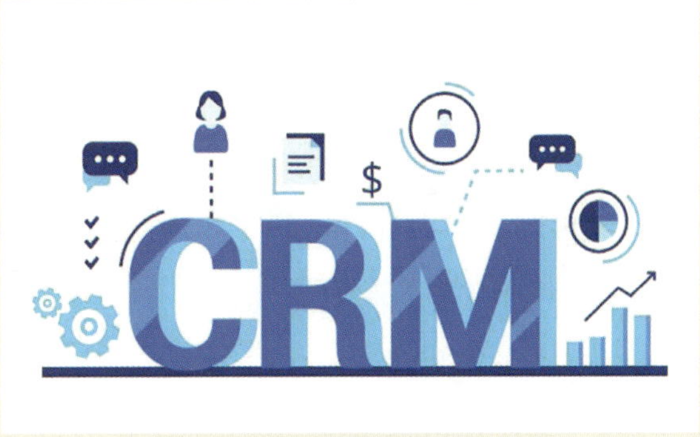

헬스케어 솔루션 대표 기업 유비케어가 자사의 병 · 의원 고객 관리 솔루션 '플러스CRM'에 대해 '만원의 행복' 프로모션을 진행한다. 유비케어는 8~9월 두 달 간 플러스CRM 신규 가입 고객을 대상으로 가입 후 첫 2개월간 월회비를 1만원으로 할인해 제공한다. 또 별도의 가입 절차 없이 계약 전 3주간 플러스CRM 체험판을 사용해 볼 수 있다. 플러스CRM은 병 · 의원의 환자 진료 분야에 특화된 고객관계관리(CRM · Customer Relationship Management) 솔루션으로 고객(환자)의 예약 내역 · 문자 발송 · 발신번호표시 등의 관리를 지원한다. 유비케어의 전자차트(EMR) 프로그램 의사랑과의 양방향 연동을 통해 병 · 의원 직원의 업무 효율도 높일 수 있다. 유비케어 이상경 대표이사는 "병 · 의원 등 의료기관에서도 방문 고객에게 예약, 진료 후 관리 등 병 · 의원 이용 전반에 대한 체계적 서비스를 제공하는 것이 중요해지고 있다"면서 "고품질의 서비스를 통해 병원에 대한 환자의 충성도를 높이고 환자의 재방문, 지인 추천 등을 유도하면서 경쟁력을 강화해 나가야 한다"고 설명했다. 이어 "특히 개인병원 · 재오픈 병원 · 신규 직원 채용 병원 등에 플러스CRM 제품을 추천하며, 차별화된 고객 관리로 높은 수준의 서비스 품질을 갖추게 될 것"이라고 강조했다. 유비케어는 오는 9월 플러스CRM의 모바일차트 및 펜차트 출시를 앞두고 있다. 모바일 차트는 플러스CRM 기능을 어플리케이션 형태로 이용하는 상품으로 각 환자별 예약 · 상담 · 견적 문의 사항 등을 기록할 수 있다. 펜차트를 활용해 환자의 시술 및 수술 부위 등을 터치패드를 통해 직접 표기할 수 있다.

4. CRM의 효과

1) 시장 확대 및 비용절감

(1) 재구매율 향상

개인적 관심과 개인화된 서비스로 인해 만족한 고객들은 그만큼 재구매(재이용)할 가능성이 높다. 뿐만 아니라 기존 고객에 대한 DB를 분석함으로써 고객의 미래 구매특성과 시기를 알아내어 그들의 이용을 지속적으로 유지할 수 있게 된다. 일반적으로 처음 구매하는 고객보다는 재구매하는 고객으로부터의 이익이 월등히 크기 때문에 서비스 조직에 있어 가장 중요한 미래고객은 재구매하는 기존고객들인 것이다.

(2) 애호도의 향상 및 신규고객 창출

CRM을 통해 고객들과 좋은 관계를 구축한다는 것은 그들의 애호도(loyalty)를 고취시키는 결과를 낳는다. 애호도란 단순히 재구매만을 의미하는 것이 아니다. 애호도가 높은 고객은 좋은 구전(소문)을 퍼뜨려 신규고객 확보에 도움을 줄 뿐만 아니라 조직의 실수에 대해서도 보다 관대하다.

(3) 비용절감

고객의 양적 증대보다 질적 향상을 먼저 생각하는 것이 CRM이기 때문에 불특정 다수에 대한 마케팅을 지양하며 일대일 접근을 하더라도 그 고객의 기여도 및 욕구에 알맞은 대응을 함으로써 과다한 경품이나 광고비용을 들이지 않음으로써 신규고객 확보에 필요한 비용을 줄일 수 있다.

또한 CRM프로세스를 토대로 반응가능성이 높은 기존고객에만 선별적으로 판촉행사를 제공할 경우 저렴한 비용으로 많은 매출을 달성할 수 있을 것이다. 즉 고객수준에 따라 적합한 마케팅 노력의 투입을 통해 고객 1명의 매출기여대비 고객유지 관리비용을 줄임으로써 효율성을 얻게 되고 이러한 비용의 효율적 투입은 기업의 이익증대로 이어지게 된다.

2) 마케팅역량 향상

(1) 시장세분화 능력 향상

CRM프로세스에서 나타나는 고객행동정보(구매행동, 판촉에 대한 반응 등)는 고객을 유형별로 분류하는데 효과적으로 활용할 수 있다. 예를 들어 고객행동정보를 이용하여 고객들을 충성구매자(loyal buyer), 간헐적인 구매자(occasional buyer), 상표전환자(brand switcher), 경쟁상품의 충성구매자(competitive brand loyal buyer) 등으로 분류하여 각 집단에 적합한 마케팅 전략을 설계할 수 있다.

(2) 상품에 대한 피드백 확보

급변하는 시장환경하에서 고객의 욕구변화를 지속적으로 감지하여 마케팅전략에 반영하는 것은 필수적이다. 고객과의 쌍방향 커뮤니케이션 경로를 구비해 놓은 CRM시스템은 조직으로 하여금 고객의 목소리를 끊임없이 들을 수 있게 하여 시장변화에 대한 파악을 원활히 해준다.

(3) 내부조직의 강화

조직 내의 각 부서에는 다양한 정보가 존재한다. 그러나 이 많은 정보들은 서로 연계되어 분석될 때 진정한 지식으로 변환될 수 있다. CRM시스템은 조직 내 많은 정보를 한 곳으로 모음으로써 부서 간에 시너지를 발생시킬 수 있도록 해준다.

5. CRM 전략 수립

CRM은 고객과의 장기적인 관계를 구축하고 관리한다는 것이다. 따라서 기존고객들에 대한 상세한 지식을 기반으로 이들의 구매를 활성화하고 애호도를 향상시키는 것은 CRM에서 가장 중요한 부분을 차지한다. 그러나 DB를 이용하여 잠재고객을 찾아내고 이들을 신규고객으로 전환하는 작업 또한 이에 못지않은 중요성을 갖는다.

1) 기존고객 유지전략

기존고객에 대해 관심을 갖는 중요한 이유는 앞에서 본 바와 같이 신규고객 한 명을 확보하는데 필요한 비용의 1/4에 불과한 경우가 많다는 것이다. 따라서 신규고객 확보보다는 기존고객과의 유대를 강화하는 것이 이윤창출에 도움이 되고 나아가 위험을 감소시켜 주는 것이다.

한편 기존고객을 대상으로 하는 전략에는 전체고객을 우리에게 도움이 되는 고객과 그렇지 못한 고객으로 구분하여 차별적인 활동을 전개한다는 의미도 있다. 이와 같은 사고는 널리 알려진 '20/80 법칙'에 근거를 두고 있는데 이 법칙에 따르면 상위 20%의 고객이 전체 매출의 80%를 차지한다는 것이다. 심지어 미국의 한 은행에서는 상위 3%의 고객이 전체 이익의 50%를 차지한다는 사실도 발견하였다. 이러한 상황에서 서비스 조직이 모든 고객을 동일하게 대우한다는 것은 미련한 일이 될 것이다.

(1) 고객활성화 전략

기존고객을 위한 전략의 한 유형은 기존고객 중 자기조직과 지속적인 관계를 유지하는 우량고객에게 반복구매를 유도하거나 사용빈도를 높일 수 있는 인센티브를 부여하여 충성도 높은 고객으로 발전시키는 것이다. 이러한 전략을 고객활성화 전략(customer activation strategy)이라고 불리며, 항공사, 주유소, 카드회사, 레스토랑과 같은 다양한 산업에서 실시하고 있는 마일리지 프로그램이나 포인트 누적프로그램이 이에 속한다.

(2) 충성도(애호도) 제고 전략

기존고객을 위한 전략의 두 번째 유형은 고객의 이탈(defection)을 방지한다는 것인데 이를 충성도 혹은 애호도 전략(loyalty enhancement strategy)이라고 한다. 사실 애호도 전략과 고객활성화 전략을 명확히 구분하기는 어렵다. 그러나 애호도 제고 전략의 취지는 우량고객에게 단순히 가시적인 인센티브를 제공한다는 차원을 넘어 그들이 얼마나 중요한 고객인지를 인정해 주는 표현이 있어야 한다는 것이다. 즉 고객들에게 특별한 배려를 해 주거나 관심을 가져줌으로써 정신적인 혜택을 주는 것도 필요하다는 것이며 이러한 것이 고객의 애호도 증진에는 보다 효과적이라는 것이다.

(3) 교차판매 전략

교차판매 전략(cross-selling strategy)은 기업이 여러 가지 제품을 생산하는 경우 한 제품의 고객 DB를 이용하여 다른 제품의 판매를 촉진하는 것이다. 예를 들어 삼성

전자는 대형 와이드 TV를 판매하기 위해 에어컨을 보유한 고객의 명단을 입수했다. 에어컨을 보유하고 있는 고객은 와이드 TV를 구입할 만한 구매력을 가지고 있을 가능성이 높다고 판단한 것이다. 따라서 에어컨을 보유한 고객을 거주, 연령 등 몇 가지 조건으로 분류하여 광고물을 발송하거나 적극적인 판촉활동을 할 수 있다.

2) 신규고객 확보를 위한 전략

기존고객의 유지가 강조되고 있지만 조직이 장기적으로 성장하기 위해서는 신규고객의 창출도 매우 중요한 의미를 갖는다. 일반적으로 신규고객을 확보하기 위해서는 잠재고객을 규명하고 이들을 고객으로 전환하는 것이 필요하며 이때 각종 마케팅DB가 유용하게 활용될 수 있다. 그러나 무엇보다 신규고객을 확보하기 위한 장기적인 수단으로는 기존고객들을 활용하는 것이 가장 중요하다.

구체적으로 조직과 장기적인 관계를 형성하고 있고 감정적 애착을 가진 고객들은 그 조직에 대한 좋은 구전을 유발시켜 새로운 고객들을 창출하여 준다. 그리고 다른 고객의 호의적인 평가나 추천에 의해 영향을 받아 구입하게 되는 신규고객들은 장기적인 고객으로 전환될 가능성이 또한 높다. 따라서 조직은 지속적인 가치제고를 통해 기존고객과의 관계를 관리해 나가는 것이 필요하며 또한 기존고객이 신규고객들을 추천하고 소개하는 것에 대해 보상해 주는 제도를 개발함으로써 이러한 노력을 촉진시켜나갈 수 있다.

Ⅱ 고객충성도 구축

1. 고객충성도의 이해

1) 고객충성도란?

고객충성도(customer loyalty)란 전환행동을 유발시킬 잠재력을 가진 환경적 영향요인과 경쟁사의 마케팅 노력에도 불구하고 장래에도 선호하는 상품 혹은 서비스를 재구매하거나 재이용하겠다는 강한 의지라고 할 수 있다.

마케터의 궁극적인 목표는 지금의 소비자와 영원히 같이 가는 것이다. 라이헬드와 새서(Reichheld & Sasser)는 고객과의 관계를 유지함으로써 고객이탈률을 5% 줄일 때 기업의 순이익이 얼마나 증가하는지를 연구하였다. 그 결과 자동차서비스 체인은 30%, 보험회사는 50%, 그리고 은행은 85%의 증대효과를 가져오는 것으로 발견되었다. 이것을 고객충성도 효과(customer loyalty effect)라고 하며 다시 말하면 단골고객(regular customer) 효과라고도 볼 수 있다. 이 효과는 서비스마케터에게 큰 의미를 갖는다. 쉽게 설명하자면 지금 현재 고객들만 잘 유지 보존해도 기업은 생존, 성장할 수 있다는 이야기이다. 따라서 서비스 조직은 그들의 고객들과 장기적인 관계를 맺고 유지하고 노력한다. 이를 위해 마케팅의 각종 전략과 전술, 고객관계관리(CRM) 전략 등이 등장하고 발전하게 되었다.

사실 소비자들은 서비스 제공자와 인간적인 관계를 원한다. 특히 고객과 서비스 직원 간의 개인적인 상호작용이 높은 서비스(예 : 병원, 은행, 헤어 스타일리스트)의 경우에는 더욱 그러하다. 소비자들이 한 헤어 스타일리스트를 고집하는 이유는 자신이 원하는 스타일과 자신의 요구사항을 지속적으로 이야기를 해줌으로써 가장 만족할 만한 결과를 얻기 위함이다. 다시 말해 고객은 서비스제공자를 교육시킴으로써 그들의 요구를 관철하고자 하는 것이다. 물론 초기에 이러한 노력을 해도 별 성과가 없으면 곧 다른 곳으로 옮겨갈 가능성이 높다. 이렇게 한 고객을 단골고객으로 만들기 위해서는 초기에 잡는 것이 중요하다. 초기에 그 사람의 욕구를 파악해서 서비스를 고객화(customization), 개인화(personalization)해준다면 그야말로 긍정적인 이유에서의 고정고객이 될 것이다.

2) 고객충성도의 중요성

충성고객은 수익 측면에서 얼마나 가치가 있을까? 고객이 조직과 관계를 유지한 연수에 따라 구분한 결과 한 조직과 오랫동안 관계를 지속한 고객일수록 조직에 더 많은 수익을 주는 것으로 확인되었다. Reichheld & Sasser는 이러한 수익의 증가를 가져오는 네 가지 요인을 제시하였다. 서비스 기관의 지속적인 이익증대에 영향을 주는 요소들을 중요도 순으로 설명하면 다음과 같다.

(1) 구매증대로 인한 수익 제고

시간이 지나면서 조직의 고객은 규모가 커지고 더 많은 양의 구입을 필요로 한다. 개인고객 역시 가족 수가 늘어나거나 더 부유해지면서 구입을 증가시킨다. 두 유형의 고객 모두 높은 수준의 서비스를 제공하는 선호 공급자로부터 구입을 강화할 것이다.

(2) 운영비용 절감을 통한 수익 제고

고객의 경험이 증가할수록 공급자에 대한 요구사항은 줄어든다(예 : 정보와 지원에 대한 필요가 줄어들며, 인터넷을 통해 스스로 서비스를 충족시킨다). 그들은 또한 운영과정에서 실수가 적어지고 이러한 과정은 생산성 향상에 기여한다.

(3) 고객들의 구전을 통한 수익 제고

긍정적인 고객들의 구전활동(입소문)은 조직의 입장에서는 무료광고 및 무료영업을 하는 것과 마찬가지 효과를 가져와 이러한 부분에 들어가는 많은 비용을 절감할 수 있다.

도표 12-2

시간경과에 따른 고객 간의 수익 관계

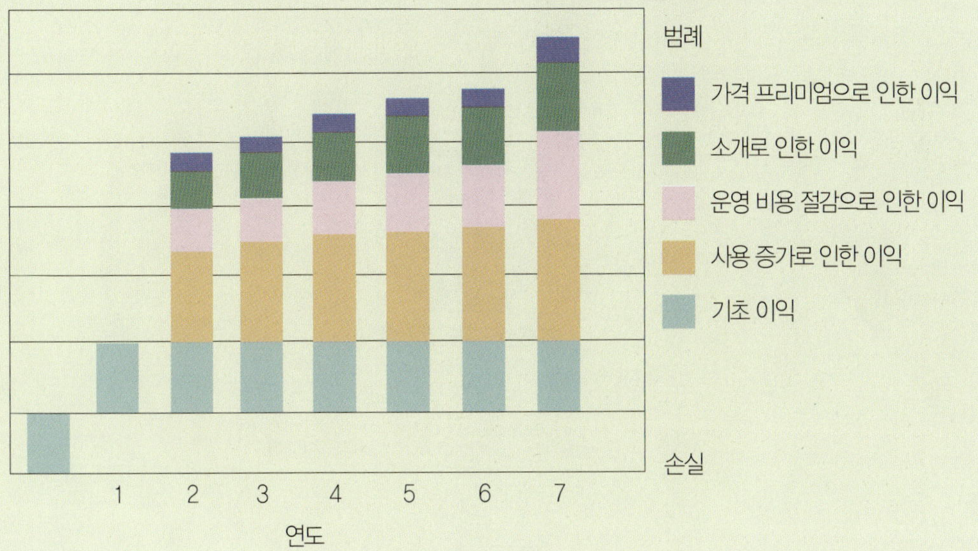

(4) 가격프리미엄을 통한 수익 제고

새로운 고객은 판촉활동을 통해서 가격할인이 이루어지게 된다. 그러나 오래된 고객은 정가를 내고자 하며, 만족수준이 높을 경우에는 프리미엄 가격을 지불하려 한다. 게다가 고객은 서비스 제공자를 신뢰할 때 더 많은 금액을 지불한다.

도표 12-2는 서로 다른 제품(재화 및 서비스)에 대한 조사를 기반으로 7년이란 기간 동안 위에서 언급한 네 가지 요소의 상대적인 기여 정도를 보여주고 있다.

3) 충성도 바퀴

고개충성도를 구축하는 것은 어려운 일이다. 많은 기업들이 고객충성도 구축에 많

도표 12-3

충성도 바퀴

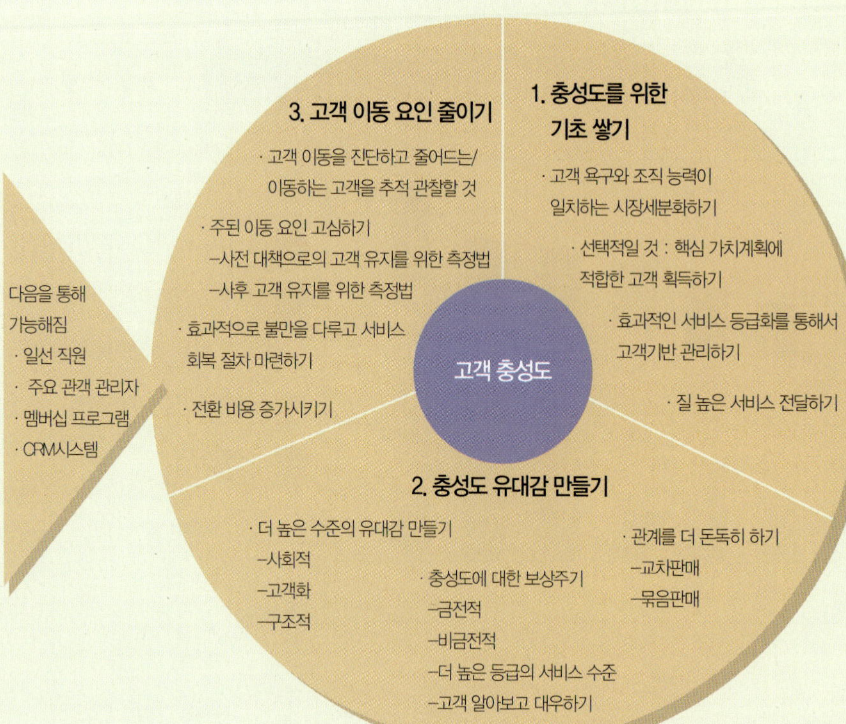

은 투자를 하지만 실질적으로 진정한 고객충성도를 구축하는 경우는 많지 않다. 도표 12-3은 고객충성도 순환모형을 이용하여 고객충성도를 어떻게 구축하는지에 대해 충성도 바퀴(wheel of loyalty)를 보여주고 있다. 충성도 바퀴는 연속적인 세 가지 전략으로 구성되어 있다.

첫째, 고객충성도를 창출하기 위한 견고한 기초가 필요하다. 고객세분화를 적절히 조합하는 것, 적절한 고객이 매력을 느끼도록 하는 것, 서비스를 제공하고 높은 수준의 고객만족을 유발하는 것 등이 이러한 기초라 할 수 있다.

둘째, 진정한 충성도를 구축하기 위해서 조직은 고객과 밀접한 유대관계를 맺어야 한다. 이는 교차판매, 묶음판매 또는 보상체계(특별대우 편익 제공)와 더 높은 수준의 유대(사회적 편익 제공)를 통해서 고객에게 가치를 부여함으로써 가능하다.

셋째, 서비스 마케터는 기존 고객의 감소를 의미하는 '고객전환'에 영향을 주는 요소를 확인하고 줄이도록 해야 한다.

이제 충성도 바퀴의 세 가지 요소, 즉 충성도를 위한 기초구축, 충성도 유대감 만들기, 고객이동 요인(고객이탈) 줄이기 등에 대해 알아보고자 한다.

2. 충성도를 위한 기초 구축

1) 적절한 고객을 표적으로 삼기

충성도 관리는 고객의 욕구와 조직의 능력을 조화시키기 위해서 시장을 세분화하는 것에서부터 시작한다. 다시 말해 적절한 고객(right customer)을 확인하고 표적으로 만드는 것이라 할 수 있다. '우리는 누구를 상대해야 하는가?'라는 질문은 모든 서비스 조직에서 정기적으로 가져야 하는 질문이다. 조직은 세분화한 목표를 주의해서 선택하고 이들을 조직이 제공할 수 있는 것과 잘 대응시켜야 한다. 경영상 측면에서 볼 때 고객이 신속한 서비스와 품질, 서비스가 가능한 시간, 동시에 많은 고객을 충당할 수 있는 조직의 능력, 물리적인 특성 및 서비스 시설의 외관과 같은 운영요소와 관련해서 어떠한 욕구(필요)를 느끼는지를 잘 관찰해야 한다. 또한 서비스 조직은 서비스 직원이 고객의 개인적인 스타일과 기술적인 능력 측면에서 특정 유형 고객의 기대를 얼마나 잘 충족시키는지도 고려해야 한다. 마지막으로 조직은 자신이 동일한 유형의 고객을 표적으로 하는 경쟁서비스를 능가할 수 있는지 반문해 보아야 한다. 결과는 윈-윈(win-win)이 되어야 하며 수익은 고객의 비용이 아닌 성공과 고객만족으로부터 얻어져야 할 것이다.

2) 양이 아닌 가치를 추구할 것

핵심가치에 적합한 고객을 획득하기 위해 신중하게 선택하여야 한다. 많은 조직이 아직까지도 각각 고객의 가치에 대해 충분한 주의를 기울이지 않고, 고객의 숫자에 집착하고 있다. 고객이 선호하는 리더기업은 기업에 맞는 적절한 고객만을 획득하기 위해 까다롭게 군다.

세분시장에 따라 서비스조직은 그에 따른 차별화된 가치를 제공한다. 투자와 비슷한 차원에서 특정 고객은 더 많은 수익을 가져다주기도 한다. 그러나 또 다른 고객은 장기적인 성장을 위해 더 적절한 경우도 있다. 비슷한 측면에서 어떤 고객의 소비형태는 지속적이고 안정적이나, 어떤 고객은 경기가 좋을 때는 소비를 많이 하지만 경기침체기에는 소비를 급격하게 줄인다. 현명한 마케터는 수요 변동과 관련된 위기를 줄이기 위해서 여러 세분시장을 표적으로 해야 한다고 주장한다.

또한 관리자는 적절한 고객이 항상 고지출 고객이 아니라는 사실을 인지해야 한다. 많은 기업에서 '큰 것이 가치가 있는 것이 아니다'라는 사실을 직시함으로써 세분고객에서 성공을 거둔 사례들이 많이 나타나고 있다.

Maister는 마케팅은 단순히 비즈니스나 고객의 증가에 초점을 맞출 것이 아니라 좀 더 나은 비즈니스 확보에 우선순위를 둘 것을 강조하였다. 예를 들어 전문적 서비스를 제공하는 기관의 경우 단순한 고객의 수가 중요한 것이 아니라 수행되어지는 고객들의 형태 내지는 서비스의 특성이 보다 중요함을 강조하고 있다. 단순히 고객의 수만 가지고 서비스기관의 우수성, 수익성, 그리고 얼마나 건실한가를 평가하기가 어렵다는 것이다.

3) 효과적인 서비스의 등급화를 통해 고객기반 관리하기

마케터는 고객과의 관계를 유지하고, 향상시키고, 중단하기 위해 전략적 접근을 채택해야 한다. 고객유지는 고객과 기업 간의 상호 이익을 위해서 고객과 회사사이의 장기적이고 비용 효과적인 연계를 필요로 한다. 그러나 이러한 노력은 표적으로 삼는 모든 고객에 대해서 같은 수준으로 필요한 것은 아니다. 고객은 수익성의 관점에서 여러 계층의 그룹으로 나눌 수 있다. 서로 다른 계층의 고객은 서비스에 대한 상이한 기대와 욕구를 가지고 있다는 것을 회사가 이해하는 것이 중요하다. Zeithaml 등은 4단계 피라미드를 통해 이러한 고객계층을 구분하고 있다.

도표 12-4

고객피라미드

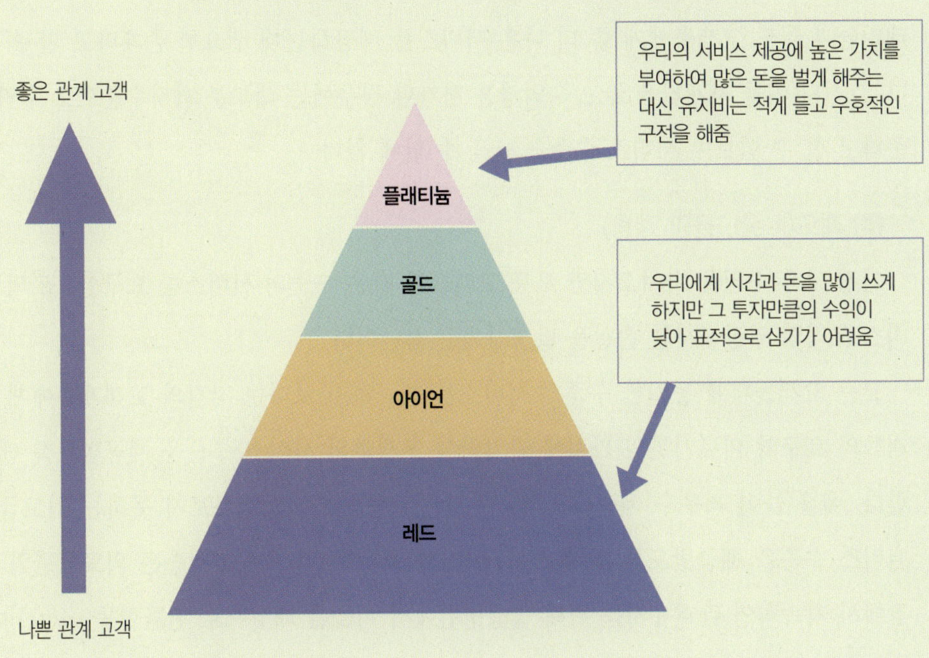

(1) 플래티늄(platinum, 최우수 계층)

이 고객층은 서비스조직의 고객 중 극소수를 차지한다고 할 수 있다. 이들은 구매력은 높으며, 조직의 수익에 많은 기여를 한다. 상대적으로 가격에 덜 민감하나, 서비스 수준에 대해서는 가장 높은 기대수준을 갖고 있다. 이들은 새로운 서비스를 위한 투자와 시도를 기꺼이 한다.

(2) 골드(gold, 우수 계층)

이 고객층은 플래티늄보다 수적으로 많지만 각각의 개별 고객은 플래티늄 고객에 비해 수익기여도는 낮다. 이들은 상대적으로 좀 더 가격에 민감하며 회사에 기여하는 정도가 낮다.

(3) 아이언(iron, 보통 계층)

이 고객층은 고객층의 대부분을 차지한다. 고객수 측면에서 서비스 조직이 규모의 경제를 이룬다고 할 수 있다. 서비스 기관 입장에서는 이들 고객층이 어느 정도 수준의 서비스 공급능력과 인프라를 구축하게끔 하면서 이를 유지시켜주는 역할을 함으로써 플래티늄과 골드 고객층에게 좀 더 나은 서비스를 제공하는데 필요한 존재라고 할 수 있다. 그러나 이들 자체만을 놓고 수익성을 평가할 경우에는 대부분 최저수준으로 수익을 준다고 할 수 있으며 서비스 수준도 낮을 수 밖에 없다.

(4) 레드(lead, 불량 계층)

가장 낮은 수익을 가져오지만 보통 고객들과 같은 수준의 서비스를 요구함으로써 서비스 조직의 입장에서는 손실을 발생시키는 집단이다.

모든 고객들에게 동일한 수준의 서비스를 제공하기 보다는 각각의 고객계층에게 고객들의 요구와 의료기관의 가치에 근거하여 고객화된 서비스 수준을 제공받도록 해야 한다. 예를 들어 최우수 계층(플래티늄)은 다른 계층에서는 받아보지 못하는 최고급의 서비스 수준을 제공받도록 해야 하며, 이러한 최우수 및 우수고객층은 의료기관의 입장에서 지속적인 관계유지를 위해 경쟁병원에서 이들을 대상으로 전환행동(switching behavior)을 하도록 하는 일이 없게끔 해야 한다. 한편 불량계층은 수익대비 비용유지 측면에서 보통계층으로 끌어올리거나 아예 고객관계를 단절하는데 전략목표를 두고 실행되어야 한다. 이렇게 각 계층에 대한 마케팅 노력은 계층별로 적합한 전략을 구사하여야 하는데 이미 높은 시장점유율을 확보하고 있는 경우에는 가능한 고객충성도 프로그램(loyalty program)을 활용하여 이들을 관리 및 유지하는데 중점을 두어야 한다.

4) 고객만족과 서비스품질을 통해 충성도 높이기

진정한 충성도를 위한 기반은 고객만족에 달려있다. 상품 혹은 서비스에 매우 만족하거나 즐거워하는 고객은 서비스조직에 대해 충성도가 높은 사도(loyalty apostle)가 되기 쉽다. 그들은 한 서비스기관에게 구매를 지속하며, 긍정적인 입소문(positive word of mouth)을 퍼뜨린다. 반면 불만족은 고객을 서비스 기관으로부터 멀어지게 만들며, 전환행동을 하게 하는 주요 요소이다.

고객만족-충성도 관계는 크게 세 가지 영역인 이탈(defection), 무관심(indifference), 애정(affection) 영역으로 나누어 볼 수 있다. '이탈영역'은 낮은 만족 수준에서 일어난다. 고객은 전환비용이 높거나, 다른 선택이 없는 경우가 아니면 전환하고자 할 것이다. 특히 불만족한 고객은 서비스 제공자에 대한 많은 부정적인 소문(negative word of mouth)을 늘어놓는 '테러리스트(terrorist)'가 될 수도 있다. '무관심 영역'은 만족수준이 중간 수준 정도이다. 이런 고객은 더 좋은 선택조건을 발견하면 기꺼이 전환하고자 한다. 마지막으로 '애정 영역'은 만족도가 매우 높은 수준으로 이런 고객은 다른 서비스 제공자에게는 보이지 않는 높은 수준의 충성도를 보인다. 고객은 공공연하게 서비스 기

도표 12-5

고객만족과 충성도 관계

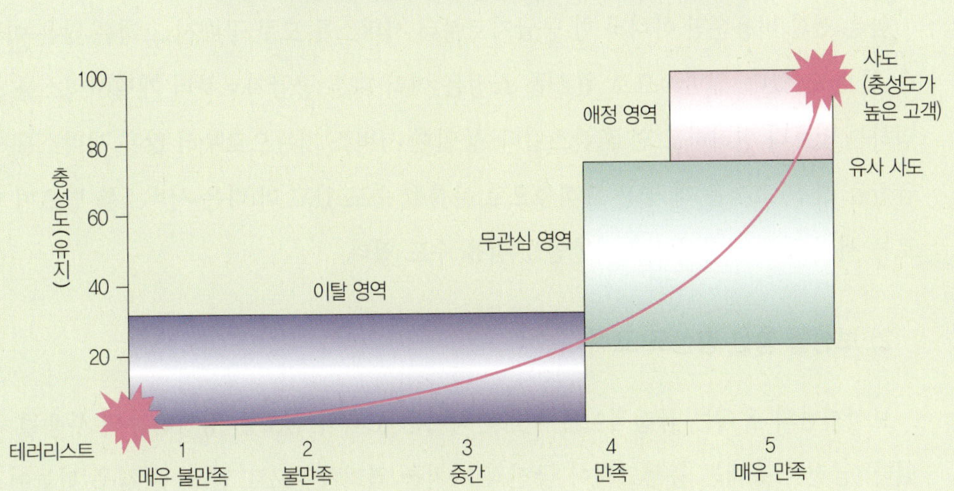

관에 대해 칭찬을 하며, 다른 사람에게 소개하므로 '사도(apostle, 충성도가 높은 고객)'로 묘사되기도 한다. 높은 만족 수준은 향후 향상된 성과를 만들게 된다.

3. 고객과 충성도 유대를 위한 전략

고객세분화와 적합한 고객을 유혹하는 것, 서비스를 등급화 하는 것, 높은 수준의 고객만족을 전달하는 것을 적절히 조화시키는 것은 도표 12-3의 충성도 바퀴에서 보이는 고객 충성도를 만들기 위한 기초라고 할 수 있다. 이제 고객 충성도 유대를 위한 전략은 ① 교차판매와 묶음판매를 통한 관계강화, ② 충성도 프로그램과 보상에 기반한 유대 만들기, ③ 사회적 유대, 고객화, 구조적 유대와 같은 더 높은 수준의 유대 등이 있다.

1) 교차판매와 묶음판매를 통한 관계 강화

앞부분에서 CRM을 논의할 때 잠깐 언급한 바와 같이 고객과 더 가까워지기 위해서 조직은 묶음판매 또는 교차판매를 사용하여 관계를 강화시킬 수 있다. 예를 들어 은행은 한 가정에 가능한 많은 금융상품을 팔려고 한다. 어떤 가정이 동일한 은행의 계좌, 신용카드, 은행 금고, 자동차 대출, 집 담보 등과 같은 것을 가지고 있다면, 관계는 매우 강화된 것으로 다른 은행으로의 전환은 어렵다. 따라서 고객은 은행에 매우 불만족한 경우가 아니면 쉽게 전환을 하지 않는다.

높은 전환 비용뿐만 아니라 한 공급자로부터 서비스를 모두 구매시 고객은 많은 이점을 얻을 수 있다. 일반적으로 원스톱 쇼핑은 여러 다른 공급자로부터 개별서비스를 구입하는 것보다 편리하고 덜 혼란스럽다. 동일한 서비스 기관으로부터 많은 서비스를 공급받을 경우, 고객은 더 높은 고객층으로 분류될 수도 있고 더 나은 서비스를 받으며 때로는 서비스 묶음 형태로 가격할인을 받을 수도 있다.

2) 보상을 통한 충성도 고취

보상기반의 유대는 금전적이든 비금전적이든 고객의 선호를 강화하는데 사용될 수 있다. 금전적 유대는 충성고객이 금전적 가치를 격려차원으로 받게 될 경우 만들어진다. 거의 모든 서비스 조직은 보상체계를 가지고 있다. 어떤 조직은 무료상품, 차량업그레이드, 휴양리조트의 무료 호텔숙박권과 같은 보상을 제공한다. 또 다른 조직은 고객이 자주 사용하는 항공사와 연계해서 마일리지를 제공한다.

단순히 보상 프로그램만으로는 매력적인 고객을 유지하는데 충분하지 않다. 고객이 조직이 제공하는 서비스의 질에 만족하지 못하거나, 다른 서비스 제공자로부터 더 나은 품질의 서비스를 받을 수 있다면 그들은 충성도를 빠르게 잃을 것이다. 어떤 서비스 조직도 높은 품질과 가치를 대신하기 위해 보상프로그램을 이용해서는 안된다.

비금전적 보상은 고객이 직접적으로 금전적 가치로 사용할 수 있는 편익을 제공하는 것은 아니다. 충성도 프로그램 멤버에게 서비스의 우선 순위권을 준다거나, 특별한 서비스를 받을 수 있도록 해주는 것이 그 예이다. 소규모 사업분야에서 때때로 운영되는 비공식적 충성도 프로그램은 정기적으로 감사표시를 하기 위해 고객에게 작은 선물을 주는 형태를 띤다. 주로 무형적 보상으로는 특별히 알아봐 주는 것, 감사의 표시도 해당한다. 고객은 이러한 추가적인 관심을 가치 있게 여긴다.

3) 더 높은 수준의 유대 구축하기

보상기반 유대의 한 가지 목적은 고객이 단일 공급업자로부터 구입을 확실히 하거나, 적어도 다량구입을 하게 하기 위함이다. 그러나 보상을 기반으로 한 충성도프로그램은 상대적으로 다른 공급업자가 모방하기 쉽기 때문에 지속가능한 경쟁우위를 제공할 수는 없다. 우리는 이미 9장의 한 부분인 관계마케팅에서 고객과의 관계를 강화시키는 재무적 유대, 사회적 유대, 구조적 유대 등에 대해서 이미 살펴보았다.

4. 고객이탈을 줄이기 위한 전략

지금까지 충성도의 유인책(driver)은 무엇이며, 어떻게 고객을 조직과 가깝게 만들 수 있을지에 대해서 알아보았다. 여기서는 보완적 접근으로 고객이동이라고도 불리는 고객이탈의 요인이 무엇인지 이해하고 고객이탈을 줄이는 방법을 알아보고자 한다.

1) 고객이탈분석과 고객 감소 모니터

고객의 이탈을 방지하기 위한 첫 번째 단계는 고객전환(switching)의 원인을 이해하는 것이다.

대규모 연구를 통해 나타난 결과를 보면 다른 공급자로 전환하는 고객의 주요 이유에 대해, 중요한 서비스(핵심서비스)에 대한 실패가 전환의 이유라고 44%의 응답자가 지적했다. 서비스에 대한 불만족이 34%, 고가 또는 정직하지 못한 가격 30%, 시간 · 장소 지연으로 인한 불편함을 21%, 서비스 실패에 대한 불성실한 응답이 17%로 나타났다. 이동통신 분야에서는 소위 '고객이탈 진단(churn diagnostics)'을 정기적으로 실시하여 이탈고객에 대한 데이터를 분석하는데 이를 위해 콜센터에서의 전화 해지 통보자들에 대한 즉석 인터뷰, 전문연구기관에 의한 이탈고객들에 대한 심층면접을 실시하게 되면 좀 더 상세하고 구체적인 데이터로 이탈요인에 대한 정보를 얻을 수 있다(도표 12-6 참고).

도표 12-6

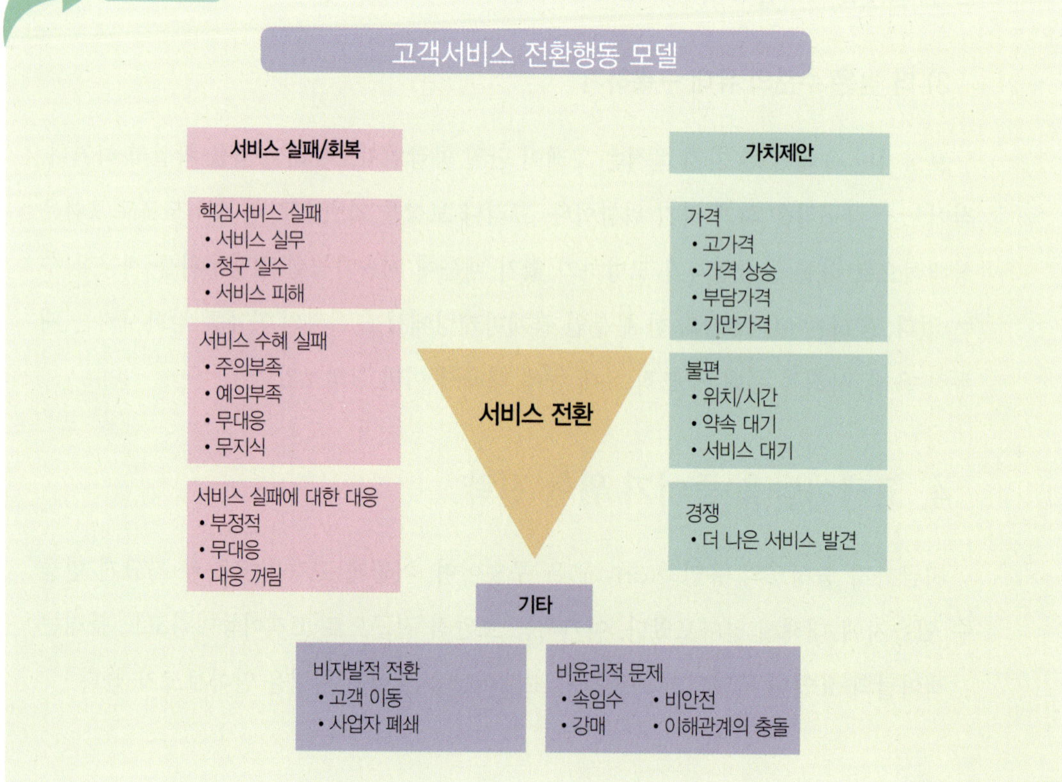

2) 효과적인 불만처리와 회복절차 실행

효과적인 불만처리와 훌륭한 서비스 회복은 서비스기관에 대해 불만족한 고객을 유지시키는 데 중점을 둔다. 관리가 잘되는 조직은 고객이 그들의 문제에 대해서 편하게 말할 수 있으며, 조직은 적절한 서비스 회복전략으로 응대한다. 이러한 방법으로 고객은 만족한 상태로 남을 것이며, 공급자 전환 의향이 줄어들 것이다.

(1) 서비스 불만에 대한 고객의 반응

어떤 서비스조직도 특정시점에서 모든 고객을 100% 만족시킬 수는 없다. 즉 받은 서비스의 일부분에 대해 만족하지 않을 가능성이 언제나 존재한다. 서비스 실패, 즉 서비스 불만에 대해 고객이 취할 수 있는 행동을 보면 도표 12-7과 같다.

도표 12-7

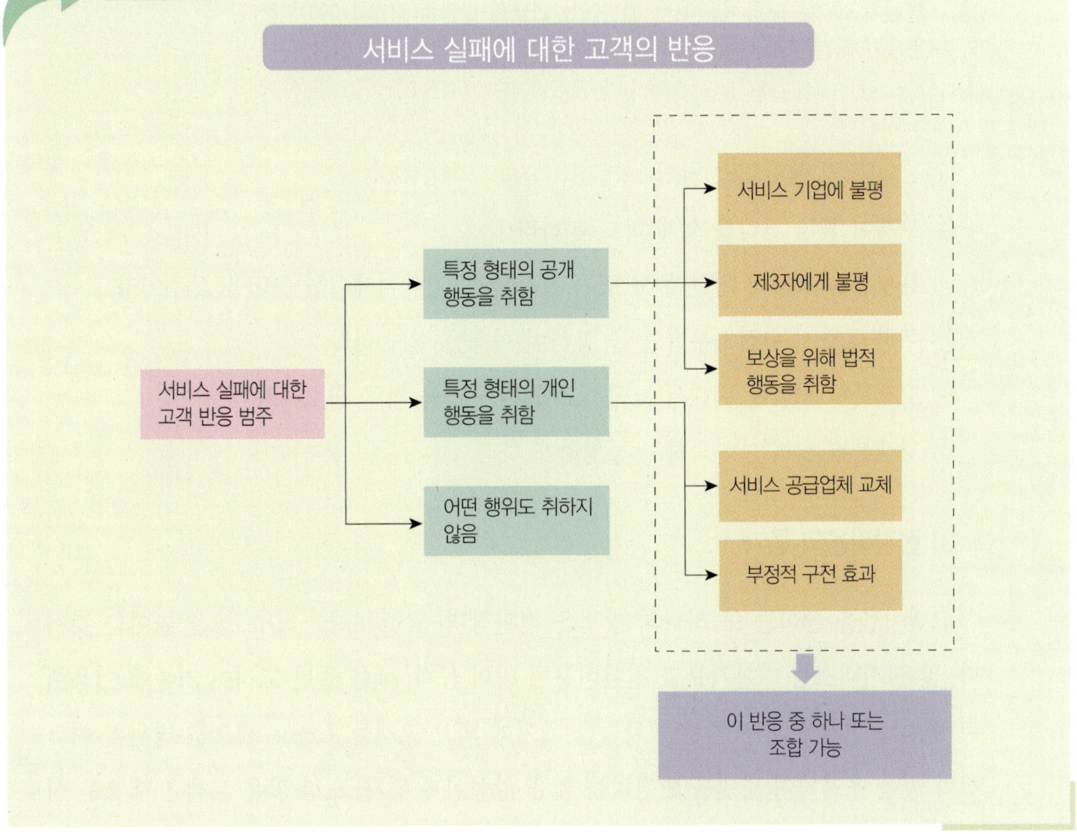

① 특정형태의 공개행동을 취함(해당 기관 또는 소비자원, 관련 단체와 같은 제3자에게 불평하는 행위, 민사 또는 형사소송 등을 포함)

② 특정 형태의 개인행동을 취함(해당 서비스 구매중단, 다른 기관으로 전환, 부정적 구전행동, 인터넷에 불만사례 게재 등)

③ 어떤 행위도 취하지 않음

소비자는 위에 언급한 행위 중 단순히 한 가지 반응으로 나타나기도 하지만 여러 반응이 조합되어서 나타나는 경우도 있다.

서비스 불만의 결과

- 상품이나 서비스에 대한 불만은 단지 4%의 고객만이 불평을 한다. 나머지 96%는 불평으로 인한 귀찮은 경험을 하고 싶어 하지 않는다.
- 4%의 불평고객은 96%의 불평하지 않는 고객보다 충성스러운 경향이 있다.
- 불만족 고객은 보통 10명에서 20명에게 그들의 불만족 경험을 이야기한다.
- 문제가 해결된 고객들은 약 5명의 사람들에게 그들의 경험을 이야기한다.

(2) 효과적인 불만처리 원칙

① 고객이 불평 처리를 쉽게 하도록 하라.

② 불평을 제거하기 위한 문서 또는 전화 등의 커뮤니케이션 수단을 갖추어라.

③ 우편 호소시 수신자부담 등을 통하여 이용을 쉽게 하라.

④ 고객불평 처리를 위해서 노력하고 있다는 것을 적극 홍보하라.

⑤ 고객불평 처리는 신속하고 공정하게 하라.

3) 전환비용의 증가

고객이탈을 줄이는 또 하나의 방법은 전환장벽(switching barriers)을 높이는 것이다. 많은 서비스는 기본적으로 전환비용이 많이 든다. 예를 들면 고객이 기존에 이용했던 병원을 변경할 경우 많은 절차들을 거치게 되고 고객들 스스로 새로운 병원의 여러 절차 등을 우려하여 병원을 변경하는 것을 망설이게 된다. 또한 많은 고객은 새로운 서비스업체의 상품과 관련 절차에 대하여 배우지 않는다. 충성도 프로그램은 전환비용을 추가시키는데 그 이유는 고객이 높은 고객등급을 잃고 싶지 않고 이미 모아놓은 포인트를 박탈당하고 싶지 않기 때문이다.

전환비용은 또한 교체에 대한 계약 불이행을 통해서 생길 수 있는데, 예를 들어 다른 금융회사로 주식과 보증금을 옮기기 위해 중개회사에 대해 교체 수수료를 지불해야 할 수 있다. 그러나 기업은 그들의 고객을 볼모로 잡은 것처럼 보이지 않기 위해 주의를 기울일 필요가 있다. 높은 수준의 전환장벽과 낮은 서비스 품질을 가진 조직은 고객에게 나쁜 인상과 부정적 구전효과를 발생할 수 있다.

Ⅲ 의료서비스 품질관리

1. 서비스 품질의 의의

1) 서비스품질이란

서비스 품질관리에서 중요한 것은 어떤 객관적인 평가지표상에서 계산된 상품의 품질이 아니라 고객에 의해 주관적으로 인식된 품질(perceived quality)이다. 마케팅에서 고객의 지각 혹은 인식을 중요시하는 이유는 이것이 고객의 구매행동에 직접적인 영향을 미치기 때문이다. 즉 소비자들은 본인이 주관적으로 평가하여 마음에 드는 상품이나 서비스를 구매한다. 그런데 여기서 중요한 것은 서비스 품질에 대한 평가는 지각된 품질과 사전기대감 간의 차이에서 온다는 것이다. 따라서 고객의 서비스에 대한 사전기대가 높은 경우, 서비스 수행에 대한 지각이 이에 못미치면 서비스 품질이 낮아질 수 있다. 이러한 의미에서 서비스 품질은 고객 만족도와 비슷한 개념으로 볼 수 있다.

2) 서비스 품질의 중요성

일반적으로 소비자들은 자신이 과거에 받았던 서비스보다 더 높고 일관된 품질의 서비스를 제공받으려는 기대를 가지고 있으며 이러한 기대는 점차 커지고 있다. 이 점이 서비스산업에서 품질경영에 중점을 두도록 만드는 가장 큰 영향요인이다. 높은 품질은 시장점유율을 높여주고 경쟁적 차별화로 높은 가격을 유지함으로써 병원과 같은 서비스기관에서 고부가가치를 창출하게 만들기 때문이다. 높은 품질의 상품을 제공하는 기업과 그렇지 못한 기업을 비교한 결과 수익성의 차이를 보여주고 있다. 서비스 우량기업은 보통기업들 보다 상품가격 프리미엄이 9~10%, 시장점유율 6%, 그리고 평균수익률이 12%를 상회하는 것으로 나타나 품질과 수익성 간의 상관관계가 있음을 보여주고 있다. 그러므로 품질을 높이는 것은 경쟁력을 얻는 첩경으로 볼 수 있다. 내용다지기 12-3

3) 서비스 품질의 종류

서비스 품질은 대개 다음과 같은 두 가지 측면에서 평가된다. 서비스 품질을 기술적 차원과 기능적 차원으로 나누어 전자는 서비스과정이 끝나고 남는 결과 부분(무엇, what), 그리고 후자는 서비스의 과정 그 자체에 대한 품질(어떻게, how)로 구분하여 기

내용다지기 12-3

박중겸 청주하나병원장, 의료계 최초 경영품질 대상 수상

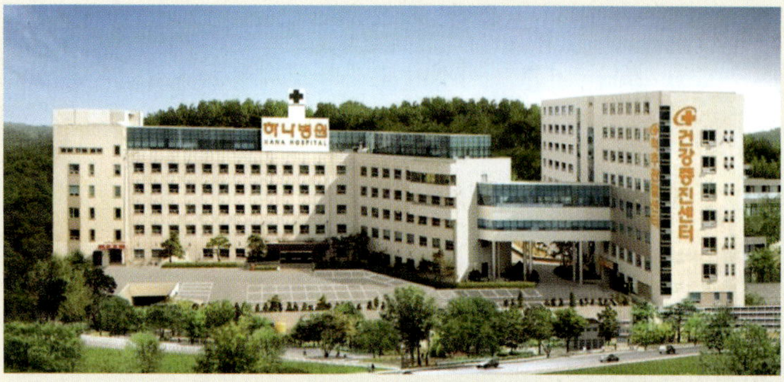

박중겸 청주하나병원장이 사회적책임경영품질원의 '사회적책임경영품질 컨벤션 2019'에서 의료계 최초로 경영품질 부문 대상을 수상했다. '사회적책임경영품질 컨벤션 2019'는 사회적책임과 경영품질 활동에 앞장서 우수한 성과를 거둔 기업과 기업인을 발굴해 포상하고, 모범적인 우수기업 사례를 소개하는 행사다. 박 원장은 서울 전경련회관 콘퍼런스 그랜드볼룸에서 열린 시상식에서 부총리 겸 기획재정부 장관상인 경영품질대상을 받았다. 이날 박 원장을 비롯해 이용익 국민건강보험공단 이사장이 경영품질 대상을, 구본준 ㈜LG 고문 · 오원석 코리아에프티㈜ 회장이 각각 최고경영자 대상, 인천항만공사와 신한신용정보가 각각 사회적책임 대상을 받게 됐다. 박중겸 원장은 "소외된 이웃들과 도움을 필요로 하는 이웃들에게 조금이나마 보탬이 될 수 있도록 더 낮은 자세로 의료에 최선을 다해 경영을 이어가고 싶다"고 수상 소감을 말했다. 박 원장은 신경외과 전문의로, 40여년간 의료계에 종사하며 의료취약계층을 위한 나눔의료 · 해외의료봉사 등을 꾸준히 이어오고 있다. 2016년 청주시민대상과 충북도민대상에서 각각 대상을 받고, 2017년 국민훈장 동백장을 수훈하기도 했다.

술적 품질(technical quality, 결과 품질)과 기능적 품질(functional quality, 과정 품질)로 구분할 수 있다.

고객들은 제공된 서비스의 기술적 결과에 대한 인식과 그 결과가 어떤 과정을 거쳐 제공되어졌는지를 기반으로 해서 서비스 품질을 판단하게 된다. 예를 들어 병원에서 제공되는 의료서비스에 대한 기술적 결과품질(outcome quality)은 환자들의 치료결과의 정도를 의미하는 반면, 과정품질(process quality)은 서비스과정에서 일어나게 되는 여러 과정, 즉 의사의 시기적절한 치료, 의사 및 간호사들의 고객들에 대한 이해, 직원들의 정중한 응대, 그리고 환자들의 이야기에 귀를 기울이고 들어 주는 태도 등으로 볼 수 있다.

만약 서비스가 구체적인 결과(예 : 질병의 완치)를 가지고 있다면 고객들은 그 결과에 의거해서 그 서비스의 효과를 판단하게 된다. 그러나 일반적으로 서비스는 제품에 비해서 상대적으로 복잡하여 뚜렷한 결과가 항상 명백하게 나오는 것은 아니기 때문에 진료진이 가지고 있는 의학적인 실제 능력이나 그 결과의 유효성 등으로 나타나는 서비스의 기술적 품질을 고객들이 쉽게 판단할 수 없게 된다. 심지어 어떤 경우 고객들은 제공된 의료서비스가 제대로 수행되었는지의 여부조차 모르는 경우도 있게 된다.

따라서 고객들은 진료진이 의학적인 전문자격을 소지하고 훌륭한 기술을 갖고 있는 것 외에도 진료진이 환자나 고객들과의 대인관계를 제대로 할 수 있는 능력을 가졌으면 하고 바라게 된다. 즉 고객들이 제공된 서비스 결과의 기술적 품질을 효과적으로 판단할 수 없다면 그들은 진료진과 고객과의 공감능력, 고객에 대한 정중한 태도, 그리고 정해진 서비스의 약속이행 수준 등과 같은 서비스의 과정품질을 위주로 해당 병원의 의료서비스 품질에 대한 자신들의 판단을 내리게 되는 것이다.

2. 서비스 품질의 차원

서비스 품질에 대한 평가 및 측정의 가장 대표적인 모형은 PZB(Parasuraman, Zeithaml & Berry, 1988)이 공동 연구한 SERVQUAL(service와 quality의 합성어) 모형이다. 이 모형은 고객과 서비스 제공자의 접점에서 고객이 사전에 가지고 있던 기대된 서비스(expected service)와 현장에서 제공받은 지각된 서비스(perceived service)의 차이(P-E)를 비교하여 품질을 측정하는 것이다. 즉 기대된 서비스의 정도가 지각한 서비스의 정도보다 크면 불만족이고, 경험한 서비스가 기대된 서비스보다 크거나 같으면 만족으로 나타난다(도표 12-8).

도표 12-8

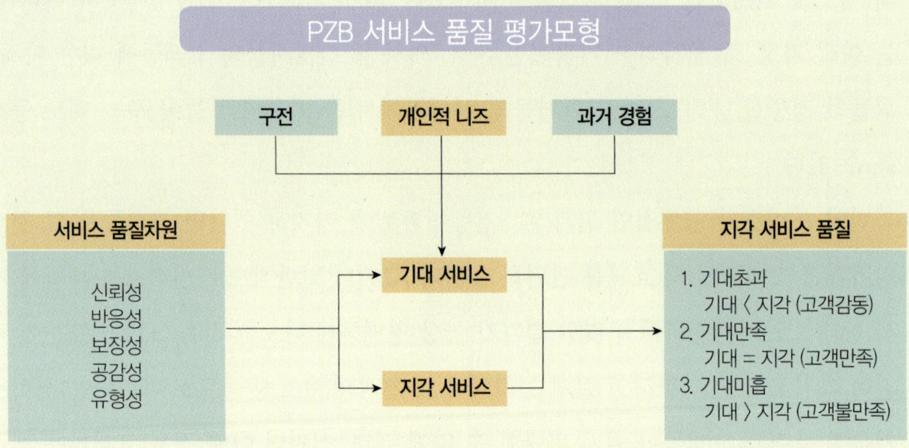

PZB 연구팀은 서비스 품질의 평가를 위하여 연구초기에는 22개의 측정항목을 사용하여 10개의 차원으로 조사하였다. 이후 연구에서 중복되는 측정수단을 정량적, 실증적인 방법을 통해 다시 간추린 결과, 이러한 10개의 차원은 신뢰성(reliability), 반응성(responsiveness), 확신성(assurance), 공감성(empathy), 유형성(tangibles)이라는 다섯 가지 차원으로 수정되었다.

1) 신뢰성(reliability) : 약속한 서비스를 믿을 수 있고 정확하게 수행할 수 있는 종업원들의 능력

5가지 구성요소들 중 서비스 품질을 지각하는데 가장 중요한 요소이다. 신뢰성이란 약속한 서비스를 정확히 제공하는 능력으로서 서비스 제공내용 · 가격 등 직 · 간접적으로 약속한 것을 제대로 이행하는 것을 말한다. 즉 조직은 소비자와의 의사소통을 통해 많은 약속을 하게 된다. 이러한 약속을 제대로, 정확하게 지켜 나아가는 일이야말로 서비스 품질 달성의 지름길이라고 할 수 있다. 예를 들어 광고내용에 대한 약속 준수, 레스토랑에서 주문에 대한 이행 등을 들 수 있다.

2) 반응성(responsiveness) : 즉각적인 서비스를 제공해 줄 수 있는 종업원들의 능력

고객은 자신의 요구 · 질문 · 불만 · 문제제기에 신속히 응대해 주기를 원한다. 즉 반응성은 고객의 요구에 즉각 반응하여 신속히 서비스를 제공하고자 하는 의지의 표현을 말한다. 쉽게 말하면 서비스의 속도(speed of service)라고 할 수 있다.

3) 확신성(assurance) : 종업원들의 지식과 예절, 고객들에게 신뢰와 자신감을 심어줄 수 있는 능력

서비스 조직과 종업원들이 가지고 있는 노하우와 능력을 통하여 고객이 안심하고 이용할 수 있도록 확신을 심어주기 위한 노력을 말한다. 특히 은행 · 보험 · 증권 등의 회사와 법률 · 의료 · 회계 등의 전문서비스 직종에서는 확신성(보장성)이 더욱 요구된다.

4) 공감성(empathy) : 고객 각각에 대한 개인적인 관심과 배려

서비스 조직의 종업원이 고객의 특별한 요구를 이해할 뿐만 아니라 고객 개개인에 관심을 가지고 주의(attention)를 하여 친절과 환대를 보여주는 것을 말한다. 예를 들어 우리는 음식에 대한 취향이 모두 다르고 같은 음식점에서도 각기 다른 메뉴를 주문한다. 공감성은 서비스 조직에서 고객을 공장에서 만드는 기계의 부속품으로 취급하는 것이 아니라 정말 인간적으로 대우하며 고객의 욕구에 일일이 서비스를 맞춰줄 수 있는 능력을 의미한다.

5) 유형성(tangibles) : 유형시설이나 서비스 장비의 외형과 종업원들의 차림새

서비스 조직이 가지고 있는, ① 물리적 시설(건물, 인테리어, 비품, 기구 등), ② 종업원의 복장, 외모, 태도, ③ 커뮤니케이션을 위한 각종 도구(각종 홍보인쇄물, 홈페이지, 명함 등) 등의 가시적인 표현을 말한다. 유형성은 신규 고객에게는 첫인상을 좌우할 뿐만 아니라 서비스 수준과 능력을 가늠할 수 있다는 점에서 서비스의 무형성을 유형화시켜 주는 수단이라고 할 수 있다.

도표 12-9

SERVQAL 차원과 적용예

서비스 기관	신뢰성	반응성	확신성	공감성	유형성
의료기관	약속된 시간에 진료, 정확한 진찰	접근가능성, 짧은 대기, 환자의 질문에 대한 응대	의료기술, 평판, 전문지식	한 인간으로서 환자의 이해, 고객경청, 인내심	검사실, 의료장비, 병실청결, 처방전
호텔	예약 및 주문에 대한 이행	요구사항에 대한 신속한 응대	안전한 객실, 맛있는 음식	고객의 특별한 요구에 대한 이해	호텔외관, 실내인테리어, 유니폼 및 용모, 기물
항공사	정시출발 및 도착	발매, 수하물, 탑승에 대한 신속한 대응	안전기록, 유능한 승무원	고객의 특별한 요구에 대한 이해	항공기 자체발매 카운터, 유니폼 및 용모
은행	정확한 출납거래	빠른 업무처리, 질문에 대한 응대 및 상담	안전한 거래의 보장장치 및 신용도	고객의 특별한 요구에 대한 이해	창구, 실내 및 대기공간의 편의성

자료: 이정학(2011)

3. 서비스 품질 갭 모형

1) 개요

서비스마케팅은 마케팅 수행의 체계화된 방식을 알지 못해 오랫동안 혼란을 겪어 왔는데 서비스를 구조화되고 통합된 방식으로 보는 가장 대표적인 접근방법이 PZB의 서비스 품질 갭(gap) 모형이다. 여기서 갭이란 고객의 기대(expected service)와 고객이 실제로 받은 지각(perceived service) 사이의 차이를 의미한다. 고객기대는 고객이 서비스를 체험할 때 사용하는 기준이며, 반면 고객지각은 실제 서비스 체험에 대한 주관적인 평가이다. 고객들의 기대는 서비스 제공 간에 당연히 일어나야 할 것으로 믿는 것으로 대개 자신의 과거경험, 구전, 그리고 서비스 기관의 광고, 가격 등에 의해 형성된다.

고객들은 서비스를 제공받은 후에는 이미 기대했던 서비스와 지각한 서비스를 비교 · 평가하게 되는데 여기에서 만약 지각된 서비스가 기대했던 서비스에 미치지 못하면, 고객들은 서비스 제공자에 대한 관심을 갖지 않게 된다. 그러나 지각된 서비스가 그들이 기대했던 것을 충족시키거나 훨씬 높게 되면 그들은 다시 서비스 제공자를 이용하게 된다. 예를 들면 레스토랑에 갈 때는 어느 정도 높은 수준의 서비스를 기대하는데, 이 기대는 패스트푸드점에서 기대하는 것보다 훨씬 높은 차원이다. 결국 고객의 기대와 지각(인식)의 차이를 줄이는 것이 좋은 품질의 서비스를 제공하는데 결정적인 요소로 작용하게 되는 것이며 바로 이것이 갭 모델의 핵심이라 할 수 있다.

2) 갭 분석 모형

품질에 있어서 고객의 기대를 계속적으로 충족시켜야 한다는 관점을 따른다면 경영자의 역할은 고객의 기대와 성과(인식)의 균형을 잡고 둘 사이의 갭을 줄이는 것이다. 연구에 의하면 서비스조직 내의 4가지 갭(gap)이 고객의 기대와 성과(인식)사이의 갭을 만든다고 한다.

- GAP Ⅰ(경청 갭) : 서비스 조직이 고객의 기대를 알지 못함
- GAP Ⅱ(서비스 설계와 표준 갭) : 적합한 서비스 설계와 표준을 선택하지 못함
- GAP Ⅲ(성과 갭) : 서비스 표준을 제대로 제공하지 못함
- GAP Ⅳ(의사소통 갭) : 성과가 약속에 미치지 못함
- GAP Ⅴ(고객 갭) : 서비스 기대와 지각의 차이

품질을 개선하기 위해서는 각 4가지 갭의 원인들을 밝혀내고 그 갭을 줄일 수 있는 전략을 개발해야 한다. 갭 분석 모형은 어떻게 서비스 품질이 달성되고 있는가를 보여준다. 모형의 윗부분은 고객과 관련된 현상들을 다루고, 아랫부분은 서비스 제공 조직과

관련된 현상들을 나타낸다. 이 모형은 서비스 품질 문제를 야기 시킬 수 있는 부분들을 명시하고 있는데 여러 요소 간의 5개 GAP의 품질차이를 보여준다. 궁극적인 차이는 서비스기대와 서비스 인식의 차이인 GAP Ⅴ로써, 이는 다른 4가지 갭들에 의해 결정되는 것이다. 이러한 갭들의 원인에 대해 좀 더 살펴보면 다음과 같다.

(1) 갭 Ⅰ : 고객의 기대와 경영자의 인식의 차이

서비스는 그 본질상 무형적이기 때문에 고객이 합당한 기대를 가질 수 있는 객관적이고 명확한 자료가 없을 수밖에 없다. 따라서 고객은 서비스의 실체와는 동떨어진 기대를 가질 수 있다. 한편 경영자는 고객의 기대를 정확히 파악하지 못함으로 인해 이러한 갭을 더욱 심화시킨다. 예컨대 병원관리자들은 환자들이 좋은 음식을 원한다고 생각하지만, 실제로 환자들은 간호사의 반응에 좀 더 많은 관심을 가지는 경우도 있다.

(2) 갭 Ⅱ : 경영자의 인식과 서비스 설계의 차이

경영자가 고객의 기대를 정확히 알고 있다 하더라도 이를 충족시켜 줄 수 없거나 혹은 충족시키는 것을 고의로 회피하는 경우가 생긴다. 즉 서비스 조직의 내부사정 혹은 경영자의 경영관행이나 방침 때문에 고객기대를 인지하고서도 이를 충족시키지 않는 경우 이러한 갭이 발생한다. 예컨대 병원관리자들은 간호사들에게 신속한 서비스를 제공하라고 지시하지만, 얼마만큼 신속하게 하라는 것인지 계량적으로 그 기준을 명백히 규정하지 않음으로 인해 실제 업무수행 간에 이러한 갭이 발생하게 된다.

(3) 갭 Ⅲ : 서비스 설계와 실제 서비스의 차이

이는 서비스의 실제 성과가 서비스 설계 및 표준과 일치하지 않을 때 발생하게 된다. 즉 고객의 기대를 정확히 파악하고 이를 구체화할 수 있는 서비스 설계를 마련했다 하더라도 실제 현장에서 고객에게 서비스를 제공하는 일선 종사자들이 이를 만족스럽게 실행하지 못할 때 발생하는 갭을 말한다. 병원 내 직원들이 교육을 제대로 받지 않았거나, 수행능력이 없거나, 서비스 표준을 이행할 의사가 없는 경우에 이러한 갭이 발생한다. 또는 고객의 말을 시간을 갖고 경청하면서도 신속하게 고객들의 요구를 처리해야 하는 것 같은 모순에 얽매이는 경우에도 발생하게 된다.

(4) 갭 Ⅳ : 실제 서비스 제공과 외부 커뮤니케이션의 차이

고객은 광고나 구전과 같은 촉진수단을 통해 특정 서비스에 대한 기대를 형성하게 된다. 그러나 이러한 경로를 통해 형성된 기대와 실제 종업원이 제공하는 서비스 사이에는 차이가 발생할 수 있다. 만약 어떤 병원이 브로슈어에 호화스러운 병실이 소개되었는데 실상 환자가 도착하여 확인한 결과 그 병실이 형편없는 것 같이 보일 수도 있는 경우와 같이 외부 커뮤니케이션은 고객의 기대를 왜곡시키게 됨으로써 갭이 발생하게 된다.

(5) 갭 Ⅴ : 서비스 기대와 서비스 인식의 차이

이 갭은 고객의 기대된 서비스와 지각된 서비스가 일치하지 않을 때 발생하게 되는데 이러한 격차는 환자들이 서비스의 질을 잘못 인식하는 경우에 생겨난다. 즉 갭Ⅰ에서 갭Ⅳ까지 각 단계에서 발생하고 있는 격차들의 합이라고 할 수 있다. 따라서 갭Ⅰ에서 Ⅳ까지 1개의 갭이라도 발생하는 경우 고객들은 서비스 품질에 문제가 있다고 인지하게 된다.

도표 12-10

갭(gap) 분석 모형

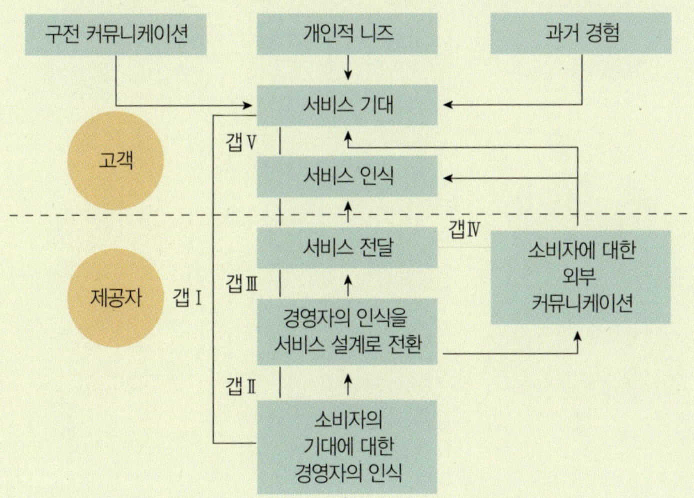

서비스마케팅이 품질 좋은 서비스를 제공하여 고객만족을 이루어 내는데 목적이 있다고 한다면, 고객들의 기대와 제공된 서비스에 대한 인식의 차이를 토대로 하고 있는 갭 분석 모형은 서비스 마케팅의 내용을 이루고 있는 개념적 틀(conceptual framework)을 제공해 주고 있다 하겠다. 이 갭 분석 모형을 통해서 고객 격차(gap)의 성격 및 정도를 이해할 수 있고 이를 바탕으로 고객 니즈를 충족시켜 주는 서비스마케팅 전략 수립이 가능해지는 것이다.

의료서비스마케팅

Medical Service Marketing

모든 순간이 너였다

하태환

나의 모든 순간은 너였어.
사랑했던 때도,
아파했던 때도,
이별했던 그 순간까지도
너는 나의 세상이자
모든 순간이었어.
나는 이제 네가 없으면
내 지금까지의 삶을
설명할 수 없을지도 모르겠다

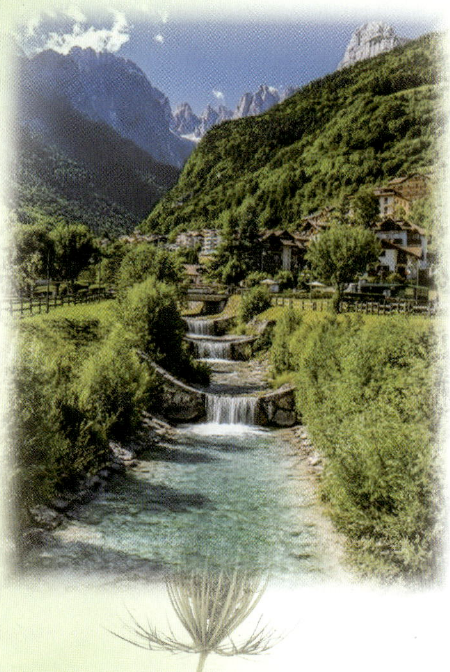

제13장

의료서비스 브랜드 관리

Ⅰ 브랜드의 이해

1. 브랜드의 개념

1) 정의

오늘날 전 세계의 많은 기업들은 브랜드(brand)를 귀중한 자산으로 인식하고 있으며, 기업들마다 앞 다투어 브랜드파워의 구축을 위해 혈안이 되어 있다. 마케팅은 곧 인식의 싸움이기 때문에 잠재고객의 마음속에 자사의 이미지와 상품을 명확하게 인식시키기 위해 경쟁을 하고 있다. 그러면 기업의 이미지나 상품의 무엇을 인식시켜야 경쟁에서 살아남을 수 있는가? 그것은 바로 브랜드이다. 왜냐하면 기업의 이미지와 상품들이 다른 기업들과 구별되는 것은 궁극적으로 브랜드이기 때문이다.

브랜드의 어원은 고대 노르웨이에서 자신이 소유한 가축을 타인의 것과 구분하기 위해 인두를 달구어 지져서(brandr) 낙인을 찍는 관행에서 시작되었다는 주장과 16세기 초 영국의 위스키 제조업자들이 위스키 나무통에 자신의 소유임을 나타내기 위해 인두로 태워(burned) 표시한 것에서 비롯되었다는 주장이 있다.

브랜드를 직역하면 상표라고 하고, 다른 사람의 물건과 자신의 것을 구분하기 위한 표식이라는 의미를 지닌다. 미국마케팅협회(AMA)는 '브랜드는 판매자가 자신의 상품 혹은 서비스를 다른 경쟁자의 것들과 구별하기 위해서 사용하는 명칭, 용어, 상징, 디자인 혹은 그 결합체'라고 정의하고 있다. 따라서 브랜드는 단순한 상품의 이름이 아니라 다른 상품들과 차별될 수 있는 상품과 관련된 모든 것을 총칭하는 말이다.

2) 브랜드의 구성요소

브랜드를 식별하고 차별화하는 여러 가지 구성요소를 브랜드 구성요소(brand element)라고 한다. 브랜드 구성요소로는 브랜드네임(brand name), 로고(logo)와 심벌(symbol), 캐릭터(character), 슬로건(slogan)과 징글(jingle)이라는 음향효과, 패키지(package), 그리고 타이포(typo)와 컬러(color) 등 다양한 요소들로 구성되어 있다.

(1) 브랜드네임

브랜드네임(brand name)은 브랜드를 구성하는 요소 중에서 가장 본질적인 요소이며, 판매자의 제품이나 서비스를 식별하기 위해 문자, 단어, 숫자 등 소리 내어 발음할 수 있는 것을 말한다. Coca-cola, McDonald, KFC, NMC(국립중앙의료원) 등이다.

(2) 로고와 심벌

로고(logo)는 시각적으로 만들어진 이름으로 브랜드 네임을 다른 사람들이 쉽게 오랫동안 기억할 수 있도록 구성한 독특한 글자형태라고 할 수 있으며, 심벌(symbol)은 글자형태에 국한되는 것이 아니라 특정한 회사나 상표명 등을 나타내는 종합적인 상징체계를 말한다. 국립중앙의료원을 예를 들면 오른쪽의 글씨는 로고가 되고 왼쪽의 그림형태는 심벌이 된다.

NMC 국립중앙의료원
National Medical Center

(3) 캐릭터

캐릭터(character)는 브랜드에 개성을 부여하여 친근감을 높일 수 있어서 브랜드 호감도와 신뢰도를 심어주는 특별한 유형의 브랜드 심벌을 말한다. 브랜드 캐릭터는 광고를 통해 다양한 이미지로 표현되기 때문에 소비자의 시선을 끌 수 있고 핵심적인 편익을 효과적으로 전달하는데 도움이 된다. 다음 그림은 삼성제일병원의 캐릭터 '신비와 친구들'이다.

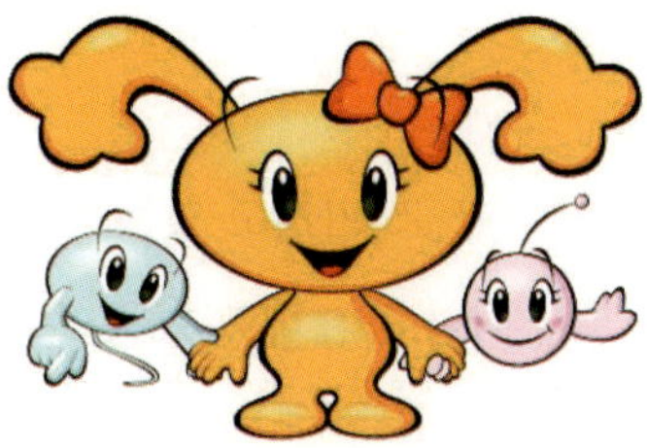

(4) 슬로건과 징글

슬로건(slogan)은 브랜드의 핵심정보를 전달해 주는 짧은 문장으로 브랜드를 표현하여 브랜드 인지도를 높이는데 중요한 역할을 하는 것으로, 브랜드 이미지를 암시적으로 소비자의 기억 속에 포지셔닝시키는 대표적인 방법이다. 그리고 징글(jingle)은 브랜드에 관하여 사용된 음악적인 메시지로 제품의 의미를 전달 할 수 있는 광고용 후렴구이며, 리듬감을 가진 음악적 슬로건으로 인해 발생할 수 있는 브랜드연상은 감성이나 개성 또는 다른 무형의 요인들과 연관될 수 있다. 중앙대학교 병원의 슬로건은 '최고의 진료, 최고의 행복'이다.

최고의 진료, 최고의 행복
(THE BEST HEALTHCARE, THE BEST HAPPINESS)

(5) 패키지

포장 또는 패키지 디자인은 상품의 용기(container) 또는 포장지를 디자인하고 제작하는 것을 말하며, 심미성뿐만 아니라 기능성을 함께 고려해야 한다. 패키지(package)는 특정브랜드를 식별할 수 있도록 도움을 주며, 브랜드에 대한 묘사적 정보와 설득적인 정보를 전달하고 상품을 보호해주며, 수송과 보관을 용이하게 하는데 도움을 준다. 다음은 식빵 포장 디자인인데 빵을 맛있게 먹고 있는 물고기를 활용하여 디자인 했다.

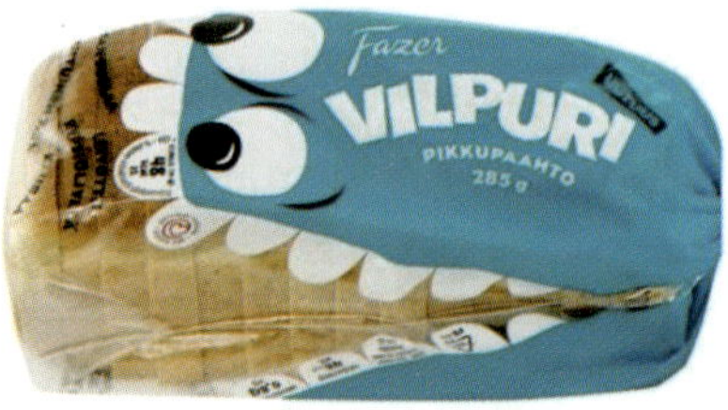

(6) 타이포와 컬러

타이포(서체, typo)는 브랜드가 가지고 있는 일관된 이미지와 아이덴터티를 형성하고 전달하는데 기초적인 요소이며 중요한 역할을 수행한다. 컬러(color)는 최근에 브랜드의 중요 요소로 인식되고 있으며, 브랜드의 첫인상과 호감을 결정하는데 중요한 영향을 미친다. 예를 들면 맥도널드의 황금색, 삼성의 블루, 스타벅스의 초록, 코카콜라의 레드 등 컬러가 의미하는 것은 단순한 색상이상이라고 할 수 있다. 다음은 '처음처럼'의 독특한 서체와 삼성그룹을 상징하는 컬러인 블루이다.

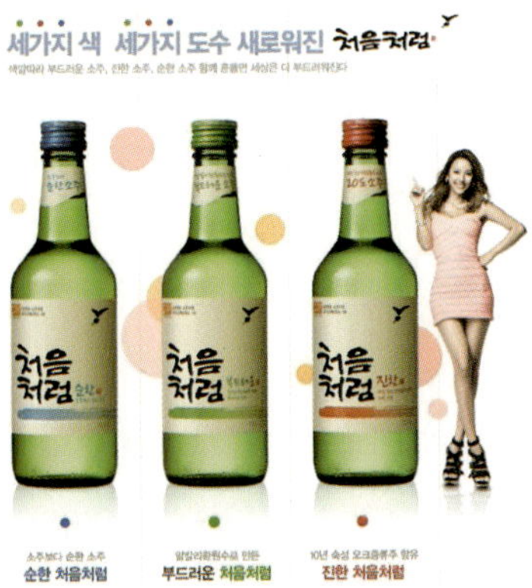

SAMSUNG
삼성서울병원

이와 같이 브랜드 구성요소는 소비자들에게 브랜드를 식별하게 해주고, 경쟁자의 브랜드와 차별화시켜 주는 수단이기 때문에 브랜드인지도를 강화시키면서 강력하고 호의적이며, 독특한 브랜드 연상을 용이하게 하기 위해 잘 선택해서 구성해야 한다. 그리고 브랜드는 제품과 서비스의 이해당사자인 소비자와 기업 간의 상호신뢰를 형성하고 거래를 촉진시키는데 중요한 역할을 한다. 즉 브랜드는 소비자에게 제품에 대한 신뢰를 갖게 하고 지속적인 구매를 유도하는 동기부여를 주며, 기업에게는 타사의 제품들과 구별하게 해주고 법적으로 보호를 받을 수 있게 해준다. 기업의 지속적인 브랜드관리를 통한 브랜드의 자산가치는 격심한 시장경쟁 속에서 지속적인 경쟁우위를 확보하는데 도움을 줄 뿐만 아니라 매출액 상승을 통한 수익을 가져다 줄 수 있다.

3) 브랜드가 구성요소의 선택기준

브랜드는 제품의 성공요부에 큰 영향을 끼칠 수 있으므로 기업은 아주 신중하게 브랜드명을 골라야 한다. 좋은 브랜드가 되기 위한 기본 요건, 즉 ① 기억용이성, ② 유의미성, ③ 전이성, ④ 적응가능성, ⑤ 보호가능성 등을 살펴보면 다음과 같다.

(1) 기억용이성(memorability)

브랜드 자산을 구축하기 위해 우선 높은 수준의 브랜드 인지도를 획득해야 하는데, 이를 위해 잘 기억하기 쉽고, 알아보기 쉽고, 쉽게 소리 낼 수 있어야 한다. 즉 구매 · 소비상황에서 쉽게 눈에 띄거나 잘 회상될 수 있는 브랜드명, 심벌, 로고 등이 선택되어야 한다. 의료기관 브랜드 사용의 예를 보면 예(Ye)치과의 '예(Ye)'는 모든 환자의 요구에 'yes'하겠다는 의지, 예술의 '예(藝)', 예의를 의미하는 '예(禮)'를 따서 지은 이름이다. 코비한의원은 코와 한자어 '鼻'를 결합시켜 친근감을 더했고, 대항병원은 '대장'과 '항문' 위주의 진료병원으로 기억에 오래 남도록 했다.

(2) 유의미성(meaningfulness)

기업은 브랜드 요소가 가지고 있는 본래의 의미가 브랜드 연상을 형성하는데 도움을 주는지를 고려해야 한다. 브랜드요소는 고객에게 그 브랜드가 어떤 서비스인지를 정확하게 알아볼 수 있고, 해당 서비스 상품으로부터 고객이 기대하는 것을 브랜드 요소가 잘 전달할 수 있어야 한다. 또한 브랜드 요소는 제품의 구체적 특징을 잘 전달해 주어야 한다. 즉 중요한 제품속성과 편익을 전달하거나 그 브랜드를 이용한 소비자의 유형을 제시해 주는 브랜드 요소를 선택하는 것이 바람직하다. 의료기관의 경우 힘찬 병원, 미즈메디 병원, 고운세상 피부과, 밝은세상 안과, 속편한 내과 등의 이름을 보면 주로 어떤 질환을 주로 담당하는지 알 수 있다.

(3) 전이성(transferability)

브랜드 요소는 다른 국가나 문화권으로 제품의 지리적 범위를 확대하거나 혹은 동일 제품군이나 다른 제품군으로 기존 브랜드를 확장하는데 기여할 수 있어야 한다. 즉 브랜드명, 슬로건, 패키지 등은 다른 언어권이나 문화권으로 쉽게 그 의미가 이전되거나 이들에 의해 구축된 브랜드 자신이 라인확장(line extension)등에 유용하게 활용될 수 있어야 한다.

(4) 적응가능성(adaptability)

브랜드 요소는 시장환경(예: 소비자 선호)의 변화에 유연성 있게 적응할 수 있어야 한다. 로고, 캐릭터 등의 브랜드 요소는 시간경과에 따라 항상 새롭고 현대적인 느낌을 주도록 유연성 있게 변경될 수 있어야 한다. 이러한 예들을 보면 기존의 강남성모병원이 '서울성모병원'으로, 영동세브란스 병원이 '강남세브란스병원'으로 바뀐 경우를 들 수 있다.

(5) 보호가능성(protectability)

서비스 기업은 경쟁사들의 침해로부터 법적인 보호를 받을 수 있는 브랜드 요소를 선택해야 한다. 최근 의료계에서는 수년간 병원들의 노력과 대중매체 홍보를 통해 구축한 브랜드 파워에 편승하려는 '유사' 브랜드가 속출하면서 고객을 뺏기고 평판도 나빠지는 사례가 증가하고 있다. 따라서 날로 경쟁이 치열해지면서 의료기관들이 브랜드 보호노력을 강화하고 있다.

2. 브랜드의 중요성

브랜드는 왜 중요한가? 만약에 시장에서 판매되고 있는 제품이나 서비스에 브랜드가 부착이 되어 있지 않은 상태로 판매되고 있다고 가정을 해보자. 소비자 측면에서는 전문가가 아니기 때문에 어떤 회사의 제품이 좋은지 나쁜지 알 수가 없기 때문에 쉽게 구매의사결정을 할 수 없고 구매한다고 하더라도 품질, 가격, 보증 등 기본적인 요소에 대한 리스크가 있기 때문에 상당히 혼란스러울 수 있다. 그리고 기업측면에서는 자사 제품을 시장에 출시하고 나서 상대 경쟁업체의 제품과 비교평가가 어려워 제대로 된 판매관리를 할 수 없으며, 자사제품에 대한 소비자 반응을 파악할 수 없어서 마케팅활동을 수행하는데 많은 어려움을 겪을 것이다.

따라서 브랜드는 소비자나 기업측면에서 볼 때 둘 다 매우 중요한 역할을 한다고 할 수 있다. 즉 브랜드는 기업의 마케팅 활동을 통해 거래활성화를 촉진시킴으로써 기업의 가치를 증가시켜줄 뿐만 아니라 고객의 구매의사결정과정을 원활하게 해줌으로써 고객의 가치를 증가시켜 주는데 매우 중요한 역할을 한다. 그리고 브랜드는 유사제품을 판매하는 경쟁업체로부터 기업과 소비자들을 보호하는 역할을 수행한다. 내용다지기 13-1

1) 소비자 측면에서의 역할

브랜드가 소비자 측면에서 볼 때 여러 가지 중요한 역할을 하는데 몇 가지 살펴보면 다음과 같다.

먼저 브랜드는 상품의 본질을 규명한다. 즉 브랜드 자체만으로 소비자가 그 상품이

내용다지기 13-1

서울대병원, 브랜드파워 19년 연속 1위

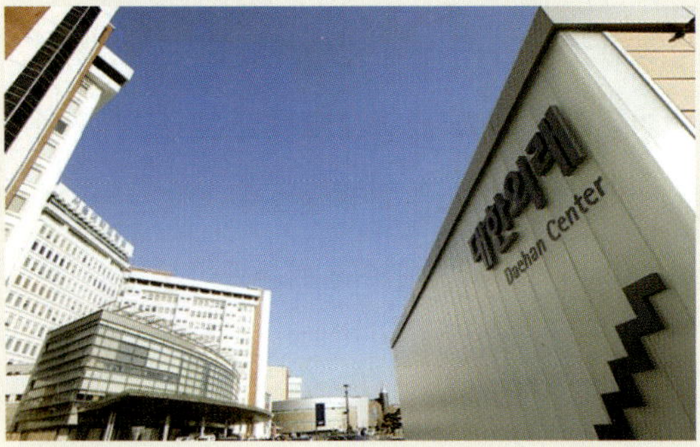

서울대병원(병원장 서창석)이 21일 한국능률협회컨설팅이 발표한 '2019 제21차 한국산업의 브랜드파워(K-BPI)' 종합병원 부문에서 1위를 차지했다. 이로써 서울대병원은 종합병원에 대한 조사가 시행된 2001년부터 올해까지 19년 연속 1위를 차지했다. 또한 지난해 신설된 암병원 부문에서는 서울대 암병원이 지난해에 이어 올해에도 1위를 했다. 능률협회 브랜드파워 조사는 지난해 10월부터 올해 1월까지 서울 및 6대 광역시 거주자 1만 2000명을 대상으로, 각 브랜드의 인지도와 선호도 등에 대해 일대일 개별 면접 방식으로 진행됐다. 서울대병원은 본원 어린이병원 암병원과 더불어 최근 개원한 대한외래를 통해 넓고 편안한 환경에서 첨단 서비스를 제공함으로써 브랜드 파워 향상에 더욱 노력할 방침이다.

무엇인지 알 수 있도록 하는 역할을 한다. 약국에서 '두통약 주세요'라고 하는 대신 '타이레놀' 주세요 라고 하는 경우가 이는 소비자가 타이레놀이라는 브랜드자체를 두통약으로 인식하고 있기 때문이다.

다음은 브랜드는 생산자의 책임을 증명함으로써 신뢰감을 주는 역할을 한다. 삼성이나 LG 등은 그 브랜드자체가 소비자에게 신뢰감을 준다. 브랜드는 소비자에게 제품생산자나 제품 출처를 확실히 밝혀줄 뿐 아니라, 소비자들로 하여금 어떤 특정한 제조업자나 판매업자가 책임을 져야하는지 그 책임소재를 밝힐 수 있게 해준다. 가장 중요한 것은 브랜드가 소비자들에게 특별한 의미를 갖는다는 점이다. 소비자는 수년간 제품에 대한 과거의 경험과 그 제품의 마케팅 프로그램들 때문에 여러 브랜드에 대해 알게 된다.

따라서 브랜드는 상품구매결정에 있어서 소비자의 위험부담과 선택과정에 따른 노력과 비용을 덜어줌으로써 쇼핑의 편의를 제공하는 기능을 한다. 즉 소비자는 브랜드를 통해 상품과 서비스를 구분하고 가격과 품질을 예견할 수 있기 때문에 브랜드는 선택에 따른 위험과 비용을 줄여주는 역할을 한다. 병원을 선택하는 경우도 소비자들은 서울대병원, 삼성서울병원, 서울아산병원 등 대학병원의 브랜드만 보고 진료병원을 선택하는 경우가 많다. 즉 의료서비스 이용자는 병원의 브랜드를 통해 해당 병원으로부터 받게 되는 의료서비스의 질을 어느 정도 예견하고 특정 진료병원을 선택함으로써 병원선택에 따른 위험과 비용을 줄일 수 있다.

이외에도 소비자는 특정브랜드를 선호함으로써 자신의 의사를 간접적으로 표출하는데 활용한다. 예를 들어 브랜드가 널리 알려진 미용실을 애용함으로써 자신의 패션감각이 돋보이기를 원하는 경우가 여기에 해당 된다.

2) 기업측면에서의 역할

기업의 입장에서 브랜드는 상품을 법적으로 보호한다. 브랜드가 없다면 경쟁기업에서 똑같은 상품을 모방하여 생산하고 판매하여도 이를 막을 방법이 없다. 따라서 브랜드는 기업의 상품을 보호해주는 역할을 한다. 또한 브랜드는 기업 전체의 이미지를 평가하는 잣대로 사용된다. 이렇게 형성된 기업 이미지는 해당기업이 새로운 상품을 출시하는 경우에 효과적으로 사용될 수 있다.

타임지의 편집장인 Larry Light는 기업이 제조공장을 소유하는 것보다 시장을 소유하는 것이 더욱 중요하다고 주장했다. 이 말은 브랜드를 소유하는 것이 시장을 소유할 수 있는 가장 효과적인 방법임을 강조하는 것이다. 사실 브랜드를 소유한다는 것은 소비자를 소유하고 있음을 의미한다. 나이키가 제조공장 하나를 소유하지 않고도 오직 브랜드만 가지고 막대한 수익을 창출할 수 있는 것은 나이키란 브랜드를 이용해서 소비자를 소유하고 있기 때문이다.

도표 13-1

브랜드의 역할

소비자 측면	기업 측면
• 상품의 본질을 규명함 • 생산자의 책임을 증명함으로써 신뢰감을 줌 • 상품선택에 있어서 소비자의 위험부담과 비용을 덜어줌 • 쇼핑의 편의를 제공함 • 소비자 자신의 의사를 간접적으로 표출할 수 있음.	• 상품을 법적으로 보호함 • 해당 기업 전체의 이미지를 평가하는 잣대가 됨 • 신상품을 효과적으로 출시할 수 있음. • 효과적인 브랜드 관리는 기업의 마케팅 비용을 절감시켜줌.

Ⅱ 브랜드 자산 관리

1. 브랜드 자산의 개념

1) 브랜드 자산의 의미

오늘날 전 세계의 많은 기업들이 브랜드를 귀중한 자산으로 인식하고 있으며, 기업들마다 앞 다투어 브랜드파워의 구축을 위해 혼신의 노력을 다하고 있다. IBM, 코카콜라, 나이키 등 세계유수 브랜드를 가진 기업들은 이미 오래전부터 브랜드를 기업의 가장 중요한 자산으로 인식하고 전략적으로 관리해오고 있으며, 1990년대 후반부터 우리나라 기업들에게까지 파급되기 시작하였다. 마케팅 분야에서도 브랜드 자산(brand equity)의 중요성을 인식하여 이에 대한 연구가 끊이지 않고 있다.

브랜드자산이 중요시되는 이유 중의 하나는 생산기술(병원의 의료기술)의 발달로 상품 간의 품질의 차이(병원에서의 의료서비스 수준의 차이)가 사라지고 있기 때문이다. 급속한 기술발달과 더불어 대부분의 소비용품 시장은 성숙기로 진입하고 있으며, 경쟁상품들 간의 차이는 점차 사라지고 있다. 이러한 상황에서 많은 기업들은 자사의 브랜드 이미지를 차별화하고 강화하는 것만이 상호 간의 파괴적인 가격경쟁을 줄이고, 시장점유율은 높이며, 안정적인 수익성을 유지할 수 있는 유일한 방법임을 공감하게 되었다. 특정 브랜드의 브랜드 파워와 이로 인한 브랜드 자산은 경쟁 브랜드들과 차별화되는 좋은 이미지를 가지고 있을 때 형성된다. 특히 경쟁이 심하고 제품 간의 질적인 차이가 근소하거나 무형의 서비스상품을 거래하는 시장에서는 브랜드 이미지가 소비자의 상품선택에 있어서 결정적인 역할을 하게 된다.

국내에서 브랜드자산에 대한 개념이 주목받기 시작한 것은 국내에서 인수합병이 본격화되었던 외환위기 이후의 일이다. 1998년 우리나라에서 살충제의 대표적 브랜드인 '에프킬러'를 생산하는 삼성제약이 부도가 나자 다국적기업인 한국존슨이 이 기업을 387억에 인수했는데, 공장터와 기계 등은 90억원의 가치를, '에프킬러'라는 브랜드의 값은 그 세배가 넘는 2백 97억원으로 계산했다는 사실이다. 또한 1998년 미국계 기업인 질레트가 국내에서 건전지로 유명한 '로켓트 전지'의 브랜드 사용권을 7년간 빌려 쓰는 임대조건으로 660억원을 지급한 사례가 있다.

브랜드 자산(brand equity)은 어떤 제품이나 서비스가 브랜드를 가졌기 때문에 발생된 바람직한 마케팅 효과(높은 상표충성도, 시장점유율, 수익 등)를 말한다. 브랜드 자산은 고객의 관점과 기업의 관점에서 설명될 수 있는데, 고객의 관점에서 본 브랜드 자산은 브랜드의 부착으로 인해 브랜드가 없었을 경우보다 고객의 선호도가 증가된 것을 의미하며, 기업의 관점에서 본 브랜드 자산은 브랜드의 부착으로 인해 브랜드가 없었을 경우보다 매출액과 이익이 증가된 것으로 볼 수 있다. 내용다지기 13-2

2) 브랜드 자산의 중요성

강력한 브랜드자산은 어떻게 형성될까? 브랜드 자산은 고객의 브랜드 인지도와 브랜드 연상으로부터 형성된다. 다시 말해 브랜드 자산은 고객이 한 상표에 대해 이미 알고 있고(높은 브랜드 인지도를 가지며), 그 상표와 관련하여 긍정적이고(favorable), 강력하면서(strong), 독특한(unique) 연상들을 기억 속에 갖고 있을 때 발생되는 것이다.

내용다지기 13-2

365mc병원, 보건산업대상 지방흡입 부문 수상

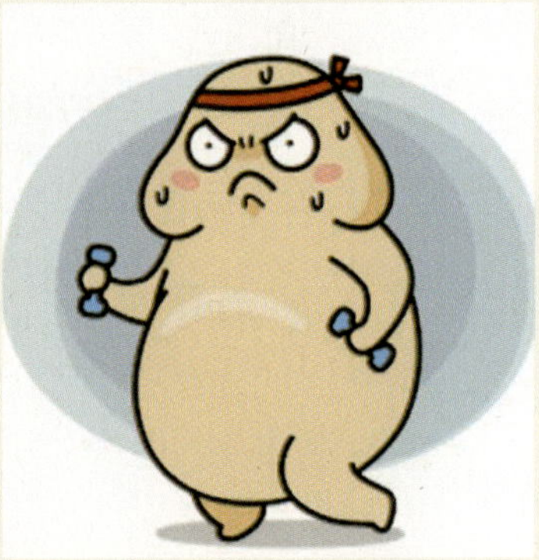

지방흡입 비만클리닉 특화 365mc병원이 '2019 제13회 대한민국보건산업대상' 최우수브랜드종합대상 지방흡입 부문을 수상했다. 대한민국보건산업대상은 국내 보건산업계 발전에 크게 기여한 기관 · 기업 · 개인에게 수여되는 상이다. 이번 보건산업대상은 보건복지부, 국회보건복지위원회, 식품의약품안전처, 건강보험심사평가원 등 4개 기관이 후원하고 보건산업최고경영자회의가 주최했다. 특히 365mc는 '비만 하나만 집중해 연구 · 진료'를 슬로건으로 보건산업계에 공로를 세웠다는 평가를 받았다. 365mc는 이번 수상을 통해 2009년 첫 수상 이후 총 10회나 보건산업대상 시상대에 오르게 됐다. 365mc는 서울, 대전, 부산 등 3개 병원급을 포함한 총 15개 전국 네트워크를 운영하고 있는 비만 특화 의료기관이다. 비만 진료건수 누적 400만건, 허벅지 · 팔뚝 · 복부 등 지방흡입수술 연 2만건 이상에 달하는 데이터를 확보하고 있다. 더욱이 365mc의 비만치료 전문성 및 혁신성은 해외에서도 주목받고 있다. 지난해 세계적 IT기업 마이크로소프트 CEO 사티아 나델라가 내한 기조연설에서 365mc가 개발한 인공지능지방흡입 시스템을 AI를 활용한 혁신 의료기술로 전세계인에게 소개하기도 했다. 365mc 대표로 수상한 서재원 365mc 대구점 대표원장(사진)은 "저소득층, 고령층, 아동층 등 아직 많은 사회계층에서 비만 치료 사각지대인 곳이 많다"며 "이제 국가적인 문제로 올라선 비만 문제 해결을 위해 국내 최대 규모 비만 특화 의료기관으로서 최선의 노력을 다하겠다"고 밝혔다.

강력한 브랜드가 형성되기 위해서는 먼저 소비자들이 그 브랜드에 대해 잘 알고 있어야 한다. 일반적으로 소비자들은 전혀 들어본 적이 없는 브랜드를 구매하지는 않는다. 그러므로 기업은 먼저 고객들의 마음속에 브랜드를 인식시키는 노력해야 할 것이다. 고객들은 많은 경쟁브랜드들 중 들어보거나 본적이 있는 친숙한 브랜드를 우선적으로 고려할 것이기 때문이다.

일단 브랜드를 인식시키고 나면 고객들이 그 브랜드에 대해서 경쟁상표보다 호의적이고, 강력하고, 독특한 연상을 갖도록 하여야 한다. 가령 커피를 마시고자 하는 고객은 사람마다 차이가 있겠으나 많은 경쟁상표들 중 스타벅스를 먼저 인식할 것이며, 스타벅스와 관련하여 호의적이고, 강력하고, 독특한 연상들을 기억으로부터 떠올릴 것이다. 즉 소비자는 스타벅스로부터 구수한 향의 원두커피, 멋있는 재즈음악, 초록색의 인어로고, 친절하고 커피지식을 갖춘 종업원 등을 자연스럽게 연상하게 된다. 이와 같은 강력하면

도표 13-2

브랜드 자산의 구성요인

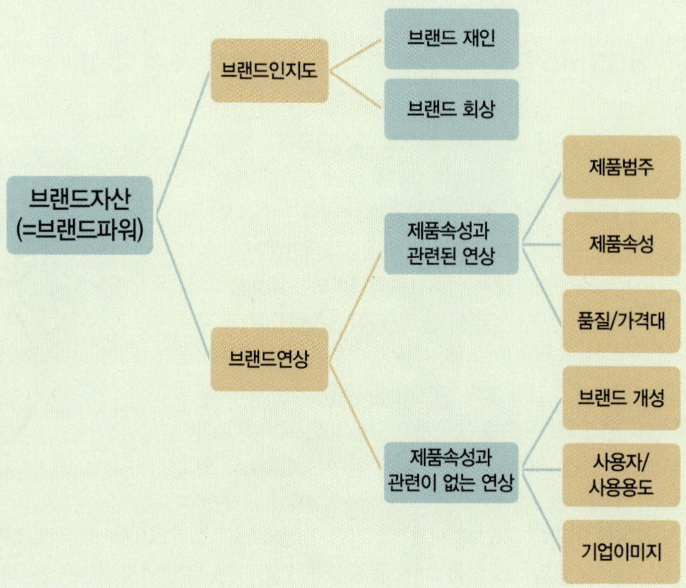

서 독특한 브랜드 이미지에 의해 얻어진 브랜드 자산은 스타벅스가 커피 전문점 시장에서 높은 시장점유율과 이익을 유지하는데 있어 중요한 결정요인이 된다.

3) 브랜드 자산의 구성요인

브랜드 자산은 높은 브랜드 인지도와 강력한 브랜드 연상에서 비롯된다. 그러므로 마케터는 브랜드 인지도를 높이는 작업과 강력한 브랜드 연상을 구축하는 작업을 통해 브랜드 자산을 형성해야 한다.

2. 브랜드 인지도 관리

일반적으로 소비자들은 한 번도 들어본 적이 없는 브랜드를 구매하지는 않는다. 그러므로 브랜드파워(자산) 구축의 첫 번째 단계는 고객들에게 자사브랜드를 인지시키는 작업이다. 브랜드 인지도(brand awareness)란 소비자가 한 제품범주에 속한 특정 브랜드를 재인하거나 회상할 수 있는 능력을 말한다. 브랜드 재인(brand recognition, 보조인지)은 브랜드 회상보다 상대적으로 강도가 약한데, 이는 소비자에게 한 제품범주 내의 여러 브랜드명들을 제시하고 각 브랜드명을 과거에 보거나 들어본 적이 있는지를 조사하여 측정된다.

이에 반해 브랜드 재인보다 강도가 강한 브랜드 회상(brand recall)은 기억 속에 저장되어 있는 특정브랜드의 정보를 인출할 수 있는 능력을 말하는데, 소비자들에게 한 제품범주 내에서 생각나는 브랜드들을 열거함으로써 이를 확인할 수 있다. 기억된 브랜드들 중 가장 먼저 떠오른 브랜드(top of mind brand, 최초상기)는 강력한 인지도를 가지므로 시장경쟁에서 상당한 우위를 갖는다. 예를 들어 진로소주, 다시다, 크리넥스, 코카콜라, 애니콜 등은 각 제품범주 내에서 가장 먼저 떠오르는 브랜드(즉 브랜드 인지도가 가장 높은 브랜드)로서 이는 높은 시장점유율을 차지하는데 있어 결정적인 요인으로 작용하고 있다. 내용다지기 13-3

1) 브랜드 인지도의 중요성

높은 브랜드 인지도의 구축은 브랜드 자산 형성의 필수적 조건이다. 왜냐하면 소비자

내용다지기 13-3

일반인보다 전문의들이 더 신뢰한 '서울아산병원'

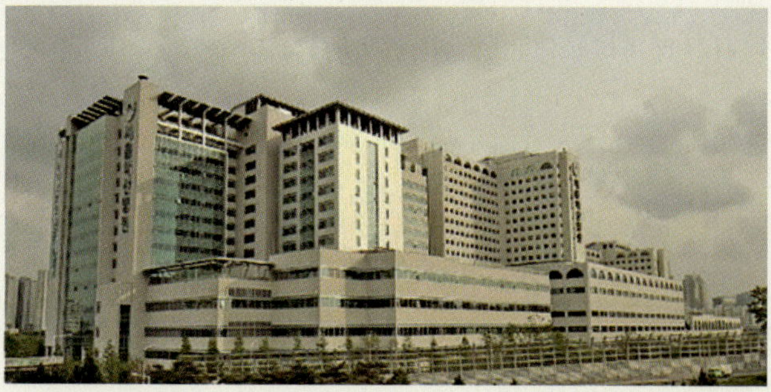

서울아산병원(원장 이상도)이 최근 브랜드 이미지를 확인하기 위해 실시한 설문조사에서 의료품질 및 수준과 관련된 이미지가 가장 많이 연상되는 것으로 나타났다. 이러한 인식은 일반 국민보다 전문의들 사이에 더 강한 것으로 파악됐다. 특히 서울아산병원이 전문의 500명을 대상으로 설문조사를 진행한 결과, 10명 중 7명이 서울아산은 '수술 · 치료를 잘하는 병원'으로 평가한 것으로 나타났다. 병원은 최근 브랜드 지표조사를 진행했다. 대상은 일반 국민 500명과 전문의 500명으로 일반 국민은 최근 1년 내 상급종합병원 이용자로 성 · 연령 · 지역 비례에 따라 구분했고 전문의는 서울아산병원을 제외한 국내 의료기관 의사들 중 내과계 · 외과계, 1 · 2 · 3차병원 재직자다. 병원 관계자는 "공신력 있는 외부 평가에서 연달아 수상한 가운데 의사들을 대상으로 진행된 설문조사여서 의미 있는 결과"라고 밝혔다. 먼저 '상급종합병원' 하면 떠오르는 병원을 자유롭게 응답해달라는 질문에 서울아산병원을 가장 먼저 떠올린 비율은 일반 국민 응답자는 16.2%, 전문의 응답자는 25.2%였다. 서울아산병원을 포함해 답한 비율은 일반 국민 응답자는 57.2%, 전문의 응답자는 93.4%로 집계됐다. '서울아산병원을 선호하는가'라는 질문에 대해서는 일반 국민 응답자는 71.4%, 전문의 응답자는 88%가 "그렇다"고 답했다. 서울아산병원 선호도는 전문의에서 특히 높게 나타났는데 2위 병원보다 13.2%p나 더 높았다는 설명이다. 서울아산병원을 가장 선호하는 이유로는 ▲의료진 및 의료기술에 대한 신뢰 ▲본인의 만족스러운 경험 ▲주변 지인 추천 등 답변이 제시됐다. 연상되는 이미지의 경우 서울아산병원은 의료서비스 품질과 관련된 부분이 강했는데 이 같은 경향은 일반국민보다 전문의에서 더욱 뚜렷하게 나타났다. 전반적인 이미지 차원에서 '수술 · 치료를 잘하는 병원'으로 연상되는 병원을 묻는 질문에 대해서는 일반 국민 응답자 45.2%가 서울아산병원을 선택했으며 전문의 응답자 비율은 무려 69%를 기록했다. 실제 제공되는 의료서비스 품질 측면에서 '고난도 질환의 치료나 수술을 잘하는 병원'에 가장 가깝다고 생각되는 병원이 어디인지 묻는 질문에 대해서는 일반 국민 응답자의 40.8%가 서울아산을 꼽았다. 전문의 응답자에서는 65.6%가 서울아산병원을 꼽았는데 2위 병원보다 14.4%p 높았다. 의사들은 '풍부한 진료 및 수술 경험' '의사들이 인정하고 주변 지인에게 추천하는 병원' '세부 진료과, 전문센터 등 전문화된 진료 제공' 등의 이미지에 있어서도 가장 많이 떠올리는 것으로 나타났다.

가 브랜드에 대한 인지가 없는 상태에서 그 브랜드의 특성을 이해하거나 구매하는 경우는 드물기 때문이다. 브랜드 인지도가 갖는 중요성은 다음과 같다.

첫째, 높은 브랜드 인지도를 가진 상표는 고려대상 상표군(consideration set)에 우선적으로 포함되는 이점을 가진다. 소비자들이 최종 구매결정을 위하여 신중하게 고려하는 브랜드들의 집합을 고려상표군이라 한다. 고려상표군은 일반적으로 약2~4개의 브랜드로 구성된다고 알려져 있다. 그런데 특정 제품군의 경우에는 고려상표군이 1~2개의 브랜드로만 이루어지는 수가 있다. 소비자들이 물건을 구매하기 전에 미리 브랜드를 결정하는 제품(감기약, 조미료, 소주, 맥주 등)의 경우에는 대다수의 소비자들이 1개의 브랜드만을 고려하게 된다. 가령 조미료의 경우 대표적 브랜드인 '미원'을 떠올리는 주부들이 많아 MSG를 포함한 합성첨가물을 넣지 않은 자연재료 조미료의 인지도가 높아졌음에도 불구하고 많은 사람들이 조미료를 미원이라고 부르는 경우가 많다.

둘째, 높은 브랜드 인지도는 상표친숙성(brand familiarity)을 높여 그 브랜드에 대한 선호도와 선택가능성을 증가시킨다. 처음에는 잘 모르는 사이라도 자주 만나게 되면 왠지 친밀하게 느끼는 것을 경험하게 된다. 친숙한 것을 좋아하는 사람들의 성향은 제품 구매에도 그대로 적용된다. 특히 비누, 치약, 화장지등 일상적으로 구매되는 저관여 제품의 경우 광고에서 본적이 있거나 들어본 적이 있는 친숙한 상표를 구매하는 경우가 많다. 소비자들이 특정브랜드에 반복 노출되어 상표친숙성이 높아지면 굳이 제품평가를 거치지 않더라도 그 브랜드에 대한 긍정적인 감정을 가질 수 있다.

2) 브랜드 인지도를 높이는 방법

브랜드 인지도를 높이기 위해서 조직은 브랜드 재인(recognition)이나 회상(recall)을 높이는 마케팅 노력을 기울여야 한다. 이러한 방법으로는 다음과 같은 방법들이 있다.

첫째 반복노출을 통해 브랜드 인지도를 높인다. 반복노출을 통해 소비자가 브랜드를 자주 보고, 듣고 생각함으로써 자주 경험하면 할수록 소비자의 기억 속에 더 강하게 기억시킬 수 있을 것이다. 그리고 브랜드 회상은 기억 속에서 해당 제품범주, 구매상황 또는 소비상황과 관련된 단서들과 연계되어야만 브랜드인지도가 향상될 수 있다. 따라서 광고, PR, 슬로건 등의 브랜드 요소들을 소비자에게 경험하게 하는 것은 브랜드에 대한 친숙도와 인지도를 증가시킬 수 있다.

둘째, 광고에서 독특한 소리나 슬로건, 음악(로고송)과 같은 청각적 정보를 활용해서 브랜드 인지도를 높이는 것이다. 예를 들어, SK텔레콤의 생각대로 하면 되고~, S-oil의 CM송, 12시에 만나요 해태 브라보콘, 잇몸건강 이가 튼튼 이가탄 등이 브랜드와 제품정보가 소리의 형태로 기억되도록 하는 효과를 거두었다.

셋째, 심벌과 같은 시각적 정보를 활용해서 브랜드 인지도를 높이는 것이다. 사람들은 단어(언어적 정보)보다 그림(시각적 정보)를 더 잘 기억하기 때문이다. 브랜드 재인을 높이기 위해 광고 속에 제품포장이나 로고 또는 브랜드와 관련 있는 독특한 색상을 보여주는 방법이다. 이렇게 시각적 재인을 돕는 예로는 애플의 사과모양, 루이뷔통의 문양, KFC의 Colonel Sanders 할아버지 등이 있다.

3. 브랜드 연상(브랜드 이미지) 관리

브랜드 인지도가 얼마나 많은 소비자들이 브랜드를 기억하느냐에 관한 것이라면 브랜드 연상은 브랜드가 기억될 때 어떠한 생각들이 떠오르는가에 관한 것이다. 기업들은 가능하면 소비자들이 자신의 브랜드를 기억할 때 긍정적으로 평가되길 원한다. 이러한 브랜드 연상들에 의해 표현된 브랜드에 대한 인식들을 브랜드 이미지(brand image)라고 할 수 있다. 즉 브랜드 이미지는 브랜드의 물리적 특성, 이름, 심벌, 포장, 그리고 서비스에 대한 평판에 의해 소비자의 마음속에 생성되는 전반적인 인상으로서, 소비자들에게 특정 브랜드에 대해 형성되는 브랜드 연상의 집합체라고 할 수 있다.

도표 13-3

맥도날드의 브랜드 연상

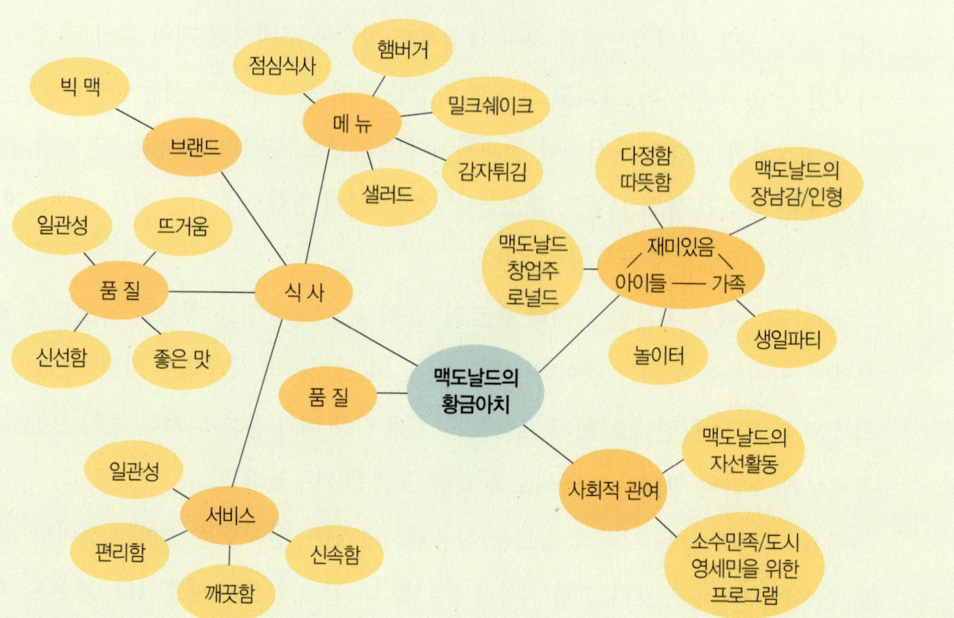

브랜드 연상(brand association)이란 브랜드와 관련하여 기억으로부터 떠오른 모든 것들을 말한다. 도표 13-3은 맥도날드에 관한 브랜드 연상의 한 예를 보여주고 있다. 맥도날드는 아치모양의 로고, 창업자인 로널드 맥도날드, 친절하고 따뜻한 느낌, 맥도날드 안에 설치된 놀이터, 생일파티와 같은 제품과 관련되지 않은 연상들을 일으킨다. 그리고 빠르고 편리한 서비스, 싼 가격, 맛있고 신선한 좋은 품질, 그리고 빅맥 햄버거와 같은 제품과 관련된 연상을 불러일으키기도 한다. 이러한 많은 현상들이 하나의 네트워크로서 조직화된 지각상태를 브랜드 이미지라고 부르는 것이다. 소비자들은 특정브랜드에 대한 사용경험이 많을수록 그리고 그 브랜드에 대한 광고에 많이 노출될수록 보다 강한 브랜드연상이 형성되며 각 연상들 간의 연결 관계도 더욱 강해질 것이다.

1) 바람직한 브랜드 연상이 갖추어야 할 특성

강력한 브랜드자산은 소비자의 마음속에 강력하면서(strong), 호의적이고(favorable), 독특한(unique) 연상(이미지)들을 심을 때 형성된다. 강력한 브랜드 자산이 갖추어야 할 바람직한 브랜드 연상의 특징인 강력한 연상, 호의적인 연상, 독특한 연상에 대해 설명하면 다음과 같다.

(1) 브랜드 연상의 강도(strong association)

강력한 브랜드 연상이 형성된다는 것은 고객이 어떤 브랜드에 접했을 때 그 브랜드와 관련된(유리한) 연상들이 즉각적으로 떠오른다는 것을 의미한다. 미원은 조미료의 대명사로서, 박카스는 자양강장 드링크의 대명사로서 바로 떠오르게 된다. 강력한 브랜드 연상은 브랜드와 관련된 연상들이 어떠한 네트워크조직으로서 얽혀져 있을 경우 형성된다. 이렇게 네트워크처럼 구성된 연상조직에서는 하나의 연상이 떠오르게 되면 연속적으로 연상들이 떠오르게 되는 '활성화(activation)' 현상이 일어나게 된다. 다시다 하면 천연조미료, 고향의 맛, 김혜자로 자연스럽게 연결된다.

일반적으로 가장 강력한 브랜드 연상을 창출하는 방법은 직접적인 경험을 통해서이다. 소비자들이 자신들의 경험을 해석하는 방법을 알고 있는 한 이러한 유형의 정보는 소비자들의 구매결정에 특히 영향을 미칠 수 있다. 도표13-4에서 보는 바와 같이 한 소비자 조사에 따르면 과거의 경험으로 인하여 하나의 제품에서 무엇을 기대할 수 있는지를 알고 있다는 것이 하나의 특정 브랜드를 구입하는 가장 일반적인 이유였다.

(2) 브랜드 연상의 호감도(favorable association)

호의적인 브랜드 연상은 브랜드와 관련되어 떠오르는 연상들이 '긍정적인가 아니면 부정적인가'하는 것과 관련된다. 예를 들어 미원은 조미료의 대명사라는 긍정적인 연상을 일으키지만, 화학물질이고 비천연적이어서 건강에 유해하다는 연상을 떠올리게 할 수도 있다. 박카스의 경우에서도 피로회복이라는 긍정적인 브랜드 연상과 카페인이 많은 음료로서 건강음료로는 부적합하다는 부정적인 브랜드 연상이 함께 떠오를 수 있다. 따라서 어떻게 하면 호의적인 브랜드 연상을 더욱 강력한 연상으로 만들고, 부정적인 브랜드 연상을 사라지게 할 것인가 하는 것이 브랜드 연상관리에 있어서 매우 중요한 전략적 요소이다. 자동차 마티즈의 경우 호의적(싼 연료비, 저렴한 유지비, 주차용이성 등)인 연상이 부정적인 연상(좁은 내부 공간, 사고시 위험 등) 보다 훨씬 많다면 마티즈의 브랜드 자산 형성은 훨씬 유리하게 될 것이다.

도표 13-4

소비자의 브랜드 선택 기준

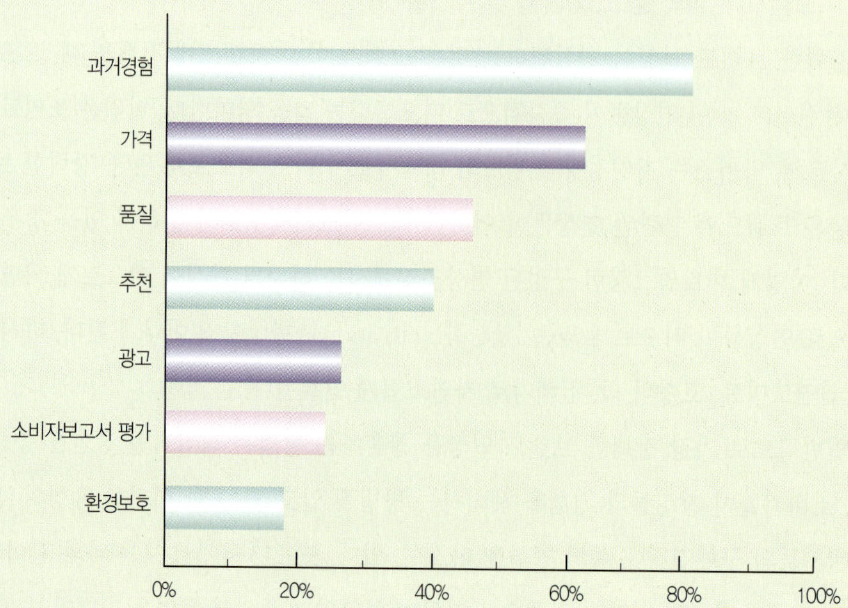

자료 : 박기안 등(2013)

(3) 브랜드 연상의 독특성(unique association)

독특한 브랜드 연상의 중요성은 경쟁제품과의 차별적인 인식이라는 점에서 중요하다. 즉 아무리 호의적이고 강력한 연상일지라도 모든 경쟁제품들이 공유하는 연상은 자사제품에 경쟁우위를 제공하지 못한다. 예를 들어 미원이 갖는 조미료의 대명사라는 연상도 최근 건강에 대한 관심이 대두되면서 화학첨가물을 포함하지 않는 새로운 조미료들을 경쟁사들이 출시하고 있기 때문에 경쟁우위의 요소로서 점차 그 기능을 잃을 수 있다. 한때 선풍적 인기를 얻었던 꼬꼬면은 기존의 국물과는 차별화된 '흰 국물' 라면이라는 독특한 브랜드 연상을 통해 마케팅에 성공하였다.

2) 브랜드 연상의 유형

도표 13-2에서 볼 수 있듯이 브랜드 연상의 유형은 크게 제품속성과 관련된 연상과 제품속성과 관련되지 않은 연상으로 구분할 수 있다. 제품속성과 관련된 연상은 제품범주, 제품속성, 품질/가격대와 관련된 연상으로 구분할 수 있으며, 제품속성과 관련이 없는 연상들은 브랜드 개성, 사용자, 사용용도, 기업이미지 등으로 구분할 수 있다.

(1) 제품범주

조미료하면 다시다, 간장하면 샘표간장, 피로회복 드링크하면 박카스, 탄산음료하면 코카콜라, 심장전문병원하면 세종병원, 진통제하면 타이레놀이 바로 떠오르며 이는 각 브랜드의 파워구축에 강력한 기반이 되고 있다. 이와 같이 기업이 자사 브랜드를 제품범주와 강하게 연결시킬 수 있다면 이는 브랜드자산 형성에 긍정적인 영향을 미칠 것이다.

특정 브랜드와 제품범주 간에 강한 연결 관계가 형성된다는 것은 소비자에게 제품범주가 주어질 때 그 브랜드가 즉각적으로 회상됨을 의미한다. 면도기에서 질레트(Gillette), 화장지에서 크리넥스(Kleenex), 1회용 반창고엔 대일밴드 등과 같은 시장선도 브랜드들은 제품범주와 브랜드간의 연결고리가 워낙 강하여 각 제품범주에서 그 브랜드만이 유일하게 회상되는 경향이 있다.

(2) 제품속성

기업이 강력한 브랜드 연상을 위해 가장 많이 사용하는 전략이다. 제품속성이란 소비자가 바라는 제품기능을 수행하는데 필요한 제품의 구성요소들이다. 예를 들어 많은 국내 치약 브랜드들이 각기 다른 제품속성을 소비자의 마음속에 심고자 노력하고 있다. 페리오 치약은 고객들에게 충치예방을 강하게 연상시키며, 죽염치약은 잇몸강화에 도움이 되는, 그리고 클로즈업 치약은 입냄새 제거에 좋은 치약으로 소비자의 기억 속에 자리 잡고 있다.

제품속성에 대한 연상을 토대로 한 포지셔닝이 성공하기 위해서는 중요한 속성이면서 경쟁브랜드들에 의해 무시되었거나 소홀히 다루었던 제품속성을 발견하여 자사브랜드가 갖는 차별적 특성을 경쟁브랜드와 직접적으로 비교하거나 제품의 독특한 속성과 편익을 강조하고, 일관성을 유지해서 지속적으로 소비자에게 전달해야 한다. 남양유업이 프렌치카페 커피믹스를 출시할 때 카제인나트륨을 빼고 경쟁사인 동서식품의 '맥심 화이트 골드' 제품을 겨냥해서 비교 광고를 통해 소홀히 다루었던 독특한 제품속성으로 브랜드 연상을 강화해 브랜드자산 가치를 증대시켰다.

(3) 품질/가격대

사람들은 하겐다즈를 프리미엄 아이스크림으로 생각하며, 풀무원 생두부를 시장에서 판매되는 일반 두부보다 고품질의 것으로 연상하며 실제가격도 경쟁 브랜드들보다 상대적으로 비싸다. 소비자들이 자사브랜드에 대하여 지각하고 있는 품질은 브랜드 연상에 있어서 가장 중요한 차원의 하나이다. 지각된 품질(perceived quality)이란 고객들이 자사브랜드의 전반적인 성능에 대해 갖고 있는 생각이다. 소비자들은 벤츠자동차가 크라이슬러 자동차보다, 그리고 Guess청바지가 지오다노 청바지보다 품질이 더 우수하다고 생각한다. 이와 같이 특정브랜드에 대한 지각된 품질은 제품성능, 신뢰성 등의 제품속성에 대한 고객들의 기대를 포함할 뿐만 아니라 그 브랜드에 대한 전반적인 감정까지도 포함하고 있다.

한편 미국의 맥주시장 구조를 보면 저가격대(Busch, Old Milwaukee), 중가격대(Coors, Heineken), 고가격대 최고급 맥주(Anchor Steam, Samuel Adams) 브랜드 등 3계층의 품질/가격대로 구분하려는 경향이 매우 강하며, 특정브랜드가 그 중 어느 계층에 속해 있는지를 알고자 하는 경향이 매우 강하다. 이는 소비자가 정신적 노력을 최소화하려는 합리적 행동의 결과로서 소비자는 특정 품질/가격대에 대한 강한 충성도를 통해 대안브랜드들을 쉽게 스크린 할 수 있게 되어 의사결정의 고민을 최소화할 수 있게 된다.

(4) 브랜드 개성

Harley-Davidson 오토바이 하면 남성적이면서 기존 관습을 타파하고 자유를 추구하는 사람의 이미지가 연상되며, macho 이미지의 Marlboro 담배와는 대조적으로 Virginia Slim하면 여성다움이 연상된다. 이처럼 브랜드들은 독특한 개성과 라이프스타일을 가진 것으로 연상되기도 한다.

브랜드 개성(brand personality)이란 브랜드를 한 인간으로 표현했을 때 그 브랜드와 관련된 인간적인 특성들로 정의될 수 있다. 브랜드개성은 성별, 연령, 사회계층, 그리고 개인의 성격 등 인간과 관련된 특성변수들은 모두 포함된다. 인간이 성장을 하여 자신만의 독특한 개성으로 주변사람들에게 인식되듯이, 강력한 브랜드자산 형성을 위해서는 브랜드도 생명력을 가진 인격체로 키워야 하며 그 브랜드만의 독특한 개성을 길러주어야 한다는 것이다. 이러한 브랜드 개성은 소비자들이 브랜드를 통하여 자아개념을 실현하고자 하는 욕구가 강한 제품일수록 중요하다. 청소년들에게는 스마트폰, 전자기기, 운동화, 청바지 등의 제품이 자아개념을 표현하는 제품이라면, 20대와 30대의 청년층에게는 자동차, 담배, 양복, 맥주와 같은 제품들이 있을 것이고, 중년여성들에게는 고급의류, 보석, 시계류 등이 그런 제품군에 속할 것이다.

(5) 사용자/사용용도

브랜드를 특정 사용자나 사용용도와 강하게 연계시킴으로써 강한 브랜드 연상을 일으킬 수 있다. 예를 들어 Nike하면 최고의 프로골프 선수인 타이거 우즈가, 게토레이는 운동 후 마시는 갈증해소 음료로서, 캠벨스프는 점심식사 대용으로 강한 연상을 일으키고 있다. 이러한 사용자와 사용용도에 대한 연상은 브랜드 개성에 대한 인상과 매우 깊은 관련을 맺고 있다. 카스맥주에서는 젊고 강한 이미지의 광고모델을 광고에 등장시켜서 생기발랄하고 개성 있는 이미지를 형성하고자 시도 하였으며, 하이트 맥주는 부드러운 이미지의 연예인들을 모델로 기용하여 부드러운 맥주라는 개성을 형성하고자 노력하였다.

(6) 기업이미지

기업과 관련된 연상을 통해 브랜드 자산을 구축하는 방법도 있는데, 이는 주로 기업문화, 기업의 사회적 책임, 혁신성, 일류기업, 최고의 품질 등을 통해 기업이미지를 연상시키는 것이다. 예를 들면 유한킴벌리는 '우리강산 푸르게 푸르게' 캠페인을 통해 건강한 자연과 환경보호를 실천하고 있다는 호의적인 기업이미지 연상을 통해 브랜드자산 가치를 높이 형성하고 있다.

Ⅲ 브랜딩 전략

브랜드는 제조자 또는 판매자를 구별할 수 있는 이름, 용어, 사인, 심벌 등이며 브랜딩은 이러한 브랜드의 이미지와 느낌, 아이덴티티를 불어넣는 과정을 말한다. 다시 말해 시장에서 자사의 상품과 똑같은 상품이 없다는 인식을 잠재고객 기억 속에 만들어 놓는 것 혹은 그러한 과정, 즉 기업과 상품을 차별화시킬 수 있는 브랜드를 구축하고 이를 소비자들에게 인지시키는 것을 브랜딩(branding)이라 한다. 여기서는 브랜딩 전략에서 고려하여야 할 일반적인 전략에 대하여 설명한 다음, 경쟁상황에 따른 특정한 목적의 브랜딩 전략에 대하여 기술한다.

1. 일반적인 브랜딩 전략

1) 브랜드는 소비자의 기억 속에 한 단어를 소유해야 한다

강력한 브랜드 이미지를 형성하고자 하는 기업은 소비자의 기억 속에서 자사의 브랜드와 연관된 특정한 단어가 항상 연상될 수 있도록 해야 한다. 즉 브랜드가 소비자의 기억 속에 한 단어를 소유할 수 있도록 하여야 한다. 왜냐하면 제품자체는 물리적인 실체이지만 소비자의 기억 속에 그 제품은 브랜드로 존재하기 때문이다. 예를 들어 소니(Sony)하면 소형(small)이, 메르세데스 벤츠하면 권위(prestige)라는 단어가 떠오른다.

코카콜라는 콜라, 진로는 소주라는 단어가 연상된다.

소비자는 기억 속에 한 단어를 차지한 이들 브랜드의 또 하나의 특징은 업종을 대표하는 브랜드라는 것이다. 이러한 브랜드들이 업종을 대표하는 브랜드 네임을 소유하게 된 이유는 최초였기 때문이다. 그렇다면 어느 업종에서 최초가 아닌 경우에는 어떻게 해야 하는가? 기존시장에서 브랜드가 어느 정도의 시장점유율을 차지할 것인가를 생각하지 말고, 초점을 좁혀서 소비자의 기억 속에서 어떤 단어로 남을 수 있도록 노력해야 한다.

2) 초점을 좁혀서 승부하라

일반적으로 비즈니스를 확장하기 보다는 축약할 때 좋은 일이 생긴다. 대부분의 성공한 신규업종은 초점을 좁히는 전략을 사용하고 있다. 브랜드의 힘도 그 범위에 반비례하여 초점을 좁힐 때 브랜드는 더욱 강력해진다. 따라서 강력한 브랜딩은 항상 확장하는 것이 아니라 축소하는 일로부터 시작된다.

미국의 하워드 슐츠가 커피만을 전문적으로 다루는 커피전문점을 열어 탄생한 스타벅스, 우리나라 보건복지부에서 인정한 '전문병원' 등이 대표적이다. 한의원이라도 어린이 성장치료에 집중하는 한의원, 산부인과라도 불임클리닉에 치중하는 병원, 외과 중에도 화상치료에 전문적으로 집중하는 병원 등 의료기관에서 이러한 사례들은 수없이 많다.

3) 광고가 아니라 홍보로 브랜드를 탄생시켜야 한다

많은 마케팅 담당자들이 광고에 대해 절대적인 믿음을 갖고 있다. 그러나 강력한 브랜드의 탄생은 광고보다는 홍보에 의해 이루어지는 경우가 많다. MS, Intel, Dell 등과 같은 거대한 기업들은 엄청난 비용을 들여야 하는 광고에 많은 노력을 기울이지 않았다. 모두 '월스트리트저널', '비즈니스위크', '포브스', '포춘'지 등에 기사화됨으로써 엄청난 홍보효과를 얻은 기업들이다.

일반적으로 사람들은 광고보다 홍보를 훨씬 신뢰하는 경향이 있기 때문에 광고보다는 홍보의 효과가 높을 수 밖에 없다. 따라서 서비스 조직의 브랜딩 전략도 광고보다는 우선 홍보의 관점에서 수립되어야 한다. 의료기관은 TV드라마를 통해 홍보를 많이 하고 있으며, 의사의 공중파 또는 케이블TV 출연, 지역주민과 함께 공익마케팅을 전개한다든지, 사회적 약자들을 위한 이벤트 행사 개최, 음악회, 전시회, 캠페인 등을 통한 브랜드 인지도를 높이는 방안 등이 있다.

4) 브랜드를 지키기 위해서는 지속적인 광고가 필요하다

일단 태어난 브랜드의 효과를 지속적으로 유지하기 위해서는 광고가 필요하다. 엄청난 광고비는 조직에는 큰 부담이 되나 광고를 하지 않으면 브랜드는 점차 쇠퇴하고 시장은 잠식된다. 홍보가 브랜드 형성을 위한 강력한 수단이기는 하나 그 효과는 점차 줄어들기 마련이다. 홍보의 효과가 줄어들게 되면 성공한 브랜드들은 자신의 위치를 지키기 위하여 노력하게 된다. 이때 사용되는 것이 광고이다. 즉 먼저 홍보를 하고 차후에 지속적으로 광고를 하여야 한다. 이것이 일반적인 브랜드 형성의 과정이며 대부분의 성공한 브랜드도 이러한 과정을 거쳐 왔다.

5) 초기부터 글로벌 브랜드로 시작하라

기업은 초기부터 세계시장을 겨냥하여 글로벌 브랜드로 성장시켜야 한다. 현재 많은 기업들을 보면 국내용과 해외용 브랜드가 따로 있는 경우가 많다. 그러나 점차적으로 가속화되고 있는 세계화와 경쟁은 초기부터 통합된 글로벌 브랜드로 시작하도록 하여 기업의 브랜딩 역량을 가능한 한 집중하도록 해야 한다. 의료서비스 조직을 보면 우리나라 의료기술 수준의 향상과 마케팅의 영향으로 해외환자들이 국내에서 진료 받는 경우가 점점 더 증가하고 있다. 관계 법령과 제도적 규제로 인해 다소 제약점이 따르더라도 장래를 향해 브랜드화 전략을 글로벌 마인드로 정착시켜야 한다. 특히 인터넷 정보통신의 발달로 시장의 벽이 빠르게 허물어져 가고 있기 때문에 일단 브랜드 정체성이 만들어지면 수정하기가 매우 어렵다. 따라서 초기부터 세계시장까지 염두에 둔 브랜딩전략이 필요하다.

6) 사이버 브랜딩 전략도 겸비하라

최근에는 많은 기업들이 컴퓨터 네트워크에 기반을 둔 사이버 공간을 또 다른 사업공간으로 인식하고 각종 웹서비스를 제공하고 있다. 오늘날의 모든 비즈니스는 물리적 세계(physical world)와 정보로 이루어진 가상세계(virtual world)의 두 영역에서 경쟁하고 있다 볼 수 있다. 따라서 조직은 오프라인상의 브랜드 뿐만 아니라 온라인상의 사이버 브랜딩 전략도 함께 수행하여야 한다.

사이버 브랜딩은 오프라인상의 물리적 브랜드와 다른 특성이 있다. 즉 활동공간이 확연하게 다르기 때문에 브랜드의 구축방법이나 커뮤니케이션 유형이 다르고 이에 따라 전반적인 브랜딩 전략도 다르다. 오늘날의 기업들은 처음부터 사이버 브랜드에 대한 전략도 같이 고려해야 한다.

2. 경쟁상황에 따른 브랜딩 전략

경쟁상황에 따른 대표적인 브랜딩 전략으로는, ① 1위 브랜드가 자신의 기존 시장을 경쟁사에 빼앗기지 않으려는 서브 브랜드(sub brand)전략, ② 확실한 차별성을 강조하기 위한 개별브랜드 전략, ③ 브랜드 확장 전략, 그리고 ④ 후발주자의 소극적인 시장대응 전략인 미투(me-too) 브랜드 전략이 있다.

1) 하위브랜드 전략(sub-brand strategy)

이는 기존 브랜드를 강화하는 전략이다. 기존 시장에서 1위 자리를 고수하고 있는 기업이 경쟁기업의 신규상품에 대한 방어 전략으로 종종 사용하는 전략이다. 이러한 경우 경쟁상품의 개념과 대응할 만한 하위(서브)브랜드를 만들어 기존 브랜드를 방어하는 전략이다.

이 전략의 예로는 의류브랜드 Gap과 Gap Kids라는 브랜드명을 통해 아동복을 도입시키는데 성공한 것이나, Honda가 Honda Civic의 성공 후에 Honda Accord를 도입한 것 등을 들 수 있다. 시장에서 사용되고 있는 공동브랜드명(family brand name)인 'Honda'는 고객들에게 본래 브랜드명의 특징을 상기시키며, 한편 새로운 하위 브랜드명인 'Accord'는 발전된 시장에서 적합한 새로운 의미를 전달 할 수 있다. 특히 새로운 브랜드명(Accord)에 기존의 브랜드명(혹은 그 일부 : Honda)을 사용함으로써 하위브랜드 전략은 브랜드가 가지고 있는 지식과 효과를 새로운 브랜드에 쉽게 이전시킬 수 있게 된다. 이와 동시에 하위 브랜드는 기업이 발전된 시장에서 그 독특한 위치를 확립하는데 도움을 준다.

2) 개별브랜드 전략(individual brand strategy)

확실한 상품차별성이 있을 경우에는 개별브랜드 전략이 바람직하다. 즉 상품 자체가 독특하고 혁신적이라면 그 성격을 충분히 반영해 줄 수 있는 창의적인 개별브랜드를 사용하는 것이 상품의 이미지를 부각시키는데 유리하다. 개별 브랜드명 전략은 복수브랜드 전략(multiple brand strategy)이라고도 한다. 그런데 새로운 브랜드명을 통하여 원가나 시너지의 이점을 얻기는 쉽지 않으며, 다른 브랜드명 전략에 비해 위험 또한 높다고 할 수 있다. 그러나 이 전략의 주요한 이점은 기존 브랜드와 새로운 브랜드의 이미지를 완전히 분리시킬 수 있다는데 있다. 이러한 분리는 사업성장에 있어 몇 가지 중요한 함축적 의미를 지니고 있다. 우선 발전된 시장에서 기존 브랜드의 이미지와는 다른 브랜드가 적합할 때 이러한 새로운 브랜드는 기존시장 내에서 본래의 브랜드 이미지를 보호하는데 도움을 줄 수 있다는 것이다. 이러한 전략의 좋은 예로는 Toyota 자동차회사의 Lexus 브랜드의 도입을 들 수 있다. Toyota가 호화스럽고 높은 신분을 상징하는 새로운 차를 시장에 도입하기로 결정했지만 그것은 기존의 신뢰성의 개념을 가진 Toyota브랜드의 개념과는 상충되는 것이기 때문에 Lexus라는 새로운 브랜드를 사용했던 것이다.

3) 브랜드 확장 전략(brand extension strategy)

시장에서 기존브랜드의 이미지가 확고하고 긍정적일 경우 이러한 브랜드 이미지를 이용하여 동일하거나 유사한 컨셉트의 상품군으로 브랜드를 확장하는 전략이다. 이러한 브랜드의 확장의 경우에는 기존브랜드가 추구하는 기본 컨셉트에 크게 벗어나지 않는 상품영역으로 확장하는 것이 바람직하다. 현대자동차가 기존의 Sonata를 개선해

EF/NF/YF/LF-Sonata라는 브랜드명을 채택한 것을 들 수 있다. 이 전략에서 필수적인 것은 기존의 브랜드가 발전된 시장의 독특한 특성을 포함할 수 있도록 확장되어야 한다는 것이다.

예를 들어 만화영화사업을 통해 브랜드 이미지를 쌓아온 월트디즈니는 기존의 목표고객을 대상으로 동일한 마케팅 컨셉트를 유지하면서, 캐릭터 상품, 출판, 게임, 오디오 그리고 테마파크 사업에까지 성공적인 확장을 효과적으로 추진하였다. 이는 기본적인 사업속성인 가족지향과 오락지향의 컨셉트를 지속적으로 연계시켜 전략적으로 확장시킨 결과이다. 이처럼 강력한 기존브랜드(primary brand)를 확보하고 있을 경우에만 효과적인 브랜드 확장이 가능하다.

4) 미투 브랜드 전략(me-too brand strategy)

이미 경쟁이 팽배해져 있는 시장에 후발로 진입하는 경우에는 1등 브랜드를 모방하는 미투(me-too) 브랜드 전략이 바람직하다. 또한 마케팅 역량이 미흡할 경우, 상품 카테고리의 일부분이라도 차지하기 위하여 수행하는 소극적인 브랜딩 전략이다. 예를 들어 농심의 신라면이 선도브랜드로 자리 잡고 있는 매운라면 시장에 참여하기 위하여 오뚜기는 열라면으로, 빙그레는 매운 콩라면으로 미투 브랜드 전략을 실행하여 매운라면 시장의 부분잠식에 성공하였다.

미투 상품이 오히려 오리지널 상품을 추월한 사례도 있다. 90년대 말까지만 해도 탄산음료와 주스음료가 대부분이던 음료시장에서 처음으로 미과즙음료로 도전장을 던진 제품은 남양유업의 '니어워터'였지만 현재 시장을 석권하고 있는 제품은 롯데칠성의 '2%부족할 때'이다.

내가 너를

나태주

내가 너를 얼마나 좋아하는지
너는 몰라도 된다
너를 좋아하는 마음은
오로지 나의 것이요
나의 그리움은
나 혼자만의 것으로도 차고 넘치니까
나는 이제 너 없이도
너를 좋아할 수 있다

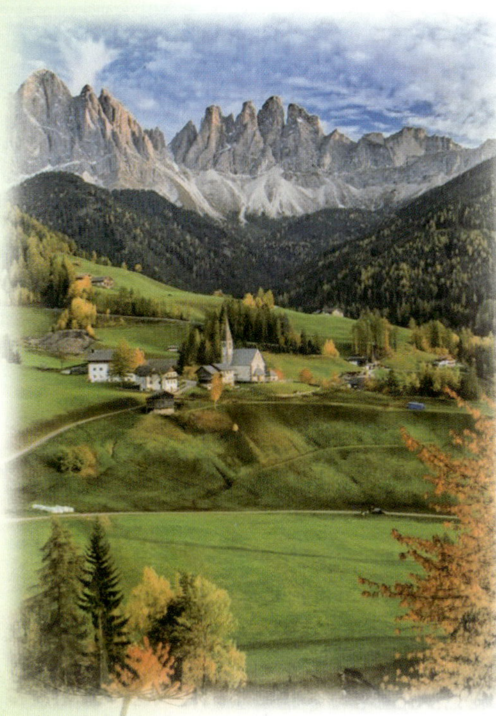

제14장

의료서비스 수요공급 관리

Medical Service Marketing

Medical Service Marketing

Ⅰ 의료서비스 수요와 공급

1. 의료서비스 수요와 공급의 이해

서비스의 수요 및 공급관리에서 근본적인 문제점 중의 하나는 서비스의 재고 불가능성 혹은 저장 불가능성이다. 제조업과는 달리 서비스 기업은 성수기를 대비하여 비수기에 생산한 것을 쌓아 놓을 수 없다. 이러한 보관의 어려움은 서비스의 소멸성, 생산과 소비의 동시성이라는 근본적 특성에 기인한다. 예컨대 고객에게 판매되지 않은 비행기 좌석은 재고로 보관할 수 없으며 이후에 재판매할 수 없다. 그 비행기 좌석의 서비스 제공 능력은 소멸되기 때문이다. 유사한 예로 의사의 사용되지 않은 시간도 다음 날을 위해 저장할 수 없다. 뿐만 아니라 여분의 서비스를 한 장소에서 다른 장소로 운반하거나 한 사람에게서 다른 사람에게로 이전할 수도 없다. 서비스 기업이 제공할 수 있는 능력

도표 14-1

서비스공급에 대한 수요의 변화

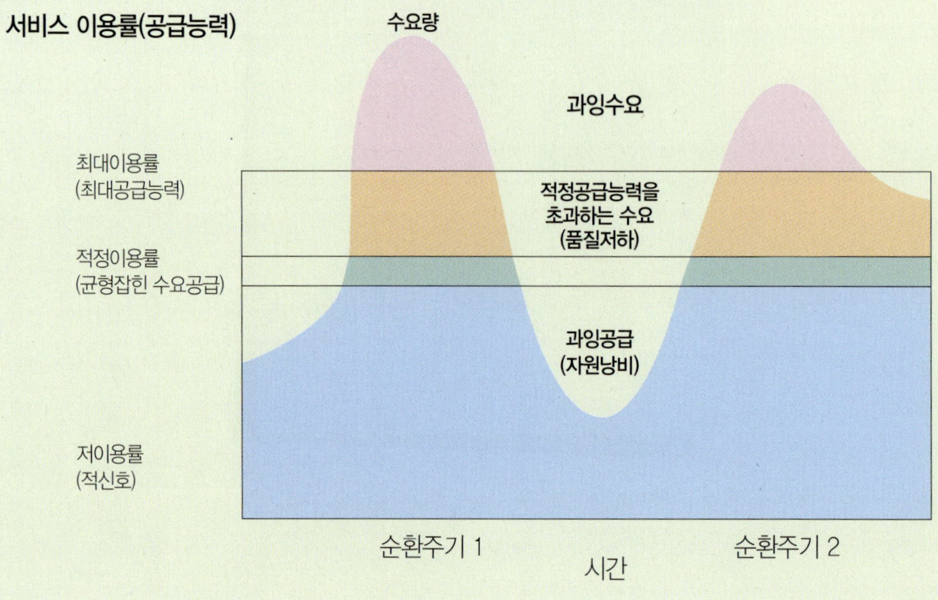

과 시설은 정해져 있는데 수요가 시간에 따라 변화함으로써 기업이 겪는 어려움에 대해 도표 14-1에서 설명하고 있다.

대부분의 경우 서비스 능력(service capacity)은 정해져 있다. 서비스에 소요되는 인력과 시설은 단기간에 변경될 수 있는 것이 아니다. 따라서 서비스 제공능력, 즉 공급(supply)은 도표에서처럼 시간의 경과에 따라 긴 수평선으로 표시된다. 이에 비해 소비자들의 서비스에 대한 수요(demand)는 매우 가변적이다. 특히 수요의 계절성이 뚜렷한 관광 관련 서비스(예 : 항공사, 호텔, 리조트 등)의 경우, 수요곡선은 시간의 경과에 따라 도표에서처럼 커다란 물결모양을 그리며 나아가는 것을 볼 수 있다. 성수기에는 과잉수요, 비수기에는 과잉공급현상이 발생하는 것이다. 이때 공급곡선과 수요곡선 간의 차이(gap)가 문제가 된다. 여기서 수요공급 간의 관계로 발생할 수 있는 네 가지 상황을 보면 다음과 같다. 내용다지기 14-1

1) 과잉수요(excess demand)

수요가 최대공급능력을 초과하면 과잉수요가 된다. 우리가 관광성수기 때 항공사나 호텔 등에서 흔히 볼 수 있는 상황이다. 이러한 상황에서는 소비자들이 그 서비스를 받기 위해 찾아와도 모든 소비자들의 욕구를 만족시켜 줄 수 없다. 서비스 기업의 공급능력은 한정적이기 때문이다. 따라서 일부 고객들이 서비스를 구매하지 못하고 돌아가는 사태가 발생한다. 또한 병원이나 은행에서 서비스를 받기 위해 장시간 대기한다면 다른 병원이나 다른 은행으로 발길을 옮길 것이다. 따라서 수요가 공급의 가용능력(available capacity)을 초과하면 사업(비즈니스)의 기회를 상실하는 것이다.

2) 수요가 적정공급량을 초과

수요가 가용시설에 최대한 수용되게 되면 서비스 공급자의 입장에서는 일시적으로 매출증대에 효과는 있을 수 있으나 고객의 서비스 대기시간이 길어지고 인적자원의 부족에 따라 양질의 서비스를 할 수 없게 된다. 결과적으로는 고객의 불만족으로 이어지고 재이용률이 저하된다는 점에서 부정적 영향이 크다고 할 수 있다. 예를 들어 고급미용실에 좌석이 8석이 있다면 고용주의 입장에서는 미용사를 8명을 고용할 수 없을 것이

내용다지기 14-1

지역내 의료이용, 서울 93% vs 경북 23%…사망비 최대 2.5배

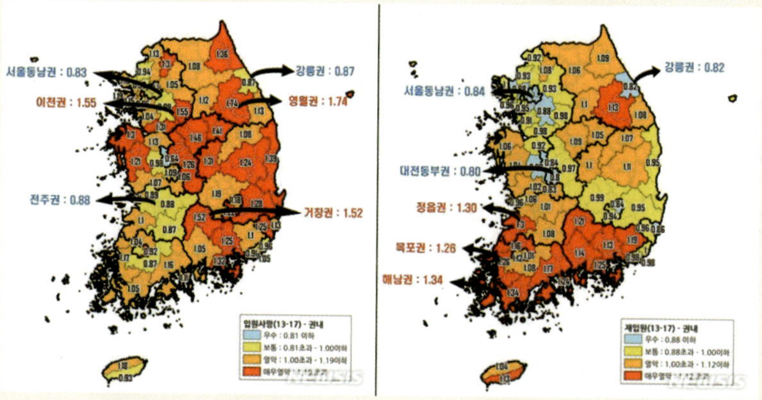

서울시민은 10명 중 9명 이상이 지역 내에서 중증질환 진료를 받지만 경북도민은 그 비율이 23%에 불과한 것으로 나타났다. 도심과 지역 간 의료접근성 격차로 입원 · 응급 · 심뇌혈관질환 사망비율이 최대 2.1~2.5배 차이가 나는가 하면 대도시 안에서도 의료기관 간 협력이 이뤄지지 않았다. 보건복지부(복지부)에 따르면 2017년 기준 지역 내에서 중증질환 입원진료를 받는 비율이 서울은 93%였지만 경북은 23%에 불과했다. 수도권 · 대도시가 아닌 지역은 양질의 의료서비스에 대한 접근성이 낮아 진료를 위해 다른 지역으로 이동하고 있다는 얘기다. 생명과 직결되지만 수익성이 낮은 응급 · 외상 · 심뇌혈관 등 중증의료나 산모 · 신생아 · 어린이 의료 등 필수의료 공급 부족으로 사망률에서도 지역 간 격차가 발생하고 있다.인구 10만명당 치료가능한 사망률은 2017년 서울은 40.4명이었지만 충북은 53.6명으로 1.3배 높았다. 의료적 지식과 기술을 고려할 때 적절한 의료서비스를 통해 피할 수 있는 사망을 막지 못했다는 의미다. 분야별로 입원환자 사망비는 충북이 서울에 비해 1.4배, 뇌혈관질환 환자 사망비는 충북이 부산에 비해 1.5배 높았고 응급환자 사망비는 대구가 서울에 비해 1.2배 높았다. 전국을 70개 지역(중진료권)으로 구분하면 입원 · 응급 · 뇌혈관질환 사망비 차이는 최대 2.1~2.5배로 벌어진다. 초기 진료뿐만 아니라 환자 관리 측면에서도 지역 격차가 존재하는 상황이다. 환자가 퇴원 이후 재입원하는 비율은 전남이 대전에 비해 1.5배 높고 70개 지역 간에는 최대 1.7배 차이가 발생했다.300병상 이상 종합병원과 응급의료센터가 없는 기초자치단체(시군구)가 140여개에 달하고 인구 1000명당 활동 의사 수는 경북(1.3명)이 서울(2.9명)의 절반 이하 수준이다. 의사 한명이 진료하는 주민 수도 서울은 352명이지만 경북은 2배가 넘는 769명이나 된다. 의료자원을 일부 갖춘 중소도시에선 필수의료 공급 부족 현상이 발생한다. 예를 들어 구미권에는 뇌혈관 인증병원이 한 곳도 없다. 그 결과 뇌혈관사망비가 1.28로 적정(1.0) 수준을 뛰어 넘었다. 대도시 안에서도 의료 격차는 발생한다. 대구동북권은 입원사망비가 1.18, 응급사망비가 1.16을 기록했는데 이는 필수의료 관련 자원은 많으나 의료자원 간 효과적인 협력체계 및 질 관리 미흡하기 때문으로 복지부는 분석했다. 복지부는 "필수의료 분야는 지역보건의료기관 간 협력이 필수적임에도 서비스가 분절적으로 제공되고 시 · 군 · 구 중심의 보건의료정책 수립으로 지역을 넘어선 의료수요 관리와 적기(골든타임) 대응이 원활히 이뤄지지 못하고 있다"고 설명했다.

다. 5명만 고용했는데 일시적으로 고객이 8석을 모두 채우게 되면 충분히 고객의 머리를 손질해 줄 수 없을 것이고, 고객은 마치 시장터에서 머리를 하는 것처럼 느껴질 것이다. 특히 고소득자이고 사회적 지위가 높으며 단골고객일수록 서비스 대기시간이 길면 이탈할 가능성이 많다. 따라서 이들에게는 특별한 관심과 전략적 서비스를 통하여 서비스 수용시설의 복잡성을 타개할 필요가 있다.

3) 수요와 공급이 적정선에서 균형

이러한 상황이 가장 이상적이다. 수요와 공급이 적절히 균형을 이루게 되면 서비스 공급자는 양질의 서비스를 제공할 수 있을 뿐만 아니라 고객의 입장에서 최적의 서비스를 받을 수 있을 것이다. 따라서 서비스 마케터는 수요와 공급의 균형에 의하여 최적가용능력을 유지하기 위한 노력이 요구된다. 최적가용능력이란 고객에게 최적의 서비스를 제공할 수 있는 수용능력으로서 인적, 물리적, 기술적 서비스가 충분히 고객에게 전달될 수 있는 수준을 말한다.

4) 과잉공급(excess capacity)

서비스 조직은 과다하게 공급시설이 사용되지 못하면 유지관리비와 인건비 등을 감당하지 못하여 경영악화를 초래할 수 있다. 설령 경영을 유지하더라도 고객의 입장에서는 부담 없이 이용할 수 있고 신속한 서비스를 받을 수 있지만, 서비스 수준에 대한 이미지는 큰 타격을 입을 수 있다. 예를 들어 레스토랑의 좌석이 100석인데 가장 바쁜 식사 시간대에 수요가 항상 10명 정도의 수준이면 텅 빈 좌석을 바라보는 고객은 여유보다는 왜 손님이 없는지 걱정하면서 음식의 맛과 서비스에 의심을 품게 된다.

모든 기업이 공급 및 수요관리에서 같은 문제점을 안고 있는 것은 아니다. 문제의 심

도표 14-2

공급제한의 정도와 수요변동

공급제한의 정도	시간에 따른 수요변동의 정도	
	크다	작다
정점수요가 대체로 무리 없이 충족될 수 있다	1 (전기, 천연가스, 경찰과 소방, 인터넷 서비스)	2 (보험서비스, 법률서비스, 은행, 세탁업)
정점수요가 대체로 공급능력을 초과한다	3 (회계와 세무, 승객운송, 호텔, 레스토랑, 병원응급실)	4 (셀2에 속한 서비스이면서 공급능력이 불충분한 경우)

각성은 '시간에 따른 수요변동의 정도'와 '공급의 제한정도'에 달려 있다(도표 14-2). 예컨대 병원, 운송업, 레스토랑 등은 수요변동의 정도가 큰 서비스 산업인 반면, 보험업, 세탁소, 은행 등은 수요변동의 정도가 적은 편이다. 그리고 어떤 업은 최고수요 수준에 최대공급 능력을 맞추어 설계되어 있는 반면(전기, 천연가스, 인터넷 서비스 등), 최고수요가 대체로 최대 공급능력을 초과하도록 설계된 서비스도 있다(병원응급실, 야구장과 가까운 음식점 등).

2. 의료서비스 공급

서비스 수요공급을 일치시키기 위해서는 우선 서비스 마케터 자신이 공급의 성격을 잘 파악할 필요가 있다.

1) 서비스 공급의 한계성

서비스 공급, 즉 수용능력은 한정되어 있다. 변화무쌍한 수요에 맞추어 나아가기 힘든 이유가 여기에 있다. 그런데 서비스 마케터는 그러한 공급의 한정성이 어디에서 발생하는 것인지를 이해하는 것이 중요하다.

도표 14-3

공급능력의 제약조건

제약조건의 본질	서비스 유형
시간	의료, 법률, 컨설팅, 회계
인력	건강클리닉, 법률회사, 회계사무소, 컨설팅 회사
장비	배달서비스, 전화, 네트워크서비스, 공공서비스, 헬스클럽
시설	병원, 호텔, 레스토랑, 공항, 학교, 극장, 교회

주 : 예에서 든 서비스는 사실상 모든 제약을 받을 수 있지만 각각의 제약조건과 가장 관련이 높은 예를 든 것임.

(1) 시간(time)

서비스의 한정된 공급은 여러 가지 요인에서 발생하는 것인데 우선 시간의 한정성을 들 수 있다. 의사, 변호사, 컨설턴트, 미용사, 배관수리공, 심리상담사 등은 기본적으로 자신의 시간을 판매한다. 그들은 그들에게 한정된 근무시간을 어떻게 잘 활용하는가에 따라 성공과 실패가 달려 있다. 수요가 넘쳐날 때에도 그들이 시간을 낼 수 없다면 그 수요는 수익으로 실현되지 않은 채 영원히 흘러가는 것이다.

(2) 인력(labor)

서비스 제공자의 경우 그들의 인력이 한정되어 있기 때문에 공급에 한계가 있다. 로펌(law firm)이라든지 대학과 같은 교육기관, 세무사 업체, 아파트 인테리어 업체 등에 속한 직원들은 소유한 공급역량을 최대로 가동하고 있기 때문에 수요를 충족시키지 못하는 현실에 직면하게 될지도 모른다. 그러나 대부분의 수요가 서비스 수요가 몰리는 시간에 발생하지 않아 초과수요가 항상 발생하는 것이 아니라면 서비스 제공자를 추가로 고용하는 것이 반드시 바람직한 해결책이라고 보기 어렵다.

(3) 장비(equipment)

어떤 서비스의 경우에는 장비에 의존하는데 이러한 장비로 생산할 수 있는 서비스의 양이 한정되어 있다. 항공사나 이삿짐센터, 택배회사 등은 비행기나 트럭과 같은 운송수단을 이용하는데 이러한 장비의 능력에는 한계가 있다.

(4) 시설(facility)

시설에 의존하는 서비스는 시설의 한계에 따라 공급이 한정되어 있다. 호텔이나 레스토랑, 병원입원실의 경우 좌석이나 테이블 혹은 병실수가 한정되어 있다. 이러한 경우에도 이미 설계되고 지어진 시설을 단기적으로 변경하기 힘들다.

2) 서비스의 적정 활용도와 최대 활용도

서비스의 적정 활용도와 최대 활용도의 차이를 이해하는 것도 중요하다. 서비스가 적정한 수준으로 활용되는 경우는 서비스 이용객들이 편안하고 쾌적한 분위기에서 기다리지 않고 좋은 서비스를 받을 수 있는 상황을 이야기 한다. 반면 서비스가 최대한의 수준으로 활용되는 경우는 서비스 이용객들이 돌아가지 않고 겨우 원하는 서비스를 받을 수 있는 상황을 말한다.

서비스가 어느 정도로 활용되었을 때 고객들에게 가장 바람직한가 하는 문제는 서비스의 유형에 따라 다르다. 예를 들어 대학교의 경우 한 분반에 100명이상이 되는 경우, 물론 교수가 대형 강의실에서 마이크를 이용하여 강의를 할 수 있지만 강의 만족도나 교육의 질은 떨어진다. 이 경우에는 서비스가 적정한 수준으로 이용되는 것이 바람직하다. 분위기를 중시하는 조용하고 품위 있는 레스토랑의 경우에도 마찬가지이다.

그런데 스포츠 이벤트(예 : 프로야구 관람)의 경우에는 오히려 관중석이 가득차고 많은 관객들이 같은 경기를 보면서 소리쳐 응원하고 응원가를 부르는 등의 행위가 그 경기의 관람객들의 만족도를 높일 수 있다.

서비스 공급이 장비나 시설에 의해 결정되는 경우, 서비스의 최대활용 수준은 금방 이해할 수 있다. 고객을 위한 좌석이나 공간이 다 차는 경우, 더 이상은 서비스가 제공되지 못하기 때문이다. 그런데 서비스 공급이 서비스 제공자의 시간이나 능력(인력)에 의해 결정되는 경우, 서비스의 최대활용 수준은 확정 짓기 어려운 경우가 많다. 사람의 능력은 기계나 시설의 그것보다 유동적이기 때문이다. 이렇게 능력의 한계가 애매모호할 경우 기업에서는 서비스 직원들에게 다소 무리가 가더라도 그 수요에 대응할 것을 요구한다. 우리가 가지고 있는 서비스 시간과 능력이 최대한 활용되는데도 계속 고객의 편의를 돌보아주어야 하는 경우 서비스 품질은 점차 떨어지게 되고 직원과 고객들의 불만은 쌓여갈 것이다. 이러한 상황이 지속되면 불만족한 고객들이 떠나게 되고 직원도 퇴사나 이직을 하게 된다. 이때 발생할 수 있는 막대한 비용을 생각할 때 서비스 마케터는 그들의 공급의 한계와 성격을 미리 파악하여 직원에 대해 과부하가 걸리지 않도록 신경을 써야 한다.

3. 의료서비스 수요

서비스 산업의 변동적인 수요를 관리하기 위해서는 수요패턴을 명확히 이해하는 것이 필요하다. 왜 수요패턴의 변동이 발생하는가, 그리고 특정시점에서 각 세분시장들의 수요의 차이점 등을 이해해야 한다. 또한 수요를 결정하는 원인과 예측 가능성에 대해서도 이해할 필요가 있다.

1) 수요패턴의 도표화

서비스 마케터는 단위시간 동안의 수요의 수준을 도표화할 필요가 있다. 수요패턴과 그 원인에 대한 중요한 질문에 대한 조사가 실행되어야 한다(도표 14-4).

도표 14-4

수요패턴에 대한 질문과 그 원인

① 수요가 예상주기대로 움직이는가? 만약 그렇다면, 수요주기의 기간은 다음과 같은가?
- 하루(시간에 따라 다름)
- 일주일(요일에 따라 다름)
- 한달(요일 혹은 주에 따라 다름)
- 1년(월, 계절에 따라 다르거나 공휴일 반영)
- 별도의 다른 기간

② 이러한 주기 변화의 원인은 무엇인가?
- 고용스케쥴
- 청구, 세금납부, 환급주기
- 급여일자
- 개학 및 방학
- 기후의 계절적 변화
- 공휴일 혹은 종교휴일의 발생
- 자연의 변화

③ 수요가 임의적으로 변화하는가? 만약 그렇다면, 이는 다음과 같은 원인으로 발생하는가?
- 날씨에 따른 일별 변화
- 건강에 대한 문제
- 사고, 화재, 범죄
- 자연재해(지진, 폭풍, 화산분출 등)

④ 특정 서비스에 대한 수요는 다음과 같은 요소를 반영하여 세분시장에 따라 구분될 수 있는가?
- 특정 목적이나 특정 고객에 의한 패턴의 활용
- 각 거래 순수익의 다양성

자료 : 김재욱 등 역(2014)

전산화된 고객정보시스템을 가지고 있는 조직의 경우 매우 정확하게 수요수준을 도표화할 수 있을 것이다. 그렇지 않은 조직은 수작업으로 수요패턴을 도표화할 필요가 있다. 일별(하루의 특정 시간, 즉 대중교통의 경우 통근시간), 주별(주중 특정 요일, 즉 주말의 경우 업무를 위한 이용보다는 레저를 위한 이용이 많음), 월별(연중 특정 계절, 즉 여름에는 여행객이 늘어남)로 수요수준을 추적하고, 만약 연도별(계절에 따른 수요변동)로 변동 폭이 큰 경우에는 적어도 전년도에 수집된 정보와 비교하여 도표화해야 한다.

2) 수요변동 요인

수요수준을 도표화했을 때 일별, 주별, 월별 또는 연도별로 예측가능한 주기가 존재하는지를 살펴볼 필요가 있다. 어떤 경우에 예측 가능한 패턴이 모든 주기별로 발생할 수 있는데, 예컨대 외식산업의 경우 월별, 주별, 일별, 시간별로 변하는 수요를 예측할 수 있다. 만약 예측 가능한 주기를 탐지할 수 있다면 그렇게 나타나게 한 원인을 파악해야 하며 대개는 하나 이상의 원인들을 파악할 수 있다.

가끔 수요패턴이 무작위(random)로 나타나 예측하기 어려운 경우가 있다. 그러나 이러한 경우라도 종종 그 원인을 파악할 수 있다. 예컨대 날씨의 변화는 여가, 쇼핑 혹은 유흥시설의 이용에 영향을 미칠 수 있다. 개인의 건강과 관련된 사건들 또한 예측할 수 없는데 돌발적인 사고, 심장마비, 출산 등 모두가 병원서비스를 갑자기 필요로 하여 수요의 수준을 미리 결정할 수 없는 것들이다. 또한 홍수, 화재 및 태풍과 같은 자연재해는 보험, 텔레커뮤니케이션 및 의료서비스에 대한 요구를 극적으로 증대시킬 수 있다.

3) 세분시장별 수요패턴

만약 어느 조직이 고객거래에 관해 상세한 기록을 가지고 있다면 세분시장별로 수요를 분석할 수 있다. 예를 들어 의료기관의 경우 예약 없이 방문하거나, '오늘 당장 진료를 원하는' 환자들이 월요일에 몰리는 경향이 있는데 이들 중 몇몇은 주중 다른 요일에 진료를 받아도 괜찮은 사람들이다. 따라서 예약 스케쥴을 월요일을 제외한 다른 날에 주로 잡은 후, 월요일은 당일의 예약과 예약 없이 방문하는 외래환자들을 받을 수 있도록 만들어 놓는다.

Ⅱ 공급능력과 수요를 일치시키는 전략

공급능력의 제약과 수요패턴을 이해하고 있는 조직은 수요와 공급을 일치시키는 전략을 개발하기 용이하다. 일치시키는 접근법에는 두 가지가 있다. 첫째 수요변동을 완만히 하여 수요를 기존 공급능력에 맞추는 방식이다. 이 접근은 수요곡선의 정점과 저점을 바꾸어(도표 14-1) 가능한 수평적 공급능력에 일치시키는 것이다. 두 번째 방법은 공급능력을 수요변동에 맞추는 것이다. 이는 도표 14-1의 수평적인 공급능력을 수요곡선의 높낮이에 맞추는 것이다.

1. 수요를 공급능력에 맞추기

이는 수요가 공급능력을 초과하는 기간 동안 고객이 수요가 낮은 기간을 이용하도록 유도함으로써 균형을 이루게 하는 전략이다. 우선 성수기의 초과수요가 비수기로 옮겨갈 수 있도록 할 수 있다. 물론 이것이 모든 고객들에 대해 가능한 것은 아니다. 예를 들어 항공기 여객들 중에서 관광을 위해 개인적으로 여행하는 사람들에 있어서는 일정변경이 비교적 수월하겠지만 공무로 여행을 하는 경우 일정변경이 어려울 수 있다. 기업

도표 14-5

수요를 공급능력에 맞추는 전략

너무 많은 수요 ⟷ 수요이동 ⟷ 너무 적은 수요

성수기의 수요를 감소시켜라
- 바쁜 날과 시간을 알려줌
- 서비스 제공장소와 시간을 조정함
- 성수기가 아닌 시간 동안 사용하는 고객에게 인센티브 제공
- 단골고객이나 서비스를 시급히 받아야 하는 고객을 배려한 우선순위 선정
- 할인없이 정상요금 징수

공급능력에 맞추어 수요를 증가시켜라
- 성수기를 알려주고 비수기 사용의 편익을 고객에게 교육
- 시설사용방법을 다양화함
- 서비스제공물을 다양화함
- 가격차별화

입장에서는 보다 나은 서비스를 제공하기 위해 이렇게 일정변경이 가능한 사람들에 대해서는 손님이 많을 때 보다는 비교적 적을 때 서비스를 이용할 수 있도록 할 수 있다. 또한 수요량이 너무 적을 경우, 수요를 진작시켜 공급량에 맞추어 나아갈 수 있다. 비수기에 가격을 낮추어 준다든지 고객들에게 무엇인가 혜택을 주어 수요를 끌어올릴 수 있다(도표 14-5).

1) 성수기의 수요를 감소시켜라(성수기 수요감소 전략).

서비스제공자의 공급능력에 수요를 맞추는 전략적 접근으로 고객수요가 가장 정점에 있을 때 수요를 감소시키는 것에 초점을 두는 것이다.

(1) 고객과의 의사소통

서비스 기업은 성수기와 비수기를 알려주고, 성수기에 있을 수 있는 고객과밀 현상이나 서비스 지연 등의 문제점들을 공지할 수 있다. 예를 들어 은행이나 우체국에서는 하루 중에 제일 바쁜 시간대, 일주일 중 가장 바쁜 요일 등을 공지할 수 있다. 소비자들은 그러한 공지를 보고 가능한 바쁜 시간대를 피해서 서비스를 이용할 수 있다. 전화로 서비스를 요청하는 고객에 대해서는 자동응답시스템으로 어느 정도를 기다려야 상담원과의 연결이 가능한지, 언제 전화를 해야 지연 없이 서비스를 받을 수 있는지 등을 알려줄 수 있다. 고객들은 이를 통해 성수기 서비스 수요를 비교적 한산한 시간대로 옮겨갈 수 있다.

(2) 서비스 제공시간과 장소의 조정

일 년 중 성수기나 하루 중 고객들이 몰리는 러시아워에 수요량을 적절한 수준으로 관리하기 위해서 서비스 영업시간이나 장소를 조정할 수 있다. 은행의 경우 오전 늦게 오픈하여 오후 일찍 문을 닫는다면 영업시간에 고객들로 붐비는 과밀현상을 피할 길이 없다. 이 경우 좀 더 일찍 영업을 시작해서 오후 늦게까지 하고, 주말에도 영업을 한다면 수요가 분산되어 고객들이 좀 더 여유로운 분위기에서 서비스를 제공받을 수 있다. 기본적으로 영업시간을 기업이 그들의 편의에 의해 일방적으로 결정하는 것보다 고객의 편의와 수요수준을 위해서 고객중심적으로 정해야 한다. 서비스 장소를 분산시키는 것도 수요를 분산시키는데 도움이 된다. 미국의 경우 슈퍼마켓이나 할인점에 은행지점을 두고 고객들의 간단한 업무를 돕고 있다. ATM이나 온라인 뱅킹 등도 수요를 분산시키는데 도움이 된다.

(3) 비수기 이용 시 인센티브 제공

비수기에 서비스를 이용하는 사람들에게 여러 가지 인센티브를 제공한다면 성수기 수요를 비수기 쪽으로 분산시키는데 도움이 된다. 수영장, 골프장, 스키장 등 리조트 시설에 대한 수요는 계절의 영향을 많이 받는다. 여름에 즐기는 시설에 대해 봄과 가을에 이용하는 고객들에게 할인혜택을 준다든지 그 반대의 시즌에 즐기는 스포츠에 대해서도 비수기에 인센티브를 제공하면 수요를 분산시키는데 도움이 될 것이다. 예를 들어 스키장에서 비교적 사람들이 뜸한 시기에 리프트 티켓이나 스키렌털 할인권을 나누어 준다면 고객들을 끄는 것이 수월해질 것이다.

(4) 고객우선순위 관리

성수기의 넘쳐나는 수요를 관리하기 위해 고객들에 대해 우선순위에 따라 서비스를 제공하는 것도 좋은 방법이다. 예를 들어 서비스 마케터는 예약 없이 찾아오는 손님보다는 예약을 하고 찾아오는 고객을 먼저 돌보아 준다든지, 유동고객보다는 충성고객에 더 우선권을 준다든지, 서비스 필요도가 높은 고객을 우선 접수해 주는 등 서비스 차등화를 할 수 있다. 따라서 서비스에 대한 필요성이 비교적 덜한 고객이나 일반 유동고객들은 바쁜 시기를 피해 서비스를 찾도록 하는 것이다. 내용다지기 14-2

(5) 성수기 가격전액 부과

성수기 수요를 비수기로 끌어내리기 위해 비수기에 고객들에게 인센티브를 주는 방법도 있지만, 동시에 성수기 고객들에게는 할인혜택을 주지 않고 가격전액을 받는 것도 좋은 방법이다. 즉 성수기에 일종의 디마케팅(demarketing)을 하는 것이다. 예를 들어 연말연시나 추석 등의 성수기에 항공사에서는 보너스 마일리지 할인혜택을 쓸 수 없게 하고, 가격전액을 지불하는 고객들에게 항공권에 대한 우선권을 줄 수 있다. 고객들은 성수기에 항공서비스를 이용하는 것이 비교적 비싸다는 사실을 알기 때문에 그들의 여행일정을 조정하게 된다.

내용다지기 14-2

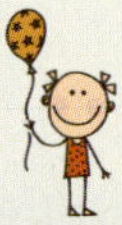

서울성모병원, '검진센터' 만족도 1위

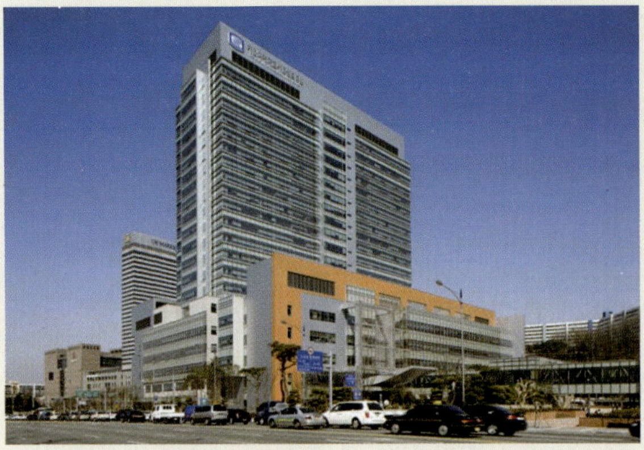

가톨릭대학교 서울성모병원 평생건강증진센터가 최근 산업통상자원부 산하 한국표준협회가 주관하는 '2019 한국웰빙환경만족지수'에서 건강검진센터 부문 1위에 선정됐다. 한국웰빙환경만족지수는 16년째 운영되고 있는 지표로, 상품과 서비스에 대한 소비자의 웰빙 만족도를 보여주고 있다. 건강성, 환경성, 안정성, 충족성, 사회성 총 5개 항목에 대해 26개 서비스를 포함한 97개 상품군과 322개 브랜드를 선정, 6만4400여명 소비자들의 만족도를 업종별로 평가한다. 병원 관계자는 "웰빙시대에 필수라 할 수 있는 건강검진 부문에 1위에 선정된 것은 센터가 소비자들에게 가장 만족할 수 있는 서비스를 제공하고 있음이 확인된 것"라고 의미를 부여했다. 평생건강증진센터는 1980년 국내 최초 건강검진 전문센터로 오픈한 이래 지난 39년간 건강증진과 예방의학 발전의 선봉에서 활발한 활동을 펼쳐왔다. 특히 고객 개개인에게 특화된 맞춤형 건강검진 서비스와 가족의 라이프 스타일을 고려한 가족단위 평생건강관리서비스를 제공 중이다. 김영균 평생건강증진센터장은 "앞으로도 대한민국 건강검진센터의 원조라는 명성에 걸맞도록 한국 대표 건강검진센터가 되도록 최선을 다하겠다"고 말했다.

2) 공급능력에 맞추어 수요를 증가시켜라(비수기 수요진작 전략).

서비스 제공자의 공급능력에 수요를 맞추는 또 하나의 접근은 최대활용 능력보다 적은 수준에서 서비스가 운영될 경우 서비스 수요의 증가에 초점을 두는 전략이다.

(1) 고객교육

기업이 수요가 증가하는 예상시간을 잘 파악하고 있다 할지라도 고객은 그러한 시간을 잘 알지 못할 수 있는데 광고나 판매문구를 이용하여 수요가 몰리지 않는 시기를 고객에게 알릴 수 있다. 전력회사의 경우 전기수요가 낮은 시간을 고객에게 알려주어 세탁기나 전기를 많이 필요로 하는 기계의 사용을 유도한다. 판매촉진 캠페인을 이용하여 성수기구매 또는 비수기구매에 따라 고객에게 다른 서비스 편익이 제공됨을 전달할 수 있다. 예컨대 에어콘 회사의 경우 기온이 높아지기 전인 이른 봄에 예방정비서비스를 받도록 권유한다. 그렇게 함으로써 기업은 서비스 직원들이 빨리빨리 대응 할 수 있고 고객들에게는 너무 늦기 전에 서비스를 제공받도록 하여 고객불안을 불식시키도록 한다.

(2) 시설사용 방법의 다양화

서비스 시설의 사용 방법을 변화시켜 수요를 창출하는 방법은 1년 중 계절에 따라, 주중 요일에 따라, 하루 중 시간에 따라 서비스 제공물의 성격을 달리하는 것이다. 예컨대 캐나다의 벤쿠버에 있는 스키리조트인 휘슬러 마운틴(Whistler Mountain)은 스키가 불가능한 여름 기간에 산악자전거를 타는 사람에게 슬로프를 대여하거나 간부수련회 및 연수프로그램을 위해 시설을 제공한다. LA에 있는 한 병원은 영화나 TV쇼에서 실감나는 병원배경이 필요한 제작사들에게 병원의 시설을 대여해 준다. 이러한 사례들은 어떻게 하면 기존시설의 사용을 수요가 낮은 시간에 활용할 수 있는가에 대한 유용한 예이다.

(3) 서비스 제공물의 다양화

서비스 시설사용 방법의 다양화와 유사한 방법으로서 서비스 제공물의 다양화 전략을 들 수 있다. 이는 같은 서비스를 다른 용도, 다른 시장에 제공하고자 하는 것이다. 회계사들은 세금보고 시기가 지나면 비교적 시간여유가 생기는데, 이때 세금이나 경영에 대한 자문활동을 할 수 있다. 한 장소에서 한 가지 음식으로 히트한 음식점이 여러 지역과 장소로 사업을 확장시켜 나아가고, 배달서비스도 제공하며, 이동식 식당도 오픈한다면 잠재수요를 끌어올리는데 큰 도움이 될 것이다.

(4) 가격차별화

비수기 수요진작을 위해 흔히 사용하는 방법은 서비스 가격할인이다. 가격이 떨어지면 수요가 상승한다는 것은 경제논리에 근거한 것이다. 그러나 이 전략이 효과적이려면 수요의 가격탄력성에 대한 명확한 이해가 있어야 한다. 예를 들어 공무나 비즈니스 출장 여행자들은 즐기기 위해 여행하는 가족단위 여행자들보다 가격에 덜 민감하다. 또한 일반 대중시장의 경우 수요의 가격탄력도가 높지만, 소득수준이 높은 부자고객들은 가격탄력도가 비교적 낮다. 가격할인 전략은 가격탄력도가 높은 시장에서는 빛을 발할 수 있으나 그렇지 않은 시장에서는 큰 효과를 보지 못할 수도 있다.

그런데 수요진작을 위해 가격할인이 능사는 아니다. 가격할인은 여러 가지 부작용을 동반할 수 있다. 가격할인을 자주 하게 되면 경쟁사와의 가격경쟁에 휘말리게 되어, 나

중에는 원가이하로 서비스를 해야 하는 과당경쟁, 출혈경쟁에 치달을 수도 있다. 또한 원래 의도와는 달리 소비자들에게 저가 · 저품질의 이미지를 심어주게 되어 우리가 장기적으로 성취하고자 하는 품위 있고 품질 좋은 서비스 이미지와 멀어지게 된다. 그리고 저가에 일단 익숙해진 고객들은 비수기가 아닌 다른 시기에도 저가를 기대하기 때문에 나중에 가격을 올렸을 때 그 서비스를 다시 찾지 않을 수도 있다. 결국 까다로운 소비자들을 양산하게 되어 스스로 무덤을 파는 꼴이 된다.

2. 공급능력을 수요에 맞추기

수요와 공급을 맞추는 두 번째 접근법은 공급능력(capacity)을 조절하는 것이다. 즉 성수기에는 서비스의 기본적인 자원(시간, 종업원, 장비, 시설)을 확충시켜 늘어난 수요에 부응해야 하고, 비수기에는 이를 잘 조정해서 자원의 낭비를 극소화해 나아가야 한다(도표 14-6).

도표 14-6

공급능력을 수요에 맞추는 전략

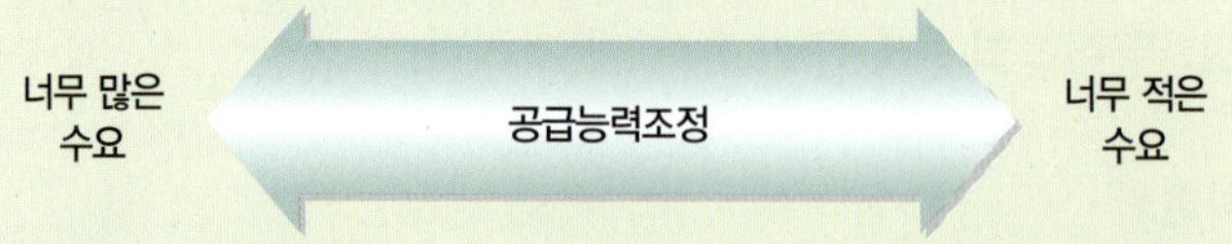

일시적으로 공급능력을 확장하라
- 인력, 시설, 장비의 확장
- 파트타임 직원의 활용
- 다양한 직무를 훈련시킴
- 아웃소싱
- 시설이나 장비를 임차하거나 공유

공급능력을 조정하라
- 수요가 적은 기간에 가동중지
- 유지관리 및 개보수
- 휴가제공 또는 직원들을 전략적으로 교육시킴
- 시설과 장비를 조정하거나 이동시킴

1) 일시적으로 공급능력을 확장하라(성수기 공급증대 전략)

서비스 공급능력을 일시적으로 수요에 맞도록 확장할 수 있다. 이는 새로운 자원을 추가하는 것이 아니라 인력, 시설 및 장비를 수요에 맞추어 더 열심히 더 오래 작동하도록 하는 것이다.

(1) 일시적인 인력, 시설 그리고 장비의 확장

성수기에는 기본적으로 서비스 자원을 확충시켜 나아간다. 첫째, 한시적으로 영업시간(time)을 늘릴 수 있다. 개인병원은 겨울철 독감시즌에 진료시간을 늘려서 연장근무를 할 수 있고, 유통업체는 연말연시에 영업시간을 늘려서 소비자들의 늘어난 쇼핑수요에 맞추어 나아갈 수 있다. 둘째, 서비스 직원(labor)이 초과시간 근무를 함으로써 넘쳐나는 성수기 수요에 부응할 수 있다. 관광서비스, 금융서비스, 자문 서비스 등에 종사하는 서비스 요원들은 수요가 많을 때 연장근무를 할 수 있다. 셋째, 성수기에 컴퓨터장비, 통신장비, 교통장비, 유지보수장비 등 서비스 장비(equipment)를 한시적으로 확충시킬 수 있다. 넷째, 서비스 설비(facilities)를 확충시킬 수 있다. 영화관, 음식점, 회의실, 강의실 등은 사람이 많을 때 테이블과 의자를 더 놓음으로써 넘치는 수요에 부응해 나아갈 수 있다. 그런데 이러한 전략들은 장기적으로 이용되면 점차 서비스의 질이 떨어지게 되기 때문에 한시적으로 운용되어야 한다.

(2) 파트타임 종업원 활용

수요가 갑자기 늘면 파트타임 종업원들을 기용하여 한시적으로 운용할 수 있다. 관광지, 음식점, 유통업체, 우체국 등에서 성수기에 파트타임 종업원을 기용한다. 정규직원과 교대근무도 가능하다. 그런데 파트타임 종업원들도 기본적인 훈련을 받은 후 투입되어야 한다. 그렇지 않으면 서비스 품질을 저하시킬 수 있다.

(3) 직원에게 다양한 작업을 훈련시킴

만약 직원이 다양한 분야에 걸쳐 훈련이 되어 있다면(cross-training, 교차훈련, 다능화 교육) 순환근무가 가능하기 때문에 필요로 하는 곳에 유연하게 인력을 배치할 수 있다. 이를 통해 한편에서 과도한 업무에 시달리는 동안 또 다른 곳에서는 직원들이 제대로 활용되지 못하는 것을 피할 수 있어 전체 시스템의 효율성을 높일 수 있다. 많은 항공사에서는 직원들을 교차 훈련시켜서 수요량에 맞게 발권, 게이트 카운터, 수하물 서비스 파트 등에 순환근무를 하도록 한다. 패스트푸드점 직원들도 주문을 받는 일과 음식을 준비하는 일 등에 교차배치하고, 슈퍼마켓 직원들도 계산대, 재고정리, 포장 등의 일을 할 수 있다.

(4) 아웃소싱

기업은 그들이 감당할 수 없는 일시적인 수요의 정점이 있음을 알게 되면 전체서비스에 대하여 아웃소싱(outsourcing)을 선택하는 것이 현명한 방법이다. 실제로 많은 기업들이 성수기에 그들의 본질적인 영역과는 거리가 있으나 꼭 필요한 전문서비스(예 : 병원의 경우 장례식장, 식당, 주차장, 접수 및 수납 등)를 아웃소싱하여 활용한다. 미국의 아리조나주의 병원들은 종종 겨울에 아리조나주를 방문하는 관광객과 독감시즌에 밀어닥칠 업무에 대비하여 보건인력 알선업체에 등록된 간호사를 3개월 정도 일시적으로 고용하기도 한다. 이러한 기업들은 추가적인 고용이나 훈련을 시도하기 보다는 일시적인 해결방안(때로는 장기적)으로 이러한 기능을 수행하는 특정 아웃소싱 기업을 찾는다.

(5) 시설 및 장비의 임차 및 공유

어떤 조직에서는 수요가 절정에 이른 기간 동안에 추가적인 장비 및 시설을 임차(rent)하는 것이 가장 바람직하다. 서비스기업이 최대수요 수준을 충족시킬 수 있을 정도로 가용능력을 갖추게 되면 최대수요 이외의 수요수준에서는 과잉설비로 인한 비용을 부담하여야 한다. 이러한 문제를 해결하기 위하여 서비스 기업은 다른 기업에게 시설과 장비를 임대하여 임대수익을 올림으로써 수익성을 개선할 수 있다. 이와는 반대로 현재의 가용능력이 부족한 경우에는 다른 기업의 시설과 장비를 임차하여 수요에 적절히 적응할 수 있다.

2) 공급능력을 조정하라(비수기 공급조정 전략).

서비스 자원을 창조적으로 재조정함으로써 수요곡선을 따라갈 수 있다. 즉 인력, 시설 및 장비 등의 믹스를 조절하고 이를 창조적으로 이용함으로써 수요패턴에 공급능력을 맞출 수 있다.

(1) 수요가 적은 기간에 가동중지

만약 성수기에 인력, 설비 및 시설 등을 최대공급 능력에 맞추어 사용하였다면, 비수기에 일부 자원의 가동을 중지하는 것은 불가피하다. 예컨대 온라인 뱅킹서비스의 경우 서비스제공 중지로 인한 불편을 최소화하기 위해 일요일 새벽에 소프트웨어를 업그레이드 하는 일정을 계획한다.

(2) 유지관리 및 개보수

비수기에는 고객 수는 적어지지만 기업이 운영하고 있는 서비스 시설이나 장비 등을 유지 · 보수할 수 있는 좋은 시간과 기회를 제공해준다. 특히 시설이나 장비에 의존하는 서비스의 경우에는 더욱 그러하다. 관광지의 리조트 시설, 놀이공원의 각종 놀이 기구 등은 비수기에 보수되어야 한다. 이렇게 시설과 장비가 업데이트되고 보수되면 성수기에 최대한의 능력을 발휘할 수 있다. 대학교의 경우도 학생들의 방학기간 동안 강의실의 대청소, 페인트칠이나 주차장의 선긋는 작업 등을 시행한다.

(3) 휴가를 제공하거나 전략적으로 직원교육을 시행

비수기에 서비스 설비와 장비를 다시 갖추어 놓듯이 가장 중요한 사람들로 재충전, 재정비를 해야 한다. 종업원들에 대한 업무훈련, 재교육 등도 중요하고 그들에게 휴가를 줌으로써 공급량을 조정하고 그들이 정신적으로, 육체적으로 재충전되어 성수기에 최고의 능력을 발휘할 수 있도록 하는 것도 중요하다.

(4) 시설과 장비를 조정하거나 이동

서비스 시설이나 장비를 처음부터 성수기나 비수기에 맞추어 조정가능하게 구축할 수 있다. 예를 들어 보잉 777항공기는 좌석구조가 매우 유동적으로 만들어져 있어서 그때그때 승객의 수에 따라 몇 시간 안에 한 클래스에서 세 클래스(즉, 퍼스트 클래스, 비즈니스 클래스, 이코노미 클래스)로까지의 변경이 가능하다. 따라서 이 비행기는 수요에 맞게 공급을 바로 조정할 수 있다. 항공사에서 비행일정을 만들 때에도 수요량에 맞게 유동적으로 조절할 수 있다.

마찬가지로 호텔에서도 객실의 구조를 변경 가능하게 만들어 성수기에는 룸 사이의 문을 닫아 한 룸을 두 개로 운영하다가 비수기에는 그 문을 터서 하나의 큰 스위트룸으로 활용하도록 할 수 있다.

3. 대기행렬 관리 전략

서비스 과정 중 기다리는 것을 좋아하는 사람은 아무도 없으며 기다림 자체가 따분하고 지루한 행위이므로 가끔은 신체적으로도 불편함을 동반하게 된다. 특히 기다리면서 앉을 장소가 없거나 야외에서 기다리는 경우에는 더욱 더 지루함을 느끼게 된다. 미국의 한 연구를 보면 진료실(27%), 차량등록 및 면허증 발급기관(26%), 동네슈퍼(18%), 공항(14%)에서 대기행렬을 경험하였다고 밝히고 있다. 대기시간이 10여분 정도가 되면 미국인의 1/3정도가 해당 서비스에 실망감을 느끼게 되며 남자가 여자보다는 이러한 경향이 더 심한 것으로 밝히고 있다. 이러한 대기라인은 서비스 운영체계의 연구에서 대기행렬(queues)이라고 부르는데 서비스 시설에서 운영시스템의 능력을 초과하는 경우의 고객들을 맞이하면서 발생하게 된다.

현재 많은 의료기관의 웹사이트 상에서 사람들이 직접 정보를 획득하거나 예약을 함으로써 서비스 시설을 직접 방문하거나 전화를 하지 않아도 되도록 변화되었다. 그러나 환자가 예약을 한 경우라도 어떤 고객은 그들에게 할당된 시간보다 더 오랫동안 진료를 받기 때문에 종종 기다리게 된다. 서비스 현장에서 직원을 증원시키는 등의 공급능력 확대는 대기시간을 단축시킬 수 있는 방법 중의 하나가 될 수는 있지만 항상 최적의 방안이라고 단언할 수는 없다. 직원증원으로 대기시간 단축을 통한 고객만족은 반드시 비용절감 측면을 고려해서 결정되어야 한다. 병원과 같은 경우에는 관리자들은 다양한 대기시간 단축방안을 고려해야 하는데 다음과 같은 방안들이 요구된다.

1) 운영시스템을 바꾸어라

만약 고객이 거의 언제나 기다려야 한다면 비효율성이 존재한다고 할 수 있으며 이를 제거하기 위해 운영프로세스를 분석하는 것이 필요하다. 메리어트(Marriott)호텔은 운영상의 개선, 즉 신속한 체크인을 하게 함으로써 손님이 이전에 경험한 기다림을 없앴다. 신용카드로 예약한 손님들은 호텔 프론트 데스크에서 줄을 서서 기다리지 않게 한 것이다. 이들을 대신해서 '고객서비스 요원'이 체크인하고, 키를 받아들고 로비에 있는 사무대에서 서류처리를 하고 그리고 나서 곧장 객실로 안내한다. 이렇게 하여 손님이 호텔 밖의 하차지점에서 객실까지 가는데 3분이 채 걸리지 않도록 하였다.

줄을 세우는 것이 불가피할 경우 조직은 어떤 종류의 대기시스템을 사용할 것인가를 결정해야 한다. 대기모양은 대기열의 수, 그 위치, 대기열의 공간적 필요, 그리고 이들이 고객행동에 미치는 영향을 말한다. 도표 14-7에서 보는 바와 같이 몇몇 가능성이 존재한다.

첫째는 다중대기열(multiple queue)이다. 서비스 창구를 여러 개 오픈해 놓음으로써 고객의 대기시간을 줄일 수 있다. 이 경우 고객이 서비스 장소에 도착하여 본인의 판단에 의해 가장 짧은 줄에 대기한다. 물론 다른 줄이 더 빨리 줄어들면 그쪽으로의 이동이 가능하다.

둘째는 단일대기열(single queue)이다. 대기고객이 순서에 따라 준비된 창구로 이동하여 서비스를 구매하는 것이다. 먼저 온 고객이 먼저 서비스를 받을 수 있기 때문에 공평성이 보장되고, 고객들의 평균대기 시간을 줄일 수 있는 장점이 있다. 반면 서비스 제공자를 고객이 선택할 수 없다는 단점은 있다.

셋째는 번호표부여(take-a-number)이다. 이 경우 먼저 온 고객이 빠른 번호표를 들고 기다리는 것이다. 이 방법의 최대 장점은 고객이 번호표만 있으면 대기시간의 길이

도표 14-7

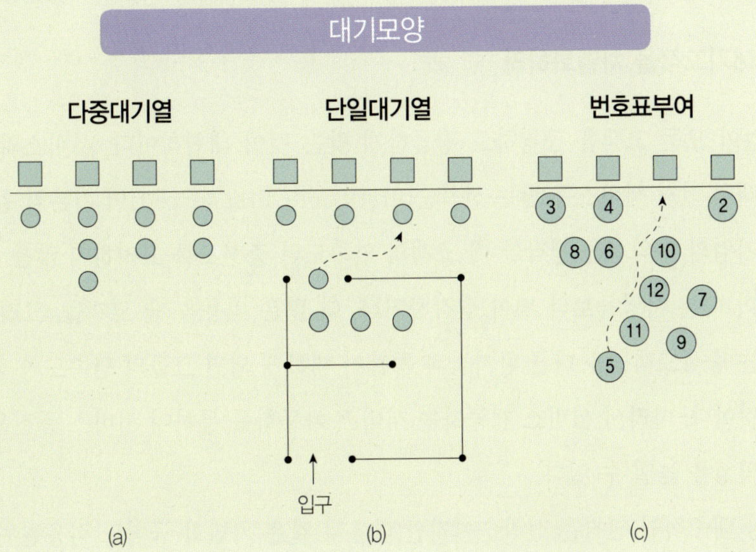

를 대충 짐작할 수 있다는 것이다. 그 시간 동안 원하는 일을 하며 기다릴 수 있다. 자신이 얼마나 기다려야 하는지 알고 기다릴 때와 그렇지 않고 마냥 기다려야 할 경우 고객 만족도의 차이는 클 것이다. 그렇지만 자신의 번호(순서)가 지나가면 다시 기다려야하기 때문에 대기자는 항상 대기장소에 귀를 기울이며 기다려야 한다.

2) 예약시스템을 확립하라

고객들과의 시간약속, 즉 예약시스템에 의해서 서비스를 운영하면 수요를 분산시키고 성수기에 대기시간을 줄이는데 큰 도움이 된다. 그러나 예약시스템을 운영하는데 있어서 가장 큰 문제점은 고객이 약속한 시간에 나타나지 않을 경우(no show)이다. 실제로 항공사의 경우 성수기에 예약을 위반하고 정해지 시간에 나타나지 않는 고객들 때문에 많은 손실이 발생하기도 한다. 그래서 예약시스템을 운영하고 있는 조직은 항상 전화나 메일, 문자메시지 등을 통해 고객들에게 약속시간을 지속적으로 상기시켜 준다.

예약시스템 구축 시 가장 고려해야 할 요소는 예약의 신속성과 고객 및 예약관리자들이 손쉽게 사용할 수 있는 편의성이다. 많은 병원들이 자사의 웹사이트를 이용해 예약시스템을 구축해 놓은 경우를 많이 보게 된다. 고객들이 예약을 하면서 가장 궁금해 하는 것은 과연 자신이 원하는 시간에 서비스를 이용할 수 있는지의 여부지만 더불어 자신들이 받게 될 서비스의 형태와 내용들에 대해서도 알고 싶어 하게 된다. 내용다지기 14-3

3) 대기고객을 차별화하라

기업이 모든 고객을 공평하고 평등하게 맞는 것이 대원칙이다. 서비스의 경우 먼저 온 고객이 먼저 서비스를 받는 선착순(first come, first served)이 기본적 원칙이다. 그러나 기업의 수익성을 생각할 때 고객의 만족도와 충성도를 고려하지 않을 수 없다. 예를 들어 다른 사람들보다 병이 심각하거나, 더 많은 비용을 낸 고객들, 그리고 그 병원만 찾는 충성고객들을 다른 환자들과 똑같이 대하게 되면 그들의 만족도와 충성도는 급락할 것이다. 따라서 서비스 제공자는 서비스 차등화를 통하여 서비스 품질을 향상시키고 수익성을 높일 수 있다.

가장 대중적인 원칙은 선착순이지만 다음과 같은 차별화 규칙도 적용될 수 있다.

내용다지기 14-3

고대 안암병원, 진료예약상담 챗봇 'KODOC' 오픈

고려대학교 안암병원은 인공지능을 활용한 지식기반 진료예약상담 챗봇 KODOC 서비스를 오픈했다. 이번에 오픈한 챗봇 KODOC는 고대 안암병원의 진료예약 서비스를 빠르고 쉽게 이용할 수 있도록 제작됐으며, 2018년 구강악안면외과 송인석 교수의 인공지능 진료 예약 상담 챗봇 플랫폼 개발 과제를 직접 병원 현장에 적용시켜 실용화에 성공했다. KODOC에서는 병원안내, 진료예약, 안내영상, FAQ 등 병원의 주요 서비스가 채팅과 메뉴선택을 통해 연동돼 편리하고 빠르게 고객이 원하는 정보에 접근할 수 있다. 또한, 자연어 처리를 통해서 실제 대화를 하듯 자연스러운 소통이 가능하고, 기존 콜센터 상담이 이뤄지지 않는 주말 및 휴일 그리고 업무 외 시간에도 챗봇을 통해 진료예약뿐 아니라 위치 및 진료과 전화번호 안내 등 다양한 정보 전달이 가능하다는 장점이 있다. 예약 일정 문의, 일정 변경, 예약 취소 등 기존 콜센터에서 받고 있던 단순 전화 상담 문의를 10% 이상 절감할 수 있을 것으로 기대돼 업무 효율성을 높일 수 있을 것으로 보인다. 전문 예약상담원의 전화 응대율과 챗봇을 통한 예약 증가로 고객 만족도와 병원 매출 향상에도 기여할 전망이다. KODOC는 문자로 소통하는 챗봇의 특성상 정확한 정보를 전달하기 위해 글씨 크기를 변경할 수 있는 버튼을 상단에 상시 노출되도록 배치하는 등 사용자 관점에서 숨은 니즈를 충족하는 레이아웃을 적용했다. 챗봇의 사용이 친숙하지 않거나 어려운 경우 톡상담과 콜백 등으로 안내할 수 있도록 해 사용자의 편의를 더했다. 박종훈 안암병원장은 "KODOC은 정확하고 원활한 고객 응대를 통해 의료 서비스 질의 향상이라는 병원의 목표에 한 발짝 더 다가가는 새로운 시도"라며 "다양한 부분으로 확대 · 발전시켜 환자 눈높이에 맞춘 편안하고 편리한 의료기관이 되도록 노력할 것이다. 앞으로도 지켜봐 주기 바란다"라고 말했다. 진료예약상담 챗봇 KODOC은 모바일과 웹에서 사용 가능하며 안암병원 홈페이지(http://anam.kumc.or.kr/) 하단 배너와 모바일 버전(http://m.kumc.or.kr/) 아이콘으로 접속이 가능하다.

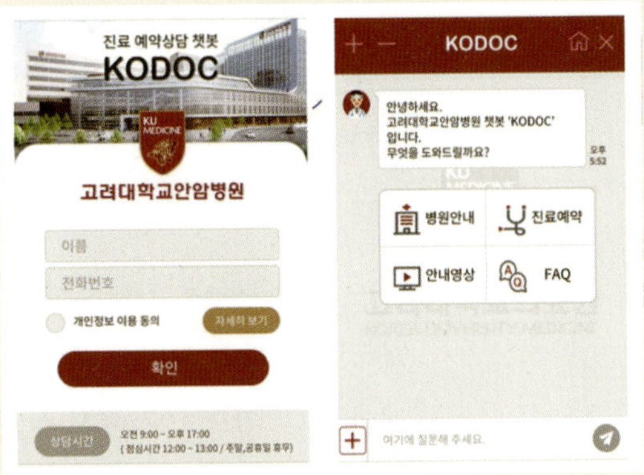

① 고객의 중요성 : 단골고객 혹은 조직에 큰 공헌을 하는 고객에게 남다른 대기장소나 분리된 대기열을 제공함으로써 서비스에 있어서 우선권을 부여한다.

② 업무의 긴급성 : 매우 긴박한 요구를 가진 고객은 먼저 서비스를 제공받을 수 있다. 이는 병원 응급실에서 사용되는 원칙이다. 또한 일상적인 유지가 아니라 고장이나 에어컨을 우선적으로 보수하는 것과 같이 유지보수업자가 사용하는 원칙이다.

③ 거래의 소요시간 : 많은 경우에 보다 짧은 서비스는 '신속한 경로(express lane)'를 통해 우선권을 갖도록 한다. 한 예로 대형마트에서 5개 이하의 소량 품목을 갖고 있는 고객들은 신속한 경로를 이용할 수 있게 해주고 있다.

④ 프리미엄 가격 지불 : 항공사에서 일등석 고객에게는 별도의 체크인 카운터를 배정하여 대기시간을 최소화시켜 주며, 별도의 보안체크를 받을 수 있도록 해준다.

4) 기다림을 좀 더 즐겁게 만들어라

고객들은 간혹 자기가 실제로 기다렸던 시간보다 더 오래 기다린 것으로 지각한다고 한다. 연구에 의하면 대중교통을 이용하는 고객의 경우 실제 차량을 타서 이동하는 것보다 그 차량을 타기 위해 기다린 시간은 1.5배에서 7배까지 더 시간이 느리게 가는 것으로 인식하고 있다고 한다. 고객은 비생산적인 활동에 자신의 시간을 소비하길 원하지 않는다. 따라서 서비스 제공자는 고객이 좀 더 참을성 있게 기다릴 수 있는 방법을 강구해야 한다. 앞의 11장에서 살펴본 바와 같이 David Maister가 '대기열에 대한 심리'란 논문에서 고객들이 기다리는 것에 스트레스를 덜 받게 하기 위해 기다림의 심리를 사용하는 방법을 제안하였으며 그 방법은 다음과 같다.

(1) 무료한 시간은 무언가를 하는 시간보다 길게 느껴진다

고객은 무료한 시간을 보내는 경우 무언가를 할 일이 있을 때보다 더 지루해 할 것이며 시간의 흐름에만 신경을 쓸 것이다. 따라서 기다리는 고객에게 무언가 할 일을 제공하거나 고객의 의식을 다른 곳으로 분산시키는 것은 이러한 무료함을 완화시키는데 도움이 되게 되며 진료대기실에서 잡지 등 재미있는 읽을거리를 제공하거나 고객이 수화기를 들고 있는 동안 오락 프로그램을 들을 수 있게 하는 것 등을 그 예로 들 수 있다.

(2) 서비스 과정 이전의 대기시간은 서비스 과정 중의 대기시간보다 길게 느껴진다

만약 기다리는 시간이 곧 받게 될 서비스와 관련된 활동들로 채워진다면, 고객은 서비스가 시작되었으며 자신들이 실제로 더 이상 기다리지 않는다는 것을 느끼게 된다. 이렇게 하면 고객이 서비스가 실제로 시작되었을 때 보다 잘 준비하게 돼 서비스제공자도 편익을 얻을 수 있다. 내과진료를 위하여 기다리는 동안 의료정보를 제공하는 것, 음식점에 앉아서 기다리는 동안 메뉴판을 읽는 것, 그리고 곧 받게 될 서비스 행사의 비디오를 시청하는 것 등은 모두 동시에 고객을 교육시키며 기다림에 대한 지각을 감소시키는 활동들이다.

(3) 걱정은 편안한 고객의 대기시간보다 더욱 길게 느껴진다

우리들 대부분 약속장소에 나가 상대방이 나타나지 않을 경우 만나기로 한 시간과 장소가 과연 정확한 것인가에 대한 걱정을 하게 된 경험을 갖고 있다. 그리고 친숙치 못한 장소 특히 야외에서 저녁 늦은 시간에 기다리는 경우에는 개인의 안전까지도 염려하면서 기다림 자체가 더 긴 것처럼 느껴지게 된다. 또한 고객은 대기열 속에서 혹시 자신이 잊혀지지 않았나 하는 우려와 더불어 얼마나 더 기다려야 할지를 모를 때 불안해하는데 이러한 걱정들은 기다림에 부정적인 영향을 미치게 된다.

(4) 불확실한 대기시간은 예정된 대기시간보다 길게 느껴진다

걱정이란 고객이 얼마나 더 오랫동안 기다려야 하는지를 모르고 있을 경우 더 커지기 마련이다. 병원의 직원은 고객이 접수를 할 때 몇 사람이나 기다리고 있는지를 알려줌으로써 불확실성으로 인한 걱정을 제거할 수 있게 된다. 한편 고객은 자신이 직접 물어봄으로써 이러한 불확실성을 제거하려 하기도 한다. Maister는 불확실성의 역할에 대해 '약속증후군(appointment syndrome)'이라고 제시한다. 약속시간을 지키기 위해 일찍 도착한 고객은 비록 그들이 너무 일찍 도착하였다 할지라도, 예정된 시간까지는 침착하게 기다릴 것이다. 그러나 일단 기대하였던 약속시간이 지나면 고객은 점점 더 걱정을 하게 된다는 것이다. 약속시간 이전에는 기다리는 시간이 알려져 있지만 그 이후에는 기다려야 될 시간이 알려져 있지 않기 때문이다.

(5) 설명되지 않은 대기시간은 설명된 대기시간보다 길게 느껴진다

고객이 기다림의 원인을 이해할 경우, 특히 그 기다림이 정당하다고 생각할 경우, 더 참을성 있고 덜 걱정하게 된다. 기다리는 이유를 설명해주면 고객의 불확실성이 줄어들 뿐만 아니라 얼마나 더 기다려야 할지를 추정할 수 있게도 한다. 병원에서 정상적으로 진행 중이던 진료가 아무런 원인과 설명도 없이 갑자기 정지되었다면 고객들은 여러 생각이 들면서 걱정에 빠져들게 된다. 기다리는 이유를 알지 못하는 고객들은 무력과 짜증을 느끼기 시작한다.

(6) 불공정한 대기시간은 공정한 대기시간보다 길게 느껴진다

고객은 자기보다 뒤에 도착한 사람이 먼저 진료를 받고 자신은 여전히 기다리고 있다고 지각할 때 기다림을 더 길게 느껴질 것이다. 대기장소에 명백한 규칙이 없이 서비스를 제공하는 경우 이러한 현상이 쉽게 발생하게 되는데 선착순의 규칙에 따라 운영되는 대기열 시스템은 이렇게 지각된 불공정성(inequity)을 제거하는데 가장 바람직한 방법으로 평가된다. 그러나 그 다음에 서비스를 제공받는 사람이 누구인지를 결정하는 것은 다른 접근법이 필요할지 모른다. 예를 들어 응급진료 상황인 경우 매우 심각한 질병이나 부상당한 환자가 먼저 진료를 받을 수 있다. 고객이 그러한 우선권을 이해할 수 있고 그러한 규칙이 명확히 전달될 때, 고객들은 기다림에 대해 공정하다고 보는 경향이 있고 기다림의 부정적 영향을 상당히 완화시킬 수 있는 것으로 밝혀졌다.

(7) 서비스 가치가 높을수록 기다림이 덜 길게 느껴진다

높은 가치의 서비스를 기다리는 고객은 긴 기다림을 감수하며 조금 더 기다리는 것을 오히려 기대할지도 모른다. 매우 유명한 의사에게서 진료를 받을 때는 일반적인 진료를 받는 경우보다 더 오래 기다려야 하는 것으로 생각한다거나, 바로 매진될 것으로 예상되는 유명 콘서트나 스포츠 경기의 좋은 좌석과 표를 구하기 위해 불편을 감수하고 밤을 새운다거나 하는 것 등이 그 예이다.

(8) 혼자 대기하는 것은 많은 사람이 기다리는 것보다 길게 느껴진다

사람들은 혼자 기다릴 때보다 친구와 같이 아는 사람들과 함께 기다리는 경우에 더 오래 기다릴 수 있는데, 이는 모인 사람들 중 다른 구성원들이 제공하는 주의분산 때문이다. 또한 혼자서보다는 오히려 집단으로 기다리는 것이 더 편안해 한다. 테마파크에서나 팬들이 콘서트 표를 구하기 위해 긴 줄로 서서 기다리는 경우와 같이 낯선 고객들끼리 서로 이야기 하면서 기다린다면 이는 사실상 즐거움이 되고 전체 서비스 경험의 일부분이 되기도 한다.

(9) 신체적 상태가 불편할수록 편안한 대기시간보다 길게 느껴진다

'다리가 너무 아파요'는 우리가 긴 대기행렬 속에 기다리고 있을 때 가장 많이 듣게 되는 소리 중의 하나일 것이다. 앉아서 기다리는 것과 서서 기다리는 것은 기다림에 차이가 있는 것이며, 기온이 너무 덥거나 추운 경우에도 차이가 나며 느껴지게 된다. 특히 눈 · 비가 오거나 바람이 세게 불어 기상이 좋지 않은 상태에서 보호시설이 없이 기다리는 경우에 더욱 불편함을 느끼게 된다.

(10) 친숙하지 않은 대기시간은 익숙한 대기시간보다 길게 느껴진다

병원을 자주 이용하여 대기시간 중 어떤 일이 일어날지를 예측할 수 있는 사람, 즉 단골고객은 그 서비스에 친숙하지 않은 사람에 비해 상대적으로 대기시간을 덜 길게 느끼게 된다. 그러나 병원을 처음으로 이용하거나 자주 이용하지 않는 사람들은 대기시간이 얼마나 오래갈지를 가늠할 수 없고 어떤 일이 일어날지를 예측할 수 없어 좀 더 신경을 쓰게 됨으로써 상대적으로 대기시간을 좀 더 길게 느끼게 된다.

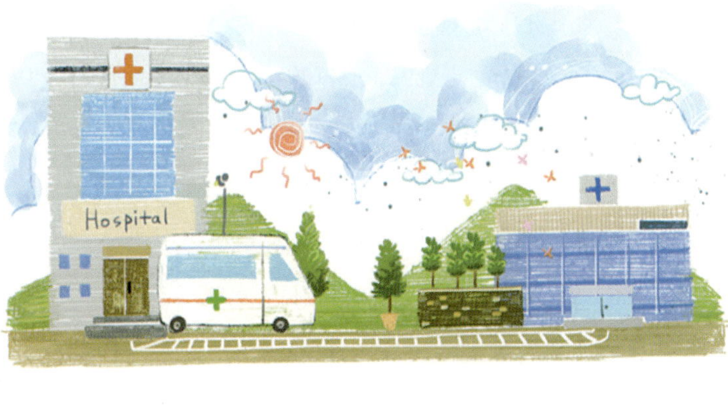

참고문헌

김기철, 송애랑(2012), 의료서비스 이론과 실무, 아카데미아

김수배(2015), 실무중심의 병원마케팅 관리, 에듀팩토리

김재욱 등 역(2014), 서비스마케팅, 시그마프레스

김종의 등(2006), 특수마케팅의 이론과 사례, 형설출판사

문상식 등(2012), 병원경영학, 보문각

박기안, 신건철, 김준석(2013), 마케팅, 무역경영사

박종오, 권오영, 편해수(2012), 마케팅, 북넷

박종원, 최동춘, 강도원, 최용길(2009), 의료서비스마케팅, 보문각

박주영, 김원겸, 황윤용, 나광진, 최자영(2018), 마케팅의 이해와 활용, 인플로우

박주희(1998), 의료마케팅, 현문사

박주희(2010), 의료마케팅, 대학서림

박찬수(2018), 마케팅원리, 법문사

박충환, 오세조, 김동훈, 박진용(2011), 시장지향적 마케팅관리, 박영사

신문영, 신문식, 김효정(2011), 마케팅, 범한

신유선 등(2005), 보건교육, 수문사

안광호 역(2013), 마케팅 입문, 피어슨에듀케이션

안광호, 권익현, 임병훈(2012), 마케팅-관리적 접근, 경문사

안광호, 하영원, 박흥수(2014), 마케팅원론, 학현사

안상윤(2011), 의료소비자행동의 이해, 보문각

안영창(2007), 병원마케팅 및 홍보, 보문각

오세조, 박충환, 김동훈, 김영찬, 박진용(2017), 마케팅, 박영사

원융희(2002), 병원고객만족경영, 대학서림

원융희(2002), 병원서비스마케팅, 대학서림

원융희(2002), 최신 병원서비스론, 대학서림

유필화, 김용준, 한상만(2019), 현대마케팅론, 박영사

윤훈현 역(2012), 마케팅 관리론, pearson

이동철 역(2003), 의료마케팅, 한올출판사
이명식(2019), 서비스마케팅, 형설출판사
이문규, 안광호(2011), 서비스마케팅 & 매니지먼트, 집현재
이상환, 이재철(2013), 서비스 마케팅, 삼영사
이영희, 황복주(2013), 서비스경영 : 서비스 운영전략과 마케팅 전략의 통합, 유원북스
이유재(2019), 서비스 마케팅, 학현사
이정학(2018), 서비스마케팅, 대왕사
이종경 등(2013), 의료서비스마케팅, 포널스출판사
이훈영(2016), 의료서비스마케팅, 청람
전인수, 배일현 역(2013), 서비스 마케팅, 청람
조우현, 이선희, 이해종, 전기홍(1999), 의료서비스마케팅, 퇴설당
최강수 등(2018), 의료마케팅, 보문각
최호 등(2008), 의료서비스마케팅-이론과 실제, 아카데미아
한상만, 하영원, 장대련(2018), 경쟁우위 마케팅전략, 박영사
Christopher Lovelock, Jochen Wirtz, Patricia Chew(2010), Essentials of Services Marketing, Pearson.
Manfred Bruhn(2005), Services Marketing : Managing the Service Value Chain, Prentice-Hall.
Philip Kotler and Gary Armstrong(2002), Principles of Marketing, Prentice-Hall.
Philip Kotler, Joel Shalowitz, Robert J. Stevens(2008), Marketing for Health Care Organizations: Building a customer-driven health system, Jossey-Bass.
Philip Kotler, John Bowen, James Makens(2010), Marketing for Hospitality and Tourism, Pearson.
Philip Kotler, Kevin Lane Keller(2012), Marketing Management, Pearson.
Valarie A. Zeithaml, Mary Jo Bitner, and Dwayne D. Gremler(2013), Services Marketing, McGraw-Hill International Edition.

내용다지기 출처

1-1. 의료서비스 산업화를 위한 '싱가포르 전략'(데일리메디, 2013. 10. 27)

1-2. 대한민국, 세계가 인정한 '올해의 의료관광 국가'(한의신문, 2019. 12. 11)

1-3. 세브란스병원, NCSI 병원부문 9년 연속 1위(메디게이트, 2019. 12. 11)

2-1. "온라인 마케팅, 통합 마케팅 커뮤니케이션이 필요하다"(코메디닷컴, 2017. 7. 31)

2-2. 병원서비스 '마켓 3.0' 시대 , 이성…감성…영혼…환자 마음을 움직여라(매일경제, 2011. 12. 7)

2-3. 중동 의료관광객, 평균 2300만원 쓰고 50일 체류했다(MEDIGATE, 2019. 7. 10)

3-1. 세계가 본 한국-- 한국, 경제 성장하며 계량화 가능한 결과물 중시… 그래서 메달 뺏겼다고, 노벨상 못 탔다고 탄식(조선일보, 2014. 2. 24)

3-2. 알아두면 유용한 주요 국가 영업에티켓(조선일보, 2011. 10. 17)

4-1. 모바일쇼핑의 큰 손 5060 '블루슈머를 잡아라'(대한금융신문, 2018. 9. 3)

4-2. 고속도로 휴게소에 병원이 있네(한국일보, 2013. 12. 13)

4-3. 청연, 맞춤형 서비스로 환자 마음 치료(남도일보, 2019. 10. 28)

5-1. 美 · 유럽 등 외국 의료진 年 1000명, 의료기술 배우러 한국 온다(한국경제, 2019. 11. 25)

5-2. 창의적인 사고방식을 위한 10가지 이론(한국마케팅연구원, 마케팅 혁신, 2012)

5-3. '보약'이 되는 실패(한국경제, 2019. 6. 13)

6-1. 치과 치료비 천차만별…임플란트 최대 5.6배, 레진 22.7배 차이(연합뉴스, 2019. 9. 27)

6-2. 인도 '반값 의료' 미국을 고치러 갔다- 나라야나 헬스 美 코앞 케이맨제도에 심장 · 정형외과 개원 (아시아 경제, 2014. 4. 11)

6-3. 어떻게 생각하십니까…인터넷서 사고파는 건강검진권(한국경제, 2014. 4. 3)

7-1. "서울대병원 최소 한달 대기" 국립대병원 대기 4년 전보다 최대 13일 늘었다(중앙일보, 2019. 10. 9)

7-2. 주목받는 디지털 치료제… 암 환자 관리 '세컨드 닥터' 화제(코메디닷컴, 2019. 12. 1)

7-3. 빅5 병원도 '유튜브' 바람…의사들이 나섰다(아주경제, 2019. 11. 25)

8-1. '의료시술 쿠폰 제공 광고' 의사 "자격정지 정당"(내일신문, 2019. 10. 21)

8-2. 그 시절 그 광고: "이러다간 백년 뒤 인구 5억 된다" 피임약, 인구 팽창을 核폭발 비유(조선일보, 2014. 3. 19)
8-3. "겨울방학 집중되는 이벤트성 치과 의료광고 등 소비자피해 주의"(쿠키뉴스, 2019. 12. 16)
8-4. 외국인 환자 'K의료' 만족도 높지만...의료코디네이터 전문성 부족은 '옥의 티'(이투데이, 2019. 3. 11)
9-1. 감정노동은 영혼을 잠식한다...마음의 골병든 보건의료노동자(라포르시안, 2019. 6. 20)
9-2. 병원을 바꾸는 첫 응대 "ABC"(약업신문, 2014. 3. 5)
9-3. 구전 마케팅이 구매에 영향을 끼치는 이유(www.ciokorea.com, 2013. 10. 30)
9-4. 하나로의료재단, '2019 고객감동경영대상' 3년 연속 수상(의학신문, 2019. 1. 9)
10-1. 핫도그 가게 위장 술집의 비밀, 서비스스케이프(아시아경제, 2019. 10. 10)
10-2. 매장은 난장판...'혼란 마케팅'으로 갑부가 되다(Insight, 2018. 10. 4)
10-3. 서비스 디자인의 중요성(월간디자인, 2012년 9월호)
11-1. 2020년부터 의료분야 '인공지능' 도입 본격화(청년의사, 2019. 12. 18)
11-2. 개원 25주년 삼성서울병원…미래의료 중심 비전 선포(메디칼타임즈, 2019. 11. 12)
12-1. 세브란스병원, 9년 연속 국가고객만족도 1위(약업신문, 2019. 12. 10)
12-2. 유비케어, '플러스CRM' 프로모션 '만원의 행복'(의협신문, 2018. 8. 9)
12-3. 박중겸 청주하나병원장, 의료계 최초 경영품질 대상 수상'(충북일보. 2019. 11. 6)
13-1. 서울대병원, 브랜드파워 19년 연속 1위(메디파나, 2019. 3. 21)
13-2. 365mc병원, 보건산업대상 지방흡입 부문 수상(스포츠조선, 2019. 7. 18)
13-3. 일반인보다 전문의들이 더 신뢰한 '서울아산병원'(데일리메디, 2018. 7. 9)
14-1. 지역내 의료이용, 서울 93% vs 경북 23%…사망비 최대 2.5배(뉴시스, 2019. 11. 11)
14-2. 서울성모병원, '검진센터' 만족도 1위(데일리메디, 2019. 8. 27)
14-3. 고대 안암병원, 진료예약상담 챗봇 'KODOC' 오픈(메디컬업저버, 2019. 11. 28)

찾아보기

ㅁ

ㅂ

ㅅ

K

L

m

n

o

P

Q

R